Chemotherapy for Bone and Soft Tissue Sarcoma

肉腫化学療法マスタークラス

編集

川井 章

国立がん研究センター中央病院 骨軟部腫瘍・リハビリテーション科 医長

南山堂

執筆者一覧

▍編　集

川井　　章	国立がん研究センター中央病院　骨軟部腫瘍・リハビリテーション科　医長

▍執　筆 （執筆順）

遠藤　　誠	九州大学大学院医学研究院　整形外科学
岩本　幸英	九州大学大学院医学研究院　整形外科学　教授
尾崎　敏文	岡山大学大学院医歯薬学総合研究科　整形外科学　教授
細井　　創	京都府立医科大学大学院医学研究科　小児発達医学　教授
宮地　　充	京都府立医科大学大学院医学研究科　小児発達医学　助教
田仲　和宏	大分大学医学部　整形外科　講師
安藤　正志	愛知県がんセンター中央病院　薬物療法部　医長
石井　　猛	千葉県がんセンター　整形外科　診療部長
中馬　広一	国立がん研究センター中央病院　骨軟部腫瘍・リハビリテーション科　科長
杉原　進介	四国がんセンター　整形外科　外来医長
小林　英介	国立がん研究センター中央病院　骨軟部腫瘍・リハビリテーション科
川井　　章	国立がん研究センター中央病院　骨軟部腫瘍・リハビリテーション科　医長
下井　辰徳	国立がん研究センター中央病院　乳腺・腫瘍内科
米盛　　勧	国立がん研究センター中央病院　乳腺・腫瘍内科　病棟医長
髙橋　俊二	がん研有明病院　総合腫瘍科　部長
久保　寿夫	岡山大学病院腫瘍センター　助教
田端　雅弘	岡山大学病院腫瘍センター　准教授
松田　正典	日本医科大学武蔵小杉病院　腫瘍内科
勝俣　範之	日本医科大学武蔵小杉病院　腫瘍内科　部長
杉浦　英志	愛知県がんセンター中央病院　整形外科　部長
森井　健司	杏林大学医学部　整形外科学　准教授
五嶋　孝博	がん・感染症センター都立駒込病院　骨軟部腫瘍科　部長
温泉川真由	国立がん研究センター中央病院　乳腺・腫瘍内科
山田　健志	愛知県がんセンター愛知病院　整形外科　部長
小田　　慈	岡山大学　小児血液・腫瘍科　教授
安井　直子	国立がん研究センター中央病院　小児腫瘍科
沼本　邦彦	高知医療センター　整形外科

山本　　昇	国立がん研究センター中央病院　先端医療科長	
松峯昭彦	三重大学大学院医学系研究科　整形外科学　准教授	
米本　　司	千葉県がんセンター　整形外科　部長	
内藤陽一	国立がん研究センター東病院　先端医療科/乳腺・腫瘍内科	
平賀博明	北海道がんセンター　整形外科　医長	
城山　　晋	河内総合病院　整形外科　部長	
荒木信人	大阪府立成人病センター　整形外科　主任部長	
陳　　基明	日本大学医学部　小児科学　准教授	
細野亜古	国立がん研究センター東病院　小児腫瘍科　医長	
渡邉健一郎	静岡県立こども病院　血液腫瘍科　科長	
小川　　淳	新潟県立がんセンター新潟病院　小児科　部長	
上田孝文	国立病院機構大阪医療センター　整形外科　部長	
公平　　誠	国立がん研究センター中央病院　乳腺・腫瘍内科	
横山雄章	国立がん研究センター東病院　乳腺・腫瘍内科	
森岡秀夫	慶應義塾大学医学部　整形外科学　講師	
西田佳弘	名古屋大学大学院医学系研究科　運動・形態外科学　准教授	
角　美奈子	がん研有明病院　放射線治療科　副部長	
今井礼子	放射線医学総合研究所　重粒子医科学センター病院　医長	
冲中敬二	国立がん研究センター中央病院　総合内科・造血幹細胞移植科	
前嶋愛子	国立がん研究センター中央病院　乳腺・腫瘍内科	
庄司正昭	国立がん研究センター中央病院　総合内科　医長	
山﨑直也	国立がん研究センター中央病院　皮膚腫瘍科　科長	
大山　　優	亀田総合病院　腫瘍内科　部長	
柴田浩行	秋田大学大学院医学系研究科　臨床腫瘍学　教授	
田中　　寛	がん・感染症センター都立駒込病院　放射線診療科	
篠田裕介	東京大学医学部附属病院　リハビリテーション科　講師	
河野博隆	帝京大学医学部附属病院　整形外科　主任教授	
中谷文彦	国立がん研究センター東病院　骨軟部腫瘍・リハビリテーション科　医長	

序

　1980年代，肉腫（悪性骨軟部腫瘍）の治療成績は，ドキソルビシン，大量メトトレキサート療法，シスプラチンなど，当時の新規化学療法の登場により大きく改善した．骨肉腫は不治の病ではなくなり，局所治療法もそれまでの切・離断術のみの時代から患肢温存術に大きく舵を切ることが可能となった．まさしく，肉腫の歴史における"Annus Mirabilis（奇跡の年）"といっても過言ではない．しかし残念ながら，その後，新たな有効薬剤の登場がない年月が続く中で，肉腫の化学療法は過去30年間，進歩の著しい他領域を横目にいささか停滞していた感は否めない．

　しかし，21世紀も10年を経過し，希少がんである肉腫の化学療法にも，医師主導治験，新規抗がん剤の開発など新たな動きが生まれている．進行軟部肉腫に対する国際共同第Ⅲ相試験によって，肉腫に対する数十年ぶりの新規薬剤（パゾパニブ）が，2012年日米欧ほぼ同時に承認されたことは，軟部肉腫の治療戦略上大きな出来事であっただけでなく，希少がんにおける今後のグローバルな治療開発を考える上でもエポックメイキングな出来事であった．さらに今後数年の間に，さまざまな作用機序をもつ新たな抗がん剤が肉腫化学療法の領域に次々と登場してくることが予想される．希少かつ多彩な生物学的背景ゆえに治療開発が困難とされてきた肉腫の領域において，今，その多様さが新たなチャレンジの揺籃となろうとしている．

　本書は，まさにこのような大きな変革の時に，肉腫の化学療法に関する歴史的背景から最新の知見までを盛り込んだわが国初の医学書として企画された．執筆者は，わが国の肉腫化学療法の第一線でご活躍の気鋭の先生方にお願いした．大変お忙しい中，整形外科から腫瘍内科まで多くの診療科の先生に素晴らしい原稿をお書きいただき，まさに肉腫化学療法の進歩と多様性，集学的治療の実際を映す好書となった．

　解説は箇条書きとして重要なポイントをおさえるとともに，豊富な症例提示によって稀な肉腫に対する治療ストラテジーや具体的ノウハウなどを分かりやすく解説するよう心がけた．ぜひ，幅広い診療科の先生に本書を手にとっていただき，肉腫化学療法のエッセンスにふれていただくとともに，今後著しい進歩が予想されるこの領域に興味を持ち，肉腫治療成績の向上に貢献してくださることを願ってやまない．その日まで，本書はその行く先を照らす存在であり続けたい．

2015年4月

川井　章

目　次

Lesson 1. 疾病と治療の歴史を紐解く

1　骨肉腫
（遠藤　誠，岩本幸英）2

- A　定　義 ……………………………………… 2
- B　分　類 ……………………………………… 2
  1. 骨内骨肉腫 ……………………………… 2
  2. 表在骨肉腫 ……………………………… 3
- C　診　断 ……………………………………… 4
  1. 臨床症状 ………………………………… 4
  2. 診察所見 ………………………………… 4
  3. 血液検査 ………………………………… 4
  4. 画像所見 ………………………………… 4
  5. 生　検 …………………………………… 5
- D　疫　学 ……………………………………… 5
- E　治療開発の歴史 …………………………… 5
  1. 化学療法導入前 ………………………… 5
  2. 化学療法の導入 ………………………… 5
  3. 多剤併用および術前・術後補助化学療法の導入 …………………… 6
- F　臨床試験とその成績 ……………………… 6
  1. 切除可能例 ……………………………… 6
  2. 転移・再発例 …………………………… 11
- G　治療開発，今後の展望 …………………… 11

2　Ewing 肉腫
（尾崎敏文）13

- A　診断と分類 ………………………………… 13
- B　Ewing 肉腫の歴史 ………………………… 13
- C　疫　学 ……………………………………… 14
- D　治療開発の歴史 …………………………… 15
- E　臨床試験とその成績 ……………………… 15
- F　局所療法 …………………………………… 18
- G　治療開発，今後の展望 …………………… 18

3　横紋筋肉腫
（細井　創，宮地　充）21

- A　歴史的経緯とリスク分類の変遷 ………… 21
  1. 横紋筋肉腫とは ………………………… 21
  2. ステージ分類，グループ分類 ………… 21
- B　診　断
  1. 診断に必要な検査，キャンサーボード …………………………………… 24
  2. 診断時のリンパ節生検，郭清 ………… 25
  3. 組織亜型と融合遺伝子 ………………… 25
- C　疫　学 ……………………………………… 26
- D　治療開発の歴史 …………………………… 26
  1. 概論 ……………………………………… 26
  2. IRS-Ⅰ …………………………………… 26
  3. IRS-Ⅱ …………………………………… 26
  4. IRS-Ⅲ …………………………………… 27
  5. IRS-Ⅳ …………………………………… 27
  6. IRS-Ⅴ …………………………………… 28
- E　臨床試験とその成績 ……………………… 28
  1. 低リスク群 ……………………………… 28
  2. 中間リスク群 …………………………… 29
  3. 高リスク群 ……………………………… 29
  4. 再発横紋筋肉腫 ………………………… 29
  5. 成人例 …………………………………… 30
  6. JRSG 臨床試験 ………………………… 30
  7. JRSG 低リスク群 ……………………… 30
  8. JRSG 中間リスク群 …………………… 30
  9. JRSG 高リスク群 ……………………… 30
- F　治療開発，今後の展望 …………………… 31
  1. 低リスク A 群 ………………………… 31
  2. 低リスク B 群 ………………………… 31
  3. 中間リスク群 …………………………… 31
  4. 高リスク群 ……………………………… 31

4 軟部肉腫（非円形細胞肉腫）
───────（田仲和宏）35
- **A** 診断と分類 ……………………………… 35
- **B** 疫　学 …………………………………… 36
- **C** 治療開発の歴史 ………………………… 36
  1. 進行例に対する化学療法 …………… 36
  2. 非進行例に対する補助化学療法 …… 38
- **D** 臨床試験とその成績 …………………… 39
- **E** 今後の展望 ……………………………… 42

Lesson 2. 肉腫化学療法のキードラッグを理解する

1 ドキソルビシン
───────（安藤正志）46
- **A** 構造・作用機序 ………………………… 46
  1. 構造 …………………………………… 46
  2. 作用機序 ……………………………… 46
  3. 代謝 …………………………………… 46
- **B** 適応・用法（単剤使用法を中心に）・副作用・使用上の注意 ………………… 47
  1. 適応 …………………………………… 47
  2. 用量・用法 …………………………… 47
  3. 主な副作用 …………………………… 48
  4. 使用上の注意 ………………………… 48
- **C** 肉腫におけるエビデンス ……………… 49
  1. 骨発生肉腫 …………………………… 49
  2. 軟部肉腫 ……………………………… 50

2 イホスファミド
───────（石井　猛）53
- **A** 構造・作用機序 ………………………… 53
- **B** 適応・用法・副作用・使用上の注意 … 53
  1. 適応・用法 …………………………… 53
  2. 副作用 ………………………………… 54
- **C** 肉腫におけるエビデンス ……………… 55
  1. 骨肉腫 ………………………………… 55
  2. 軟部肉腫 ……………………………… 56
  3. Ewing 肉腫に対する有用性 ………… 57

3 シスプラチン
───────（中馬広一）58
- **A** 構造・作用機序 ………………………… 58
  1. シスプラチンの分子構造 …………… 58
  2. 作用メカニズム ……………………… 58
- **B** 副作用と使用上の注意 ………………… 59
  1. 有害事象の頻度 ……………………… 59
  2. 腎庇護対策 …………………………… 59
  3. 消化器症状 …………………………… 60
  4. 聴覚障害 ……………………………… 60
- **C** 肉腫におけるエビデンス ……………… 61
  1. 肉腫に対する承認状況 ……………… 61
  2. 悪性骨腫瘍に対するエビデンス …… 61
  3. 成人・高齢者骨肉腫に関するエビデンス ……………………………… 62
  4. 強化療法に関するエビデンス ……… 62
  5. 軟部肉腫に関するエビデンス ……… 63

4 メトトレキサート
───────（杉原進介）65
- **A** 構造・作用機序 ………………………… 65
  1. 構造式 ………………………………… 65
  2. 作用機序 ……………………………… 65
- **B** 適応・用法（大量MTX療法を中心に）・副作用・使用上の注意 ………… 66
  1. 適応・用法 …………………………… 66
  2. 副作用・使用上の注意 ……………… 67
- **C** 肉腫におけるエビデンス ……………… 67

5 パゾパニブ
───────（小林英介，川井　章）69
- **A** 構造・作用機序 ………………………… 69
  1. 構造式 ………………………………… 69
  2. 作用機序 ……………………………… 69
- **B** 適応・用法・副作用・使用上の注意 … 69

1. 適応 ·· 69
 2. 用法 ·· 70
 3. 副作用 ·· 71
 4. 使用上の注意点 ······························ 71
C 肉腫におけるエビデンス ················ 71

6 デノスマブ
――――――（下井辰徳，米盛 勧）74
A 構造・作用機序 ································ 74
 1. 骨病変とデノスマブの作用機序 ···· 74
 2. 骨巨細胞腫とデノスマブの作用機序
  ·· 75
B 日本における承認量・投与方法 ···· 75
 1. 効能・効果 ···································· 75
 2. 用法・用量 ···································· 75
C 副作用 ·· 76
 1. 低カルシウム（Ca）血症 ············ 76
 2. 顎骨壊死 ·· 76
 3. 腎機能障害 ···································· 77
D エビデンスの概要 ···························· 77
 1. 骨転移に対するデノスマブ ········ 77
 2. 骨巨細胞腫に対するデノスマブ ···· 79

7 ゾレドロン酸
――――――（高橋俊二）82
A 構造式，作用機序ならびに代謝経路
  ·· 82
 1. 構造式 ·· 82
 2. 作用機序 ·· 82
 3. 代謝 ·· 83
B 臨床効果 ·· 83
 1. 骨転移の頻度，特徴 ···················· 83
 2. 骨転移の機序 ································ 84
C ゾレドロン酸の臨床データ ············ 85
D 副作用 ·· 86

8 エトポシド
――――――（久保寿夫，田端雅弘）88
A 構造・作用機序 ································ 88
 1. 構造式 ·· 88
 2. 作用機序 ·· 88
B 適応・用法・副作用・使用上の注意
  ·· 89
 1. 適応 ·· 89
 2. 用法 ·· 89
 3. 副作用 ·· 89
 4. 使用上の注意 ································ 89
C 肉腫におけるエビデンス ················ 89
 1. 骨肉腫 ·· 90
 2. Ewing 肉腫 ···································· 91
 3. 横紋筋肉腫 ···································· 91

9 タキサン系
――――――（松田正典，勝俣範之）93
A 構造・作用機序 ································ 93
 1. タキサン総論 ································ 93
 2. 作用機序 ·· 94
B 有害事象 ·· 94
C 臨床試験のエビデンス ···················· 95
 1. ドセタキセル＋ゲムシタビン併用療法
  ·· 95
 2. 血管肉腫 ·· 96

10 イマチニブ
――――――（杉浦英志）99
 肉腫におけるエビデンス ···················· 99

11 リダフォロリムス
――――――（川井 章）102
A 構造・作用機序 ······························ 102
B mTOR シグナル伝達系と肉腫
  ·· 102
C リダフォロリムスの開発 ·············· 102
 1. 第Ⅰ相試験 ·································· 102
 2. 第Ⅱ相試験 ·································· 103
 3. 第Ⅲ相試験 ·································· 103

Lesson 3. 肉腫化学療法の多剤併用療法を理解する

1 AI 療法
―――――――（森井健司）106
- **A** 適用・用法 ･･････････････････････ 106
- **B** レジメンの実際 ･･････････････････ 107
- **C** 肉腫におけるエビデンス ････････ 109

2 MAID 療法
―――――――（五嶋孝博）112
- **A** MAID 療法の成立の過程 ･･･････ 112
- **B** AI 療法との比較 ････････････････ 112
- **C** 適応・用法 ･････････････････････ 113
- **D** レジメンの実際・副作用 ････････ 114
- **E** 肉腫におけるエビデンス ････････ 115

3 GEM＋DOC 療法
―――――――（温泉川真由）117
- **A** 肉腫に対するゲムシタビン ･････ 117
- **B** GEM＋DOC 併用療法 ･･････････ 117
  1. GEM＋DOC 併用療法の投与法 ･･･ 117
- **C** 肉腫におけるエビデンス ････････ 118
  1. 転移・再発肉腫に対するエビデンス ･･････････････････････････ 118
  2. 周術期に対するエビデンス ･････ 119
- **D** GEM＋DOC 併用療法の有害事象 ･･････････････････････････ 120

4 AP 療法
―――――――（杉浦英志）123
- **A** 適応・用法 ･････････････････････ 123
  1. 適応 ････････････････････････ 123
  2. 用法 ････････････････････････ 124
- **B** レジメンの実際・副作用 ････････ 124
- **C** 肉腫におけるエビデンス ････････ 125

5 VDC/IE 療法
―――――――（山田健志）128
- **A** VDC/IE 交替療法 ･･･････････････ 128
- **B** VDC/IE による治療の実際 ･･････ 128
  1. 治療スケジュール ･････････････ 128
  2. 各レジメンの投与方法の実際 ･･･ 129
- **C** VDC/IE の副作用 ･･･････････････ 131
- **D** 肉腫治療におけるエビデンス ････ 132

6 VAIA 療法
―――――――（小田 慈）134
- **A** 適応・用法 ･････････････････････ 134
  1. AYA 世代の肉腫 ･･････････････ 134
  2. 多施設共同臨床研究 ･･･････････ 134
  3. Ewing 肉腫に有効な抗がん剤 ･･･ 134
  4. CESS における治療プロトコールの変遷 ･････････････････････････ 135
- **B** レジメンの実際・副作用 ････････ 136
  1. 正確な診断と予後因子の評価 ･･･ 136
  2. レジメン施行時の注意点 ･･･････ 138
  3. レジメン施行中に注意すべき，各抗がん剤に特有な副作用とその対策について ･････････････ 138
  4. 支持療法の重要性 ･････････････ 139
- **C** 肉腫におけるエビデンス ････････ 140
  1. CESS 81　VACA 単独治療研究 ･･･････････････････････････ 140
  2. CESS 86　VACA・VAIA 層別化臨床研究 ･･････････････････ 140
  3. EICESS-92　VAIA, VACA, EVAIA の 3 レジメンの比較研究 ････ 140

7 VAC 療法
―――――――（安井直子）142
- **A** 適応・用法 ･････････････････････ 142
- **B** レジメンの実際 ･･･････････････････ 142
- **C** 肉腫におけるエビデンス ････････ 143
  1. 横紋筋肉腫におけるエビデンス ･･･ 143
  2. その他の肉腫におけるエビデンス ･･････････････････････････ 145

8 IE 療法
――――――――（沼本邦彦）147

- A 適応・用法 ……………………… 147
  1. 適応 ………………………… 147
  2. 用法 ………………………… 148
- B レジメンの実際・副作用 ……… 148
  1. 投与方法・投与量 ………… 148
  2. 投与期間 …………………… 149
  3. 副作用 ……………………… 149
- C 肉腫におけるエビデンス ……… 149

Lesson 4. 新たな治療選択となる薬剤を知る

1 肉腫に対する早期治療（薬物）開発
――――――――（山本　昇）154

- A 抗がん剤早期開発の歴史と現状 ……………………………… 155
  1. 抗がん剤の第Ⅰ相試験 …… 156
  2. 最近の第Ⅰ相試験の傾向 … 160
  3. 第Ⅰ相試験における肉腫とその効果 ………………………… 160
- B 肉腫に対する新規抗がん剤早期開発の現状 … 161
- C 今後の展望 …………………… 161

2 エリブリン
――――――――（松峯昭彦）162

- A 構造・作用機序ならびに代謝経路 ……………………………… 162
  1. 構造式 ……………………… 162
  2. 作用機序 …………………… 162
  3. 代謝 ………………………… 163
  4. 適応 ………………………… 163
  5. エリブリンの投与方法 …… 163
  6. 副作用 ……………………… 163
- B 進行または再発乳癌患者および肉腫におけるエリブリンの臨床試験 …… 164
  1. 国内臨床試験 ……………… 164
  2. 海外臨床試験 ……………… 164

3 トラベクテジン
――――――――（米本　司）167

- A 構造・作用機序 ………………… 167
  1. 開発 ………………………… 167
  2. 開発コード・構造式 ……… 167
  3. 作用機序 …………………… 167
  4. 代謝・排泄 ………………… 167
- B 適応・効果と副作用 …………… 168
  1. 適応 ………………………… 168
  2. 投与法 ……………………… 168
  3. 効果 ………………………… 168
  4. 主な副作用とその対応 …… 169
- C 悪性軟部腫瘍におけるエビデンス ……………………………… 169
  1. 国内臨床試験 ……………… 169
  2. 海外臨床試験 ……………… 170

4 TH-302
――――――――（内藤陽一）172

- A 肉腫化学療法の現状 …………… 172
- B TH-302 について ……………… 172
- C 軟部肉腫に対する開発 ………… 174
- D 今後の展望 …………………… 175

Lesson 5. 肉腫化学療法の組織別治療戦略を理解する

1 骨肉腫 ……………………………………… 178

A 骨肉腫の補助化学療法
─────（平賀博明）178
1. 化学療法の適応 …………………… 178
2. レジメンの選択 …………………… 179
3. 短・長期的な有害事象 …………… 182
4. 治療の実際 ………………………… 182

B 切除不能・再発骨肉腫に対する化学療法
─────（城山 晋，荒木信人）184
1. 化学療法の位置づけ ……………… 184
2. レジメンの選択 …………………… 185
3. 化学療法の適応と治療選択上の問題点 ……………………………… 188

2 Ewing 肉腫 ………………………………… 190

A Ewing 肉腫の補助化学療法
─────（陳 基明）190
1. 化学療法の適応 …………………… 190
2. レジメンの選択 …………………… 193
3. 治療の実際，短・長期的な副作用 ……………………………………… 194

B 切除不能・再発 Ewing 肉腫に対する化学療法
─────（細野亜古）198
1. 化学療法の適応 …………………… 198
2. レジメンの選択 …………………… 198
3. 治療の実際 ………………………… 200

3 横紋筋肉腫
─────（渡邉健一郎）202

A 低リスク，中間リスク横紋筋肉腫の補助化学療法 ………………………… 202
1. 化学療法の適応 …………………… 202
2. レジメンの選択 …………………… 203
3. 治療の実際 ………………………… 204
4. 症例提示 …………………………… 205

B 切除不能・再発横紋筋肉腫における化学療法
─────（小川 淳）208
1. 化学療法の適応 …………………… 208
2. レジメンの選択 …………………… 208
3. 治療の実際 ………………………… 211

4 軟部肉腫（非円形細胞肉腫）……………… 213

A 軟部肉腫の補助化学療法
─────（上田孝文）213
1. 補助化学療法の位置づけと適応 … 213
2. レジメンの選択 …………………… 217
3. 治療の実際 ………………………… 218
4. 今後の展望 ………………………… 220

B 切除不能・再発軟部肉腫における化学療法
─────（公平 誠）222
1. 化学療法の適応 …………………… 222
2. レジメンの選択 …………………… 222
3. 二次治療以降 ……………………… 224
4. 治療の実際 ………………………… 225

C 組織特異的な効果を示す薬剤と腫瘍
─────（横山雄章，内藤陽一）228
1. 隆起性皮膚線維肉腫 ……………… 228
2. 脊索腫 ……………………………… 229
3. 胞巣状軟部肉腫 …………………… 230
4. 孤立性線維性腫瘍 ………………… 231
5. 血管肉腫 …………………………… 232
6. 炎症性筋線維芽細胞性腫瘍 ……… 233
7. 色素性絨毛結節滑膜炎 …………… 234

5 骨巨細胞腫
─────（森岡秀夫）239

A 難治例に対する薬物療法・補助療法 ……………………………………… 239
1. 骨巨細胞腫について ……………… 239

2. 骨巨細胞腫の病態について ……… 239
3. 骨巨細胞腫に対する薬物療法に
   ついて ……………………………… 240
4. デノスマブについて ……………… 240
5. 骨巨細胞腫に対する臨床試験 …… 241
6. デノスマブの臨床使用例について
   …………………………………………… 242
7. 今後の課題 ………………………… 243

6 デスモイド
――――――――――（西田佳弘）245

デスモイドに対する薬物療法・補助療法
………………………………………………… 245
1. デスモイドに対する各種治療法の
   位置づけ …………………………… 245
2. 各種薬物治療 ……………………… 246
3. 放射線治療 ………………………… 248

7 肉腫に対する放射線治療
――――――――――（角　美奈子）250

A 根治的放射線治療 ……………………… 250
1. 軟部肉腫に対する放射線治療の
   適応と治療成績 …………………… 250
2. 軟部肉腫に対する放射線治療の
   実際と最近の臨床試験 …………… 253
3. 軟部肉腫に対する放射線治療の進歩
   ……………………………………………… 255

B 粒子線治療
――――――――――（今井礼子）257
1. 粒子線治療とは …………………… 257
2. 適応と治療 ………………………… 258
3. コンサルテーションのタイミングや
   留意点 ……………………………… 259
4. 治療成績 …………………………… 259
5. 有害事象 …………………………… 260
6. 臨床試験 …………………………… 260

Lesson 6. 肉腫化学療法の副作用対策と支持療法を理解する

1 血液毒性
――――――――――（沖中敬二）264

A 症　状 …………………………………… 264
1. 好中球減少 ………………………… 264
2. 貧血 ………………………………… 264
3. 血小板減少 ………………………… 265

B 出現しやすいレジメン・頻度 ……… 265

C 治療・予防法 …………………………… 265
1. 好中球減少 ………………………… 265
2. 貧血 ………………………………… 266
3. 血小板減少 ………………………… 267

2 感 染 症
――――――――――（沖中敬二）269

A がん患者の感染症 …………………… 269
B 症　状 …………………………………… 270
C 出現しやすいレジメン・頻度 ……… 270
D 治療・予防法 …………………………… 271

3 消化器毒性
――――――――――（前嶋愛子）274

A 症　状 …………………………………… 274
B 出現しやすいレジメン・頻度 ……… 274
C 治療・予防法 …………………………… 275

4 腎 毒 性
――――――――――（前嶋愛子）277

A 症　状 …………………………………… 277
B 出現しやすいレジメン・頻度 ……… 278
C 治療・予防法 …………………………… 279

5 神経毒性
――――――――――（庄司正昭）280

A 症　状 …………………………………… 280
B 出現しやすいレジメン・頻度 ……… 280
1. プラチナ製剤 ……………………… 280
2. ビンカアルカロイド系製剤 ……… 281

3. タキサン系製剤 ……………………… 282
　　4. その他 ………………………………… 282
　C 治療・予防法 ……………………………… 283

6 高血圧・循環器症状
　　　　　　　　　　　　　　（庄司正昭）284
　A 症　状 ……………………………………… 284
　B 出現しやすいレジメン・頻度 …………… 284
　C 治療・予防法 ……………………………… 286
　　1. 治療 …………………………………… 286
　　2. 予防法 ………………………………… 286

7 薬物アレルギー・薬疹
　　　　　　　　　　　　　　（山﨑直也）289
　A 薬疹とは …………………………………… 289
　B 分　類 ……………………………………… 289
　C アレルギー機序による薬疹 ……………… 289
　D アレルギー機序以外の薬疹 ……………… 290
　E 発疹型による分類 ………………………… 290

8 皮膚障害
　　　　　　　　　　　　　　（山﨑直也）292
　A 分子標的薬で起こる皮膚障害の特徴
　　 ……………………………………………… 292
　B 肉腫治療と分子標的薬 …………………… 293
　C 皮膚障害対策のあり方 …………………… 293
　　1. スキンケアの励行 …………………… 293
　　2. 皮膚障害の治療 ……………………… 293
　D 皮膚障害の予防に関する臨床試験
　　 ……………………………………………… 295

9 呼吸困難
　　　　　　　　　　　　　　（大山　優）296
　A 呼吸困難患者を診たとき，ただちに
　　チェックする事項 ………………………… 296
　B 各状態における鑑別点と注意点 ………… 296
　　1. 低酸素血症 …………………………… 296
　　2. 呼吸数 ………………………………… 298
　　3. 脈拍数 ………………………………… 298
　　4. 気道閉塞 ……………………………… 298
　　5. アナフィラキシーおよび過敏反応
　　 ……………………………………………… 298
　　6. 重度の貧血 …………………………… 298
　C 各病態への対処法 ………………………… 299

10 浮　腫
　　　　　　　　　　　　　　（大山　優）303
　A 浮腫をみた場合のアプローチ方法
　　 ……………………………………………… 303
　B 浮腫のある部位による検討事項 ………… 304
　C 全身的な原因 ……………………………… 304
　D 治療アプローチ …………………………… 305

Lesson 7. がん骨転移の薬物療法・支持療法を理解する

1 骨転移の薬物療法
　　　　　　　　　　　　　　（柴田浩行）310
　A 骨転移の癌腫別頻度 ……………………… 310
　B 骨転移の病態 ……………………………… 310
　C 骨転移の診断 ……………………………… 311
　D 薬物療法の適応 …………………………… 311
　　1. エマージェンシー …………………… 311
　　2. 抗悪性腫瘍薬 ………………………… 312
　　3. その他の薬物療法
　　　（鎮痛薬，内照射薬）………………… 313
　E 化学予防 …………………………………… 313
　F 有害事象 …………………………………… 313
　　1. 抗悪性腫瘍薬の有害事象 …………… 313
　　2. BMAの有害事象 …………………… 313
　G 治療効果/治療成績/費用対効果 ………… 314
　　1. ゾレドロン酸 ………………………… 314
　　2. デノスマブ …………………………… 315
　　3. BMAの費用対効果 ………………… 315
　　4. その他の抗悪性腫瘍薬 ……………… 315

|H| 効果判定/評価方法 316
　1. 生化学マーカー 316
　2. 画像評価 316
　3. patient reported outcome（PRO） 316

2 転移性骨腫瘍と放射線治療
――――――――（田中　寛）318
|A| 総　論 318
|B| 疼痛緩和効果の評価方法 318
　1. 合併症を有さない有痛性の骨転移 319
　2. 合併症を有する骨転移 322

3 骨転移の保存的治療
――――（篠田裕介，河野博隆）326
|A| 骨転移の治療戦略 326
　1. がんと骨転移診療の現状 326
　2. 骨転移診療の目的 327
　3. 診断 327
　4. 治療 328
　5. リハビリテーション 328
|B| 四肢骨転移の保存的治療 330
　1. 適応・方法 330
　2. 実践時のコツと留意点 331
|C| 脊椎転移の保存的治療 332
　1. 適応・方法 332
　2. 実践時のコツと留意点 333

Lesson 8. 症例から肉腫の転移例を理解する

1 骨肉腫
初発時切除可能肺転移病変を有する進行例
――――――――（安井直子）338

2 Ewing 肉腫
標準治療後に肺転移を生じた進行例
――――――――（細野亜古）341

3 軟部肉腫 ①
原発巣手術治療後に遠隔転移を生じた進行例
――――――――（中谷文彦）343

4 軟部肉腫 ②
補助化学療法，原発巣手術後に遠隔転移を生じた進行例
――――――――（中谷文彦）347

5 軟部肉腫 ③
初診時手術不能の転移進行例
――――――――（前嶋愛子）351

6 軟部肉腫 ④
組織特異的な治療効果を示した転移進行例
――――――――（前嶋愛子）355

日本語索引 359

外国語索引 364

Lesson 1

疾病と治療の歴史を紐解く

Lesson 1. 疾病と治療の歴史を紐解く

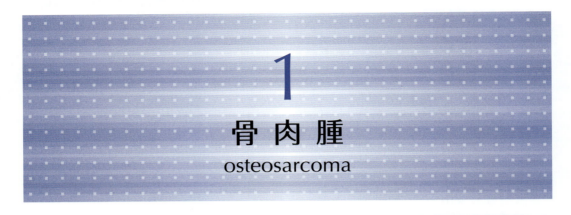

1 骨 肉 腫
osteosarcoma

A. 定 義

骨肉腫は，腫瘍性の骨・軟骨もしくは類骨基質形成を特徴とする悪性骨腫瘍である．

B. 分 類

- 骨肉腫には**表1-1**の分類が存在し，最も頻度が高いのは通常型骨肉腫である．化学療法の絶対的適応となる骨肉腫と相対的適応となる骨肉腫が存在する．

- 化学療法の絶対的適応は，高悪性度骨肉腫であり，これには通常型骨肉腫，血管拡張型骨肉腫，小細胞型骨肉腫，表在性低分化骨肉腫が含まれる．

1. 骨内骨肉腫

a) **通常型骨肉腫** conventional osteosarcoma

- 髄腔発生の高悪性度肉腫であり，骨肉腫の典型としてその大多数を占める．

- 長管骨の骨幹端部に好発し，大腿骨遠位，脛骨近位，上腕骨近位の順に多い．10歳代に多いが，約3割の症例は40歳以上であり，成人発症もまれではない．

表1-1 骨肉腫の分類

		頻 度	悪性度	化学療法の適応
骨内	通常型骨肉腫	>90 %	高	○
	血管拡張型骨肉腫	1%	高	○
	小細胞型骨肉腫	1%	高	○
	骨内高分化骨肉腫	1～2 %	低（高悪性化することあり）	△*
表在	傍骨性骨肉腫	4%	低（高悪性化することあり）	△*
	骨膜性骨肉腫	<2 %	中等度	不明
	表在性低分化骨肉腫	きわめてまれ	高	○

*骨内高分化骨肉腫および傍骨性骨肉腫における化学療法の適応は，高悪性化成分を認める場合のみである．

2

- 組織学的に骨形成型（osteoblastic），軟骨形成型（chondroblastic），線維形成型（fibroblastic）の3型に亜分類される．

b) 血管拡張型骨肉腫　telangiectatic osteosarcoma

- 病変の95％以上が囊胞成分で占められ，内部に血性液を含み，囊胞壁・隔壁に異型の強い悪性腫瘍細胞が存在する．頻度は全骨肉腫の約1％とされる．
- 腫瘍性類骨形成が目立たないことも多く，動脈瘤様骨囊腫との画像的および病理組織学的な鑑別が問題となる．

c) 小細胞型骨肉腫　small cell osteosarcoma

- 小円形腫瘍細胞が腫瘍性類骨の形成を伴って増殖するまれな亜型であり，頻度は全骨肉腫の約1％とされる．
- Ewing肉腫との鑑別には，FLI1の免疫組織化学染色や，Ewing肉腫に特異的な融合遺伝子（*EWS-FLI1*，*EWS-ERG*など）の検索が有用である．

d) 骨内高分化骨肉腫　low-grade central osteosarcoma

- 髄腔発生の低悪性度骨形成性腫瘍である．その頻度は全骨肉腫の1〜2％とされ，好発年齢は30歳前後と，通常型骨肉腫よりも高めである．組織学的には，一見反応性にみえる骨形成と比較的おとなしい線維性増生を基本とし，良性の線維性骨異形成との鑑別が困難な場合がある．
- 高悪性化（脱分化）が10〜36％の頻度で報告されており，高悪性化症例のみが化学療法の適応となる．

2. 表在骨肉腫

a) 傍骨性骨肉腫　parosteal osteosarcoma

- 骨表面発生の低悪性度骨形成性腫瘍である．その頻度は全骨肉腫の約4％で，好発年齢は20〜30歳代である．大腿骨遠位部の後面に好発する（約70％）．組織学的には，一見反応性にみえる骨形成と比較的おとなしい線維性増生を基本とする．
- 高悪性化（脱分化）成分が共存することがあり，高悪性化症例のみが化学療法の適応となる．

b) 骨膜性骨肉腫　periosteal osteosarcoma

- 骨表面発生の中等度悪性の骨肉腫であり，その頻度は全骨肉腫の2％未満とされる．組織学的には，軟骨形成型骨肉腫の組織像を呈する．
- 化学療法の有用性は確立されていない．

Lesson 1. 疾病と治療の歴史を紐解く

c) 表在性低分化骨肉腫　high-grade surface osteosarcoma
- 通常型骨肉腫と同様の高悪性度骨形成性腫瘍が骨表面に限局して発生するもので，きわめてまれである．化学療法の絶対的適応である．大腿骨や上腕骨などの長管骨の骨幹部に好発する．

C. 診　　断

骨肉腫の診断は，臨床症状，診察所見，血液検査，各種画像検査に加え，最終的には病理組織診断により確定する．

1. 臨床症状
- 疼痛や腫瘤・腫脹により発症することが多い．有症期間は数週間から数ヵ月のことが多いが，低悪性度骨肉腫では，ときに数年に及ぶこともある．

2. 診察所見
- 触診により，骨外腫瘤を触知できることがある．また局所熱感や発赤，近接関節の関節液貯留などを確認する．

3. 血液検査
- 約半数の症例で ALP の上昇を認め，ALP 値は病勢のモニタリングに有用とされている．LDH，CRP の上昇，血沈の亢進を認めることがあるが，骨肉腫に特異的な所見ではない．

4. 画像所見

a) 単純X線写真
- 簡便かつ情報量が多く，骨肉腫の画像診断の基本となる検査である．
- 通常型骨肉腫では長管骨の骨幹端部に骨破壊性で辺縁不明瞭，一部に骨化・石灰化を伴う病変を認める．血管拡張型骨肉腫では，溶骨性変化が目立つ．表在骨肉腫では，骨表面に骨化・石灰化を伴う腫瘤性病変を認める．
- 骨膜反応を伴い，Codman 三角や onion peel appearance と呼ばれる特徴的な所見を呈することがある．

b) CT
- 病変部の撮影により，骨破壊の程度，腫瘍内の骨化・石灰化の部位と程度が評価可能である．胸部撮影は，肺転移の評価に有用である．

c) MRI
- 病変の広がりを評価するのに優れる．同一骨内での転移，いわゆるスキップ転移の検出のため，可能な限り骨全体の撮影が望ましい．神経・血管束など重要構造物との位置関係を把握するのに有用である．

d) 骨シンチグラフィ・PET
- 骨シンチグラフィは全身骨病変の評価に，PET 検査は全身遠隔転移の評価に有用である．また PET 検査は，化学療法の効果推定に有用との報告がある．

5. 生 検

- 骨肉腫の最終診断には，生検による腫瘍組織の採取と，病理組織診断が必須である．

- 生検ルートは腫瘍細胞により汚染されるため，後の本手術の際に切除される必要がある．そのため，生検ルートの計画は慎重に行われるべきであり，腫瘍整形外科医に依頼もしくはコンサルトすることが望ましい．

D. 疫 学

- 骨肉腫は原発性悪性骨腫瘍の中で最も頻度が高く，その約 40 ％を占め，発生頻度は人口 50 万人当たり年間約 1 例とされる．

- わが国における骨肉腫の新規発生数は年間 200 ～ 250 例前後で，好発年齢は 10 歳代であるが，成人発症もまれではない．

E. 治療開発の歴史

1. 化学療法導入前

- 1970 年代以前，骨肉腫は診断確定後ただちに患肢切断術が行われていたが，多くの症例で術後に肺転移をきたし，5 年生存率はわずか 10 ～ 15 ％であった．

2. 化学療法の導入（1970 年代）

- 原発巣を早急に取り除いても，ほとんどの症例で後から肺転移が顕在化してくる事実から，骨肉腫は発見された時点ですでに微小転移が存在する可能性が高いことが明らかとなった．その問題の克服のため，化学療法の導入が検討された．

- 1970 年代に，ロイコボリン®・レスキュー併用の高用量メトトレキサート（methotrex-

Lesson 1. 疾病と治療の歴史を紐解く

ate；HD-MTX）療法やドキソルビシン〔doxorubicin，アドリアマイシン（adriamycin；ADR）〕などの抗がん剤が骨肉腫に有効性を示すことが明らかとなった．

- 1970年代後半には，シスプラチン（cisplatin；CDDP）が単剤もしくはADRとの併用で骨肉腫に有効であることが報告された．また1980年代後半にはイホスファミド（ifosfamide；IFO）の有用性が示された．

- 単剤での有効性は，HD-MTX 33 %，ADR 43 %，CDDP 26 %，IFO 26 %である．

- 補助的化学療法の導入により5年生存率は約40 %に改善した．

3. 多剤併用および術前・術後補助化学療法の導入

- 1980年代に入り，術前から化学療法を行い，微小転移巣に対する早期治療開始と原発病巣に対する効果を期待した術前補助化学療法（neoadjuvant chemotherapy）が導入された．

- 1983年，Rosenらは，T-10プロトコールと呼ばれる多剤併用の術前・術後補助化学療法による治療成績を発表した[1]．HD-MTXおよびBCD〔ブレオマイシン（bleomycin；BLM）＋シクロホスファミド（cyclophosphamide；CPA）＋アクチノマイシンD（actinomycin D；Act-D）〕による術前補助化学療法を施行し，手術による切除標本の壊死率で治療効果を判定．有効と判断された場合にはHD-MTX＋ADR＋BCDで，無効と判断された場合にはADR＋CDDP＋BCDで術後補助化学療法を行うプロトコールである．5年生存率で約80 %と非常に優れた結果が報告されている．

- T-10プロトコールの発表以来，手術による腫瘍切除と多剤併用での術前・術後化学療法が，切除可能な骨肉腫に対する標準治療となっている．

- 術前補助化学療法は，生存率の向上のみならず，原発巣縮小により，患肢温存率を改善することが報告されている．再建材料や手技の改良，画像診断技術の発達，術前・術後補助化学療法の導入により，現在ではほとんどの症例で患肢温存が可能である．

- 現在，HD-MTX，ADR，CDDP，IFOの4剤が骨肉腫に有効性を示す標準治療薬と考えられている．

F. 臨床試験とその成績

1. 切除可能例

a）多剤併用補助化学療法の有用性の検討（手術単独群との比較試験）

- Rosenらにより発表された術前・術後化学療法の有効性を科学的に証明するため，補助

化学療法併用群と手術単独群とを比較する臨床試験が行われた．Multi-Institutional Osteosarcoma Study (MIOS) 試験では，T-10プロトコールに準じたHD-MTX＋ADR＋BCDによる術後補助化学療法の有用性が検討され，手術単独群の5年無増悪生存率と5年全生存率がそれぞれ17％と50％であったのに対し，術後補助化学療法群ではそれぞれ61％，71％であり，術後補助化学療法群が有意に予後良好であった[2]．また，同様の結果が他の研究者らによっても報告され，手術による腫瘍切除と補助化学療法が骨肉腫に対する標準治療として確立された．

b) 使用薬剤および投与法の変遷

- BCDの有用性の検討：Cooperative Osteosarcoma Study Group (COSS)-82試験では，術前化学療法HD-MTX＋BCDとHD-MTX＋ADR＋CDDPのランダム化比較試験が行われ，HD-MTX＋BCD群の奏効率は26％，一方，HD-MTX＋ADR＋CDDP群の奏効率は60％であった[3]．HD-MTX＋BCD群は生存率でも明らかに劣っており，この臨床試験以降，BCDの有用性は疑問視され，現在ではほとんど使用されなくなっている．

- CDDP動注の有用性の検討：HD-MTX＋ADR＋CDDPによる3剤併用の術前化学療法で，CDDPを動注で投与するか，もしくは静注で全身投与するかのランダム化比較試験が行われ，その結果，CDDP動注群は有意に高い奏効率を示した[4]．
  一方，HD-MTX＋ADR＋CDDP＋IFOの4剤併用療法では，CDDP動注は奏効率，患肢温存率，局所再発率のいずれも全身投与と比較し優位性を示せなかった[5]．以上より，これらの4剤併用療法では，CDDP動注を行うメリットは乏しいと考えられている．

- IFOの有用性の検討：IFOは骨肉腫進行例に対して有効性が示されているが，補助化学療法に用いることの有用性は明らかとなっていない．
  Children's Oncology Group (COG) で行われたINT-0133試験では，HD-MTX＋ADR＋CDDPの3剤併用療法（MAP療法）にIFOを加えることの有用性が検討された[6]．MAP療法群の6年全生存率は73％，MAP＋IFO群では75％であり，両群間で有意差はみられなかった．この結果に基づき，骨肉腫の術前補助化学療法として，MAPにIFOを追加することの上乗せ効果はないとされている．しかしながら，本試験では，統計学的解析方法が複雑であるなど問題点が指摘されており，結果の解釈についてコンセンサスが得られていない．

c) 術前補助化学療法の有用性の検討

- Pediatric Oncology Group (POG)-8651試験：術前・術後化学療法群と術後化学療法単独群の治療成績が比較され，術前化学療法導入の優位性が検討された[7]．その結果，5年全生存率で術前化学療法導入群は76％，術後化学療法単独群で79％であり，両群間に有意差はみられなかった．本試験の結果より，生存に関する術前化学療法の優位性は証明されなかった．しかし，術前化学療法による原発巣の縮小により患肢温存率の向上が期待できること，および化学療法による抗腫瘍効果を画像的および組織学的に検証で

きる利点があり，現在では，術前・術後補助化学療法が骨肉腫の標準治療となっている．

- T-10とT-12の比較試験：術前化学療法を強化することによる予後改善を検証するための臨床試験が計画された．T-12プロトコールは，T-10プロトコールの術前化学療法のHD-MTX＋BCDにCDDP＋ADRを加えたものであり，T-10とT-12の比較試験が行われた[8]．その結果，T-12で奏効率の改善を得たものの，両群間で生存率の差は認めず，術前化学療法の強化が予後改善に結びつかないことが示唆されている．

d) 術前化学療法のpoor responderに対する術後化学療法の検討

- 骨肉腫に対する術前・術後補助化学療法の検討：術前化学療法の組織学的効果が良好な群（壊死率90％以上）は，不良群と比較し，有意に予後良好であった（5年生存率で69.1％ vs. 49.3％）[9]．この結果より，術前化学療法のpoor responder（組織学的効果不良例）には，術後に薬剤を変更し，治療成績を向上させようという試みがなされてきた．

  前述の通り，術前化学療法のMAPにIFOを加える上乗せ効果は確認されていないが，IFOを術前から追加するのではなく，術後にpoor responderに投与する効果が検証された．

- NECO-95J：わが国で行われたNECO-95Jでは，MAP療法後のpoor responderにIFOを導入し，5年全生存率82.5％と良好な成績が報告されている[10]．本試験では，good responderとpoor responder間に生存期間の有意差がみられず，IFOによりpoor responderの生存期間が延長された可能性が示唆された．

  また，術前MAP療法のpoor responderにIFOもしくはIFO＋エトポシド（etoposide；VP-16）を追加することにより，治療成績が向上したとの報告もある[11]．しかしながら，これらの試験はいずれもランダム化比較試験ではなく，poor responderに対してIFOを加える優位性はいまだ明らかな結論が出ていない．

  この問題を結論づける目的で，次項の臨床試験が現在進行中である．

e) 現在進行中の臨床試験

- The European and American Osteosarcoma Study Group (EURAMOS)-1（図1-1）：EURAMOSは，以前から存在していた臨床試験グループのCOSS，COG，EOI，SSGが参加し，2001年に発足したグループであり，2005年に初めての臨床試験EURAMOS-1を開始した．EURAMOS-1では，術前化学療法MAPによる組織学的壊死率に基づいて術後治療内容が変更となる．poor responderはMAPもしくはMAP＋インターフェロンα（interferon alfa；IFNα）にランダム化され，good responderはMAPもしくはMAP＋IFO＋VP-16にランダム化される．

  本試験は，骨肉腫に対する臨床試験で過去最大規模のものであり，2011年6月に登録を終了し，総計2,260例が登録された．2013年のASCOにて，good responderに対するランダム化（MAP or MAP＋IFNα）の中間成績が発表された[12]．good responder 1,034例中，ランダム化に同意したのは715例であった．平均3.1年のフォローアップ

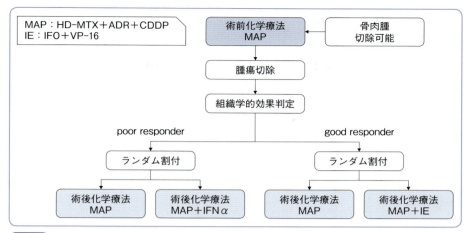

図1-1 EURAMOS-1の概要 （Whelan JS, et al.：Ann Oncol. 2015より）

　で、無事象生存期間を比較すると、MAPもしくはMAP＋IFNα両群間に統計学的な有意差はみられなかった．また、2014年のCTOS（Connective Tissue Oncology Society）では、poor responderに対するランダム化（MAP or MAP＋IE）の中間成績が報告された．poor responder 1,059例中ランダム化に同意したのは618例，平均4.5年のフォローアップで、無事象生存期間および全生存期間を比較すると、MAPおよびMAP＋IE両群間に有意差はみられなかった．一方、MAP＋IE群のほうが急性期および長期の毒性が強いことが明らかとなり、MAP＋IE群で二次発がんの頻度が高いことが報告された．以上は中間解析結果であり、最終報告が待たれる．

● **JCOG0905**（表1-2，図1-2, 3）：わが国では、NECO-95Jにおける良好な臨床成績を背景に、NECO-95Jが標準治療として行われてきた．しかし、NECO-95Jは比較試験ではなく、poor responderに対するIFO追加の上乗せ効果は科学的に証明されているとはいえない．

　JCOG0905では術前化学療法としてMAP療法を行い、good responderにはMAP療法を継続，standard（poor）responderにはMAP継続もしくはMAP＋IFOをランダム割付し、術後化学療法を行う[13]．長年結論が出なかった，standard（poor）responderに対するIFOの効果に結論が出るものと思われる．

表1-2 JCOG0905 使用薬剤と用量，投与法，投与日程

略称	薬剤	用量（mg/m²/day）	投与法/投与時間	投与日程
AP	ADR	30	静注/24時間	Day 1, 2
	CDDP	120（29歳以下） 100（30歳以上）	静注/4〜6時間	Day 1
A	ADR	30	静注/24時間	Day 1, 2, 3
M	MTX	12,000（19歳以下） 10,000（20歳以上）	静注/4〜6時間	Day 1
IF	IFO	3,000	静注/6時間	Day 1〜5

Lesson 1. 疾病と治療の歴史を紐解く

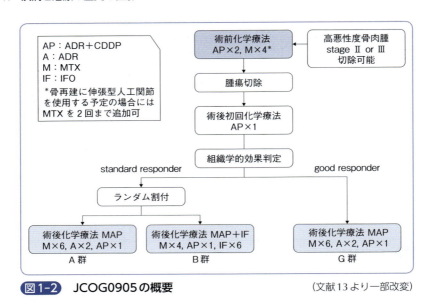

図1-2　JCOG0905の概要　　　　　　　　　　　（文献13より一部改変）

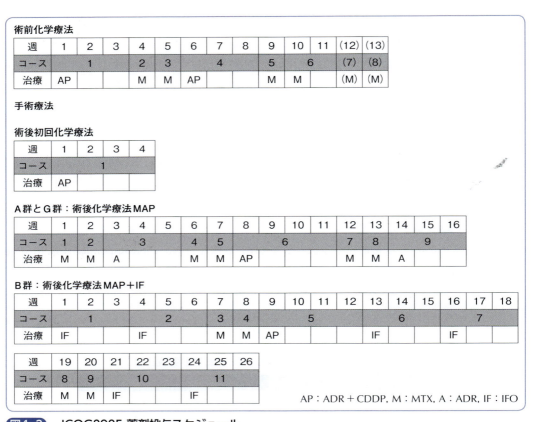

図1-3　JCOG0905 薬剤投与スケジュール

2. 転移・再発例

- 初診時遠隔転移を有する骨肉腫の長期生存率は20％程度とされる．

- 骨肉腫初診時転移症例に対して，IFO＋VP-16による術前化学療法，術後にMAPを加える臨床試験では，奏効率58％，肺転移例の2年生存率が39％，肺外転移例の2年生存率が58％と報告されている[14]．

- 四肢原発で，原発巣・転移巣両者の外科的切除が可能であれば，10年生存率40％との報告もある．遠隔転移を有する場合であっても，切除可能と考えられる症例では長期生存の可能性があるため，積極的な治療を検討する．初回治療後の再発例に外科的切除および化学療法を行った場合の5年生存率は，約20％と報告されている[15]．

- 再発例に対するIFO＋VP-16併用療法は奏効率15％，ドセタキセル（docetaxel；DOC）＋ゲムシタビン（gemcitabine；GEM）併用療法は奏効率17.6％と報告されている[16]．

- 骨肉腫転移症例に対する末梢血幹細胞移植（PBSCT）併用の高用量化学療法〔カルボプラチン（carboplatin；CBDCA）＋VP-16〕では，3年生存率は約20％と報告されている[17]．

- PBSCT併用の高用量化学療法の優位性は証明されていない．

G. 治療開発，今後の展望

- ミファムルチド（mifamurtide；L-MTP-PE）はマクロファージ刺激作用を介して抗腫瘍効果を発揮する免疫賦活薬である．化学療法との併用による6年生存率は78％であり，化学療法単独群の70％と比較し，予後良好であった[18]．本薬剤は欧州では骨肉腫の治療薬として認可されているが，わが国では承認されていない．

- インターフェロンは感染や担がん状態で発現が誘導されるタンパクで，基礎実験で骨肉腫に対する抗腫瘍効果が証明されている．現在進行中の臨床試験EURAMOS-1で，インターフェロンにポリエチレングリコール（PEG）を付加し，生体内での作用持続時間を延長したPEG-IFNα-2bが採用されており，その結果しだいでは，今後の診療に導入される可能性がある．

- その他，骨肉腫に対する新規薬剤として，ビスホスホネート製剤，RANKL阻害薬，VEGF阻害薬，HER2阻害薬，mTOR阻害薬などが新規治療として研究されている．

〔遠藤　誠，岩本幸英〕

参考文献

1) Rosen G, Marcove RC, Huvos AG, et al.：Primary osteogenic sarcoma：eight-year experience with adjuvant chemotherapy. J Cancer Res Clin Oncol, 106 Suppl：55-67, 1983.

Lesson 1. 疾病と治療の歴史を紐解く

2) Link MP, Goorin AM, Horowitz M, et al.：Adjuvant chemotherapy of high-grade osteosarcoma of the extremity. Updated results of the Multi-Institutional Osteosarcoma Study. Clin Orthop Relat Res, (270)：8-14, 1991.
3) Winkler K, Beron G, Delling G, et al.：Neoadjuvant chemotherapy of osteosarcoma：results of a randomized cooperative trial (COSS-82) with salvage chemotherapy based on histological tumor response. J Clin Oncol, 6 (2)：329-337, 1988.
4) Bacci G, Ruggieri P, Picci P, et al.：Intra-arterial versus intravenous cisplatinum (in addition to systemic Adriamycin and high dose methotrexate) in the neoadjuvant treatment of osteosarcoma of the extremities. results of a randomized study. J Chemother, 8 (1)：70-81, 1996.
5) Winkler K, Bielack S, Delling G, et al.：Effect of intraarterial versus intravenous cisplatin in addition to systemic doxorubicin, high-dose methotrexate, and ifosfamide on histologic tumor response in osteosarcoma (study COSS-86). Cancer, 66 (8)：1703-1710, 1990.
6) Meyers PA, Schwartz CL, Krailo M, et al.：Osteosarcoma：a randomized, prospective trial of the addition of ifosfamide and/or muramyl tripeptide to cisplatin, doxorubicin, and high-dose methotrexate. J Clin Oncol, 23 (9)：2004-2011, 2005.
7) Goorin AM, Schwartzentruber DJ, Devidas M, et al.：Presurgical chemotherapy compared with immediate surgery and adjuvant chemotherapy for nonmetastatic osteosarcoma：Pediatric Oncology Group Study POG-8651. J Clin Oncol, 21 (8)：1574-1580, 2003.
8) Meyers PA, Gorlick R, Heller G, et al.：Intensification of preoperative chemotherapy for osteogenic sarcoma：results of the Memorial Sloan-Kettering (T 12) protocol. J Clin Oncol, 16 (7)：2452-2458, 1998.
9) Bacci G, Bertoni F, Longhi A, et al.：Neoadjuvant chemotherapy for high-grade central osteosarcoma of the extremity. Histologic response to preoperative chemotherapy correlates with histologic subtype of the tumor. Cancer, 97 (12)：3068-3075, 2003.
10) Iwamoto Y, Tanaka K, Isu K, et al.：Multiinstitutional phase II study of neoadjuvant chemotherapy for osteosarcoma (NECO study) in Japan：NECO-93J and NECO-95J. J Orthop Sci, 14 (4)：397-404, 2009.
11) Bacci G, Briccoli A, Ferrari S, et al.：Neoadjuvant chemotherapy for osteosarcoma of the extremity：Long-term results of the Rizzoli's 4 th protocol. Eur J Cancer, 37 (16)：2030-2039, 2001.
12) Bielack S, Smeland S, Whelan J, et al.：MAP plus maintenance pegylated interferon α-2b (MAP-IFN) versus MAP alone in patients (pts) with resectable high-grade osteosarcoma and good histologic response to preoperative MAP：First results of the EURAMOS-1 good response randomization. J Clin Oncol, 31：LBA 10504, 2013.
13) Iwamoto Y, Tanaka K：The activity of the Bone and Soft Tissue Tumor Study Group of the Japan Clinical Oncology Group. Jpn J Clin Oncol, 42 (6)：467-470, 2012.
14) Goorin AM, Harris MB, Bernstein M, et al.：Phase II/III trial of etoposide and high-dose ifosfamide in newly diagnosed metastatic osteosarcoma：a pediatric oncology group trial. J Clin Oncol, 20 (2)：426-433, 2002.
15) Petrilli AS, de Camargo B, Filho VO, et al.：Results of the Brazilian Osteosarcoma Treatment Group Studies III and IV：prognostic factors and impact on survival. J Clin Oncol, 24 (7)：1161-1168, 2006.
16) Navid F, Willert JR, McCarville MB, et al.：Combination of gemcitabine and docetaxel in the treatment of children and young adults with refractory bone sarcoma. Cancer, 113 (2)：419-425, 2008.
17) Fagioli F, Aglietta M, Tienghi A, et al.：High-dose chemotherapy in the treatment of relapsed osteosarcoma：an Italian sarcoma group study. J Clin Oncol, 20 (8)：2150-2156, 2002.
18) Meyers PA, Schwartz CL, Krailo MD, et al.：Osteosarcoma：the addition of muramyl tripeptide to chemotherapy improves overall survival -- a report from the Children's Oncology Group. J Clin Oncol, 26 (4)：633-638, 2008.

2 Ewing肉腫
Ewing sarcoma

A. 診断と分類

- Ewing 肉腫は円形細胞で構成された比較的まれな高悪性度の腫瘍である．原発性の骨腫瘍の 6〜8 ％で，子どもや若年成人では骨肉腫に次いで 2 番目に多い[1,2]．

- 病理組織学的には均一な小円形細胞の増殖が主体で，核は円形で細胞質は乏しく，核小体は目立たない．ロゼットパターンの細胞配列を示すことがある．胞体にグリコーゲンを含むため PAS 染色が陽性になる．免疫組織化学法による検査では，ほとんどの症例で MIC2 遺伝子産物である CD99 が陽性となる[1,3]．Ewing 肉腫では 22 番染色体上の EWSR1 遺伝子と転写因子である ETS ファミリーメンバーと相互転座が起き，発症の key となる EWSR1-ETS 融合遺伝子が形成される．

- 従来の Ewing 肉腫に加え，骨外性 Ewing 肉腫，原始神経外胚葉腫瘍（primitive neuroectodermal tumor；PNET），神経上皮腫（neuroepithelioma），胸壁の Askin 腫瘍で同じ分子生物学的遺伝子異常を有することから，これらの腫瘍は Ewing 肉腫ファミリー腫瘍と一括して呼ばれるようになった[1,4,5]．本項では総称でEwing肉腫という名前を用いる．

B. Ewing肉腫の歴史

- 1921 年に Ewing は 14 歳女児の橈骨に発生した円形細胞腫瘍を"diffuse endothelioma of bone"として歴史的な報告を行った[6]．New York の Memorial 病院での放射線治療によく反応し，明らかに骨肉腫と違った骨の腫瘍であること，そして round cell sarcoma という言葉も使われた[6,7]．

- 実は 1866 年に Lücke がこの腫瘍の存在を初めてドイツ語で報告し[8,9]，1890 年以降にも Hildebrand の他いくつかのドイツ語での報告がある[10]．1900 年代になり米国からの報告もみられるようになっている[11]．

Lesson 1. 疾病と治療の歴史を紐解く

- Ewing によって報告された，①10歳代に発症する，②長管骨だけでなく扁平骨も罹患する，③骨端より骨幹部が侵され，④放射線は初期治療として有効である，など多くの本疾患の特徴は，彼の報告後90年以上になるがほとんどそのまま変わっていない[6,7]．Ewing の論文を基に，数年後に Boston の外科医 Codman はこの新しい腫瘍を Ewing 肉腫と名づけた[7]．

- 軟部発生例に関しても，Stou らは Ewing の報告の3年前の1918年に尺骨神経に発生したロゼット形成を伴う未分化円形細胞腫瘍を報告し[11]，1942年には neuroepithelioma の概念を提唱した[12]．一方，Angervall と Enzinger は骨外発生の Ewing 肉腫の存在を報告した[13]．1976年に Nesbitt と Vidone は Stou と同様の症例を primitive neuroectodermal tumor（PNET）として報告し[14]，その後 PNET という名前が neuroepithelioma の代わりに用いられるようになった．Askin らは1979年に小児の胸壁および肺に発生した小円形細胞肉腫を報告し[15]，臨床病理学的に Ewing 肉腫との関連について検討している．

- 近年の染色体分析や分子生物学的な解析の進歩により骨 Ewing 肉腫，骨外性 Ewing 肉腫，PNET，神経上皮腫，Askin 腫瘍は同様な t（11；22）（q 24；q 12）などの染色体転座をもち Ewing 肉腫ファミリー腫瘍と呼ばれるようになった[4,5]．現在の定義は，「Ewing 肉腫は疾患特徴的な分子生物学的所見を伴い，さまざまな程度の神経外胚葉分化を伴う小円形細胞肉腫で，典型的な分子生物学的所見として第22番染色体上の *EWSR1* 遺伝子と転写因子の ETS ファミリーメンバーの相互転座が特徴である」とされている[1]．

C. 疫 学

- Ewing 肉腫はやや男性に多く，小児期から青年期に最も多く発症する．発症頻度は米国において100万人当たり2.93人で，年間約100人の新規患者がみられる[16]．

- 日本国内では日本整形外科学会による全国骨腫瘍登録一覧表では年間35例程度の骨原発 Ewing 肉腫が登録されており，10～19歳に発症のピークがある[17]．男女比は約3：2である．罹患部位は骨盤，肋骨，脊椎，大腿骨の順番となる．

- 一方，骨外性 Ewing 肉腫の症例は従来考えられている以上に多く年間20例あまり登録されており，20～39歳頃にピークがある．軟部腫瘍では，大腿部，腰背部，上腕に多い[18]．

- 発症率は人種により差があり[19]，黒人の子どもには少ないし[19〜21]，中国人にも少ない[19]．米国の白人の中では Ewing 肉腫と骨肉腫比は0.5であるが，上海，北京，米国の非白人では0.15で[19]，日整会の全国骨腫瘍登録では0.21であった[17]．

D. 治療開発の歴史

- Ewing肉腫は，診断時に限局性にみえてもほとんどの症例が潜在性の微小転移を起こしているので，局所治療の他に多剤併用化学療法が重要である．放射線治療は化学療法の導入以前からEwing肉腫に対する標準治療の一環として用いられてきた．

- Ewingの症例報告にもあるように放射線感受性の腫瘍であることが知られており[6]，1960年代までは放射線治療または手術のみが行われていた．1960年代に入るとビンクリスチン（vincristin；VCR），ダウノルビシン（daunorubicin；DNR），アクチノマイシンD（actinomycin D；Act-D）の効果が認められた[7]．イホスファミド（ifosfamide；IFO）とエトポシド（etoposide；VP-16）の効果は1970〜1980年代に認められた．

- 幹細胞移植を行うような強力な化学療法は1990年代に始められたが，いまだに満足のいく生存率は得られていないのが現状である[22〜24]．現在の治療の流れは術前化学療法，局所治療（手術 and/or 放射線），そして補助化学療法である．

E. 臨床試験とその成績

- Ewing肉腫に対する化学療法は米国でのIntergroup Ewing Sarcoma Study（IESS）によって検討され，1973年のIESS-IではVCR＋Act-D＋シクロホスファミド（cyclophosphamide；CPA）を用いたVACとVAC＋ドキソルビシン（doxorubicin；ADR）の比較試験により，ADR追加の有効性が示された[25]（表2-1）．

一方，Rosenらが行ったTシリーズの中で，日本ではT-11がよく用いられた[26, 27]．1988〜1992年に行われたNCI研究INT-0091において，VCR＋ADR＋CPA（VDC）単

表2-1 米国でのEwing肉腫治療成績

研究名	報告年 報告者	患者数	治療	5年無病生存率（％）
IESS-I	1990 Nesbit	331	VAC VAC＋全肺照射 VACD	24 44 60
IESS-II	1990 Burgert	293	VACD（high dose） VACD（moderate dose）	68 48
NCI INT-0091	2003 Grier	200 198	VDC VDC＋IE	54 69
NCI INT-0154	2009	492	VDC＋IE 標準群 VDC＋IE dose intensity 増強群	72 70
COG AEWS0031	2012 Womer	587	VDC＋IE 3週間隔 VDC＋IE 2週間隔	65 73

VAC：VCR＋Act-D＋CPA，VACD：VAC＋ADR，VDC：VCR＋ADR＋CPA，IE：IFO＋VP-16

表2-2 欧州でのEwing肉腫治療成績

研究名	報告年 報告者	患者数	治療	5年無病生存率（%）
CESS 81	1991 Jürgens	93	VACD	80（腫瘍体積＜100 mL） 31（腫瘍体積≧100 mL）
CESS 86	2001 Paulussen	301	standard risk （SR）：VACD high risk （HR）：VAID	52（10年） 51（10年）
EICESS 92	2008 Paulussen	647	SR：VAID/VACD HR：VAID/EVAID	68/67 44/52

VACD：VCR＋Act-D＋CPA＋ADR，VAID：VCR＋Act-D＋IFO＋ADR，EVAID：VP-16＋VCR＋Act-D＋IFO＋ADR

独とVDCとIFO＋VP-16（IE）の交替療法の前向き無作為化研究が行われた．限局群においてVDC単独群の5年無病生存率54％，VDC＋IE療法群では同69％とVDC＋IE群の優位性が証明された[28]．

NCI INT-0154では，VDC＋IEのアルキル化薬であるCPAとIFOのdose intensityを増した試験治療群とVDC＋IE標準群との比較試験により，アルキル化薬の増量は予後を改善する効果がないことが示された[29]．そして，治療間隔が3週間のVDC＋IE標準群と治療間隔を2週間に短縮したVDC＋IE群との比較試験が行われ，5年無病生存率でそれぞれ65％と73％と治療間隔短縮VDC＋IE群の成績が良好であることが示された[30]．毒性についても治療間隔短縮VDC＋IE群と標準群との間に有意差はみられなかった．

一方，欧州のドイツ，スイス，オーストリア，オランダの共同研究であるCooperative Ewing's Sarcoma Study（CESS）81ではVCR，Act-D，CPA，ADRを組み合わせたVACDを93例に行い5年生存率は55％であった（表2-2）[31]．腫瘍体積が100 mL以上の症例は予後不良の傾向であった．

次のCESS 86では301例を対象に，体積が100 mL未満の症例にはVACD，100 mL以上の症例にはCPAの代わりにIFOを用いたVAIDを行った．10年生存率はVACD 52％とVAID 51％と差を認めなかった．high risk群でもlow risk群と同様な結果が得られたためにVAIDが有効であるという結論となった．CESS 86においては組織学的反応良好群の10年無病生存率が64％であったのに対し，組織学的反応不良群においては38％と差がみられたと報告されており[32]，組織学的奏効は予後に密接に関連する可能性が高いと考えられる．

CESSに英国が加わったEICESS 92では647例を対象に，100 mL以下にはVACDとVAIDの，100 mL以上や転移症例にはVAIDとEVAIDのランダム化を行った[33]．low risk群での5年無病生存率はVACD 67％とVAID 68％で同様であった．high risk群ではETOを加えることで5年無病生存率44％から52％に上昇した．

- EICESS にフランスとベルギーが加わった European Ewing Tumor Working Initiative of National Groups（Euro-E.W.I.N.G.）99 においては 4 剤（VCR＋IFO＋ADR＋VP-16）を使用した VIDE 療法が寛解導入療法に使用され，限局性病変や肺転移を有する症例は R1 か R2 に振り分けられる．R1 群（手術群で good responder，放射線治療のみの群で体積 200 mL 未満，体積 200 mL 未満で手術で good responder 確認）には VAC と VCR＋Act-D＋IFO（VAI）のランダム化を行い，R2 群（手術で poor responder 確認，術前照射を行った場合は体積 200 mL 以上の場合，200 mL 未満で手術で poor responder の場合，肺転移を有する場合）は VAI とブスルファン（busulfan；BUS）とメルファラン（melphalan；L-PAM）のランダム化試験を，そして診断時に骨転移，骨髄転移，それらの多発性転移の場合は R3 となる．R1 群 856 例での検討で VAC と VAI 群では 3 年無病生存率に差はなかった[34]．R3 群の多発転移 281 例に VIDE を中心に術前治療を行い，局所治療（手術 and/or RT），そして幹細胞移植を伴った high dose BUS-L-PAM 治療を行ったが，3 年無病生存率は 27 % であった[23]．部分的な結果は報告されているが，全体の結果が待たれる．

- わが国では Obata らの多施設共同研究が後ろ向きに行われ[27]，各施設から 201 例が集められて解析が行われた．化学療法は T-11[26] や modified T-11 が 47 例，V（A）CD＋IE ベースが 41 例，VAID/EVAID がそれぞれ 22 例，VACD（CESS 81，CESS 86）が 22 例など，20 種類以上の化学療法が行われていた．限局例 201 例では 5 年全生存率は 55 %，無病生存率は 47 % であったが，転移例 39 例では 5 年全生存率 13 % であった．予後不良因子は，年齢が 16 歳以上，転移症例，そして体幹部発生症例であった．

- 1996 年，小児内科医を中心として結成した PBSCT 研究会では，dose intensity を高めた統一化学療法レジメンと自家造血幹細胞移植を併用した大量化学療法を導入した治療研究を行った．転移性 Ewing 肉腫を含む 42 例で実施し 5 年無病生存率は 37.8 % であった[24]．このように有効な化学療法レジメンを単に開発するだけでなく，手術や放射線療法などの局所治療を含む集学的な治療を効率よく行う必要があると考えられ，2004 年 12 月から，JESS-04「限局性 Ewing 肉腫ファミリー腫瘍に対する集学的治療の第Ⅱ相臨床試験」が施行された．これにより，5 年無増悪生存率が欧米の臨床研究に引けを取らない成績が得られ，わが国でも限局性 Ewing 肉腫ファミリー腫瘍に対する基礎的な治療基盤が確立したものと考えられる．

F. 局所療法

- Ewing 肉腫は放射線感受性が高い腫瘍であり，歴史的には局所治療として放射線治療が第一選択とされた．しかし，放射線治療単独では手術もしくは手術と放射線を組み合わせた治療に比べて局所再発率が高いという報告がなされるようになり，積極的に外科治療が行われるようになった．

- Ozaki ら[35]は，CESS 81, 86 と EICESS 91 の限局例 244 例について検討し，手術施行例の局所再発は 10/241（4％）で放射線照射のみの 15/102（15％）と比べて有意に低いと報告した．骨盤原発の巨大腫瘍や頭頸部原発腫瘍などを除いて可能な限り外科的切除を行い，切除縁や組織学的奏効割合に応じて最適な放射線治療を行うのが標準的な局所コントロール方針であると考えられる．

G. 治療開発，今後の展望

- VDC＋IE 療法を 2 週間間隔で行う治療間隔短縮 VDC＋IE 療法の 3 週間投与法に対する優位性が示され，広く使用されていくと考えられる[30]．さらに，小児固形腫瘍に対してトポテカン（topotecan）やイリノテカン（irinotecan；CPT-11）のように新たに使用可能となった薬剤も増えてきた．またパゾパニブ（pazopanib）が 2012 年に軟部肉腫に対して保険適用となり，今後も新たな薬剤が使用可能となる予定である．このように化学療法がより強力になり，また新薬が使われるようになると，今までにないような副作用が出現する可能性があり，その対策も大変重要になる．

- 治療後のフォローに関しては，肺転移のチェックに加えて，整形外科的にインプラントの緩みや感染，脚長差の検討などを行う．しかし，治療成績の向上に伴い，抗がん剤による晩期合併症，そして二次がんが問題となる[36]．Ewing 肉腫で二次がん累積発生率は 10 年で 3.4％，20 年で 4.7％，25 年で 5％[37]と報告されている．治療後フォローには整形外科医による手術合併症や局所再発と肺転移のチェックだけでなく，小児科，内科，放射線科など複数科による全身チェックを超長期的に行う必要がある．

- Ewing 肉腫のような希少疾患の治療成績を向上させるには，全国規模の多施設共同治療研究を行いデータを共有していく必要がある．さらに有効かつ安全な化学療法レジメンを開発するのみでなく，手術や放射線治療を含む集学的治療を最適化して効率的に行うための多分野の専門家による連携を強めることが必要であろう．

［尾崎敏文］

参考文献

1) de Alava E, Lessnick SL, Sorensen PH：Ewing sarcoma. WHO Classification of Tumours of Soft Tissue and Bone. Fletcher CDM, Bridge JA, Hogendoorn PCW, et al.（ed.）305-309, WHO PRESS, 2013.
2) Gurney JG, Davis S, Severson RK, et al.：Trends in cancer incidence among children in the U.S. Cancer, 78（3）：532-541, 1996.
3) 大塚隆信，多田豊曠：Ewing 肉腫（ES/PNET）．最新整形外科学体系 20　骨・軟部腫瘍および関連疾患．越智隆弘他編．305-315, 中山書店，2006.
4) Delattre O, Zucman J, Plougastel B, et al.：Gene fusion with an ETS DNA-binding domain caused by chromosome translocation in human tumours. Nature, 359（6391）：162-165, 1992.
5) Turc-Carel C, Aurias A, Mugneret F, et al.：Chromosomes in Ewing's sarcoma. I. An evaluation of 85 cases of remarkable consistency of t（11；22）(q 24；q 12)．Cancer Genet Cytogenet, 32（2）：229-238, 1988.
6) Ewing J：Diffuse endothelioma of bone. Proc NY Path Soc, 21：17-24, 1921.
7) Cripe TP：Ewing sarcoma：an eponym window to history. Sarcoma, 457532, 2011.
8) Lücke A. Beiträge zur Geschwulstlehre：Virchows Arch Pathol Anat, 35：524-539, 1866.
9) Huvos AG：Ewing's sarcoma. Bone tumor Diagnosis, treatment, and prognosis. AG H, ed. 523-552, WB Saunders, 1991.
10) Hildebrand ZC：Über das tubuläre Angiosarkom oder Endotheliom des Knochen. Dtsch Z Chir, 31：262-281, 1890.
11) Stou AP：A tumor of the ulnar nerve. Proc NY Pathol Soc, 18：2-12, 1918.
12) Stou AP, Murray MD：Neuroephithelioma of the radial nerve with a study of its behavior in vitro. Rev Can Biol, 1：651-659, 1942.
13) Angervall L, Enzinger FM：Extraskeletal neoplasm resembling Ewing's sarcoma. Cancer, 36（1）：240-251, 1975.
14) Nesbitt KA, Vidone RA：Primitive neuroectodermal tumor（neuroblastoma）arising in sciatic nerve of a child. Cancer, 37（3）：1562-1570, 1976.
15) Askin FB, Rosai J, Sibley RK, et al.：Malignant small cell tumor of the thoracopulmonary region in childhood；a distinctive clinicopathologic entity of uncertain histogenesis. Cancer, 43（6）：2438-2451, 1979.
16) Esiashvili N, Goodman M, Marcus RB, Jr：Changes in incidence and survival of Ewing sarcoma patients over the past 3 decades：Surveillance Epidemiology and End Results data. J Pediatr Hematol Oncol, 30（6）：425-430, 2008.
17) 日本整形外科学会骨・軟部腫瘍委員会編：全国骨腫瘍登録一覧表（平成 22 年度）．2010.
18) 日本整形外科学会骨・軟部腫瘍委員会編：全国軟部腫瘍登録一覧表（平成 22 年度）．2010.
19) Li FP, Tu JT, Liu FS, et al.：Rarity of Ewing's sarcoma in China. Lancet, 1（8180）：1255, 1980.
20) Jensen RD, Drake RM：Rarity of Ewing's tumour in Negroes. Lancet, 1（7650）：777, 1970.
21) Fraumeni JF Jr, Glass AG：Rarity of Ewing's sarcoma among U.S. Negro children. Lancet, 1（7642）：366-367, 1970.
22) Meyers PA, Krailo MD, Ladanyi M, et al.：High-dose melphalan, etoposide, total-body irradiation, and autologous stem-cell reconstitution as consolidation therapy for high-risk Ewing's sarcoma does not improve prognosis. J Clin Oncol, 19（11）：2812-2820, 2001.
23) Ladenstein R, Pötschger U, Le Deley MC, et al.：Primary disseminated multifocal Ewing sarcoma：results of the Euro-EWING 99 trial. J Clin Oncol, 28（20）：3284-3291, 2010.
24) 麦島秀雄，江口春彦，浅見恵子他：小児 Ewing 肉腫・PNET に対する集学的治療と問題点．小児がん，36：406．1999.

25) Nesbit ME Jr, Gehan EA, Burgert EO Jr, et al.：Multimodal therapy for the management of primary, nonmetastatic Ewing's sarcoma of bone：a long-term follow-up of the First Intergroup study. J Clin Oncol, 8 (10)：1664-1674, 1990.
26) Rosen G：Current management of Ewing's sarcoma. Prog Clin Cancer, 267-282, 1982.
27) Obata H, Ueda T, Kawai A, et al.：Clinical outcome of patients with Ewing sarcoma family of tumors of bone in Japan：the Japanese Musculoskeletal Oncology Group cooperative study. Cancer, 109 (4)：767-775, 2007.
28) Grier HE, Krailo MD, Tarbell NJ, et al.：Addition of ifosfamide and etoposide to standard chemotherapy for Ewing's sarcoma and primitive neuroectodermal tumor of bone. N Engl J Med, 348 (8)：694-701, 2003.
29) Granowetter L, Womer R, Devidas M, et al.：Dose-intensified compared with standard chemotherapy for nonmetastatic Ewing sarcoma family of tumors：a Children's Oncology Group Study. J Clin Oncol, 27 (15)：2536-2541, 2009.
30) Womer RB, West DC, Krailo MD, et al.：Randomized controlled trial of interval-compressed chemotherapy for the treatment of localized Ewing sarcoma：a report from the Children's Oncology Group. J Clin Oncol, 30 (33)：4148-4154, 2012.
31) Jürgens H, Exner U, Gadner H, et al.：Multidisciplinary treatment of primary Ewing's sarcoma of bone. A 6-year experience of a European Cooperative Trial. Cancer, 61 (1)：23-32, 1988.
32) Paulussen M, Ahrens S, Dunst J, et al.：Localized Ewing tumor of bone：final results of the cooperative Ewing's Sarcoma Study CESS 86. J Clin Oncol, 19 (6)：1818-1829, 2001.
33) Paulussen M, Craft AW, Lewis I, et al.：Results of the EICESS-92 Study：two randomized trials of Ewing's sarcoma treatment--cyclophosphamide compared with ifosfamide in standard-risk patients and assessment of benefit of etoposide added to standard treatment in high-risk patients. J Clin Oncol, 26 (27)：4385-4393, 2008.
34) Le Deley MC, Paulussen M, Lewis I, et al.：Cyclophosphamide compared with ifosfamide in consolidation treatment of standard-risk Ewing sarcoma：results of the randomized noninferiority Euro-EWING99-R1 trial. J Clin Oncol, 32 (23)：2440-2448, 2014.
35) Ozaki T, Hillmann A, Hoffmann C, et al.：Significance of surgical margin on the prognosis of patients with Ewing's sarcoma. A report from the Cooperative Ewing's Sarcoma Study. Cancer, 78 (4)：892-900, 1996.
36) Paulussen M, Ahrens S, Lehnert M, et al.：Second malignancies after ewing tumor treatment in 690 patients from a cooperative German/Austrian/Dutch study. Ann Oncol, 12 (11)：1619-1630, 2001.
37) Longhi A, Ferrari S, Tamburini A, et al.：Late effects of chemotherapy and radiotherapy in osteosarcoma and Ewing sarcoma patients：the Italian Sarcoma Group Experience (1983-2006). Cancer, 118 (20)：5050-5059, 2012.

3 横紋筋肉腫
rhabdomyosarcoma

A. 歴史的経緯とリスク分類の変遷

1. 横紋筋肉腫とは

- 横紋筋肉腫は，将来骨格筋を形成する，あるいは悪性転化後に骨格筋分化能を発現した胎児の中胚葉または間葉組織に由来する悪性腫瘍と考えられている．

- 骨格筋のないような全身のあらゆる部位からも発生し，腫瘤形成，腫瘍による正常臓器の圧迫や閉塞症状，また転移によりさまざまな症状を呈する．

2. ステージ分類，グループ分類

- 腫瘍の原発部位を考慮した治療前ステージ分類（表3-1），術後グループ分類（表3-2），病理組織型により，リスク分類（表3-3〜5）を決定し，層別化治療を行う．

表3-1 治療前ステージ分類（IRS-V TNM staging classification）

ステージ	Stage 原発部位（Sites）	T	Size	N	M
1	眼窩，頭頸部（傍髄膜を除く），泌尿生殖器（膀胱，前立腺を除く），胆道	T1 or T2	a or b	N0 or N1 or Nx	M0
2	膀胱・前立腺，四肢，傍髄膜，他（体幹，後腹膜，会陰・肛門周囲，胸腔内，消化管，胆道を除く肝臓）	T1 or T2	a	N0 or Nx	M0
3	膀胱・前立腺，四肢，傍髄膜，他（体幹，後腹膜，会陰・肛門周囲，胸腔内，消化管，胆道を除く肝臓）	T1 or T2	a	N1	M0
			b	N1 or N0 or Nx	M0
4	すべて	T1 or T2	a or b	N0 or N1	M1

原発腫瘍（T）　T1：原発部位に限局
　　　　　　　T2：原発部位を越えて進展または周囲組織に癒着
大きさ（Size）　a：最大径で5 cm以下
　　　　　　　b：最大径で5 cmを超える
領域リンパ節（N）　N0：リンパ節転移なし
　　　　　　　　　N1：領域リンパ節に転移あり（画像または理学所見上）
　　　　　　　　　Nx：転移の有無は不明（特に領域リンパ節転移の評価困難な部位）
遠隔転移　　　M0：なし
　　　　　　　M1：あり

(Raney RB, et al.：Sarcoma, 5（1）：9-15, 2001／Lawrence W Jr, et al.：J Clin Oncol, 5（1）：46-54, 1987／Lawrence W Jr, et al.：Cancer, 80（6）：1165-1170, 1997より)

Lesson 1. 疾病と治療の歴史を紐解く

表3-2 術後グループ分類（IRS clinical grouping classification）

グループ分類	
Ⅰ	組織学的に全摘除された限局性腫瘍 　a．原発臓器または筋に限局 　b．原発臓器または筋を越えて（筋膜を越えて）周囲に浸潤 ただし，いずれの場合も，意図せず偶発的に採取したリンパ節も含め，いかなる領域リンパ節にも組織学的に転移を認めないこと
Ⅱ	肉眼的に全摘除された領域内進展（evidence of regional spread）腫瘍（組織学的残存腫瘍） 　a．原発巣の切除断端に顕微鏡的腫瘍残存があるが，領域リンパ節に転移を認めない（N0） 　b．組織学的に原発巣の完全切除を行ったが，郭清した領域リンパ節に組織学的に転移を認め（N1），かつ最も遠位の郭清領域リンパ節には転移のないことを組織学的に確認 　c．領域リンパ節に転移を認め，かつ原発巣切除断端に顕微鏡的腫瘍遺残を認める．または，原発巣切除断端の顕微鏡的腫瘍遺残の有無にかかわらず，郭清した最も遠位の領域リンパ節に転移を認める
Ⅲ	肉眼的な腫瘍遺残 　a．生検のみ施行 　b．亜全摘除または50％以上の部分摘除を施行
Ⅳ	a．遠隔転移（肺，肝，骨，骨髄，脳，遠隔筋組織，遠隔リンパ節など）を認める b．脳脊髄液，胸水，腹水中に腫瘍細胞が存在 c．胸膜播種，腹膜（大網）播種を伴う

（文献1, 14, 16より）

表3-3 IRS-Ⅴリスク分類

胎児型	Ⅰ	Ⅱ			Ⅲ				Ⅳ	
		a	b	c	眼窩		眼窩以外			
		N0/Nx	N1	N1	N0/Nx	N1	N0/Nx	N1		
1（予後良好部位）	Low A	Low A			Low B					
2（不良部位）	Low B				Intermediate					
3（不良部位）	Low B				Intermediate					
4（遠隔転移）									10歳未満 Inter	10歳以上 High

胞巣型	Ⅰ	Ⅱ			Ⅲ				Ⅳ
		a	b	c	眼窩		眼窩以外		
		N0/Nx	N1	N1	N0/Nx	N1	N0/Nx	N1	
1（予後良好部位）	Intermediate								
2（不良部位）	Intermediate								
3（不良部位）	Intermediate								
4（遠隔転移）									High

（文献1より）

● 表3-3に，国際的に最も歴史が古く，大規模な横紋筋肉腫治療研究グループである米国 Intergroup Rhabdomyosarcoma Study Group（IRSG）の第五世代臨床研究（IRS-Ⅴ：1997〜2004年）のリスク分類を示す．

表3-4 JRS-Ⅰリスク分類

胎児型	Ⅰ	Ⅱ			Ⅲ				Ⅳ
		a	b	c	眼窩		眼窩以外		
		N0 Nx	N1	N1	N0 Nx	N1	N0 Nx	N1	
1（予後良好部位）	Low A				Low B				
2（不良部位）									
3（不良部位）	Low B				Intermediate				
4（遠隔転移）									High

胞巣型	Ⅰ	Ⅱ			Ⅲ				Ⅳ
		a	b	c	眼窩		眼窩以外		
		N0 Nx	N1	N1	N0 Nx	N1	N0 Nx	N1	
1（予後良好部位）	Intermediate								
2（不良部位）	Int.								
3（不良部位）					High				
4（遠隔転移）									High

（細井 創：日本小児血液・がん学会雑誌, 51：439-445, 2014より）

- 病理組織型（胎児型群か胞巣型か），治療前病期分類（Stage），術後グループ分類（Group）と年齢（10歳未満か10歳以上か）により，低リスクA，低リスクB，中間リスク，高リスクの4つのリスク群に分類される[1]．

- IRS-Ⅴの高リスク群では，新規治療の探索的臨床試験が行われたため，従来の標準的治療であるIRS-Ⅲ，Ⅳ世代のVAC〔ビンクリスチン（vincristine；VCR）＋アクチノマイシンD（actinomycin D；Act-D）＋シクロホスファミド（cyclophosphamide；CPA）〕療法でも5年無再発生存率47％と遠隔転移例としては比較的予後良好な，「10歳未満の胎児型遠隔転移例（Group Ⅳ）」は中間リスク群に組み込まれた（表3-3）．

- IRS-Ⅴスタディで同遠隔転移例群の予後は，2.2 g/m^2/サイクルのCPAを用いた強化VAC療法によっても，ランダム比較したVAC/VTC（VCR＋topotecan＋CPA）療法によってもまったく有意差なしで，その4年無再発生存率59％と比較的良好であった[2]．

- わが国では，IRSGを参考に，2000年初頭に日本横紋筋肉腫研究グループ（Japan Rhabdomyosarcoma Study Group；JRSG）を設立し，わが国の横紋筋肉腫治療の後方視的調査結果[3]を基に，本群「10歳未満の胎児型遠隔転移例（Group Ⅳ）」と，同じくIRS-ⅢとⅣの結果で生存率50～55％と中間リスク群の中では比較的成績不良であった「胞巣型Stage 2, 3, Group Ⅲ」を高リスク群に組み込み，表3-4のように改変したリスク分類を用いて，2004年より横紋筋肉腫の全国スタディを行った．

Lesson 1. 疾病と治療の歴史を紐解く

表3-5 ARST 0331, 0431, 0531（IRS-Ⅵ）リスク分類

胎児型	Ⅰ	Ⅱ			Ⅲ				Ⅳ
		a	b	c	眼窩		眼窩以外		
		N0 N$_X$	N1	N1	N0 N$_X$	N1	N0 N$_X$	N1	
1（予後良好部位）	Low subset 1				Low subset 2				
2（不良部位）									
3（不良部位）	Low subset 2				Intermediate				
4（遠隔転移）									High

胞巣型	Ⅰ	Ⅱ			Ⅲ				Ⅳ
		a	b	c	眼窩		眼窩以外		
		N0 N$_X$	N1	N1	N0 N$_X$	N1	N0 N$_X$	N1	
1（予後良好部位）									
2（不良部位）									
3（不良部位）	Intermediate								
4（遠隔転移）									High

（文献28より）

- IRSGはその後，米国 Children's Oncology Group（COG）の中に統合され，Soft Tissue Sarcoma Study（STS）committee として，IRS-Ⅵ以降のスタディを続けている．**表3-5**に最近のSTSのリスク分類を示す[4,5]．

- 探索的治療レジメン（window試験）を含まなくなったIRS-Ⅵ以降の高リスク群ではIRS-Ⅴで中間リスク群に分類した「10歳未満の胎児型遠隔転移例（GroupⅣ）」を高リスク群に含めたことと，IRS-Ⅴでは低リスクB群であった集団の一部がその後の良好な治療成績結果により低リスクA群に相当するLow subset 1に含めた点が変更点である[6]．

B. 診 断

1. 診断に必要な検査，キャンサーボード

- 横紋筋肉腫が疑われた場合，治療内容を決定するためには，上述のリスク分類が必須である．

- 針生検を含む初回外科手術は，術後グループ分類を規定し，リスク分類とそれに基づく治療強度・期間に影響を及ぼすので，外科手術や生検を実施する前に全身検索を行い，初回手術あるいは生検の実施方法について十分検討するべきである．

- 血液検査，尿検査，画像検査（CT，MRI，PET-CT，タリウムシンチグラフィ，骨シンチグラフィ），骨髄検査，髄液検査などを実施する．

- 前述のデータを基に，初回手術で原発巣が全摘除可能か，生検の場合，組織の採取法（針生検は診断に十分な組織が採取できない可能性が高く，開放生検が原則である），検体処理方法（すべてをホルマリン処理せず，融合遺伝子検索のために，一部を凍結検体として保存する）などについて，キャンサーボード（がん診断治療のための多診療科多職種合同カンファレンス）で小児腫瘍医，小児外科医，臓器別専門外科医，放射線診断医，放射線治療医，病理医らが集まり，事前に十分討議，検討し，準備しておくべきである．

2. 診断時のリンパ節生検，郭清

- 四肢原発腫瘍においては，領域リンパ節への転移が少なくなく，領域リンパ節転移の有無，領域外（遠隔）リンパ節転移の有無により，病期分類，リスク分類が異なってくるので，理学的に有意な腫脹がなくとも，原発腫瘍以外に領域リンパ節の生検を行うことが必須である[7]．

- 10歳以上の傍精巣原発腫瘍においては，画像上所見がなくとも後腹膜リンパ節郭清を実施することで予後が改善することが報告されている[8]．

3. 組織亜型と融合遺伝子

- 病理組織学的には，胎児型群（胎児型，紡錘形細胞型，葡萄状型，退形成型）と胞巣型に大別され，胞巣型は近年，さらにPAX3-NCOA1（FKHR）あるいはPAX7-NCOA1（FKHR）融合遺伝子の発現の有無で融合遺伝子陽性例と陰性例に分類される．

- まれではあるが，胎児型群においてPAX3-NCOA1，PAX3-NCOA2，SRF-NCOA2，TEAD1-NCOA2融合遺伝子が，胞巣型においてPAX3-NCOA1，PAX3-NCOA2遺伝子が同定される場合もある[2〜4]．

- 胞巣型は胎児型群と比べて予後不良であり，中でもPAX3-FKHR融合遺伝子を有する症例の予後はきわめて不良である[5]．

- PAX7-FKHR融合遺伝子陽性例の予後は比較的良好という報告とPAX3-FKHRと同様に予後不良との報告がある[6,7]．

- PAX3-FKHR融合遺伝子陰性胞巣型横紋筋肉腫と胎児型横紋筋肉腫は分子生物学的に類似しており，また，融合遺伝子陽性例と比較して予後良好である[8]．

- 現状では，形態病理学的に胞巣型と胎児型群に分類されているが，将来的には，予後と相関した分類として，腫瘍特異的融合遺伝子の発現の有無により分子病理学的に分類され，リスク群が決定され，層別化治療が行われる可能性がある[7,9]．

Lesson 1. 疾病と治療の歴史を紐解く

C. 疫　学

- 0〜14 歳に発症する小児がんの約 3.5 %，15〜19 歳に発症するがんの約 2 %を占め[10,11]，軟部悪性腫瘍としては小児で最も多い．日本では，年間 50〜100 例の小児例が発症していると推察される．

- 成人期発症も 20 歳代から 80 歳代まで小児期ほど頻度は高くないが，ある一定の割合あり，小児も含めた全体の約 4 割を成人が占めること，また 30 歳以上例では明らかに予後が不良であることが知られている[12]．

D. 治療開発の歴史

1. 概　論

- 1972 年に IRSG が発足し，横紋筋肉腫と未分化肉腫の治療について臨床試験を開始した．IRSG は，2000 年に COG に統合され，その後，STS committee として活動を続けている．

- IRSG の行った IRS-Ⅰ（1972〜1978 年），Ⅱ（1978〜1984 年），Ⅲ（1984〜1991 年），Ⅳ pilot（1987〜1991 年），Ⅳ（1991〜1997 年），Ⅴ（1997〜2004 年）の 5 つのスタディにより，予後因子を明らかにし，リスク層別化治療を行うことで予後が改善された[1]．IRS-Ⅰでは 55 %であった 5 年全生存率が，Ⅱで 63 %，Ⅲ，Ⅳでは，71 %にまで改善している．

2. IRS-Ⅰ

- IRS-Ⅰ[13,14]では，Group Ⅰに対して，VAC 療法と放射線照射を行った．Group Ⅱに対しては，VA（VCR + Act-D）療法と VAC 療法のランダム化比較試験が行われ，両群で放射線照射が行われた．

- Group Ⅲ，Ⅳに対しては，VAC 療法と VAC + ドキソルビシン（doxorubicin；ADR）療法のランダム化比較試験が行われた．

3. IRS-Ⅱ

- IRS-Ⅱ[14,15]では，Group Ⅰ（四肢の胞巣型を除く）に対して，VAC 療法と VA 療法の比較試験が行われた．Group Ⅱ（四肢の胞巣型を除く）では，それぞれ強化された VAC 療法と VA 療法の比較試験が行われた．Group Ⅲ（一部の骨盤原発例を除く），Ⅳでは，VAC 療法と VAC + ADR 療法の比較試験が行われた．

- これらのスタディでは，眼窩，頭頸部，傍精巣原発では予後が良好であること，胞巣型が予後不良であることがわかった．

4. IRS-Ⅲ

- IRS-Ⅲ[16)]では，IRS-Ⅰ，Ⅱで判明した上記の結果が治療層別化に大きく取り入れられた．
- 胎児型の Group Ⅰ症例には放射線照射を行わず VA 療法が行われた．胎児型の Group Ⅱ症例（眼窩，頭頸部，傍精巣原発を除く）に対しては，放射線療法と，VA 療法と VDC（VCR＋ADR＋CPA）療法の比較試験が行われた．
- 胎児型の眼窩，頭頸部，傍精巣原発例の Group Ⅱ，Ⅲは，VA 療法と放射線療法が行われた．
- 胞巣型の Group Ⅰ，Ⅱ症例に対しては，VAC，VDC，シスプラチン（cisplatin；CDDP）を組み合わせた治療が行われ，放射線照射が追加された．Group Ⅲ，Ⅳ症例に対しては，VAC，VDC，CDDP，エトポシド（etoposide；VP-16）の比較試験が行われた．
- この試験では，予後良好部位に発症した胎児型 Group Ⅰ，Ⅱ症例は VA 療法で治療可能であることが明らかになった．眼窩，頭頸部，傍精巣原発を除く胎児型 Group Ⅱ症例においては，VA 療法に ADR を加えることによる予後改善は得られなかった．
- Group Ⅲ症例に対しては，化学療法の強度を上げることにより，IRS-Ⅱと比べて治療成績の改善はあったが，VAC 療法とその他の多剤併用レジメンの成績は同等であり，VAC 療法を凌駕する治療レジメンはなかった．
- 術後グループ分類により予後は影響され，5 年全生存率（5 年 OS）が Group Ⅰ 90 %，Ⅱ 80 %，Ⅲ 70 %，Ⅳ 30 %である．

5. IRS-Ⅳ

- IRS-Ⅳ[17, 18)]では，治療前ステージ分類が化学療法を，術後グループ分類が放射線照射を決定するのに用いられた．
- Stage 1，Group Ⅰ またはⅡの眼窩，傍精巣腫瘍に対して，VA 療法を行った．その他は，VAC，VAI〔VCR＋Act-D＋イホスファミド（ifosfamide；IFO）〕，VIE（VCR＋IFO＋VP-16）療法のいずれかを行った．治療効果はいずれも同等であり，VAC 療法を凌駕するレジメンはなかった．
- 並行して行われたパイロット試験では，胎児型の Stage 2，3，Group Ⅲ症例，非転移性胞巣型に対して VDC/IE（IFO＋VP-16）療法が行われ，転移性腫瘍に対しては，IE＋VAC 療法，VM〔VCR＋メルファラン（melphalan）〕＋VAC 療法が行われたが，群間の差はなかった．

- IRS-Ⅲに比較して，胎児型の2ヵ所以下の転移部位を有する場合，予後の改善を認めた．5年無再発生存率が胞巣型ではリンパ節転移陽性例43 %，リンパ節転移陰性例73 %と，リンパ節転移は予後不良因子であるが，胎児型では予後に影響しないとされる．

- 治療前ステージ分類により化学療法が分類されたが，Stage 1, 86 %，Stage 2, 80 %，Stage 3, 68 %であり，予後と相関している．

- IRS-Ⅲ, Ⅳの結果より，年齢も予後因子の一つであることがわかり，1～9歳は5年無再発生存率が72 %と良好であるが，1歳未満と10歳以上は，それぞれ53 %と51 %であり予後不良である[19]．

6. IRS-Ⅴ

- IRS-Ⅴでは，治療前ステージ分類と術後グループ分類を合わせたリスク分類別にプロトコールが設定された[1]．

- 低リスクのD9602[20]では，subset A は VA 療法，subset B は VAC 療法を行った．subset A, B ともに IRS-Ⅲと同等の成績であったが，IRS-ⅣのVAC療法を受けた群と比較するとやや低下を認めた．中間リスクのD9803[21]では，VAC療法とVTC療法の比較を行い両群で成績の違いは認めなかった．高リスクのD9802[22]では，イリノテカン（irinotecan；CPT-11）単独療法とVCRとCPT-11併用療法が転移性患者を対象にwindow試験として行われた．

- VCRとCPT-11の併用療法はCPT-11単独と比較して，高い response rate を示し，横紋筋肉腫に対して効果のある薬剤であることがわかった．

E. 臨床試験とその成績

- COG では，第六世代の臨床試験が行われ，治療成績が明らかとなりつつある．

1. 低リスク群

- 低リスク群は長期の生存率が 85～95 %の患者群である．

- ARST0331試験は，低リスク群を対象として，VAC1.2療法4サイクルとVA療法4サイクルからなる臨床試験を行った[23]．低リスクA群は，2年推定無増悪生存率（PFS）88 %，OS 97 %と良好な成績であった．CPA 4.8 g/m^2 の投与量は，これまでの臨床試験と比較して，投与量が格段に少なく，かつ治療期間も短いため，IRS-Ⅲで行われた1年間のVA療法より医療経済的に好ましいと考えられ，米国では低リスクA群に対する標準療法として確立する見込みである[24]．

- ARST0331試験は，低リスクB群も対象として行われたが，この群に対しては，治療成績の低下をきたし，特に，腟原発の症例で局所再発が相次ぎ，放射線照射のプロトコール改訂が行われた[25]．しかし，治療成績の低下は照射だけでなく，CPA 4.8 g/m^{2}への減量も関与していると考えられ，化学療法の強度を上げる必要があると考えられる．

2. 中間リスク群

- 中間リスク群では，ARST0531試験が行われ，VAC1.2療法14サイクルとVAC1.2療法7サイクル/VI（VCR＋CPT-11）療法7サイクルの比較試験が行われた[26]．2年PFSは，VAC療法群，VAC/VI療法群ともに64％であった．組織型では，胎児型でVAC療法群67％，VAC/VI療法群68％，胞巣型でVAC療法群58％，VAC/VI療法群57％であった．

- D9803の4年PFSが70％前後であることを考慮すると，やや成績が低下した可能性は否定できないが，COG-STSではCPAの大幅な減量により，血液毒性を低下させ，不妊への影響も軽度であるとして，今後の中間リスク群の基本骨格としていく方針である．

3. 高リスク群

- 高リスク群では，ARST0431試験が行われた．これまで，横紋筋肉腫に対して効果があるとわかっている薬剤をすべて使用し，VDC/IE/VAC1.2/VI療法を施行したところ，18ヵ月のPFSが，ヒストリカルコントロールの41〜45％から66％と，改善を認めた[27]．

- しかし，36ヵ月のPFSは38％で，これまでの高リスク臨床試験の成績の29％をやや上回る結果であった[28]．これは，ARST0431試験の治療骨格により，深い寛解を導入できるものの，治癒に至るためには，何らかの治療の追加が必要であることを示していると考えられる．

4. 再発横紋筋肉腫

- 再発横紋筋肉腫では新規薬剤の探索が行われている．

- COGのARST0921試験[29]では，欧州で有効性が示されたビノレルビン（vinorelbine；VNR）とCPAの再発レジメンに，ベバシズマブ（bevacizumab），または，テムシロリムス（temsirolimus）を追加する2アームの比較試験が行われた．

- 6ヵ月のPFSが，それぞれベバシズマブ群で50％，テムシロリムス群で65％であり，テムシロリムス群で良好であったため，今後，COG-STSでの中間リスク試験でVAC/VI療法の骨格への追加による横紋筋肉腫への治療効果の検証が予定されている．

5. 成人例

- 成人例の予後は小児例と比較して不良であり[12]，小児と異なり集約化がなされていないことや臨床試験への参加率の低さが原因としてあげられている[30]．しかし，小児例と同様の治療を行うことにより，生存率が改善することが示唆されている[31]．

- 小児腫瘍医や横紋筋肉腫治療に精通した腫瘍内科医と連携の上，治療にあたることが望ましい．

6. JRSG臨床試験

- 日本では，2004年からJRSGによるリスク群ごとに層別化された臨床試験が行われた．

7. JRSG低リスク群

- 低リスクA群は，VAC1.2療法による治療期間の短縮と不妊など長期合併症の低減を目標とした．CPA 9.6 g/m^2 の投与により，3年PFS 91.7％，OS 100％と良好な成績であった．

- 低リスクB群は，IRS-ⅣのVAC2.2療法のCPA 26.8 g/m^2 の投与が標準療法であったが，不妊など長期合併症を減らすためCPA投与量を低減し，17.6 g/m^2 の投与を行った．

- 2015年春に最終追跡を終え，成績が判明する．

8. JRSG中間リスク群

- 中間リスク群では，IRS-ⅣにおけるVAC2.2療法の有効性と安全性の検討を行い，IRSに劣らぬ良好な成績であった．

- ただし，JRSGのリスク分類では，COG中間リスクの予後不良群である胞巣型Stage 2, 3，Group Ⅲが，JRSGでは高リスク群に編入されているため，COGの中間リスクの成績と，そのまま比較することはできないことに注意が必要である．

9. JRSG高リスク群

- 高リスク群では，自家造血幹細胞移植を併用した超大量化学療法の有効性を検討した．全体の3年PFS，胞巣型Stage 2, 3，Group Ⅲの3年PFS，OS，転移例の3年PFS，OSとも，既存の治療と比べて短い治療期間で同等の治療成績が得られた．

- 一方で，超大量化学療法による長期合併症に留意が必要である．現状では，横紋筋肉腫に対する超大量化学療法の優位性は示されていない[32, 33]．

F. 治療開発，今後の展望

1. 低リスクA群

- 低リスクA群は，VAC1.2療法4サイクル，VA療法4サイクルの治療が標準療法として確立しつつある．CPA 4.8 g/m^2 の投与量で良好な予後が期待され，妊孕性も保たれ治癒が期待される群である．

2. 低リスクB群

- 低リスクB群は，CPA 4.8 g/m^2 の投与では成績低下をきたしており，CPAの増量とCPT-11の導入により，治療成績改善と長期合併症の軽減が期待される．本群は中間リスク群との異同を検討する必要があるかもしれない．

3. 中間リスク群

- 中間リスク群では，長期合併症に配慮してCPAの減量を行っていき，一方で，治療成績低下をきたさないようにCPT-11を導入していくことが期待される．
- ARST0531の治療骨格はD9803の治療骨格に比べて成績が低下している可能性があり，CPAの減量は慎重に行うべきと考えられる．COG-STSでは，VAC/VI療法にmTOR阻害薬のアドオンを計画している．

4. 高リスク群

- 高リスク群では，ARST0431の治療骨格で寛解導入率を高めたが，長期に寛解を維持できるプラスアルファの治療が必要と考えられる．
- COG-STSでは分子標的治療薬のアドオンを検討している．JRSGでは後療法としての免疫療法を検討している．

［細井　創，宮地　充］

Lesson 1. 疾病と治療の歴史を紐解く

参考文献

1) Raney RB, Maurer HM, Anderson JR, et al.：The Intergroup Rhabdomyosarcoma Study Group（IRSG）：Major Lessons From the IRS-Ⅰ Through IRS-Ⅳ Studies as Background for the Current IRS-Ⅴ Treatment Protocols. Sarcoma 5,（1）：9-15, 2001.
2) Mosquera JM, Sboner A, Zhang L, et al.：Recurrent NCOA2 gene rearrangements in congenital/infantile spindle cell rhabdomyosarcoma. Genes Chromosomes Cancer, 52（6）：538-550, 2013.
3) Sumegi J, Streblow R, Frayer RW, et al.：Recurrent t（2；2）and t（2；8）translocations in rhabdomyosarcoma without the canonical PAX-FOXO1 fuse PAX3 to members of the nuclear receptor transcriptional coactivator family. Genes Chromosomes Cancer, 49（3）：224-236, 2010.
4) Yoshida H, Miyachi M, Sakamoto K, et al.：PAX3-NCOA2 fusion gene has a dual role in promoting the proliferation and inhibiting the myogenic differentiation of rhabdomyosarcoma cells. Oncogene, 2013.
5) Sorensen PH, Lynch JC, Qualman SJ, et al.：PAX3-FKHR and PAX7-FKHR gene fusions are prognostic indicators in alveolar rhabdomyosarcoma：a report from the children's oncology group. J Clin Oncol, 20（11）：2672-2679, 2002.
6) Stegmaier S, Poremba C, Schaefer KL, et al.：Prognostic value of PAX-FKHR fusion status in alveolar rhabdomyosarcoma：a report from the cooperative soft tissue sarcoma study group（CWS）. Pediatr Blood Cancer, 57（3）：406-414, 2011.
7) Skapek SX, Anderson J, Barr FG, et al.：PAX-FOXO1 fusion status drives unfavorable outcome for children with rhabdomyosarcoma：a children's oncology group report. Pediatr Blood Cancer, 60（9）：1411-1417, 2013.
8) Williamson D, Missiaglia E, de Reyniès A, et al.：Fusion gene-negative alveolar rhabdomyosarcoma is clinically and molecularly indistinguishable from embryonal rhabdomyosarcoma. J Clin Oncol, 28（13）：2151-2158, 2010.
9) Arndt CA：Risk stratification of rhabdomyosarcoma：a moving target. Am Soc Clin Oncol Educ Book：415-419, 2013.
10) Gurney JG, Severson RK, Davis S, et al.：Incidence of cancer in children in the United States. Sex-, race-, and 1-year age-specific rates by histologic type. Cancer, 75（8）：2186-2195, 1995.
11) Ries LA KC, Hankey BF, et al., eds：SEER Cancer Statistics Review, 1973-1996. . Bethesda, Md：National Cancer Institute, 1999.
12) Sultan I, Qaddoumi I, Yaser S, et al.：Comparing adult and pediatric rhabdomyosarcoma in the surveillance, epidemiology and end results program, 1973 to 2005：an analysis of 2,600 patients. J Clin Oncol, 27（20）：3391-3397, 2009.
13) Maurer HM, Beltangady M, Gehan EA, et al.：The Intergroup Rhabdomyosarcoma Study-I. A final report. Cancer, 61（2）：209-220, 1988.
14) Crist WM, Garnsey L, Beltangady MS, et al.：Prognosis in children with rhabdomyosarcoma：a report of the intergroup rhabdomyosarcoma studies Ⅰ and Ⅱ. Intergroup Rhabdomyosarcoma Committee. J Clin Oncol, 8（3）：443-452, 1990.
15) Maurer HM, Gehan EA, Beltangady M, et al.：The Intergroup Rhabdomyosarcoma Study-Ⅱ. Cancer, 71（5）：1904-1922, 1993.
16) Crist W, Gehan EA, Ragab AH, et al.：The Third Intergroup Rhabdomyosarcoma Study. J Clin Oncol, 13（3）：610-630, 1995.

17) Crist WM, Anderson JR, Meza JL, et al.：Intergroup rhabdomyosarcoma study-Ⅳ：results for patients with nonmetastatic disease. J Clin Oncol, 19（12）：3091-3102, 2001.
18) Breneman JC, Lyden E, Pappo AS, et al.：Prognostic factors and clinical outcomes in children and adolescents with metastatic rhabdomyosarcoma--a report from the Intergroup Rhabdomyosarcoma Study Ⅳ. J Clin Oncol, 21（1）：78-84, 2003.
19) Joshi D, Anderson JR, Paidas C, et al.：Age is an independent prognostic factor in rhabdomyosarcoma：a report from the Soft Tissue Sarcoma Committee of the Children's Oncology Group. Pediatr Blood Cancer, 42（1）：64-73, 2004.
20) Raney RB, Walterhouse DO, Meza JL, et al.：Results of the Intergroup Rhabdomyosarcoma Study Group D9602 protocol, using vincristine and dactinomycin with or without cyclophosphamide and radiation therapy, for newly diagnosed patients with low-risk embryonal rhabdomyosarcoma：a report from the Soft Tissue Sarcoma Committee of the Children's Oncology Group. J Clin Oncol, 29（10）：1312-1318, 2011.
21) Arndt CA, Stoner JA, Hawkins DS, et al.：Vincristine, actinomycin, and cyclophosphamide compared with vincristine, actinomycin, and cyclophosphamide alternating with vincristine, topotecan, and cyclophosphamide for intermediate-risk rhabdomyosarcoma：children's oncology group study D9803. J Clin Oncol, 27（31）：5182-5188, 2009.
22) Pappo AS, Lyden E, Breitfeld P, et al.：Two consecutive phase Ⅱ window trials of irinotecan alone or in combination with vincristine for the treatment of metastatic rhabdomyosarcoma：the Children's Oncology Group. J Clin Oncol, 25（4）：362-369, 2007.
23) Walterhouse D, Pappo AS, Meza JL, et al.：Shorter duration therapy that includes vincristine（V）, dactinomycin（A）, and lower doses of cyclophosphamide（C）with or without radiation therapy for patients with newly diagnosed low-risk embryonal rhabdomyosarcoma（ERMS）：A report from the Children's Oncology Group（COG）. J Clin Oncol, 29：abstr 9516, 2011.
24) Russell H, Swint JM, Lal L, et al.：Cost minimization analysis of two treatment regimens for low-risk rhabdomyosarcoma in children：a report from the Children's Oncology Group. Pediatr Blood Cancer, 61（6）：970-976, 2014.
25) Walterhouse D, Pappo AS, Meza JL, et al.：Vincristine（V）, dactinomycin（A）, and lower doses of cyclophosphamide（C）with or without radiation therapy for patients with newly diagnosed low-risk embryonal rhabdomyosarcoma（ERMS）：A report from the Children's Oncology Group（COG）. J Clin Oncol, 30：abstr 9509, 2012.
26) Hawkins DS, Anderson JR, Mascarenhas L, et al.：Vincristine, dactinomycin, cyclophosphamide（VAC）versus VAC/V plus irinotecan（Ⅵ）for intermediate-risk rhabdomyosarcoma（IRRMS）：A report from the Children's Oncology Group Soft Tissue Sarcoma Committee. J Clin Oncol, 32：5 s（suppl；abstr 10004）, 2014.
27) Weigel B, Lyden E, Anderson JR, et al.：Early results from Children's Oncology Group（COG）ARST0431：Intensive multidrug therapy for patients with metastatic rhabdomyosarcoma（RMS）. J Clin Oncol, 28：15 s（suppl；abstr 9503）, 2010.
28) Hawkins DS, Spunt SL, Skapek SX, et al.：Children's Oncology Group's 2013 blueprint for research：Soft tissue sarcomas. Pediatr Blood Cancer, 60（6）：1001-1008, 2013.
29) Mascarenhas L, Meyer WH, Lyden E, et al.：Randomized phase Ⅱ trial of bevacizumab and temsirolimus in combination with vinorelbine（V）and cyclophosphamide（C）for first relapse/disease progression of rhab-

domyosarcoma（RMS）：A report from the Children's Oncology Group（COG）. J Clin Oncol, 32：5 s（suppl：abstr 10003）, 2014.

30) Bleyer A, Montello M, Budd T, et al.：National survival trends of young adults with sarcoma：lack of progress is associated with lack of clinical trial participation. Cancer, 103（9）：1891-1897, 2005.

31) Ferrari A, Dileo P, Casanova M, et al.：Rhabdomyosarcoma in adults. A retrospective analysis of 171 patients treated at a single institution. Cancer, 98（3）：571-580, 2003.

32) Admiraal R, van der Paardt M, Kobes J, et al.：High-dose chemotherapy for children and young adults with stage Ⅳ rhabdomyosarcoma. Cochrane Database Syst Rev：CD006669, 2010.

33) Peinemann F, Kröger N, Bartel C, et al.：High-dose chemotherapy followed by autologous stem cell transplantation for metastatic rhabdomyosarcoma--a systematic review. PLoS One, 6（2）：e17127, 2011.

4 軟部肉腫（非円形細胞肉腫）
soft tissue sarcomas

A. 診断と分類

- **軟部肉腫の分類**：軟部肉腫は化学療法に対する感受性の違いから，「円形細胞肉腫」と「非円形細胞肉腫」に大別することができる．非円形細胞肉腫は，軟部肉腫のうち円形細胞肉腫を除いた疾患の総称である．文字通り，組織学的に紡錘形の腫瘍細胞を主体とする軟部肉腫であり，多数の組織型を含む．

- **WHO 新分類**：最新の疾患分類は 2013 年改訂の WHO 分類である[1]．従来の分類からの最大の変更点は，悪性線維性組織球腫 malignant fibrous histiocytoma（MFH）という診断が完全になくなったことである．これに代わり undifferentiated / unclassified sarcomas という大項目がつくられている．この中には undifferentiated round cell sarcoma, undifferentiated spindle cell sarcoma, undifferentiated pleomorphic sarcoma, undifferentiated epithelioid sarcoma, undifferentiated sarcoma NOS の 5 つの亜型がある．従来の MFH はこの中の undifferentiated pleomorphic sarcoma（UPS）に相当する．

- **その他の変更点**：脂肪性腫瘍 adipocytic tumors の項目からは，round cell liposarcoma と mixed-type liposarcoma という亜型がなくなった．線維芽細胞性/筋線維芽細胞性腫瘍 fibroblastic/myofibroblastic tumors の項目で，solitary fibrous tumor と hemangiopericytoma は従来同義語とされていたが，新分類においては hemangiopericytoma の名称がなくなった．

  また新たに神経鞘性腫瘍 nerve sheath tumors という大項目がつくられ，malignant peripheral nerve sheath tumor などがここに分類された．gastrointestinal stromal tumor（GIST）や皮膚腫瘍に分類されていた dermatofibrosarcoma protuberans も軟部腫瘍に分類された．

- **診断**：組織型がきわめて多岐にわたるため，正しい治療方針を立てるには正確な診断が重要となる．臨床所見，MRI を含む画像診断に加え，生検による病理組織診断が必要である．また，特異的融合遺伝子の検出による分子生物学的診断も補助診断として有用である．

Lesson 1. 疾病と治療の歴史を紐解く

- **生検方法**：針生検，切開生検，切除生検がある．生検後に悪性と判明した場合，生検の進入路は腫瘍と一緒に切除せねばならない．したがって，後の腫瘍切除をも考慮して生検針の刺入部や皮膚の切開部位を決定することが必要である．四肢では皮膚切開を長軸方向に沿って行う．切除生検は，皮下の3 cm以下の小さな腫瘍など，切除しても切開生検にとどめた場合と侵襲がさほど変わらないケースに限られる．

- **病期診断**：AJCC/UICCのStage分類が用いられるが，最新版は第7版である[2]．第6版との最も大きな変更点は従来StageⅣに分類されていたN1がStageⅢとなったことである．また，5 cmを超える腫瘍サイズのもので，組織学的悪性度がGrade 3のものは，発生深度に関係なくStageⅢとされた．

B. 疫　学

- **発生頻度**：軟部肉腫の疾患概念や組織分類が時代とともに変遷してきたこともあり，正確な発生頻度のデータは乏しい．海外の12,370例の軟部肉腫の報告では，悪性線維性組織球腫24 %，脂肪肉腫14 %，平滑筋肉腫8 %，悪性末梢神経鞘腫瘍6 %の頻度であったとされている[3]．全国軟部腫瘍登録一覧表によれば，わが国における2006～2011年の累積登録数は，脂肪肉腫2,393例，悪性線維性組織球腫1,386例，平滑筋肉腫481例，粘液線維肉腫396例，滑膜肉腫390例，悪性末梢神経鞘腫瘍299例の順となっている[4]．ただし今回のWHO分類改訂で悪性線維性組織球腫という診断自体が消えたのは上述の通りである．

- **発生部位**：軟部肉腫の発生部位としては，米国のデータでは，下肢26 %，後腹膜・腹腔内25 %，内臓25 %，上肢11 %，胸郭8 %，頭頸部5 %となっている[5]．わが国では全国軟部腫瘍登録一覧表によれば，2006～2011年の累計（良悪性を含む）で大腿が全体の21.2 %と最も多く，下肢発生で45.1 %を占める．以下，上肢27.1 %，体幹部16.0 %，後腹膜2.7 %，頭頸部4.7 %の発生頻度である[4]．

- **好発年齢**：40～70歳であり，円形細胞肉腫に比べ中高齢者に多く発生する[4]．

C. 治療開発の歴史

1. 進行例に対する化学療法

- **単剤による化学療法**：軟部肉腫に対する化学療法は，切除不能の局所進行例や遠隔転移のあるStageⅣを中心に開発されてきた．軟部肉腫に対する有効性が最も高い薬剤は，

ドキソルビシン〔doxorubicin, アドリアマイシン（adriamycin；ADR）〕およびイホスファミド（ifosfamide；IFO）の 2 剤であり，約 25 ％の奏効率である[6,7]．この 2 剤が軟部肉腫に対する化学療法のキードラッグとなっている．その他シクロホスファミド（cyclophosfamide；CPA），ダカルバジン（dacarbazine；DTIC），シスプラチン（cisplatin；CDDP），ゲムシタビン（gemcitabine；GEM），ドセタキセル（docetaxel；DOC），パクリタキセル（paclitaxel；PTX）などの有効性が報告されているが，奏効率は 10〜15 ％程度と ADR や IFO よりも劣る．

● **ADR を中心とする多剤併用化学療法**：ADR は初期から用いられてきた不動の標準治療薬であるが，進行例を対象に ADR 単剤に対する多剤併用化学療法の比較試験が行われてきた．CPA＋ビンクリスチン（vincristine；VCR）＋ADR＋DTIC 併用療法（CYVADIC 療法）[8]，Eastern Cooperative Oncology Group（ECOG）の試験〔ADR 単剤 vs. ADR＋IFO vs. ADR＋CDDP＋マイトマイシン（mitomycin；MMC）〕[9]，European Organization for Research and Treatment of Cancer（EORTC）での試験（ADR 単剤 vs. CYVADIC vs. ADR＋IFO）[10]，ADR＋IFO＋DTIC 併用療法（MAID 療法）[11] など，いずれの比較試験においても，多剤併用療法では ADR 単剤に比して奏効率はアップするものの，生命予後には有意な改善がみられておらず，ADR 単剤を凌駕するレジメンは開発されなかった．

● **メタアナリシス**：単独の比較試験において ADR 単剤を上回る成績が得られなかったため，ADR 単剤と多剤併用療法との比較試験 8 つを集めたメタアナリシスも行われた．その結果，ADR 単剤で奏効率 17〜27 ％，生存期間中央値 7.7〜12.0 ヵ月，併用療法では奏効率 14〜33 ％，生存期間中央値 7.3〜12.7 ヵ月であった（**表 4-1**）．奏効率（odds ratio 1.26, 95 ％CI 0.96〜1.67, p＝0.10），1 年死亡率（OR 0.87, 95 ％CI 0.73〜1.05, p＝0.14）および 2 年死亡率（OR 0.84, 95 ％CI 0.67〜1.06, p＝0.13）のいずれにおいても，両群間で有意差は認められていない[12]．したがって，軟部肉腫進行例に対する標準治療は，現在でも世界的に ADR 単剤とされている．

● **IFO 単剤および併用療法**：IFO については単剤および併用療法における有効性が報告さ

表 4-1　軟部肉腫進行例に対する化学療法

Reference	Regimen	Response Rate	Median PFS	Median OS
Bramwell, et al.[12]	ADR-based regimen	14〜33 %		7.3〜12.7 m
Le Cesne, et al.[14]	ADR 50 mg/m^2＋IFO 5 g/m^2	28.1 %	6.7 m	12.7 m
Edmonson, et al.[9]	ADR 60 mg/m^2＋IFO 7.5 g/m^2	34 %		11.4 m
Hensley, et al.[25]	GEM 900 mg/m^2＋DOC 100 mg/m^2	53 %	5.6 m	17.9 m
Maki, et al.[26]	GEM 900 mg/m^2＋DOC 100 mg/m^2	16 %	6.2 m	17.9 m
García-Del-Muro, et al.[27]	GEM 1,800 mg/m^2＋DTIC 500 mg/m^2	12 %	4.2 m	16.8 m

れているが，ADR に比較して進行例の予後を有意に改善したというデータはない[13]．ADR＋IFO 併用療法に関しては，ECOG や EORTC の比較試験でも ADR 単剤に対する上乗せ効果は認められていない[9,14]（**表 4-1**）．わが国においては，高い奏効率を期待して進行例に対しても ADR＋IFO を行う施設が多いが，腫瘍が縮むことと生命予後が改善することは必ずしもパラレルではない．より強力な化学療法では有害事象の頻度も高くなるため，併用による予後改善効果のエビデンスが乏しいことを考慮し，進行例に対する使用に際しては十分な注意を払う必要がある．

2. 非進行例に対する補助化学療法

- **補助化学療法の比較試験**：腫瘍が切除可能な非進行例については長らく手術が標準治療であったが，高悪性度で腫瘍サイズが大きなもの，すなわち AJCC Stage Ⅲ に該当する症例は手術単独による 5 年生存率が約 50％，無病生存率は約 35％と成績不良であるため[15,16]，補助化学療法の有効性が検討されてきた．過去に手術と何らかの補助化学療法のランダム化比較試験は 19 試験が報告されている．ほとんどの試験において補助化学療法の予後が良い傾向にあるものの，絶対的な power 不足のため単独の比較試験で補助化学療法の優越性を示した試験は一つのみである[17]．

- **メタアナリシス**：単一の試験では補助化学療法の優越性を示し得ないため，比較試験を集めたメタアナリシスが行われた．Sarcoma Meta-analysis Collaboration（SMAC）による，ADR を中心とした補助化学療法の 14 比較試験 1,568 例を集めた解析の結果，補助化学療法は局所再発（HR 0.73, 95％CI 0.56〜0.94, p＝0.016）および遠隔転移（HR 0.70, 95％CI 0.57〜0.85, p＝0.0003）の出現時期を遅らせ，無病生存期間を有意に延長していた（HR 0.75, 95％CI 0.64〜0.87, p＝0.0001）．10 年無病生存率は手術単独群で 45％，補助化学療法群で 55％，その absolute benefit は 10％（95％CI 5〜15％）であった．一方，全生存率については有意差が認められておらず（HR 0.89, 95％CI 0.76〜1.03, p＝0.12），補助化学療法による全生存率の absolute benefit は 4％（95％CI 1〜9％）であった．これらの結果から，SMAC メタアナリシスにおいては，軟部肉腫に対する補助化学療法の有効性は確立されていないと結論された[18]（**表 4-2**）．しかし，解析に用いられた 1980 年代を中心とする古い比較試験では stage や切除範囲，組織型，悪性度などにおいて heterogeneity が強く結果の解釈に注意を要すること，化学療法レジメンにもう一つの標準治療薬である IFO を含んでいないこと，G-CSF がなかったため薬剤強度が弱いこと，など多くの問題があった．

- **四肢発生例の治療成績**：SMAC での四肢発生例に限ったサブグループ解析では，無病生存率のみならず全生存率でも有意な改善が認められており（HR 0.80, p＝0.029）[19]，補助化学療法の有効性は四肢発生例で最も期待できると考察された．実際に，その後イタリアのグループにより行われた四肢発生の軟部肉腫を対象とするエピルビシン（epirubicin；EPI)＋IFO 併用補助化学療法の比較試験において，手術単独の 4 年無病生存率および全生存率がそれぞれ 37 ％および 50 ％，補助化学療法群でそれぞれ 50 ％および 69 ％と，補助化学療法は四肢発生軟部肉腫の生存を有意に改善させることが示された（$p=0.04$)[17]（表4-2)．

● メタアナリシスアップデート：このイタリアの試験を含め，SMAC メタアナリシス後に実施された IFO を含む補助化学療法の 4 比較試験を追加した計 18 比較試験 1,953 例によるメタアナリシスのアップデートにおいても，補助化学療法による無病生存期間の有意な延長が確認された（Relative Risk 0.67, 95 ％CI 0.56〜0.82, $p=0.0001$)．さらに，補助化学療法による全生存期間の改善も有意であった（RR 0.77, 95 ％CI 0.64〜0.93, $p=0.01$)．補助化学療法全体での再発の絶対リスクの軽減は 10 ％（95 ％CI 5〜15 ％)，死亡の絶対リスクの軽減は 6 ％（95 ％CI 2〜11 ％）であったが，ADR＋IFO 併用療法に限ると，再発の絶対リスクの軽減は 12 ％（95 ％CI 3〜21 ％)，死亡の絶対リスクの軽減は 11 ％（95 ％CI 3〜19 ％）であった[20]（表4-2)．したがって，進行例とは異なり，非進行例に対する補助化学療法では，ADR に IFO を追加することによる上乗せ効果が認められた．

D. 臨床試験とその成績

● EORTC62931：EORTC では，その後手術単独と ADR＋IFO 術後補助化学療法のランダム化比較試験（EORTC62931）を実施し，2008 年に生存期間の有意な改善は認められなかったと報告した．しかし，この試験では，化学療法の効果が最も期待できる四肢に限らず，あらゆる部位に発生したものを対象としていたこと，IFO の用量が 5 g/m^2 と少量であったこと，などが問題点としてあげられている[21]．

表4-2 軟部肉腫に対する補助化学療法の比較試験およびメタアナリシス

Reference	n	Modality	DFS	OS
SMAC[18]	1,568	ADR-based regimen	55 ％（10-year, $p=0.0001$)	54 ％（10-year, $p=0.12$)
		surgery	45 ％	50 ％
Frustaci, et al.[17]	104	EPI 120 mg/m^2＋IFO 9 g/m^2	50 ％（4-year, $p=0.19$)	69 ％（4-year, $p=0.04$)
		surgery	37 ％	50 ％
Pervaiz, et al.[20]	1,953	ADR-based regimen (＋IFO)（vs surgery)	RR 0.67（95 ％CI 0.56-0.82, $p=0.0001$)	RR 0.77（95 ％CI 0.64-0.93, $p=0.01$)
	414	anthracycline＋IFO(vs. surgery)	12 ％ absolute risk reduction（$p=0.01$)	11 ％ absolute risk reduction（$p=0.01$)
O'Connor, et al.[22]	2,170	ADR-based regimen (＋IFO)（vs. surgery)	OR 0.71（95 ％CI 0.54-0.85, $p<0.001$)	OR 0.79（95 ％CI 0.66-0.94, $p=0.005$)

Lesson 1. 疾病と治療の歴史を紐解く

- **最新のメタアナリシス**：EORTC62931試験の結果も含めた，高悪性度軟部肉腫2,170例に対する補助化学療法の比較試験のメタアナリシスでは，5年全生存率（OR 0.79, 95％CI 0.66～0.94, $p=0.005$）および5年無増悪生存率（OR 0.71, 95％CI 0.54~0.85, $p<0.001$）ともに有意な改善がみられている[22]（表4-2）．単独の比較試験として補助化学療法の優越性を示したものは依然としてイタリアグループの1試験のみであるが，最近の二つのメタアナリシスにおいて，無病生存期間の延長のみならず，補助化学療法による全生存期間の有意な改善が示されている．

- **術前化学療法の比較試験**：イタリアグループでは，前述の比較試験によりEPI＋IFOによる補助化学療法の有効性は確立したとして，EPI＋IFOの術前術後補助化学療法計5コースを標準アームとし，術前3コースのみの化学療法を試験治療とした比較試験を実施している[23]．その結果，5年全生存率は5コース群で71％，3コース群で68％（HR 1.0, 95％CI 0.72～1.39）であり，生存に関して両群間に差は認められず，3コース群の非劣性が示された．3コースの術前化学療法でも有効と考えられたが，この1試験のみをもって，軟部肉腫に対しては術前化学療法のみで十分であり，術後化学療法は不要と結論することは早計であろう．

- **JCOG0304**：わが国ではJapan Clinical Oncology Group（JCOG）骨軟部腫瘍グループにおいて，化学療法の効果が最も期待できる非円形細胞肉腫の四肢発生例を対象に，ADR＋IFOの有効性を確認する第Ⅱ相試験JCOG0304が実施された[24]．この試験では，微小肺転移を撲滅することを目的に術前から化学療法を行うneo-adjuvant settingとし，IFO 10 g/m^2＋ADR 60 mg/m^{2}を術前3コース，術後2コース実施し，5年無増悪生存率65.3％（95％CI 53.1～75.0％），5年生存率83.3％（95％CI 72.5～90.2％）と予想を上回る好成績が得られた．

これらの結果を踏まえ，高悪性度軟部肉腫に対してはADR＋IFOによる補助化学療法を標準治療とみなしてよいと考えられる．

- **GEM＋DOC療法**：長らくADRとIFO以外に有効な薬剤の登場がなかった軟部肉腫であるが，近年，進行例を対象にいくつかの興味深い報告がなされている．単剤では効果のみられなかったGEMとDOCであるが，両者の併用により進行平滑筋肉腫に対し53％の奏効率が得られたと報告された[25]．無増悪生存期間中央値は5.6ヵ月（95％CI 4.3～9.9ヵ月），生存期間中央値は17.9ヵ月であり，1年生存率は66％（95％CI 49～88％）と報告されている．またMakiらは，軟部肉腫進行再発例に対するGEM単剤とGEM＋DOC併用療法のランダム化第Ⅱ相試験を実施した[26]．その結果，奏効率はGEM＋DOC群で16％，GEM群で8％と併用療法が勝っており，無増悪生存期間中央値はGEM＋DOC群6.2ヵ月，GEM群3.0ヵ月であった．全生存期間中央値もGEM＋DOC群17.9ヵ月，GEM群11.5ヵ月であり，併用療法で有意に改善していた（表4-1）．

過去のADRを中心とする化学療法と比較しても，GEM+DOC療法の成績は遜色ないものであり，軟部肉腫に対し有望なレジメンと考えられる．

- **GEM+DTIC療法**：また最近GEM+DTIC療法の有効性も報告されている[27]．DTIC単剤とGEM+DTIC併用療法のランダム化第Ⅱ相試験において，奏効率はGEM+DTIC群12%，DTIC群4%，無増悪生存期間中央値はGEM+DTIC群4.2ヵ月，DTIC群2.0ヵ月，全生存期間中央値もGEM+DTIC群16.8ヵ月，DTIC群8.2ヵ月といずれも併用療法が有意に優れていた（表4-1）．臨床試験としてはこの1試験しか行われていないものの，有用な併用レジメンとして注目される．

- **パゾパニブ（pazopanib）**：他の癌種に10年遅れではあるが，軟部肉腫に対する分子標的治療薬の有効性も報告され始めた．VEGF受容体のキナーゼ阻害薬であるパゾパニブが，プラセボコントロールの第Ⅲ相比較試験において，無増悪生存期間中央値4.6ヵ月（プラセボ群1.6ヵ月）（HR 0.31, 95%CI 0.24〜0.40, $p<0.0001$），全生存期間中央値12.5ヵ月（プラセボ群10.7ヵ月）（HR 0.86, 95%CI 0.67〜1.11, $p=0.25$）とprimary endpointの無増悪生存期間に関して優れた効果を示した[28]（表4-3）．この比較試験にはわが国の施設も参加し大きく貢献しており，わが国での軟部肉腫に対する適応承認が得られている．

- **リダフォロリムス（ridaforolimus）**：他の分子標的治療薬として，mTOR阻害薬であるリダフォロリムスのプラセボコントロールのランダム化比較試験が行われた[29]．この試験では，先行化学療法がある程度奏効し縮小か不変となった症例を対象とし，リダフォロリムスの維持療法の効果をみるデザインとなっていた．パゾパニブの試験では，先行化学療法が無効で増悪した症例を対象としており，直接の比較は困難である．しかし結果としてリダフォロリムスは，無増悪生存期間中央値17.7週（プラセボ群14.6週）（HR 0.72, 95%CI 0.61〜0.85, $p=0.001$），全生存期間中央値90.6週（プラセボ群85.3週）（HR 0.93, 95%CI 0.78〜1.12, $p=0.46$）とprimary endpointの無増悪生存期間に関して，プラセボ群に対しわずか3週間の延長しか示さなかった（表4-3）．このためリダフォロリムスは進行軟部肉腫に対するFDAの承認が得られずに終わっている．

表4-3 軟部肉腫に対する新規薬剤

Reference	Regimen	Response Rate	Median PFS	Median OS
van der Graaf, et al.[28]	pazopanib 800 mg/day	6%	4.6 m	12.5 m
	placebo	0%	1.6 m	10.7 m
Demetri, et al.[29]	ridaforolimus 40 mg/day		4.1 m (17.7 w)	21.7 m (90.6 w)
	placebo		3.4 m (14.6 w)	19.6 m (85.3 w)
Blay, et al.[31]	trabectedin 1.5 mg/m^2	27%	16.1 m	38.9 m
	ADR 75 mg/m^2 or ADR 60 mg/m^2 + IFO 6-9 g/m^2	5.9%	8.8 m	27.3 m
Schöffski, et al.[33]	eribulin 1.4 mg/m^2	3〜5%	2.1〜2.9 m	

E. 今後の展望

- **JCOG1306**：非進行例については，JCOG骨軟部腫瘍グループにおいてADR＋IFOとGEM＋DOCのランダム化第Ⅱ/Ⅲ相試験JCOG1306が行われている．ADR＋IFOに対するGEM＋DOCの非劣性を検証する試験デザインであるが，非円形細胞軟部肉腫に対する新しい標準治療の確立が期待される，きわめて意義深い試験である[30]．

- **トラベクテジン（trabectedin）**：新規薬剤としてトラベクテジンの進行軟部肉腫に対する有効性も報告されている．しかし，融合遺伝子陽性の進行軟部肉腫に対する，first lineとしてのADR（＋IFO）とトラベクテジンのランダム化比較試験では，無増悪生存期間（HR 0.86, 95％CI 0.4〜1.8, $p=0.6992$），全生存期間（HR 0.77, 95％CI 0.4〜1.4, $p=0.3672$）いずれにおいても両群間で有意差を認めなかった[31]（表4-3）．わが国においても，先行治療を有する融合遺伝子陽性の進行軟部肉腫を対象に，トラベクテジンとbest supportive care（BSC）のランダム化第Ⅱ相試験が実施され，その結果がASCO2014で報告されている．トラベクテジン群およびBSC群の無増悪生存期間中央値はそれぞれ5.6ヵ月，0.9ヵ月（HR 0.07, 95％CI 0.03〜0.14, $p<0.0001$），全生存期間中央値はそれぞれnot reached, 8.0ヵ月（HR 0.38, 95％CI 0.16〜0.91, $p<0.025$）とされ，いずれも有意に改善していた[32]．トラベクテジンは先行治療を受けた融合遺伝子陽性の軟部肉腫に対して非常に有用な薬剤と考えられ，早期の適応承認が望まれる．

- **エリブリン（eribulin）**：非タキサン系の微小管阻害薬であるエリブリンも進行軟部肉腫に対する有効性が第Ⅱ相試験で報告された[33]．先行化学療法を行われ増悪した高悪性度軟部肉腫進行例に対し，12週時点での無増悪生存率は脂肪肉腫46.9％，平滑筋肉腫31.6％，滑膜肉腫21.1％，その他の組織型19.2％であり，無増悪生存期間中央値はそれぞれ2.6ヵ月，2.9ヵ月，2.6ヵ月，2.1ヵ月であった（表4-3）．この結果から，エリブリンは脂肪肉腫と平滑筋肉腫に対し有望と考えられ，現在欧米にてDTICを標準アームとした第Ⅲ相比較試験が進行中である．わが国でも第Ⅱ相試験が行われ，その結果がASCO2014で報告された．先行化学療法を受けた軟部肉腫進行例に対し，12週時点での無増悪生存率は脂肪肉腫/平滑筋肉腫60.0％，その他の組織型31.3％であり，無増悪生存期間中央値はそれぞれ5.5ヵ月，2.0ヵ月であったとされている[34]．エリブリンは脂肪肉腫および平滑筋肉腫に対し特に有効と考えられ，わが国での軟部肉腫に対する適応承認が期待される．

- 今後もグローバルなランダム化比較試験によって新たな薬剤やレジメンの検証が行われ，長らくADRとIFOしか有効な薬剤がなかった非円形細胞軟部肉腫においても，他の癌種のように治療の選択肢が広がり，標準治療が移り変わっていく時代が訪れる可能性がある．

［田仲和宏］

参考文献

1) Fletcher CD, Bridge JA, Hogendoorn PC, et al.（ed.）：WHO Classification of Tumours of Soft Tissue and Bone. WHO Press, 2013.
2) Edge S, Byrd DR, Compton CC, et al.（ed.）：AJCC Cancer Staging Manual. 7th ed. Springer, 2009.
3) Kransdorf MJ：Malignant soft-tissue tumors in a large referral population：distribution of diagnoses by age, sex, and location. Am J Roentgenol, 164（1）：129-134, 1995.
4) 日本整形外科学会骨・軟部腫瘍委員会編：全国軟部腫瘍登録一覧表．2011.
5) Weiss SW, Goldblum Jr：Enzinger and Weiss's Soft Tissue Tumors. 5th ed. Mosby-Elsevier, 2008.
6) Eilber FR, Giuliano AE, Huth JF, et al.：A randomized prospective trial using postoperative adjuvant chemotherapy（adriamycin）in high-grade extremity soft-tissue sarcoma. Am J Clin Oncol, 11（1）：39-45, 1988.
7) Bramwell VH, Mouridsen HT, Santoro A, et al.：Cyclophosphamide versus ifosfamide：final report of a randomized phase Ⅱ trial in adult soft tissue sarcomas. Eur J Cancer Clin Oncol, 23（3）：311-321, 1987.
8) Pinedo HM, Bramwell VH, Mouridsen HT, et al.：Cyvadic in advanced soft tissue sarcoma：a randomized study comparing two schedules. A study of the EORTC Soft Tissue and Bone Sarcoma Group. Cancer, 53（9）：1825-1832, 1984.
9) Edmonson JH, Ryan LM, Blum RH, et al.：Randomized comparison of doxorubicin alone versus ifosfamide plus doxorubicin or mitomycin, doxorubicin, and cisplatin against advanced soft tissue sarcomas. J Clin Oncol, 11（7）：1269-1275, 1993.
10) Santoro A, Tursz T, Mouridsen H, et al.：Doxorubicin versus CYVADIC versus doxorubicin plus ifosfamide in first-line treatment of advanced soft tissue sarcomas：a randomized study of the European Organization for Research and Treatment of Cancer Soft Tissue and Bone Sarcoma Group. J Clin Oncol, 13（7）：1537-1545, 1995.
11) Antman K, Crowley J, Balcerzak SP, et al.：An intergroup phaseⅢ randomized study of doxorubicin and dacarbazine with or without ifosfamide and mesna in advanced soft tissue and bone sarcomas. J Clin Oncol, 11（7）：1276-1285, 1993.
12) Bramwell VH, Anderson D, Charette ML, et al.：Doxorubicin-based chemotherapy for the palliative treatment of adult patients with locally advanced or metastatic soft tissue sarcoma. Cochrane Database Syst Rev,（4）：CD003293, 2003.
13) Verma S, Younus J, Stys-Norman D, et al.：Meta-analysis of ifosfamide-based combination chemotherapy in advanced soft tissue sarcoma. Cancer Treat Rev, 34（4）：339-347, 2008.
14) Le Cesne A, Judson I, Crowther D, et al.：Randomized phaseⅢ study comparing conventional-dose doxorubicin plus ifosfamide versus high-dose doxorubicin plus ifosfamide plus recombinant human granulocyte-macrophage colony-stimulating factor in advanced soft tissue sarcomas：A trial of the European Organization for Research and Treatment of Cancer/Soft Tissue and Bone Sarcoma Group. J Clin Oncol, 18（14）：2676-2684, 2000.
15) Ravaud A, Bui NB, Coindre JM, et al.：Prognostic variables for the selection of patients with operable soft tissue sarcomas to be considered in adjuvant chemotherapy trials. Br J Cancer, 66（5）：961-969, 1992.
16) Verweij J, Seynaeve C：The reason for confining the use of adjuvant chemotherapy in soft tissue sarcoma to the investigational setting. Semin Radiat Oncol, 9（4）：352-359, 1999.
17) Frustaci S, Gherlinzoni F, De Paoli A, et al.：Adjuvant chemotherapy for adult soft tissue sarcomas of the extremities and girdles：results of the Italian randomized cooperative trial. J Clin Oncol, 19（5）：1238-1247, 2001.
18) Anonymous：Adjuvant chemotherapy for localised resectable soft-tissue sarcoma of adults：meta-analysis of individual data. Sarcoma Meta-analysis Collaboration. Lancet, 350（9092）：1647-1654, 1997.

Lesson 1. 疾病と治療の歴史を紐解く

19) Benjamin RS：Evidence for using adjuvant chemotherapy as standard treatment of soft tissue sarcoma. Semin Rad Oncol, 9（4）：349-351, 1999.
20) Pervaiz N, Colterjohn N, Farrokhyar F, et al.：A systematic meta-analysis of randomized controlled trials of adjuvant chemotherapy for localized resectable soft-tissue sarcoma. Cancer, 113（3）：573-581, 2008.
21) Woll PJ, Reichardt P, Le Cesne A, et al.：Adjuvant chemotherapy with doxorubicin, ifosfamide, and lenograstim for resected soft-tissue sarcoma（EORTC 62931）：a multicentre randomised controlled trial. Lancet Oncol, 13（10）：1045-1054, 2012.
22) O'Connor JM, Chacón M, Petracci FE, et al.：Adjuvant chemotherapy in soft tissue sarcoma（STS）：A meta-analysis of published data. J Clin Oncol, 26：suppl 10526, 2008.
23) Gronchi A, Frustaci S, Mercuri M, et al.：Short, full-dose adjuvant chemotherapy in high-risk adult soft tissue sarcomas：a randomized clinical trial from the Italian Sarcoma Group and the Spanish Sarcoma Group. J Clin Oncol, 30（8）：850-856, 2012.
24) Tanaka K, Kawamoto H, Saito I, et al.：Preoperative and postoperative chemotherapy with ifosfamide and adriamycin for adult high-grade soft tissue sarcomas in the extremities：Japan Clinical Oncology Group Study JCOG0304. Jpn J Clin Oncol, 39（4）：271-273, 2009.
25) Hensley ML, Maki R, Venkatraman E, et al.：Gemcitabine and docetaxel in patients with unresectable leiomyosarcoma：results of a phase II trial. J Clin Oncol, 20（12）：2824-2831, 2002.
26) Maki RG, Wathen JK, Patel SR, et al.：Randomized phase II study of gemcitabine and docetaxel compared with gemcitabine alone in patients with metastatic soft tissue sarcomas：results of sarcoma alliance for research through collaboration study 002［corrected］. J Clin Oncol, 25（19）：2755-2763, 2007.
27) García-Del-Muro X, López-Pousa A, Maurel J, et al.：Randomized phase II study comparing gemcitabine plus dacarbazine versus dacarbazine alone in patients with previously treated soft tissue sarcoma：a Spanish Group for Research on Sarcomas study. J Clin Oncol, 29（18）：2528-2533, 2011.
28) van der Graaf WT, Blay JY, Chawla SP, et al.：Pazopanib for metastatic soft-tissue sarcoma（PALETTE）：a randomised, double-blind, placebo-controlled phase 3 trial. Lancet, 379（9829）：1879-1886, 2012.
29) Demetri GD, Chawla SP, Ray-Coquard I, et al.：Results of an international randomized phase III trial of the mammalian target of rapamycin inhibitor ridaforolimus versus placebo to control metastatic sarcomas in patients after benefit from prior chemotherapy. J Clin Oncol, 31（19）：2485-2492, 2013.
30) Kataoka K, Tanaka K, Mizusawa J, et al.：A Randomized Phase II/III trial of perioperative chemotherapy with adriamycin plus ifosfamide versus gemcitabine plus docetaxel for high-grade soft tissue sarcoma：Japan Clinical Oncology Group Study JCOG 1306. Jpn J Clin Oncol, 44（8）：765-769, 2014.
31) Blay JY, Leahy MG, Nguyen BB, et al.：Randomised phase III trial of trabectedin versus doxorubicin-based chemotherapy as first-line therapy in translocation-related sarcomas. Eur J Cancer, 50（6）：1137-1147, 2014.
32) Takahashi S, Araki N, Sugiura H, et al.：A randomized phase II study comparing trabectedin and best supportive care in patients with translocation-related sarcomas. J Clin Oncol, 32：sppl 10524, 2014.
33) Schöffski P, Ray-Coquard IL, Cioffi A, et al.：Activity of eribulin mesylate in patients with soft-tissue sarcoma：a phase 2 study in four independent histological subtypes. Lancet Oncol, 12（11）：1045-1052, 2011.
34) Naito Y, Kawai A, Araki N, et al.：Phase II study of eribulin mesylate in patients（pts）with advanced soft tissue sarcoma. J Clin Oncol, 32：sppl 10567, 2014.

Lesson 2

肉腫化学療法の
キードラッグを理解する

Lesson 2. 肉腫化学療法のキードラッグを理解する

1 ドキソルビシン
doxorubicin（ADR）

A. 構造・作用機序

1. 構造

- ドキソルビシン（別名アドリアマイシン，adriamycin，以下，ADR）は，1960年代に放線菌である*Streptomyces*種より分離された赤色の抗腫瘍性抗菌薬である．

- 塩酸塩の分子式は，$C_{27}H_{29}NO_{11} \cdot HCl$，分子量579.98で，4つの平面環をもつキノン-ヒドロキシキノン官能基とアミノ糖部分より構成される（図1-1）．

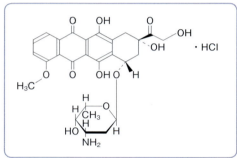

図1-1 ドキソルビシン（アドリアマイシン）の構造式

2. 作用機序

3つの作用機序を有すると考えられており，乳癌，悪性リンパ腫，卵巣癌，子宮体癌，膀胱癌，軟部肉腫，骨肉腫など，さまざまな癌種に抗腫瘍活性を示す[1]．

- **DNAの架橋形成**：DNAの塩基対間に架橋を形成し，DNAの構造が変化し，DNAポリメラーゼとDNA依存性RNAポリメラーゼとの結合が阻害され，結果的にDNAおよびRNA合成が阻害されることにより抗腫瘍活性を示す．

- **トポイソメラーゼⅡ阻害**：ADRが架橋したDNAにトポイソメラーゼⅡが結合し，cleavable complexを形成し，トポイソメラーゼⅡの働きを阻害することにより，DNA切断をきたす．

- **フリーラジカルの形成**：フリーラジカルの形成により，DNA切断をきたす．

3. 代謝

代謝は主に肝臓で行われ，約40〜50％は胆汁中に，10％未満が尿中に排泄される．

1 ドキソルビシン doxorubicin（ADR）

表1-1 進行・転移性軟部肉腫に対するADR 75 mg/m², 短時間静注, 3週間隔投与で認められた有害事象の頻度

有害事象	N＝325 National Cancer Institute Common Toxicity Criteria version 3.0			
	Grade 1（％）	Grade 2（％）	Grade 3（％）	Grade 4（％）
血液毒性				
好中球減少	20.9	9.0	13.4	9.9
血小板減少	13.4	3.0	3.0	1.4
貧血	43.3	28.4	10.4	0
発熱性好中球減少	―	―	7.4	0
非血液毒性				
悪心	25.4	22.4	1.5	0
嘔吐	67.2	14.9	1.5	1.5
下痢	1.5	3.0	1.5	1.5
粘膜炎	11.9	13.4	4.5	0
倦怠感	29.9	22.4	4.5	0
神経症状	1.5	1.5	0	0
脱毛	7.4	58.2	―	―

（文献4より）

B. 適応・用法（単剤使用法を中心に）・副作用・使用上の注意

1. 適応

肉腫において，ADRは，軟部および骨原発ともに，術前・術後化学療法，および進行・再発例に対して用いられている．

2. 用量・用法

- 単剤では，1回60〜75 mg/m²，短時間静注（15分など）を3週間隔投与．あるいは，1回37.5 mg/m²，1, 2日目を3週間隔投与．その他，1回60〜75 mg/m²，72〜96時間持続静注を3週間隔投与．

- 96時間持続投与は，成人では心毒性の軽減が示唆されている．1回投与量60 mg/m²を96時間持続投与した成人11例〔ADRの総投与量630 mg/m²（360〜1,500 mg/m²）〕に対する心内膜心筋生検の検討では，中等度以上の心筋変化が認められたのは2例であった[2]．

- 四肢発生の高悪性度軟部肉腫の術後（16歳以上）にADR 60 mg/m²を3〜4週間隔で9サイクル投与した際の5〜10分短時間投与（31例）と72時間持続投与（38例）の比較試験では，左室駆出率が10％以上低下した割合は，短時間投与群61％，持続投与群42％であり，持続投与の心毒性発現頻度が低かった（$p=0.0017$）[3]．

Lesson 2. 肉腫化学療法のキードラッグを理解する

- 併用では，肉腫では，イホスファミド（ifosfamide；IFO），シクロホスファミド（cyclophosphamide；CPA），ダカルバジン（dacarbazine；DTIC）あるいはシスプラチン（cisplatin；CDDP）などとの併用療法が主に用いられている．それぞれの薬剤併用下で1回50〜60 mg/m^{2}を3週間隔，あるいは，1回30 mg/m^2，1, 2日目に投与する．

3. 主な副作用

- 骨髄抑制が主な副作用で，好中球減少症が主体．

- 好中球減少のnadirは，投与10〜14日目に認められ，通常，投与21日目には回復．血小板減少や貧血も認められる．非血液毒性のうち，主なものは，悪心・嘔吐，脱毛である（表1-1）[4]．

- ADRの投与時間と骨髄抑制について，短時間投与よりも持続投与のほうが骨髄抑制が強い傾向あり．1回投与量75 mg/m^{2}におけるGrade 3以上の好中球減少，および発熱性好中球減少の頻度は，それぞれ，短時間投与（325例）23.3 %，7.4 %，96時間投与（215例）37.0 %，13 %であった[4,5]．

- 通常，ADR単剤では，強い悪心・嘔吐はきたさないが，CPA，IFOやCDDPとの併用により，悪心・嘔吐が増強される．その他，口内炎，および下痢が認められる．

- 投与後，1〜2日以内にオレンジ色の尿を認めることがある．

- 心毒性には，急性と慢性のものがあり，急性心毒性は，投与数日で不整脈，伝導障害，心膜炎や心筋炎を発症する．慢性心毒性は，左室機能不全をきたす．投与量に依存し，ADRの総投与量が450 mg/m^{2}を超えると心不全の発症率は38 %と報告されている[6]．

- 年齢（高齢），高血圧などの心血管系疾患の合併，胸部への放射線照射は，ADRの心毒性発症のリスクを増加させるので注意が必要である[7]．

4. 使用上の注意

- ADRは，組織障害が強い起壊死性薬剤（vesicant）のため，少量の漏出でも皮膚壊死や潰瘍形成をきたす可能性があり，漏出部位の強い疼痛を伴う．

- 漏出当初は，症状が軽微であっても漏出2〜3ヵ月後に重篤な症状をきたすこともある．

- ADR投与に際して血管外漏出には十分注意する．血管外漏出時にはデクスラゾキサン（dexrazoxane，商品名サビーン®）1回投与量1,000 mg/m^{2}を1, 2日目，500 mg/m^{2}を3日目に投与する．

C. 肉腫におけるエビデンス

1. 骨発生肉腫

- 現時点で，骨肉腫に対して用いられる主な抗がん剤は，ADR，CDDP，IFO，および高用量メトトレキサート（methotrexate；MTX）であり，骨肉腫に対する術前化学療法（術後化学療法も含む）の19試験のメタアナリシスでは，2剤よりも3剤を含むレジメンのほうが，5年の無再発生存期間，および生存期間が有意に優れていたことが示されており，術前・後に多剤を組み合わせた化学療法が行われている[8]．

- 遠隔転移のある骨肉腫に対して，ADR 単剤（60 or 75 mg/m^2，3週間隔，20 or 25 mg/m^2，1〜3日目/3週間隔）の試験では，9例中5例に奏効を認めた[9]．

- 1970〜82年に公表された ADR（1サイクル当たりの投与量 35〜90 mg/m^2）の臨床試験における骨肉腫108例の奏効率は43％であった[10]．

- 骨肉腫の患肢切断後に術後化学療法として ADR 30 mg/m^2，1〜3日目/4〜6週間隔6サイクル施行した21例の18ヵ月での肺への無再発率が71％であった[11]．

- 現時点では，ADR は，骨肉腫の術前・術後に，CDDP との併用（75 mg/m^2），あるいは単剤（37.5 mg/m^2，1，2日目/3週間隔）で用いられている．

- 骨原発の Ewing 肉腫/原始神経外胚葉性腫瘍（PNET）については，遠隔転移例に対する ADR 単剤（60 or 75 mg/m^2，3週間隔，20 or 25 mg/m^2，1〜3日目/3週間隔）の試験で7例中2例に奏効を認めた[7]．さらに，他の試験では，8例中6例に奏効が認められた[12]．

- 骨発生 Ewing 肉腫/PNET に対して従来のビンクリスチン（vincristine；VCR）＋アクチノマイシン D（actinomycinD；Act-D）＋CPA（VAC 療法），VAC 療法＋ADR，および VAC 療法後の両側肺照射の3治療群の比較試験が行われた．それぞれの群の5年の無再発生存率は，それぞれ24％，60％，44％であり，ADR 追加による予後改善が示唆された[12]．

- 骨盤以外 Ewing 肉腫/PNET 術後に対して，放射線療法に引き続く，VAC 療法高用量間欠投与＋ADR（75 mg/m^2）群と VAC 療法低用量持続投与＋ADR（60 mg/m^2）群の比較試験では，それぞれの群の5年無再発生存率は高用量間欠投与が有意に優れていた[13]．

- 上記二つの試験結果より，ADR 増量により治療効果は増強されるが，それに伴い，毒性も増強されたので，VAC 療法＋ADR より Act-D を除き，毒性が軽減された VCR＋ADR（75 mg/m^2）＋CPA 併用の VDC 療法が術前・術後に用いられるようになった．

Lesson 2. 肉腫化学療法のキードラッグを理解する

2. 軟部肉腫

- 表1-2に進行・転移性軟部肉腫に対するADR単剤との第Ⅲ相比較試験の結果を示す[5, 14〜17]。Ewing肉腫/PNETなどの化学療法に感受性の高い腫瘍を除いた進行・転移性軟部肉腫（大半が高悪性度）に対するADR単剤（75 mg/m^{2}が多い）の奏効率は，11〜20％，無増悪生存期間中央値2.5〜4.6ヵ月，および生存期間中央値8〜12ヵ月であった．

- 進行・転移性軟部肉腫に対して，ADRはIFOやDTICとの併用で用いられる．ADR単剤と比較してIFO併用で，奏効率や無増悪生存期間の延長が認められたが，生存期間の延長は認められていない[5, 14, 15]．併用により骨髄毒性の増強が認められる．このため，進行・転移性の症例に対してADR単剤は治療の選択肢の一つと考えられる．

- European Organization for Research and Treatment（EORTC）of Cancer Soft Tissue and Bone Sarcoma Groupにより，進行・転移性の軟部肉腫に対するADRとIFOを含む比較試験における多変量解析（1,337例）が行われた．奏効が良好な因子は，ADR＋IFO

表1-2 進行・転移性軟部肉腫に対するADR単剤との第Ⅲ相比較試験

	試験対象	症例数	治療群（　）：mg/m^2	奏効率%	無増悪生存期間中央値	生存期間中央値
Bordenら (1987年)	軟部肉腫 転移性 15〜74歳	94 89 92	ADR（70）/3週 ADR（15〜20）/週 ADR（60）/DTIC（250×5）/3週	18 17 30*	3.0ヵ月 2.4ヵ月 3.6ヵ月	8.0ヵ月 8.4ヵ月 8.0ヵ月
Edmonsonら ECOG (1993年)	切除不能or転移性 前化学療法歴（−）	95 94 90	ADR（80）/3週 ADR（30×2）/IFO（3,750×2）/3週 MMC（8）/ADR（40）/CDDP（60）/3週	20 34* 32*	（−）	9ヵ月未満 11ヵ月 9ヵ月
Santoroら EORTC (1995年)	切除不能or転移性 (Ewing肉腫などを除外) 前化学療法歴（−） 15〜70歳	263 258 142	ADR（75）/3週 ADR（50）/IFO（5,000）/3週 CPA（500）/VCR（1.5）/ADR（50）/3週	21.3 25.2 26.8	46週 48週 44週	52週 55週 51週
Loriganら EORTC (2007年)	切除不能or転移性 (Ewing肉腫などを除外) 前化学療法歴（−） 16〜65歳	110 109 107	ADR（75）/3週 IFO（3,000×3）/3週 IFO（9,000）/3週	11.8 5.5 8.4	2.5ヵ月 2.2ヵ月 3.0ヵ月	12ヵ月 10.9ヵ月 10.9ヵ月
Judsonら EORTC (2014年)	切除不能or転移性 (Ewing肉腫などを除外) 高悪性度 前化学療法歴（−） 18〜60歳	228 227	ADR（75）/3週 ADR（25×3）/IFO（2,500×4）/3週 ＋pegfilgrastum予防投与	13.6 26.4*	4.6ヵ月 7.4ヵ月*	12.8ヵ月 14.3ヵ月

CDDP：cisplatin, CPA：cyclophosphamide, ADR：doxorubicin, DTIC：dacarbazin, IFO：ifosfamide, MMC：mitomycin C, VCR：vincristine, *：$p<0.05$

（文献5，14〜17より）

併用,高悪性度,および滑膜肉腫であった.脂肪肉腫は ADR 単剤のほうが奏効率は高く,滑膜肉腫は,IFO を含む治療の奏効率が良好な傾向であった[18].

- 切除可能な悪性軟部腫瘍に対する術後化学療法について,四肢,あるいは後腹膜発生に対する ADR を含む術後化学療法と手術単独の比較試験のメタアナリシス(1,953 例)では,術後化学療法は,局所再発抑制〔HR 0.73(0.56〜0.94)〕,遠隔転移抑制〔HR 0.70(0.57〜0.85)〕,再発抑制〔HR 0.67(0.56〜0.82)〕の治療効果を認めた.生存期間について,ADR 単剤では,死亡率の有意な抑制は認められず,IFO 併用で,死亡率を有意に抑制した〔HR 0.56(0.36〜0.85)〕[19].現在は,切除可能な悪性軟部肉腫に対しては,術前,あるいは術後化学療法として,ADR+IFO 併用が汎用されている.

［安藤正志］

参考文献

1) Doroshow JH：Chapter 18 Topoisomerase II Inhibitors：Anthracyclines. Cancer Chemotherapy and Biotherapy：Principles and Practice（Chabner BA, Longo DL dr.）. 5th ed. 356-391, Lippincott Williams & Wilkins, 2011.
2) Legha SS, Benjamin RS, Mackay B, et al.：Adriamycin therapy by continuous intravenous infusion in patients with metastatic breast cancer. Cancer, 49（9）：1762-1766, 1982.
3) Casper ES, Gaynor JJ, Hajdu SI, et al.：A prospective randomized trial of adjuvant chemotherapy with bolus versus continuous infusion of doxorubicin in patients with high-grade extremity soft tissue sarcoma and an analysis of prognostic factors. Cancer, 68（6）：1221-1229, 1991.
4) Maurel J, López-Pousa A, de las Peñas R, et al.：Efficacy of sequential high-dose doxorubicin and ifosfamide compared with standard-dose doxorubicin in patients with advanced soft tissue sarcoma：an open-label randomized phase II study of the Spanish group for research on sarcomas. J Clin Oncol, 27（11）：1893-1898, 2009.
5) Judson I, Verweij J, Gelderblom H, et al.：Doxorubicin alone versus intensified doxorubicin plus ifosfamide for first-line treatment of advanced or metastatic soft-tissue sarcoma：a randomized controlled phase 3 trial. Lancet Oncol, 15（4）：415-423, 2014.
6) Swain SM, Whaley FS, Ewer MS：Congestive heart failure in patients treated with doxorubicin：a retrospective analysis of three trials. Cancer, 97（11）：2869-2879, 2003.
7) Raj S, Franco VI, Lipshultz SE：Anthracycline-induced cardiotoxicity：a review of pathophysiology, diagnosis, and treatment. Curr Treat Options Cardiovasc Med, 16（6）：315, 2014.
8) Anninga JK, Gelderblom H, Fiocco M, et al.：Chemotherapeutic adjuvant treatment for osteosarcoma：Where do we stand?. Eur J Cancer, 47（16）：2431-2445, 2011.
9) O'Bryan RM, Luce JK, Talley RW, et al.：Phase II evaluation of adriamycin in human neoplasia. Cancer, 32（1）：1-8, 1973.
10) Cortes EP, Holland JF, Wang JJ, et al.：Amputation and adriamycin in primary osteosarcoma. N Engl J Med, 291（19）：998-1000, 1974.
11) Tan C, Etcubanas E, Wollner N, et al.：Adriamycin--an antitumor antibiotic in the treatment of neoplastic diseases. Cancer, 32（1）：9-17, 1973.

Lesson 2. 肉腫化学療法のキードラッグを理解する

12) Nesbit ME Jr, Gehan EA, Burgert EO Jr, et al.：Multimodal therapy for the management of primary, nonmetastatic Ewing's sarcoma of bone：a long-term follow-up of the First Intergroup study. J Clin Oncol, 8（10）：1664-1674, 1990.

13) Burgert EO Jr, Nesbit ME, Garnsey LA, et al.：Multimodal therapy for the management of nonpelvic, localized Ewing's sarcoma of bone：intergroup study IESS-Ⅱ. J ClinOncol, 8（9）：1514-1524, 1990.

14) Borden EC, Amato DA, Rosenbaum C, et al.：Randomized comparison of three adriamycin regimens for metastatic soft tissue sarcomas. J Clin Oncol, 5（6）：840-850, 1987.

15) Edmonson JH, Ryan LM, Blum RH, et al.：Randomized comparison of doxorubicin alone versus ifosfamide plus doxorubicin or mitomycin, doxorubicin, and cisplatin against advanced soft tissue sarcomas. J Clin Oncol, 11（7）：1269-1275, 1993.

16) Santoro A, Tursz T, Mouridsen H, et al.：Doxorubicin versus CYVADIC versus doxorubicin plus ifosfamide in first- line treatment of advanced soft tissue sarcomas：a randomized study of the European Organization for Research and Treatment of Cancer Soft Tissue and Bone Sarcoma Group. J Clin Oncol, 13（7）：1537-1545, 1995.

17) Lorigan P, Verweij J, Papai Z, et al.：PhaseⅢ Trial of two investigational schedules of ifosfamide compared with standard-dose doxorubicin in advanced or metastatic soft tissue sarcoma：a European Organisation for Research and Treatment of Cancer Soft Tissue and Bone Sarcoma Group Study. J Clin Oncol, 25（21）：3144-3150, 2007.

18) Sleijfer S, Ouali M, van Glabbeke M, et al.：Prognostic and predictive factors for outcome to first-line ifosfamide-containing chemotherapy for adult patients with advanced soft tissue sarcomas：an exploratory, retrospective analysis on large series from the European Organization for Research and Treatment of Cancer-Soft Tissue and Bone Sarcoma Group（EORTC-STBSG）. Eur J Cancer, 46（1）：72-83, 2010.

19) Pervaiz N, Colterjohn N, Farrokhyar F, et al.：A systematic meta-analysis of randomized controlled trials of adjuvant chemotherapy for localized resectable soft-tissue sarcoma. Cancer, 113（3）：573-581, 2008.

2

イホスファミド
ifosfamide（IFO）

A. 構造・作用機序

- イホスファミド（IFO）はアルキル化薬の一種であるシクロホスファミド（cyclophosphamide；CPA）の誘導体である（図2-1）.

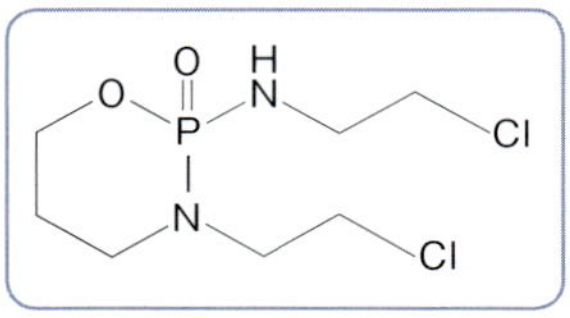

- 生体内でがん細胞の核親和性物質をアルキル基で置換することで，DNA合成を阻害し細胞増殖を抑える．IFOはmasked compound（prodrug）であり，肝臓で代謝され活性化物質となり，その効果を発する．

図2-1 イホスファミドの構造式

- 腎臓から排泄され，半減期は $2.5\ g/m^2$ の投与で $6\sim 8$ 時間，$3.5\sim 5\ g/m^2$ の投与で $14\sim 16$ 時間とされ，1回投与量が多くなればなるほど長くなる[1]．

B. 適応・用法・副作用・使用上の注意

1. 適応・用法

- 悪性骨軟部腫瘍に対してIFO単独投与，および他の抗がん剤との併用療法が認められている．

- IFO単独では添付文書では $14\ g/m^2$ までを投与するとされている．現在，実地臨床上は $3\ g/m^2 \times 5$ 日が使用されることが多いが，過去に行われた日本での多施設共同臨床試験 NECO93J，NECO95Jでは1回の投与量は $16\ g/m^2 \times 7$ 日間であった．

- ドキソルビシン（doxorubicin；ADR）あるいはエトポシド（etoposide；VP-16）との併用では $1.8\sim 2\ g/m^2 \times 5$ 日間が一般的である．

- 歴史的には当初はメスナ（mesna）が導入されなかったため，出血性膀胱炎のため投与

量も 10 g/m² 未満であった．その後メスナが導入され，出血性膀胱炎がコントロールされ dose limiting factor が骨髄抑制となったため，10 〜 16 g/m² の投与量が使用されるようになった．

- 当初は 5 g/m² などの 1 回大量投与も検討されたが，主に腎障害の点から 1 日 2 〜 3 g/m² を 2 〜 7 日間分割連続投与されるようになった．

2. 副作用

- **骨髄抑制**：上記の使用量では通常 G3 以上の白血球減少は必至であるが，血小板輸血を必要とする血小板減少は比較的頻度が低い．

- **脱毛**：繰り返し投与では高度の脱毛となり，皮膚や爪の色素沈着もみられる．

- **悪心・嘔吐**：日本癌治療学会による制吐薬適正使用ガイドラインにおいて，IFO は中等度（催吐性）リスクに分類されているが，悪性骨軟部腫瘍での使用量では高度（催吐性）リスクに相当すると判断される．したがってアプレピタント（aprepitant）と 5-HT$_3$ 受容体拮抗薬およびデキサメタゾン（dexamethasone）を併用すべきである．

- **腎障害**：予防のため，通常 2,000 mL/m² 以上の輸液が行われる．腎機能低下の患者，片腎，高齢者では特に注意が必要であり，治療中 Cr が異常高値となれば，投与中止も必要である．IFO は抗利尿作用もあるため，多くの症例でラシックス®などの利尿薬の併用が必要となる．1 回（1 日）投与量が多くなると腎障害も増加するため，1 日の投与量は 3 g/m² 以内とするのが望ましい．

 通常の腎障害の他，長期的には Fanconi 症候群も報告されており，治療後も定期的な検尿，電解質のチェックが必要である．

- **出血性膀胱炎**：1980 年頃より出血性膀胱炎の原因が IFO の代謝産物である acrolein であることが判明し，同時にその予防にメスナが使用されるようになった．

 IFO の 60 〜 100 ％の量のメスナを併用することにより，ほぼ出血性膀胱炎は防止できるようになったが，メスナの半減期が 10 分と短く，IFO の半減期が数時間以上のため，IFO 投与終了後も最低 8 時間後までメスナの追加投与が必要である．

- **精神障害**：不眠，傾眠，いらいらなどの頻度は比較的高く，痙攣や意識消失など重篤な IFO 脳症も頻度は低いが報告されている[2]．

 錯乱，混乱，意識消失，痙攣を伴う重篤な意識障害ではただちに投与を中止する．また，IFO 脳症に対してはメチレンブルー投与の効果が報告されており，重篤な脳症ではその投与を検討すべきである[3]．

 アシドーシスとなった患者に多いとされ，輸液 1,000 mL に対して 7 ％メイロン® 40 mL を併用するように添付文書にも指示されている．

- 妊孕性に関して：IFO を含む強力な化学療法は骨肉腫の男性患者に対して，その精巣機能を著しく損なう可能性が報告された[3]．IFO 総投与量 60 g/m^2 以上では多くの男性患者が無精子あるいは少精子症となることが報告されている[4]．

  したがって IFO を含む補助化学療法を受ける 15 歳以上の男性患者では治療前の精子保存が勧められる．

- その他重大な副作用：間質性肺炎，心筋障害，不整脈，抗利尿ホルモン不適合分泌症候群（電解質異常，痙攣などを伴う），急性膵炎があげられる．

- 実際の使用法と注意：成人骨軟部肉腫患者に対して 3 g/m^2 を 5 日間連続で投与する場合の当院のレジメンのポイントを示す．
  - メスナは最終 IFO 投与終了後 8 時間後まで投与．
  - 輸液は 1 日 3,000 mL 以上．
  - 制吐薬はイメンド®，アロキシ®，デカドロン® 3 剤使用．
  - ラシックス® 20 mg 経口を Day 1 より定時投与．
  - 毎日体重測定，水分のインアウトを確認．
  - 浮腫，体重増加など，尿量不十分時にはラシックス® 20 mg 経口を適宜追加．
  - 1 日 3 回，尿 Ph，尿潜血をチェック（尿 Ph 7 未満はメイロン® 追加，尿鮮血時はメスナ追加投与）．
  - 原則 D3，D6 に生化学検査にて腎機能，肝機能，電解質チェック．

C. 肉腫におけるエビデンス

- IFO は CPA の誘導体であるが，CPA よりも肉腫に対しては効果が高いと報告されている[6]．特に骨肉腫に対して CPA は現在ほとんど用いられず，IFO がキードラッグとなっている．

- Ewing 肉腫，横紋筋肉腫などの円形細胞肉腫を除いた成人軟部肉腫に対しては，IFO は ADR と並びキードラッグとなっている．

1. 骨肉腫（p.178 参照）

a）奏効率

- 再発あるいは進行骨肉腫に対する IFO の奏効率は IFO の総投与量が 9 g/m^2 では 33 % と報告されている[7]．一方 Chawla や，Berrak による 14 g/m^2 の高用量ではそれぞれ 67 %，62.5 % と高い奏効率が報告され，奏効率は総投与量と相関する[8,9]．

b）補助化学療法としての有用性

- 骨肉腫に対しては手術に加えて ADR，メトトレキサート（methotrexate；MTX），シス

Lesson 2. 肉腫化学療法のキードラッグを理解する

プラチン（cisplatin；CDDP）による多剤併用補助化学療法の併用で予後が改善され，5年無病生存率で 60〜70％程度と報告されている．その3剤にIFOを加えること（4剤治療）により，さらなる予後の改善が期待された．しかし，現在までの臨床試験では3剤治療のみと術前および術後の化学療法にIFOを加えた群の比較試験では予後の改善は認められていない[10, 11]．

- 一方，術前化学療法にて病理組織学的効果が不十分であった例は組織学的効果が高い例と比べると，予後は不良であることが知られている．

  3剤の術前治療にて組織学的効果が不十分例に対して術後IFOを追加し，予後が改善されるかどうかの比較試験を行っている骨肉腫に対する多施設共同国際臨床試験のEURAMOS 1の結果はCTOS2014で発表された[12]．その結果はIFOの追加は予後を改善しないとの結論であった．同様の試験である日本での多施設共同臨床試験JCOG0905の結果はまだ出ていない．

- ASCO2014におけるIFOの肉腫に対する最新情報：SinghらによりIFOの14日間連続投与の結果が発表された．51例の進行骨軟部肉腫に対してIFO $1 g/m^2$ を14日間連続投与し，CR（2％），PR（23.5％），CBR（CR+PR+SD）は64.5％との結果が得られ，有害事象はGrade 3〜4の好中球減少が53％であった[13]．外来通院にての治療が可能であり，今後より一般的な治療となることが予想される．

2. 軟部肉腫 〔Lesson 5.4 軟部肉腫（p.213）参照〕

a）奏効率

- IFO単独あるいはIFOとADRの併用療法による進行あるいは再発成人軟部肉腫に対する奏効率は20〜40％と報告されている．再発，切除不能な進行軟部肉腫に対しては，ADRが標準的治療となっており，ADRの有用性は確立されている．

- 一方，IFOはその効果は認められているものの，骨髄抑制などの有害事象がADRより強いため，ADRより有用であるとはされていない．したがって，IFOは有害事象に耐えられる比較的若い進行軟部肉腫患者に対してその使用を検討されるべきである．

b）補助化学療法としての有用性

- 限局性軟部肉腫の手術後の補助化学療法が生存率を向上させるかどうかに関してはIFOを含む補助化学療法が予後を改善するという報告がある一方，予後改善に寄与しないという報告もあり，その有用性は確立されていない．

c）滑膜肉腫に対する有用性

- 滑膜肉腫に対しては特に効果が高いという報告がみられ，IFOを補助化学療法として使用し，生存率向上に対しても有用であるとの報告がある[14]．

●滑膜肉腫肺転移に対しては特に効果があると報告されている[15]．著者らの経験でも特に肺転移に対する奏効率は高く，滑膜肉腫症例に関しては術後化学療法，進行期患者の緩和的治療に関しても積極的に用いている．

3. Ewing肉腫に対する有用性

Lesson 5.2　Ewing 肉腫（p.190）参照．

［石井　猛］

参考文献

1) Young LY, MA Koda-Kimble（ed.）：Applied Therapeutics. The Clinical Use of Drugs. 6th ed. 91-122, Applied Therapeutics, Inc. 1995.
2) Tajino T, Kikuchi S, Yamada H, et al.：Ifosfamide encephalopathy associated with chemotherapy for musculo-skeletal sarcomas：incidence, severity, and risk factors. J Orthop Sci, 15（1）：104-111, 2010.
3) 田地野崇宏，菊地臣一，紺野慎一他：イホスファミド脳症に対するメチレンブルーの治療的・予防的効果―骨軟部肉腫に対する化学療法での検討．臨整外 42（2）：107-114，2007.
4) Yonemoto T, Ishii T, Takeuchi Y, et al.：Recently intensified chemotherapy for high-grade osteosarcoma may affect fertility in long-term male survivors. Anticancer Res, 29（2）：763-767, 2009.
5) Williams D, Crofton PM, Levitt G：Does ifosfamide affect gonadal function?. Pediatr Blood Cancer, 50（2）：347-351, 2008.
6) Bramwell VH, Mouridsen HT, Santoro A, et al.：Cyclophosphamide versus ifosfamide：final report of a randomized phase II trial in adult soft tissue sarcomas. Eur J Cancer Clin Oncol, 23（3）：311-321, 1987.
7) Marti C, Kroner T, Remagen W, et al.：High-dose ifosfamide in advanced osteosarcoma. Cancer Treat Rep, 69（1）：115-117, 1985.
8) Chawla SP, Rosen G, Lowenbraun S, et al.：role of high dose ifosfamide in recurrent osteosarcoma. Proc Am Soc Clin Oncol, 9：310, 1990.
9) Berrak SG, Pearson M, Berberoğlu S, et al.：High-dose ifosfamide in relapsed pediatric osteosarcoma：therapeutic effects and renal toxicity. Pediatr Blood Cancer, 44（3）：215-219, 2005.
10) Ferrari S, Ruggieri P, Cefalo G, et al.：Neoadjuvant chemotherapy with methotrexate, cisplatin, and doxorubicin with or without ifosfamide in nonmetastatic osteosarcoma of the extremity：an italian sarcoma group trial ISG/OS-1. J Clin Oncol, 30（17）：2112-2118, 2012.
11) Meyers PA, Schwartz CL, Krailo MD, et al.：Osteosarcoma：the addition of muramyl tripeptide to chemotherapy improves overall survival--a report from the Children's Oncology Group. J Clin Oncol, 26（4）：633-638, 2008.
12) Marina N, Smeland S, Bielack SS, et al.：MAPIE vs MAP as postoperative chemotherapy in patients with a poor response to preoperative chemotherapy for newly-diagnosed osteosarcoma：results from EURAMOS-1. Abstract Paper 032, CTOS 2014.
13) Singh AS, Sankhala KK, Mukherjee A, et al.：14-day continuous infusion ifosfamide in advanced refractory sarcomas. Abstract10596, ASCO 2014.
14) Eilber FC, Brennan MF, Eilber FR, et al.：Chemotherapy is associated with improved survival in adult patients with primary extremity synovial sarcoma. Ann Surg, 246（1）：105-113, 2007.
15) Rosen G, Forscher C, Lowenbraun S, et al.：Synovial sarcoma. Uniform response of metastases to high dose ifosfamide. Cancer, 73（10）：2506-2511, 1994.

Lesson 2. 肉腫化学療法のキードラッグを理解する

3 シスプラチン
cisplatin（CDDP）

A. 構造・作用機序

シスプラチン（CDDP）は，白金配位複合体で，比較的単純な構造の抗がん剤で，多くの悪性腫瘍にスペクトラムをもつ．国内でも多くの癌種で承認され，がん薬物療法の基本薬である．

1. シスプラチンの分子構造（図3-1）

- **基本的骨格構造**：2価ないし4価の白金を中心に，周囲の配位子（ligand）をもつ白金錯体（金属錯体，complex）である．配位子は2個のアミン，2個の塩化物イオンを同側にもつシス型のみが，薬剤活性を認め，トランス型は非活性である．

- **薬剤活性**：二つのアンモニア分子は，白金に強固に結合し担体配位子（carrier ligand）と呼ばれる．塩素イオンは，脱離基/遊離基と呼ばれ，周囲の緩急で解離し，薬物動態と活性に関与する部分である．

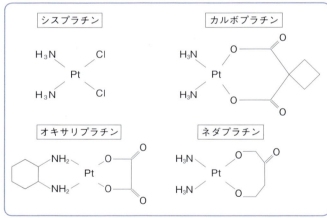

図3-1 シスプラチン，カルボプラチン，オキサリプラチン，ネダプラチンの分子構造

2. 作用メカニズム

- **CDDPの薬物動態**：CDDPは血管，細胞外液で，細胞内に移行するのみならず，タンパク質に結合し，3〜4時間でCDDP遊離体は測定されなくなる．細胞外液に多く含まれる塩素イオンのため，細胞外では安定で，拡散および銅輸送タンパク質によって細胞内に移行する．

3　シスプラチン cisplatin（CDDP）

- 細胞内での活性化：細胞内で，塩素イオンが水分子に置き換わり，アコ（アクア）錯体となり，DNA鎖のプリン塩基（グアニン，アデニン）に共有結合して，DNA鎖間あるいは鎖内にクロスリンクして，DNA合成を阻害する．

B. 副作用と使用上の注意

1. 有害事象の頻度

- CDDPの有害事象の発生頻度：薬剤添付文書には，承認・市販後調査の8,787例の集計結果が記載されている．

- 特徴的な有害事象：腎障害（急性腎不全0.1％未満，BUN上昇14.3％，Cr上昇6.6％，Ccr低下14.1％），高度な嘔吐，悪心の消化器症状（74.6％）が，頻度が高い．聴力低下（難聴1.4％，耳鳴1.7％），骨髄抑制（白血球減少36.5％，貧血28.0％，血小板減少17.0％），脱毛25.7％であった．

2. 腎庇護対策

- CDDPの腎障害の発生メカニズム：遊離型CDDPが尿細管に作用することで発生し，臨床導入の中で腎庇護方法が開発された．腎庇護の基本は，遊離型CDDPが排出される投与直後，尿細管内の遊離型CDDPを希釈し，迅速に排出させることにある．遊離型CDDP投与後2時間には半減し，4～6時間で測定限界となる．

- 腎庇護方法：CDDP投与前後，生理食塩水の投与と利尿薬で利尿を図る．点滴補液内容は，half salineを使用することが多いが，生理食塩水と低張食塩水（0.45％生理食塩水，half saline）の優劣は確定されていない．

- Mgイオンの腎庇護作用：CDDP投与に際して，Mgイオンを投与すると，高用量CDDP投与患者の腎障害を軽減することが，Mg投与群と非投与群と腎障害を比較した二つのランダム化比較試験で実証された[1,2]．

- 国内での追試：わが国でも，2011年頃からCDDP化学療法中のMg投与が導入され，腎障害の発生が優位に低下することが示されている．MgなしのCcr経過，Ccr平均値のCDDP投与中の推移は，Mg投与なしのコース中では，大きく悪化し，その後回復するものの，投与前の値までは回復しない．1コース内のCcr悪化割合は，Mg投与なし群で33％，Mg投与で8％だった（$p<0.00001$）．Ccr値70 mL/分の症例が，Ccr値30％以上の悪化が発生する危険因子は，女性（HR 5.892），治療前Ccr値60 mL/分（HR 2.538），Mg投与は，HR 0.043で，腎機能悪化の軽減に寄与することが示された（$p=0.0005$）．

- **具体的な補液レジメン**：マンニトール（D-mannitol），低張食塩水 2,000 mL 以上の補液，利尿薬による強制利尿を目的とした具体的な処方内容を示すと half saline（2.5 %ブドウ糖，0.45 % NaCl）1,000 mL と K（10 mEq），$MgSO_4$（10 mEq）追加調整した補液 120 分，利尿薬 20 %マンニトール 200 mL 30 分，CDDP＋生理食塩水 250～500 mL 60 分，投与後のハイドレーションも half saline を 1,000 mL 120 分の投与方法で，肺癌，消化器癌では外来治療も開発されている．CDDP 60～80 mg/m^2 の投与時も 2～3 日目の点滴強制的なハイドレーションを行わず，経口による補水を 2～3 日追加，飲食できれば，経口補水液を利用するなどの工夫もあるが，100 mg/m^2 以上の投与が行われる骨肉腫や小児症例や嘔吐例では，入院点滴管理を継続することが不可欠である．

3. 消化器症状

- **CDDP による嘔吐，悪心**：CDDP 投与中や投与後 1 週間弱続く嘔吐，悪心，晩期悪心の消化器症状は高度で，最も嫌われる副作用である．近年の制吐薬開発で盛んに行われ，CDDP 治療中の嘔吐完全抑制率 75 %強が得られる時代になった．癌治療学会[3]，国際癌サポーティブケア学会[4]による制吐薬適正使用のガイドラインでは，3 剤や 4 剤の制吐薬を併用して，嘔吐，悪心，遅発性悪心の積極的コントロールを行うことが推奨されている．

- **制吐薬剤**：NK_1 受容体拮抗薬〔アプレピタント（aprepitant）〕，5-HT_3 受容体拮抗薬〔パロノセトロン（palonosetron），グラニセトロン（granisetron）など〕，デキサメタゾン（dexamethsone）の 3 剤併用が標準的制吐方法である．アロキシ®（パロノセトロン）は，グラニセトロンに比較して遅発性悪心も抑え，治療後も十分な経口摂取を確保する例も多くなった．

- **その他の制吐薬剤**：経口薬である抗精神病薬のオランザピン（olanzapine）は，制吐作用と遅発性悪心抑制効果を認め，注目されている薬剤である．アプレピタントとオランザピンとの比較試験では，デキサメタゾンとアロキシ®併用にアプレピタントかオランザピンの 1 剤を追加する比較研究が行われ，オランザピンは，アプレピタントと同等以上の嘔吐抑制率を示した．本試験の，急性期完全嘔吐抑制率は 90 %と 100 %であり，遅発性の悪心抑制率も良好であった[5]．

4. 聴覚障害

- **聴覚障害の頻度と関連因子**：頻度は，報告ではさまざまで，関連因子も，年齢，CDDP 投与量，総投与量，遊離型血中濃度，患者因子，頭蓋底の放射線治療，他の薬剤（アミノグリコシド系抗菌薬）の相互作用，栄養，身体状態など多くの増悪因子があげられている．

- **症状**：難聴，耳痛，耳鳴（2～36 %），高音域からの進行性感音難聴で，耳鳴検査では，高音域の難聴が高頻度に発生する．1 回投与量が 80～100 mg/m^2 以上で中音域の

聴覚障害も起こしやすく，150〜225 mg/m² 超大量投与ではほとんどの症例で聴覚障害が出現する．また，睾丸腫瘍の患者の調査では，用量依存性の聴覚障害が観察され，総投与量 300〜400 mg を超えると，50％に恒久的難聴が発生するといわれる．

- 診断：オーディオグラムを使って経過観察を行うが，CDDP による聴覚障害は，予防，治療で利用できる薬物，治療方法は存在しない．

C. 肉腫におけるエビデンス

1. 肉腫に対する承認状況

- 国内の承認状況：悪性骨腫瘍，特に骨肉腫に対する CDDP 単剤の奏効率は 20％未満であるが，骨肉腫の標準薬として広く使われていることから，CDDP ＋ ドキソルビシン（doxorubicin；ADR）併用療法として承認されている．一方，悪性軟部腫瘍の単剤奏効率は 10％未満で，悪性軟部腫瘍への使用は未承認である．

2. 悪性骨腫瘍に対するエビデンス

- 単独 CDDP のエビデンス：CDDP 単剤の動注療法 36 例で，骨肉腫 20 例中 8 例，骨 MFH 4 例中 3 例で病理学的著効（90％以上壊死）例が，悪性軟部腫瘍 9 例中 2 例で病理学的有効（50〜89％壊死）例が観察され，著効 0 例との報告（Kempf RA, et al.：Cancer, 68（4）：738-743, 1991）のみであり，単剤に関するエビデンスは少ない．

- CDDP ＋ ADR 併用療法：CDDP 動注，静注療法と ADR 併用療法は，1980 年前半頃から，骨肉腫の術前化学療法に導入された[7]．さらに，1980 年代後半には，メトトレキサート（methotrexate；MTX）大量療法と CDDP ＋ ADR 併用療法の連続投与（MAP 療法）が実践されるようになり，臨床奏効率 70〜80％，組織学的著効率約 30％と安定した治療成績が達成された．

- CDDP 動注療法と静注療法との比較：1980 年頃，動注療法を組み込んだレジメン[8]と静注併用療法レジメンでの，局所制御性の優位性に関する論争があった．1986 年からドイツ・スイス・オーストリアの共同研究 COSS86 では，CDDP 動注療法と静注療法との無作為比較試験が行われ，多剤併用療法では，動注療法の優位性が認められないとの結果が示された．この研究以降，ほとんどの大規模多施設研究では，静注投与が採用されている[9]．

- 現在の成績：骨肉腫の術前化学療法は，CDDP ＋ ADR 併用療法は，MTX 大量療法，イホスファミド（ifosfamide；IFO）との連続投与で，臨床的奏効率約 80％，組織学的著効率 30〜40％，薬剤抵抗で進行する症例は 20％未満と，きわめて安定した抗腫瘍効

果を示す[10]．ほとんど切断術が実施されていた四肢原発の骨肉腫患者は，広範切除と患肢温存率80％，無増悪率（PFS），全生存率（OS）60％を超える成績となり，CDDPを含む術前導入，術後化学療法は，小児，若年成人の骨肉腫の標準的レジメンである．

3. 成人・高齢者骨肉腫に関するエビデンス

- **薬物療法の治療強度**：成人では，CDDPのdose intensityや予定治療の完遂率は低く，MTX大量療法も除いたレジメンであることから，治療強度は低い．結果，高齢者では，術前化学療法の奏効性は低く，特に8cmを超える大きな原発巣の著効率は数％である．

- **予後**：成人発生例で，術前薬物療法の奏効性は低いものの，5年生存率50〜60％と，若年骨肉腫の治療成績とほぼ同じ成績である．OSが若年者の骨肉腫の治療成績に劣らない理由として，成人発生骨肉腫の小規模研究では，症例数が少なく，低悪性度骨肉腫症例，骨MFH症例が含まれている，などの選択バイアスが存在し，薬剤奏効性が低いながらも良好なDFSが達成できているとの考察もある．今後，CDDP＋ADR，IFO＋ADR，IFO・CDDP＋ADR交互療法などの前向き無作為臨床研究の実施が望まれるが，現在のところ，ADRとCDDPないしIFO併用療法が成人，高齢者の骨肉腫の標準的治療薬である．

4. 強化療法に関するエビデンス

- **骨肉腫に関する強化療法**：化学療法導入前，限局性Ewing肉腫，骨肉腫の根治率は20％未満であった．この30年間，化学療法奏効性の高いEwing肉腫，骨肉腫に対して補助的化学療法が行われて，治療成績はきわめて向上した．若年者の骨肉腫の臨床研究では，ADRとMTX大量療法による補助療法の導入後，CDDP＋ADRとMTX大量療法のMAP療法，さらに大量IFO療法を追加した4剤治療，G-CSFを併用した短期CDDP＋ADR強化療法などの治療強化に関する臨床研究が行われてきた．

- **強化療法に関する研究結果**：治療強度強化で，原発巣に対する奏効性が高まったものの，最終予後改善は得られていない[11]．Ewing肉腫，骨肉腫ともに，既存の殺細胞性化学療法剤による多剤併用化，大量療法やdose intensity強化，治療期間延長などの工夫が実施されたが，生存率20％，限局例の生存率70％と治療成績は飽和状態である．

- **CDDPの強化療法**：CDDPでも，同様な研究が行われ，European Osteosarcoma Intergroup（EOI）の臨床グループは，3週ごとのADR＋CDDP併用療法（術前2クール）と，G-CSFを併用しながら2週ごとに治療を行う強化CDDP＋ADR併用療法（術前3クール）を無作為比較した研究で，強化術前療法は，組織学的奏効率が36％〜50％改善するものの，PFS 39％，41％，OS 55％，58％と，ともに差を認めなかった（Lewis IJ, et al.：J Natl Cancer Inst, 99（2）：112-128, 2007）．

5. 軟部肉腫に関するエビデンス

- **単独 CDDP のエビデンス**：1979 年から 1982 年，進行悪性軟部腫瘍に対する単独 CDDP の第Ⅱ相試験が実施された．骨軟部腫瘍 68 例をリクルートした CDDP 125 mg/m^2（15 mg/m^2×5 日）の第Ⅱ相試験[16]では，軟部腫瘍の奏効率 7 ％，骨腫瘍の奏効率 0 ％ の成績で，また，進行性悪性軟部腫瘍 36 例の第Ⅱ相試験[18]でも，PR 6 ％，minor response 15 ％であった．進行再発悪性軟部腫瘍 13 例に対する単独 CDDP 療法[17]で，CR 2 例，PR 1 例，SD 3 例の好成績の報告もあったが，高度な消化器症状や腎毒性が多いことから，成人，高齢者の多い進行再発軟部腫瘍に対する CDDP 開発研究はほとんど行われてこなかった．

- **CDDP 併用療法に関するエビデンス**：初回薬物治療として悪性軟部腫瘍に対する CDDP の有用性を検証した比較試験が 1 試験実施されている．エピルビシン（Epirubicin；EPI）180 mg 群 50 例と，EPI 180 mg + CDDP 120 mg 群 56 例の無作為比較試験で，単独群 29 ％，CDDP 併用群 54 ％の奏効性を示し，毒性は強いものの併用の相乗効果を示した（Jelić S, et al.：Tumori, 76（5）：467-471, 1990）．

- **動注療法**：初診時局所進行悪性軟部腫瘍症例に対する動注療法[20] 33 例で，2～3 クールの CDDP 120 mg/m^2 動注，ADR 60, 75 mg/m^2 持続投与後，手術摘出標本の病理学的検討を加えた後ろ向き研究で，2 クール群 17 例中 12 例で著効を示し，3 クール 15 例では，残存腫瘍なし 4 例，著効 9 例が観察され，壊死率中央値は 95 ％，患肢温存率 94 ％であった．その後，悪性軟部腫瘍の薬物療法開発研究は，ADR と IFO を中心に行われるようになり，CDDP に関するエビデンスはほとんど得られていない．

［中馬広一］

参考文献

1) Bodnar L, Wcislo G, Gasowska-Bodnar A, et al.：Renal protection with magnesium subcarbonate and magnesium sulphate in patients with epithelial ovarian cancer after cisplatin and paclitaxel chemotherapy：a randomized phase Ⅱ study. Eur J Cancer, 44（17）：2608-2614, 2008.

2) Willox JC, McAllister EJ, Sangster G, et al.：Effects of magnesium supplementation in testicular cancer patients receiving cis-platin：a randomized trial. Br J Cancer, 54（1）：19-23, 1986.

3) 日本癌治療学会編：制吐薬適正使用ガイドライン 2010 年 5 月．第 1 版．金原出版，2010．

4) Roila F, Herrstedt J, Aapro M, et al.：Guideline update for MASCC and ESMO in the prevention of chemotherapy- and radiotherapy-induced nausea and vomiting：results of the Perugia consensus conference. Ann Oncol, 21（Suppl 5）：v232-243, 2010.

5) Navari RM, Gray SE, Kerr AC：Olanzapine versus aprepitant for the prevention of chemotherapy-induced nausea and vomiting（CINV）：a randomized phase Ⅲ trial. J Support Oncol, 9（5）：88-95, 2011.

6) Rybak LP, Mukherjea D, Jajoo S, et al.：Cisplatin ototoxicity and protection：clinical and experimental studies. Tohoku J Exp Med, 219（3）：177-186, 2009.

7) Eilber FR, Rosen G：Adjuvant chemotherapy for osteosarcoma. Semin Oncol, 16（4）：312-322, 1989.

Lesson 2. 肉腫化学療法のキードラッグを理解する

8) Ferrari S, Bacci G, Picci P, et al.：Long-term follow-up and post-relapse survival in patients with non-metastatic osteosarcoma of the extremity treated with neoadjuvant chemotherapy. Ann Oncol, 8（8）：765-771, 1997.
9) Fuchs N, Bielack SS, Epler D, et al.：Long-term results of the co-operative German-Austrian-Swiss osteosarcoma study group's protocol COSS-86 of intensive multidrug chemotherapy and surgery for osteosarcoma of the limbs. Ann Oncol, 9（8）：893-899, 1998.
10) Meyers PA, Schwartz CL, Krailo M, et al.：Osteosarcoma：a randomized prospective trial of the addition of ifosfamide and/or muramyl tripeptide to cisplatin, doxorubicin and high-dose methotrexate. J Clin Oncol, 23（9）：2004-2011, 2005.

以下の文献は，文中に主筆者，雑誌の情報を盛り込んで記載しました．

11) Ferrari S, Smeland S, Mercuri M, et al.：Neoadjuvant chemotherapy with high-dose Ifosfamide, high-dose methotrexate, cisplatin, and doxorubicin for patients with localized osteosarcoma of the extremity：a joint study by the Italian and Scandinavian Sarcoma Groups. J Clin Oncol, 23（34）：8845-8852, 2005.
12) Burgert EO Jr, Nesbit ME, Garnsey LA, et al.：Multimodal therapy for the management of nonpelvic, localized Ewing's sarcoma of bone：intergroup study IESS-II. J Clin Oncol, 8（9）：1514-1524, 1990.
13) Grier HE, Krailo MD, Tarbell NJ, et al.：Addition of ifosfamide and etoposide to standard chemotherapy for Ewing's sarcoma and primitive neuroectodermal tumor of bone. N Engl J Med, 348（8）：694-701, 2003.
14) Winkler K, Beron G, Delling G, et al.：Neoadjuvant chemotherapy of osteosarcoma：results of a randomized cooperative trial（COSS-82）with salvage chemotherapy based on histological tumor response. J Clin Oncol, 6（2）：329-337, 1988.
15) Le Deley MC, Guinebretière JM, Gentet JC, et al.：SFOP OS94：a randomised trial comparing preoperative high-dose methotrexate plus doxorubicin to high-dose methotrexate plus etoposide and ifosfamide in osteosarcoma patients.Eur J Cancer, 43（4）：752-761, 2007.
16) Samson MK, Baker LH, Benjamin RS, et al.：Cis-dichlorodiammineplatinum（Ⅱ）in advanced soft tissue and bony sarcomas：a Southwest Oncology Group Study. Cancer Treat Rep, 63（11-12）：2027-2029, 1979.
17) Karakousis CP, Holtermann OA, Holyoke ED：Cis-dichlorodiammineplatinum（Ⅱ）in metastatic soft tissue sarcomas. Cancer Treat Rep, 63（11-12）：2071-2075, 1979.
18) Brenner J, Magill GB, Sordillo PP, et al.：Phase Ⅱ Trial of cisplatin（CPDD）in previously treated patients with advanced soft tissue sarcomas. Cancer, 50（10）：2031-2033, 1982.
19) Jelić S, Kovcin V, Milanović N, et al.：Randomized study of high-dose epirubicin versus high-dose epirubicin-cisplatin chemotherapy for advanced soft tissue sarcoma. Eur J Cancer, 33（2）：220-225, 1997.
20) Henshaw RM, Priebat DA, Perry DJ, et al.：Survival after induction chemotherapy and surgical resection for high-grade soft tissue sarcoma. Is radiation necessary?. Ann Surg Oncol, 8（6）：484-495, 2001.

4 メトトレキサート
methotrexate（MTX）

A. 構造・作用機序

1. 構造式

- 米国で 1947 年にアミノプテリンが合成され，葉酸代謝拮抗薬として小児白血病に有効であることが報告された[1]．その後さまざまな誘導体が合成され，メトトレキサート（MTX）は，治療効果の優れている誘導体の一つである．MTX はジヒドロ葉酸（DHF）の構造に類似しており（図 4-1），dihydrofolate reductase（DHFR）に強く結合することで，核酸合成に必要なテトラヒドロ葉酸（THF）の生成を妨げ，細胞増殖を抑制する（図 4-2）．

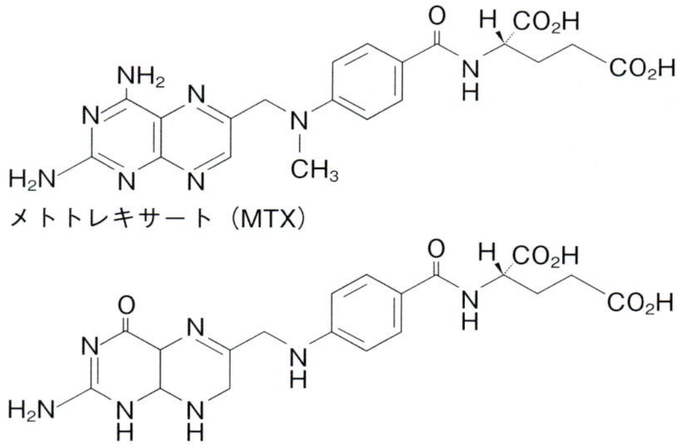

図 4-1 メトトレキサートとジヒドロ葉酸の構造式
MTX は DHFR と強固に結合し，テトラヒドロ葉酸（THF）の生成を阻害する．

2. 作用機序

- 細胞内に取り込まれた MTX は folylpolyglutamate synthetase（FPGS）によりポリグルタミン酸化（polyglutamation）を受け，グルタミン酸が複数個結合し（MTX polyglutamate），細胞内の滞留性が上がり，より強力に DHFR の作用を阻害する．腫瘍細胞ではこの MTX のポリグルタミン酸化が，正常細胞に比べより効率的に起こっていることが，腫瘍細胞選択的に作用を発揮する一つの機序として考えられている[2,3]．

- MTX は通常，還元型葉酸輸送担体（reduced folate carrier；RFC）により細胞内へ能動的に輸送されるか，あるいは濃度勾配により受動的に取り込まれる．一部の腫瘍細胞で

Lesson 2. 肉腫化学療法のキードラッグを理解する

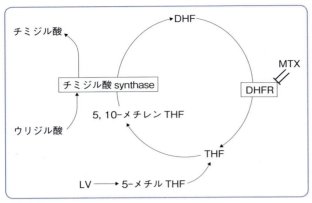

図4-2 葉酸の代謝経路とMTX，ホリナートカルシウムの作用機序　　（文献3,7より改変して作図）

はRFCが欠損しているため，大量投与による受動的輸送により細胞内へ送り込む必要がある．MTXにより正常細胞も障害されるため，葉酸誘導体であるホリナートカルシウム（calcium folinate；LV）をMTX投与の一定時間後に投与することにより，その回復を図る必要がある（図4-2）．LVはRFCにより正常細胞に取り込まれるが，RFCが欠損している腫瘍細胞には取り込まれない．一方，取り込まれたLVは速やかに還元型葉酸に変換されることにより正常細胞は救援され，選択的抗腫瘍効果が発現すると考えられている．

B. 適応・用法（大量MTX療法を中心に）・副作用・使用上の注意

1. 適応・用法

- わが国では，MTX・LV救援療法が肉腫（骨肉腫，軟部肉腫など）に対し保険適用となっている．その他，急性白血病の中枢神経系および睾丸への浸潤に対する寛解療法，悪性リンパ腫の中枢神経系への浸潤に対する寛解療法で適用となっている．

- 現在MTXは，ドキソルビシン（doxorubicin；ADR），シスプラチン（cisplatin；CDDP）と併せ，3剤の多剤併用療法（MAP療法）として骨肉腫に対し用いられることが多い[4,5]．大量MTX療法においてMTXの投与量は海外の報告では現在12 g/m^{2}を4時間で投与し，MTX投与開始から24時間後よりLV投与を行っている．わが国で多施設研究が行われたNECO studyでは，15歳未満では12 g/m^2，15歳以上では8～10 g/m^{2}を6時間で投与し，LVによるレスキューはMTX投与開始から24時間後より15 mgを6時間ごとに10回投与となっている[6]．

- 血中のMTXは肝臓で代謝され，7-OH-MTXに変換されることで不活化される．MTXと7-OH-MTXは腎から尿中へ排泄されるが，酸性での溶解度が低いため尿細管で結晶として析出し腎障害をきたすため，炭酸水素ナトリウムの投与や十分な量の補液を行う必要がある．また利尿薬としてフロセミド（furosemide）やサイアザイド系利尿薬は尿を酸性化するため，尿中への重炭酸イオン排泄を促すアセタゾラミド（acetazolamide；AZA）を使用する．一般的には，投与前日から炭酸水素ナトリウムを加えた補液（500 mL当たり17～34 mEq：7％メイロン®20 mL　1～2管）とAZA（250～500 mg/day）

で尿のアルカリ化を図る．尿の pH を適宜測定し，7.0 以下にならないよう調整が必要である[7]．同時に十分な量の輸液（100～150 mL/m^2/hr）を行い，尿量をチェックする．

- MTX の最高血中濃度を高めるため，MTX の投与に合わせて輸液量の調整を行っている施設もある[8]．MTX 投与終了時の血中濃度が 1,000 μmol/L 以上であることと，良好な成績との関連性が報告されている[9,10]．

2. 副作用・使用上の注意

- 主な副作用として肝障害，腎障害，骨髄抑制，消化管症状（口内炎，悪心，嘔吐，下痢，食欲不振）などが出現する可能性があるが，血中濃度との関連性があるため，血中濃度のモニタリングが必要である．投与開始 24 時間後の MTX 濃度が 50 μmol/L，48 時間後の濃度が 10 μmol/L，72 時間後が $5×10^{-1}$ μmol/L 以上のとき，副作用が重篤化する可能性があるため，LV の追加投与や増量投与を MTX 濃度が $1×10^{-1}$ μmol/L に低下するまで施行することが勧められている[10]（メソトレキセート® インタビューフォームでは 24 時間：10 μmol/L，48 時間：1 μmol/L，72 時間：$1×10^{-1}$ μmol/L[7]）．術後などに大きなサードスペースを生じ，体腔液貯留を認める症例では MTX の著明な排泄遅延を生じる危険があり，原則として禁忌となっている．

- 重篤な副作用として，ショック，アナフィラキシー様症状，劇症肝炎，間質性肺炎，中毒性表皮壊死融解症，膵炎，脳症などが報告されている[7]．

- 非ステロイド抗炎症薬は腎尿細管で MTX と競合しその排泄を阻害し排泄遅延をもたらす．同時に血漿タンパクと結合している MTX を競合的に解離させ，遊離 MTX 濃度を上昇させることで MTX の毒性を増強するため，併用は避ける必要がある．スルホンアミド系薬，ST 合剤やテトラサイクリン系薬などいくつかの薬剤でも血漿タンパクと結合している MTX を競合的に解離させ，遊離 MTX 濃度を上昇させるため注意が必要である．

C. 肉腫におけるエビデンス

- MTX・LV 救援療法が stage IV の骨肉腫患者に対し使用され，骨肉腫に有効であることが 1972 年 Jaffe N らによって報告された[11]．

- MTX，ADR，CDDP，ビンクリスチン（vincristine；VCR），ブレオマイシン（bleomycin；BLM），シクロホスファミド（cyclophosphamide；CPA），アクチノマイシン D（actinomycin D；Act-D）の 7 剤による多剤併用療法により 3～7 年の経過で無病生存率 77％の成績が報告された（T-10 プロトコール）[12]．

Lesson 2. 肉腫化学療法のキードラッグを理解する

- 骨肉腫に対する補助化学療法の効果を検証するため多施設共同研究による前向きランダム化比較試験（RCT）が施行された．59例の患者をMTX，VCR，ADR，BLM，CPA，Act-Dによる術後補助化学療法を行うグループ（32例）と，手術のみのグループ（27例）に振り分け，2年の経過観察で化学療法の有効性が示された[13]．

- Multi-Institutional Osteosarcoma Study（MIOS）により多剤併用補助化学療法（CPA，BLM，Act-D，MTX，ADR，CDDP）の有用性についてRCTが施行された．6年event-free survivalは化学療法なしのグループでは11％であったのに対し，化学療法を施行したグループで61％であった[14]．

［杉原進介］

参考文献

1) Farber S, Diamond LK：Temporary remission in acute leukemia in children produced by folic acid antagonist, 4-aminopteroyl-glutamic acid. N Engl J Med, 238(23)：787-793, 1948.
2) Goldman ID, Matherly LH：Biochemical factors in the selectivity of leucovorin rescue：selective inhibition of leucovorin reactivation of dihydrofolate reductase and leucovorin utilization in purine and pyrimidine biosynthesis by methotrexate and dihydrofolate polyglutamates. NCI Monogr, (5)：17-26, 1987.
3) Visentin M, Zhao R, Goldman ID：The antifolates. Hematol Oncol Clin North Am, 26(3)：629-648, 2012.
4) Meyers PA, Schwartz CL, Krailo M, et al.：Osteosarcoma：a randomized, prospective trail of the addition of ifosfamide and/or muramyl tripeptide to cisplatin, doxorubicin, and high-dose methotrexate. J Clin Oncol, 23(9)：2004-2011, 2005.
5) Smeland S, Bruland OS, Hjorth L, et al.：Results of the Scandinavian Sarcoma Group XIV protocol for classical osteosarcoma. Acta Orthop, 82(2)：211-216, 2011.
6) Iwamoto Y, Tanaka K, Isu K, et al.：Multiinstitutional phase II study of neoadjuvant chemotherapy for osteosarcoma（NECO study）in Japan：NECO-93J and NECO-95J. J Orthop Sci, 14：397-404, 2009.
7) ファイザー株式会社：メソトレキセート®点滴静注液200 mg，1000 mg．医薬品インタビューフォーム（第15版），2014.
8) 角永茂樹，上田孝文，久田原郁夫他：骨肉種に対する投与前輸液なしでの超大量メソトレキセート療法．日整会誌，83(6)：S824，2009.
9) Graf N, Winkler K, Betlemovic M, et al.：Methotrexate pharmacokinetics and prognosis in osteosarcoma. J Clin Oncol, 12(7)：1443-1451, 1994.
10) Jaffe N, Gorlick R：High-dose methotrexate in osteosarcoma：let the questions surcease--time for final acceptance. J Clin Oncol, 26(27)：4365-4366, 2008.
11) Jaffe N：Recent advances in the chemotherapy of metastatic osteogenic sarcoma. Cancer, 30(6)：1627-1631, 1972.
12) Rosen G, Nirenberg A：Neoadjuvant chemotherapy for osteogenic sarcoma：a five year follow-up（T-10）and preliminary report of new studies（T-12）. Prog Clin Biol Res, 201：39-51, 1985.
13) Eilber F, Giuliano A, Eckardt J, et al.：Adjuvant chemotherapy for osteosarcoma：a randomized prospective trial. J Clin Oncol, 5(1)：21-26, 1987.
14) Link MP, Goorin AM, Horowitz M, et al.：Adjuvant chemotherapy for high-grade osteosarcoma of the extremity. Updated results of the Multi-Institutional Osteosarcoma Study. Clin Orthop Relat Res, (270)：8-14, 1991.

5 パゾパニブ
pazopanib

A. 構造・作用機序

1. 構造式

- パゾパニブ（pazopanib，分子式 $C_{21}H_{23}N_7O_2S \cdot HCl$，分子量 473.98）は血管内皮細胞増殖因子受容体（VEGFR）や血小板由来増殖因子受容体（PDGFR）などを標的とする低分子化合物であり，構造式を図5-1に示す．

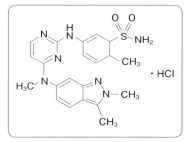

図5-1 パゾパニブの構造式

2. 作用機序

- パゾパニブは主に VEGFR-1, 2, 3 や PDGFR，c-Kit などを標的としたマルチターゲットチロシンキナーゼ阻害薬（multitargeted tyrosine kinase inihibitor）である．

- 血管内皮細胞における VEGF/VEGFR シグナルは多くの悪性腫瘍の血管新生に関わっている経路であり，PDGF/PDGFR シグナルも間葉系細胞の分化や腫瘍増殖，血管新生に関わっていることが知られている．パゾパニブはマルチターゲットチロシンキナーゼ阻害薬として双方のシグナル伝達を阻害することで抗腫瘍効果を発揮すると考えられている．

B. 適応・用法・副作用・使用上の注意

1. 適応

- パゾパニブは悪性軟部腫瘍に対して有効性を示した最初の分子標的治療薬である[1]．

Lesson 2. 肉腫化学療法のキードラッグを理解する

- わが国での保険収載上の適応疾患は悪性軟部腫瘍とされているが，日本も参加した第Ⅲ相国際共同臨床試験（PALETTE 試験）での対象疾患はアントラサイクリン系薬を含む前治療に対して病勢進行が確認された切除不能・転移病変を有する悪性軟部腫瘍である．したがってドキソルビシン（doxorubicin；ADR）やイホスファミド（ifosfamide；IFO）などのいわゆる軟部悪性腫瘍のファーストラインとして使用される化学療法によって奏効しなかった症例が適応となり，実際の添付文書上でも化学療法未治療例における有効性や安全性は確立していないと記載されている．

- 悪性軟部腫瘍は WHO 分類において非常に多彩な組織型を有するが，パゾパニブ投与における臨床試験では治療対象から除外された組織型（全サブタイプの脂肪肉腫，胎児型横紋筋肉腫，軟骨肉腫，骨肉腫，Ewing 肉腫，GIST，隆起性皮膚線維肉腫，炎症性筋線維芽細胞肉腫，悪性中皮腫，子宮の混合性中胚葉腫瘍）も少なくない．

- なかでも脂肪肉腫は第Ⅱ相臨床試験においてエントリーされた 19 例のうち，RECIST ガイドラインの基準で完全奏効（CR）もしくは部分奏効（PR）の症例が認められず，安定（SD）5 例のみにとどまり，十分な効果が示されなかったことから，第Ⅲ相臨床試験では対象疾患にならなかった[2]．

- 以上よりパゾパニブを悪性軟部腫瘍に対して用いる際には本剤の有効性や安全性など各臨床試験での結果を熟知した上で，治療適応となる組織型を選択すべきである．しかし，現在報告されている第Ⅲ相試験の結果でも各組織型ごとの個別の治療奏効性に関して平滑筋肉腫および滑膜肉腫以外では示されていない．また血管肉腫などの個別の組織型においてパゾパニブが奏効したとの報告や，低悪性度もしくは中間悪性度の軟部肉腫に対してパゾパニブが長期に有効であったとの報告もある[3,4]．さらには臨床経験上，明らかに ADR をベースとしたファーストラインの化学療法に抵抗性を示す悪性軟部腫瘍（胞巣状軟部肉腫，明細胞肉腫，類上皮肉腫など）も複数知られていることから，今後は各組織型におけるパゾパニブの治療奏効性や治療薬としての位置づけの評価が必要となってくると考えられる[5,6]．

2. 用 法

- パゾパニブは 1 錠 200 mg である．18 歳以上の成人には 1 日 1 回 800 mg（4 錠）を経口投与する．このため外来通院での治療が可能である．

- 有害事象により薬剤を減量する際にはその重症度に応じて，200 mg ずつ減量するようにする．

- 食事による薬物動態変動の影響を避けるために，食事の 1 時間以上前もしくは食後 2 時間以降に内服する．

3. 副作用

- パゾパニブ投与時に頻度の高い副作用としては疲労，下痢，悪心，体重減少，高血圧，食欲不振，毛髪の色素脱失，肝機能障害，手足症候群が知られている．なかでも日本人には高血圧の副作用発現率が，市販後調査でも 32 ％ と，最も報告が多くなっている．

- 有害事象により入院や死亡につながるおそれのあった重篤な副作用としては気胸，肝機能障害，心機能障害，甲状腺機能異常，感染症などが報告されている[7]．わが国でのパゾパニブ投与例では約 30 ％ の症例で有害事象のために投与中止となっている．

4. 使用上の注意点

- パゾパニブ登場以前に悪性軟部腫瘍に対して用いられた抗悪性腫瘍薬とは発生しうる有害事象が大きく異なることから，使用には注意を有する．

- 投与前には全身状態の評価として血圧測定，肝機能検査，腎機能検査，甲状腺機能検査，心エコーによる心機能障害の評価が必須である．高血圧を発症した場合には減量・休薬・中止基準に基づきアムロジピン（amlodipine）などの Ca 拮抗薬の投与を開始する．肝機能障害時にも同様に減量・休薬・中止基準に準じて投与量の減量を行う．

- パゾパニブの代謝にはチトクローム P450（CYP）3A4 が関与していることから，CYP3A4 の阻害薬や誘導薬が薬物動態に影響を及ぼす可能性がある．このためケトコナゾール（ketoconazole；KCZ），イトラコナゾール（itraconazole；ITCZ），クラリスロマイシン（clarithromycin；CAM），アプレピタント（aprepitant）などの CYP3A4 阻害薬との併用は避けるようにする．またプロトンポンプ阻害薬もパゾパニブの吸収を低下させる可能性があることから併用を避けるようにする．

- 悪性軟部腫瘍の中でも胞巣状軟部肉腫のように，脳転移を有する可能性の高い腫瘍に血管新生阻害薬を投与する際には，脳出血のリスクが高くなることがスニチニブ（sunitinib）などではすでに知られている．そのためパゾパニブ投与の際に，脳転移の頻度の高い悪性軟部腫瘍ではその有無を評価し，脳転移を有する場合には投与自体を慎重に検討する必要がある．

C. 肉腫におけるエビデンス

- パゾパニブは悪性軟部腫瘍（肉腫）に対して効果があるというエビデンスが示された初の分子標的治療薬である[1]．わが国でも第Ⅰ相臨床試験がなされ，800 mg 投与の忍容性が確認されている[8]．

Lesson 2. 肉腫化学療法のキードラッグを理解する

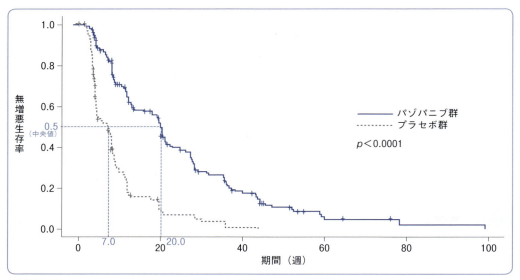

図5-2 第Ⅲ相試験における無増悪生存期間のKaplan-Meier曲線

(文献1より改変)

- 肉腫に対して，再発または転移を有する悪性軟部腫瘍患者に対して海外で第Ⅱ相臨床試験が行われた．平滑筋肉腫，滑膜肉腫，脂肪肉腫，その他の悪性軟部腫瘍の4群を対象とし，パゾパニブ800 mgが1日1回投与された．その結果，平滑筋肉腫，滑膜肉腫，その他の悪性軟部腫瘍では投与開始12週時点での無増悪生存率（PFS）がいずれも40％を超えたため，第Ⅲ相試験で検討することとなった[2]．前述の通り，脂肪肉腫に関しては第Ⅱ相試験の時点で有効性が示されなかったため，第Ⅲ相試験は見送られた．

- 第Ⅲ相試験は国際共同臨床試験（PALETTE試験）として日本を含めた世界13ヵ国で実施された[1]．試験デザインは無作為化二重盲検プラセボ対照試験であり，対象はアントラサイクリン系薬を含む前治療に対して病勢進行を認めた再発・転移病変を有する悪性軟部腫瘍患者369例（日本人47例）であった[1]．

- 第Ⅲ相試験の結果，PFSの中央値はプラセボ群が1.6ヵ月（7週）であったのに対し，パゾパニブ群は4.6ヵ月（20週）であり，有意差をもってPFSを約3ヵ月延長させた（図5-2）[1]．全生存期間（OS）に関しては中央値がプラセボ群10.7ヵ月，パゾパニブ群12.6ヵ月と延長傾向は示したものの，統計学的な有意差は認められなかった．

- 日本人のみを対象とした解析においても，PFSの中央値はプラセボ群で7週，パゾパニブ群で24.7週と有意にPFSの延長が認められたが，OSに関しては全体の集団での解析同様に有意差を認めなかった．

[小林英介，川井　章]

参考文献

1) van der Graaf WT, Blay JY, Chawla SP, et al.：Pazopanib for metastatic soft-tissue sarcoma（PALETTE）：a randomised, double-blind, placebo-controlled phase 3 trial. Lancet, 379（9829）：1879-1886, 2012.
2) Sleijfer S, Ray-Coquard I, Papai Z, et al.：Pazopanib, a multikinase angiogenesis inhibitor, in patients with relapsed or refractory advanced soft tissue sarcoma：a phase Ⅱ study from the European organisation for research and treatment of cancer-soft tissue and bone sarcoma group（EORTC study 62043）. J Clin Oncol, 27（19）：3126-3132, 2009.
3) Kasper B, Sleijfer S, Litière S, et al.：Long-term responders and survivors on pazopanib for advanced soft tissue sarcomas：subanalysis of two European Organisation for Research and Treatment of Cancer（EORTC）clinical trials 62043 and 62072. Ann Oncol, 25（3）：719-724, 2014.
4) Tomita H, Koike Y, Asai M, et al.：Angiosarcoma of the scalp successfully treated with pazopanib. J Am Acad Dermatol, 70（1）：e19-21, 2014.
5) Versleijen-Jonkers YM, Vlenterie M, van de Luijtgaarden AC, et al.：Anti-angiogenic therapy, a new player in the field of sarcoma treatment. Crit Rev Oncol Hematol, 91（2）：172-185, 2014.
6) Schöffski P：Pazopanib in the treatment of soft tissue sarcoma. Expert Rev Anticancer Ther, 12（6）：711-723, 2012.
7) Nakano K, Inagaki L, Tomomatsu J, et al.：Incidence of pneumothorax in advanced and/or metastatic soft tissue sarcoma patients during pazopanib treatment. Clin Oncol（R Coll Radiol）, 26（6）：357, 2014.
8) Inada-Inoue M, Ando Y, Kawada K, et al.：Phase 1 study of pazopanib alone or combined with lapatinib in Japanese patients with solid tumors. Cancer Chemother Pharmacol, 73（4）：673-683, 2014.

Lesson 2. 肉腫化学療法のキードラッグを理解する

6 デノスマブ
denosumab

A. 構造・作用機序

- デノスマブは遺伝子組換えのヒトIgG2モノクローナル抗体（分子量：約150,000）であり（図6-1），その標的はNF-κB活性化受容体リガンド（RANKL）である．

1. 骨病変とデノスマブの作用機序

- 正常な骨においては，破骨細胞による骨吸収と骨芽細胞による骨形成のバランスが一定に保たれている．しかし，悪性腫瘍が骨に転移または浸潤すると，これら骨吸収と骨形成のバランスが崩れてしまう[1]．

- 正常な生理的骨代謝においては，骨内に存在する増殖因子が隣接する骨芽細胞に作用するが，骨転移が存在する場合には，これら増殖因子は腫瘍細胞の増殖や生存に使用されることで，骨形成が減少する．

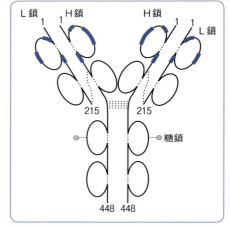

図6-1 デノスマブの分子構造

デノスマブはIgG2サブクラスに分類され，448アミノ酸残基のH鎖と215アミノ酸残基のL鎖各二分子がそれぞれジスルフィド結合（点線）で結合した糖タンパク質である．太い青線で示したH鎖の31-35, 50-66および99-111番目のアミノ酸と，L鎖の24-35, 51-57および90-98番目のアミノ酸はRANKLに対する特異性をもつ領域である．
（高見正道：日本臨床免疫学会会誌36（3）：164, 2013より）

- 骨転移時には，腫瘍細胞が骨芽細胞を刺激して，腫瘍壊死因子ファミリーに属するサイトカインのRANKLを産生させる．RANKLは破骨細胞の前駆細胞に発現しているRANKに結合して，破骨細胞への分化とその活性化を促し，最終的には骨吸収が亢進していく[2]．この骨吸収の増加ががん細胞の増殖や骨転移形成をより促進させ，さらに骨芽細胞，破骨細胞が活性化を促すという悪性循環が進むことで，骨転移の進行が起こる（図6-2）．

- 抗RANKL抗体であるデノスマブは，骨芽細胞や骨間質細胞が分泌するRANKLを捕捉

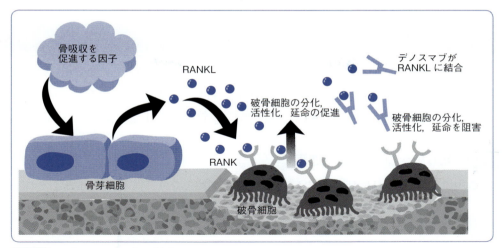

図6-2 デノスマブの作用機序　　　　　　　　　　　　　　　　　　　　　　　　　　　（文献4より改変）

して特異的に結合することで，破骨細胞前駆細胞のRANKへの結合を阻害する．これにより，破骨細胞の分化・活性化・骨吸収を抑制することとなる（図6-2）[3,4]．

2. 骨巨細胞腫とデノスマブの作用機序

- 骨巨細胞腫（giant cell tumor of bone；GCTB）は，20〜40歳代の長幹骨に発症することが多い良性骨腫瘍性疾患である．GCTBは，RANKLを発現する間質細胞と，RANK受容体を発現する破骨細胞様の骨巨細胞から構成されている．これらRANK-RANKLの経路活性化が，GCTBの増殖や活性化に関与していることがわかっている[5]．デノスマブはRANKLに対する特異的抗体薬でありGCTBに対して有効性が示されている．

B. 日本における承認量・投与方法

1. 効能・効果

- 多発性骨髄腫による骨病変および固形がん骨転移による骨病変と骨巨細胞腫（2014年5月23日承認）．

2. 用法・用量

- 通常，多発性骨髄腫による骨病変および固形がん骨転移による骨病変を有する成人にはデノスマブ120 mgを4週間に1回，皮下投与する．

- 骨巨細胞腫に対しては，通常デノスマブ120 mgを第1日，第8日，第15日，第29日，その後は4週間に1回，皮下投与する．なお，120 mg（1回分）の薬価は45,155円．

C. 副作用

- 多発性骨髄腫と，乳癌，前立腺癌以外の進行固形がんを対象とした第Ⅲ相試験における副作用は，悪心（28.2％），貧血（27.6％），呼吸苦（25.1％），倦怠感（24％），便秘（21.8％），嘔吐（21.2％），発熱（15.8％），顎骨壊死（1.1％）などとなっていた[6]．

1. 低カルシウム（Ca）血症

- 2012年4月17日に日本でデノスマブが販売開始となり，同年8月31日までの間に約7,300人の患者に投与されたが，これらのうち，死亡2例を含む重篤な低Ca血症を呈した患者が32例報告された．

- これを受けて，低Ca血症に関しては，安全性速報（ブルーレター）が発行され，5項目の注意喚起（① 投与前に血清補正Ca値を測定し，低Ca血症があれば是正してから開始，② CaおよびビタミンDの経口補充，③ 投与後の血清Caのモニタリング，④ 重度の腎機能障害患者においては慎重投与，⑤ 低Ca血症が認められた場合の適切な処置）がなされている．ブルーレターにおいて，低Ca血症を認めた85例の発症日の報告では，21日目まで連日1例以上での出現が報告されていた．

- デノスマブによる重篤な低Ca血症の発現を軽減するため，血清補正Ca値が高値でない限り，毎日少なくともCaおよび天然型ビタミンDの投与が必要とされている．

- 慢性腎機能障害の患者においては，天然型ビタミンDを活性型ビタミンDへ変換する能力が低下している可能性があり，腎機能障害の程度に応じて天然型ビタミンDの代わりに活性型ビタミンDを補充することが添付文書でも推奨されている[7]．

2. 顎骨壊死

- 顎骨壊死（osteonecrosis of the jaw；ONJ）は，ビスホスホネート製剤とほぼ同頻度で，デノスマブ使用患者の1～2％に認められる．デノスマブに限ったONJのリスク因子はわかっておらず，ビスホスホネート製剤によるONJと同じように対策・治療がなされる[8～10]．

- デノスマブ治療開始前には，歯科医師の診察を受け，治療が必要な歯・歯周病がないことを確認し，もしある場合には，デノスマブ開始前に治療を受けることとする．抜歯などの侵襲的治療後のデノスマブ開始に関して，再生粘膜上皮に覆われる2週間前後か，余裕がある場合には十分な骨性治癒が期待できる2ヵ月前後が望ましいとされている[10]．

- ONJの主な症状・所見・治療を表6-1に示す．特に，下口唇を含むオトガイ部（下顎）

表6-1 ONJのステージとその治療法

	ステージング	治療法
ステージ0 (注意期)	骨露出/骨壊死は認めない オトガイ部の知覚異常（Vincent症状），口腔内瘻孔，深い歯周ポケット，単純X線写真で軽度の骨溶解を認める	抗菌性洗口剤の使用 瘻孔や歯周ポケットに対する洗浄 局所的な抗菌薬の塗布・注入
ステージ1	骨露出/骨壊死を認めるが，無症状 単純X線写真で骨溶解を認める	抗菌性洗口剤の使用 瘻孔や歯周ポケットに対する洗浄 局所的な抗菌薬の塗布・注入
ステージ2	骨露出/骨壊死を認める 痛み，膿排出などの炎症症状を伴う 単純X線写真で骨溶解を認める	病巣の細菌培養検査，抗菌薬感受性テスト，抗菌性洗口剤と抗菌薬の併用 難治例：併用抗菌薬療法，長期抗菌薬療法，連続静注抗菌薬療法
ステージ3	ステージ2に加えて，皮膚瘻孔や遊離腐骨を認める 単純X線写真で進展性骨溶解を認める	新たに正常骨を露出させない最小限の壊死骨掻爬，骨露出/壊死骨内の歯の抜歯，栄養補助剤や点滴による栄養維持，壊死骨が広範囲に及ぶ場合：辺縁切除や区域切除

(文献10より)

の知覚異常（Vincent症状）は，骨露出よりも前にみられる予兆症状であるとされる[10]．ONJが起こった後のbone modifying agent（BMA）に関しては，BMAによるがん治療の継続を優先すべきであるが，骨転移のコントロール状況も加味して検討する必要があるとされている[10]．

3. 腎機能障害

- ビスホスホネート製剤と比べて腎機能障害（0.1％であり）の頻度は少ない．

- 腎機能障害患者を対象とした海外の薬物動態試験（腎機能正常者12例および腎機能障害患者43例に本剤60 mgを単回皮下投与した試験）の結果，デノスマブは腎機能による薬剤投与量調整が不要であるとされている[11]．

- グレードによらない低Ca血症の発症頻度は，Ccr 30 mL/min未満の重度腎機能障害患者と透析を必要とする末期腎不全患者で5/17例（29.4％），正常腎機能から中等度腎機能障害患者では5/38例（13.2％）と，腎機能が悪い患者で高いことも報告されている[11]．添付文書上は，腎機能障害患者における投与は慎重投与となっている．

D. エビデンスの概要

1. 骨転移に対するデノスマブ

- 骨転移に対するデノスマブの効果について，ゾレドロン酸（zoledronic acid）との比較で，これまでに三つの第Ⅲ相ランダム化比較試験が行われている[6,12,13]．対象患者は

Lesson 2. 肉腫化学療法のキードラッグを理解する

それぞれ，乳癌[12]，前立腺癌[13]，多発性骨髄腫と乳癌，前立腺癌以外の進行固形がん[6]という三つであった．

- 多発性骨髄腫と，乳癌，前立腺癌以外の進行固形腫瘍を対象とした第Ⅲ相試験では，1,776名の患者（非小細胞肺癌40％，多発性骨髄腫10％，腎細胞癌9％，肺小細胞癌6％，その他固形がん5％）が対象となった[6]．3試験の論文中には記載がないが，PMDAへの申請資料において軟部肉腫患者はデノスマブ群に18例，ゾレドロン酸群に13例が含まれていると記載されている．

- 主要評価項目はSRE（skeletal related event）の発現とされ，「骨転移に伴う病的骨折」，「骨転移に伴う脊髄圧迫」，「骨への放射線治療の追加」，「骨への外科的手術の追加」の4項目のうちいずれかが起こることがSRE発現とされた．

- 二次評価項目は疼痛の悪化（2段階以上のBrief Pain Inventory Scoreの悪化），試験開始後3,5ヵ月目時点でのオピオイド未使用または弱オピオイド使用者が強オピオイド使用に悪化しているかどうか，無痛または軽度の疼痛患者が中等度から強い疼痛に悪化しているかどうかが評価された．

- 進行固形がんを対象とした試験の結果では主要評価項目であるSRE発現に関して，デノスマブのゾレドロン酸に対するリスク比0.84（95％ CI 0.71～0.98）であり非劣性（$p=0.0007$）は証明されたが，優越性は統計学的に有意な差にはならなかった（$p=0.06$）（図6-3）．

- 骨転移に対する二つの第Ⅲ相比較試験〔乳癌を対象とした試験（n=2,046），前立腺癌を対象とした試験（n=1,901）〕では，デノスマブのゾレドロン酸に対する非劣性と優越性がともに示されている．

- 骨転移に対する三つの第Ⅲ相ランダム化比較試験の統合解析において，初回SRE発現までの期間中央値はゾレドロン酸が19.5ヵ月に対してデノスマブは27.7ヵ月であり，デノスマブのゾレドロン酸に対する非劣性と優越性がともに示されている[14]．

- 骨転移に対する三つの第Ⅲ相ランダム化比較試験の二次評価項目の検討では，疼痛スコアの2点以上の悪化までの期間はゾレドロン酸4.7ヵ月に対してデノスマブは5.6ヵ月と有意に長かった（$p=0.02$）．また，無痛の患者が中等度から強度の疼痛発症に至るまでの期間もゾレドロン酸3.4ヵ月に対してデノスマブは4.7ヵ月と有意に長かった（$p=0.04$）．3試験の結果から，一つのSREを抑えるのに必要なデノスマブ1年使用のnumber needed to treat（NNT）は3，ゾレドロン酸の代わりにデノスマブを1年使用して一つのSREを抑えるNNTは10.4という結果が示されている[15]．

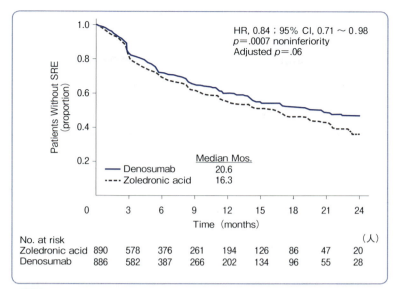

図6-3 多発性骨髄腫と乳癌，前立腺癌以外の進行固形がんを対象としたデノスマブとゾレドロン酸の比較：初回SREまでの期間

(文献6より)

2. 骨巨細胞腫に対するデノスマブ

- GCTBは，20〜40歳代の長幹骨に発症することが多い良性骨腫瘍性疾患である．1972年から2008年（2004年と2005年除く）の日本での新規発症患者は2,541人と報告されている．

- 通常は良性腫瘍に分類されるが，外科切除後も20〜50％で局所再発を認め，10％は悪性化をきたし，1〜4％で肺転移を起こす[16,17]．

- GCTBに対する治療は根治切除が第一選択ではあるが，局所進行または遠隔転移症例において，全身治療が試されてきている．デノスマブのGCTBに対する治療効果は二つの第Ⅱ相試験が報告されている．

a) Thomasらの報告

- 最初の試験は，Thomasらが2010年に少数例を対象として報告した非盲検の第Ⅱ相試験である[18]．

- 再発・切除不能GCTB患者を対象として120 mgのデノスマブを28日ごと（初回投与月のみ8日目と15日目にローディング投与）に，皮下注が施行された．主要評価項目は奏効であり，組織学的に90％以上の腫瘍の消失か，標的病変において25週間時点での画像上の悪化を認めないこととされた．

Lesson 2. 肉腫化学療法のキードラッグを理解する

- 評価可能の 35 例中，30 例（85.7 ％）（組織学的評価を行った 20 例のうち 20 例，画像評価のみの 15 例のうち 10 例）で奏効を認めた．現在，この試験の長期成績，再発が追跡評価中である．この試験での主な副作用として，四肢，背部，頭部いずれかの疼痛を認めた．

b) Chawla らの報告

- 2013 年に，Chawla らによる大規模な非盲検第 II 相試験の中間解析の結果が報告された[19]．

- 282 人の患者が 3 種類のコホートに分けられた．コホート 1 に手術で完全切除できない GCTB 患者，コホート 2 に手術による完全切除は可能だが障害を残す可能性が高い患者，コホート 3 には先に行われたデノスマブ試験から移行した患者集団を組み込んだ．

- 主要評価項目はデノスマブの安全性（有害事象と検査値異常）とされた．二次評価項目はコホート別の検討（病勢進行までの期間や，6 ヵ月時点で外科手術の必要性の割合）を評価した．

- 試験治療として 120 mg のデノスマブを 28 日ごと（初回投与月のみ 8 日目と 15 日目にローディング投与）に，皮下注で投与された．結果は，追跡期間中央値 13 ヵ月において，コホート 1 の 169 例のうち 163 例（96.4 ％）の患者において病勢悪化を認めなかった．コホート 2 の 100 例のうち，74 例（74.0 ％）がデノスマブ投与後に手術不要となった．さらに手術を受けた患者 26 例においても，16 例（61.5 ％）は計画よりも非侵襲的手術にとどまった．

- 治療プロトコールの基準に基づいた客観的な腫瘍効果は，全体の 72 ％の症例で認められた．この試験における副作用としては，顎骨壊死 1 ％（3 例），高 Ca 血症 5 ％（15 例）を認めたが，低 Ca 血症や低リン（P）血症はともに 0.01 ％未満の頻度であった．

- 上記二つの試験でも認められたが，GCTB のデノスマブ治療後に骨形成性の変化を認めることが多い[20]．今後は，PET-CT を用いた治療効果判定も考慮されている[18]．

[下井辰徳，米盛　勧]

参考文献

1) Weilbaecher KN, Guise TA, McCauley LK：Cancer to bone：a fatal attraction. Nat Rev Cancer, 11（6）：411-425, 2011.
2) Kearns AE, Khosla S, Kostenuik PJ：Receptor activator of nuclear factor kappaB ligand and osteoprotegerin regulation of bone remodeling in health and disease. Endocr Rev, 29（2）：155-192, 2008.
3) Von Moos R, Haynes I：Where Do Bone-Targeted Agents RANK in Breast Cancer Treatment?. J Clin Med, 2：89-102, 2013.

4) Lewiecki EM, Bilezikian JP：Denosumab for the treatment of osteoporosis and cancer-related conditions. Clin Pharmacol Ther, 91（1）：123-133, 2012.
5) Raskin KA, Schwab JH, Mankin HJ, et al.：Giant cell tumor of bone. J Am Acad Orthop Surg, 21（2）：118-126, 2013.
6) Henry DH, Costa L, Goldwasser F, et al.：Randomized, double-blind study of denosumab versus zoledronic acid in the treatment of bone metastases in patients with advanced cancer（excluding breast and prostate cancer）or multiple myeloma. J Clin Oncol, 29（9）：1125-1132, 2011.
7) ランマーク添付文書．添付文書.pdf.（2014）. at〈http://www.info.pmda.go.jp/go/pack/3999435A1020_1_10/〉
8) Ruggiero SL, Dodson TB, Assael LA, et al.：American Association of Oral and Maxillofacial Surgeons position paper on bisphosphonate-related osteonecrosis of the jaws--2009 update. J Oral Maxillofac Surg, 67（5 Suppl）：2-12, 2009.
9) Sigua-Rodriguez EA, da Costa Ribeiro R, de Brito AC, et al.：Bisphosphonate-related osteonecrosis of the jaw：a review of the literature. Int J Dent, 192320, 2014.
10) ビスフォスフォネート関連顎骨壊死検討委員会：ビスフォスフォネート関連顎骨壊死に対するポジションペーパー（改訂追補 2012 年版）. J Bone Miner Metab, 28：2012.
11) Block GA, Bone HG, Fang L, et al.：A single-dose study of denosumab in patients with various degrees of renal impairment. J Bone Miner Res, 27（7）：1471-1479, 2012.
12) Stopeck AT, Lipton A, Body JJ, et al.：Denosumab compared with zoledronic acid for the treatment of bone metastases in patients with advanced breast cancer：a randomized, double-blind study. J Clin Oncol, 28（35）：5132-5139, 2010.
13) Fizazi K, Carducci M, Smith M, et al.：Denosumab versus zoledronic acid for treatment of bone metastases in men with castration, resistant prostate cancer：a randomised, double-blind study. Lancet, 377（9768）：813-822, 2011.
14) Lipton A , Fizazi K, Stopeck AT, et al.：Superiority of denosumab to zoledronic acid for prevention of skeletal-related events：a combined analysis of 3 pivotal, randomised, phase 3 trials. Eur J Cancer, 48（16）：3082-3092, 2012.
15) Vadhan-Raj S, von Moos R, Fallowfield LJ, et al.：Clinical benefit in patients with metastatic bone disease：results of a phase 3 study of denosumab versus zoledronic acid. Ann Oncol, 23（12）：3045-3051, 2012.
16) Klenke FM, Wenger DE, Inwards CY, et al.：Giant cell tumor of bone：risk factors for recurrence. Clin Orthop Relat Res, 469（2）：591-599, 2011.
17) Szendröi M：Giant-cell tumor of bone. J Bone Joint Surg Br, 86：5-12, 2004.
18) Thomas D, Henshaw R, Skubitz K, et al.：Denosumab in patients with giant-cell tumour of bone：an open-label, phase 2 study. Lancet Oncol, 11（3）：275-280, 2010.
19) Chawla S, Henshaw R, Seeger L, et al.：Safety and efficacy of denosumab for adults and skeletally mature adolescents with giant cell tumour of bone：interim analysis of an open-label, parallel-group, phase 2 study. Lancet Oncol, 14（9）：901-908, 2013.
20) Chakarun CJ, Forrester DM, Gottsegen CJ, et al.：Giant cell tumor of bone：review, mimics, and new developments in treatment. Radiographics, 33（1）：197-211, 2013.

Lesson 2. 肉腫化学療法のキードラッグを理解する

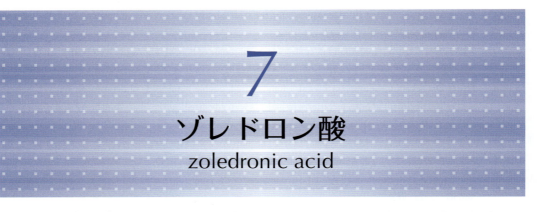

7 ゾレドロン酸
zoledronic acid

A. 構造式、作用機序ならびに代謝経路

1. 構造式

● ビスホスホネート（bisphosphonate；BP）はピロリン酸 P-O-P の骨格を P-C-P に変更したもので，側鎖にさまざまな修飾をすることで数多くの BP が開発されている．骨基質に高い親和性があり，体内に入るとほとんどが骨に集中する．R1 側鎖にアミノ基をもつ BP（アミノビスホスホネート aminobisphosphonates；amino-BP）は最初に開発された BP であるエチドロネート，クロドロネートよりも 100 倍以上の活性をもち，特に環状構造を導入したゾレドロン酸（zoledronic acid）は今までのところ最も活性が高い[1]（図7-1）．

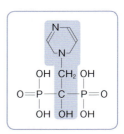

図7-1 ゾレドロン酸の構造式

2. 作用機序

● 抗破骨細胞作用：破骨細胞に取り込まれた BP は破骨細胞のアポトーシスを誘導し，こ

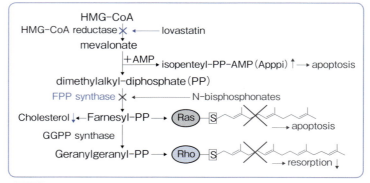

図7-2 アミノビスホスホネートの分子作用機序（メバロン酸経路）

82

れがBPの破骨細胞抑制の主な作用機序と考えられている．アポトーシス誘導の機序としてはamino-BPがメバロン酸経路におけるファルネシルピロリン酸（FPP）合成酵素を阻害し，small G proteinの活性化を阻害することによるとされ（図7-2），実際にin vitroでのFPP合成酵素阻害活性の最も高いゾレドロン酸が破骨細胞阻害作用も最も高いことが報告されている（図7-3)[2]．

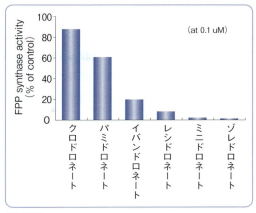

図7-3　ビスホスホネートによるファルネシルピロリン酸（FPP）合成酵素阻害

- 骨転移抑制効果：種々の骨転移モデルにおいてゾレドロン酸は著明に骨転移の形成および進展を抑制する．例えば，Coreyらは前立腺癌の溶骨性転移モデル（PC3）と造骨性骨転移モデルを作成し，その両方でゾレドロン酸が骨転移の形成を抑制することを示した[3]．

- 抗腫瘍効果[4]：主に培養がん細胞を用いた実験でBP，特にゾレドロン酸が直接がん細胞に作用して増殖抑制，アポトーシスの誘導，遊走の阻害，骨基質への接着阻害，MMP（matrix metalloproteinase）の産生抑制など，さらに血管新生阻害を引き起こすことが報告されている．またin vivoの実験でも乳癌の骨以外への転移抑制，子宮頸癌の発がん抑制などを起こすことが報告されている．

　肉腫細胞についても，特に骨肉腫細胞，Ewing肉腫細胞について増殖抑制効果が報告されている．例えば，Dassらはゾレドロン酸によりin vitroにて骨肉腫細胞のアポトーシス，浸潤抑制を認め，マウスモデルにおいて原発腫瘍，肺転移，骨破壊を抑制することが報告されている[5]．

3. 代　謝

- BPは体内では代謝されず，ほぼすべて未変化体が尿中に排泄される．ゾレドロン酸は投与後24時間で約40％が尿中に排泄され，残りはほとんどが骨に蓄積し，数百日かけて徐々に尿に排泄される．

B. 臨床効果

1. 骨転移の頻度，特徴

- がんの骨転移は生命予後に大きな影響を及ぼさないが，激しい痛みや，病的骨折，脊髄

圧迫による麻痺症状，高カルシウム血症，手術などの骨有害事象（skeletal-related events；SRE）により患者のQOLが著しく低下し，さらには死亡リスクが上昇する場合もある．著者らの施設において1990年代に乳癌骨転移患者256例を1,184日間追跡して調査したところ，骨痛が77.5％，病的骨折が39.2％，麻痺が9.8％，高カルシウム血症が40.9％，骨に対する放射線治療が60.6％の発現率であった．骨転移は，それ自体が致命的となることは少ないものの，上記の骨合併症によるQOLの低下につながるため，骨転移の発現・進行をいかに防ぐかが重要である．

- 一方，肉腫の骨転移についてはまとまったデータはほとんどない．Vincenziらのイギリス，イタリアにおける多施設後ろ向き研究では，転移性軟部肉腫患者1,250例中135例に放射線学的に確認された骨転移が認められた．組織型は平滑筋肉腫，UPS，血管肉腫が比較的多く，部位は椎体が50％，骨盤が20％，四肢が15％であった．SREは40％の患者に認められ，RT 38％，病的骨折22％，脊髄圧迫13％，高カルシウム血症35％，緩和的手術21％であった[6]．

2. 骨転移の機序

- 骨に転移したがん細胞が骨髄に侵入してくると，骨形成と骨吸収とのバランスが崩れることで骨病変が進行する．がん細胞は副甲状腺ホルモン関連タンパク（parathyroid hormone-related protein；PTHrP）やさまざまなサイトカインを産生し，骨芽細胞上のreceptor activator of NF-κB ligand（RANKL）の発現を促進させる．また，RANKLを発現するがん細胞があることが報告されている．

- RANKLは破骨細胞前駆細胞/破骨細胞上のRANKと結合し，破骨細胞の形成促進・活性化により骨吸収を亢進させる．すると骨から各種増殖因子が放出され，腫瘍細胞のさらなる増殖や活性亢進が進行する．このように，がん細胞とがん細胞の転移した骨との間には「悪循環」が成立している（図7-4）[7]．したがって，破骨細胞による骨吸収が骨転移の成立および進展に重要な役割を果たしており，破骨細胞の機能を抑制することが骨転移の重要な治療戦略として確立されつつある．

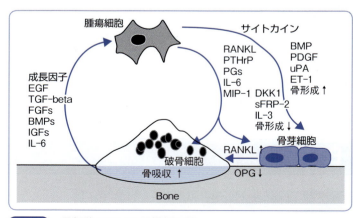

図7-4　骨転移における骨微細環境

C. ゾレドロン酸の臨床データ

- 悪性骨病変・骨転移に対する治療については，まず標準薬であったパミドロネート（pamidronate）90 mgとゾレドロン酸4 mg（または8 mg）との比較試験が乳癌骨転移および骨髄腫骨病変の患者において行われ，乳癌患者においてゾレドロン酸がSREを20％減少させた（$p=0.025$）[8]．その後日本では乳癌骨転移患者においてプラセボとゾレドロン酸4 mgとの比較試験が行われ，ゾレドロン酸はSREを41％減少させた[9]．また，去勢抵抗性前立腺癌の骨転移[10]あるいは乳癌，前立腺癌以外の固形がん骨転移[11]におけるプラセボとの比較でもSREを30％程度減少させた．

- ビスホスホネートは腫瘍細胞に対する直接の抗腫瘍効果が期待されているが，特に乳癌患者における再発予防効果について，閉経前乳癌術後患者にホルモン療法とゾレドロン酸（4 mg静注投与6ヵ月ごと）を併用することにより，骨転移のみでなく局所も含めた再発を予防できると報告された（図7-5）[12]．また，骨髄腫においてもゾレドロン酸が生存を改善させると報告されている[13]．

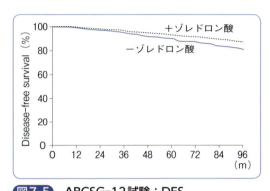

図7-5　ABCSG-12試験：DFS

（文献12より）

- 肉腫におけるゾレドロン酸の臨床効果に関する報告は非常に少ない．Vincenziらの後ろ向き研究[6]では，骨転移に対する治療として60％でBP（ゾレドロン酸あるいはパミドロネート）が使用され，BPが使用された症例と使用されなかった症例では生存期間中央値が7ヵ月 vs. 5ヵ月（$p=0.105$），SRE発現までの期間中央値が5ヵ月 vs. 2ヵ月（$p=0.002$）とBP使用により改善傾向がみられた．

　　SiddiquiらはVDC〔ビンクリスチン（vincristine；VCR）＋ドキソルビシン（doxorubicin；ADR）＋シクロホスファミド（cyclophosphamide；CPA）〕-IE〔イホスファミド（ifosfamide；IFO）＋エトポシド（etoposide；VP-16）〕，CPA＋topotecanに抵抗性で全身性骨病変のあるEwing肉腫の患者にイリノテカン（irinotecan）＋テモゾロミド（temozolomide）に加えてゾレドロン酸を投与することにより，骨病変と疼痛の著明な改善をきたした症例を報告している[14]．Goldsbyらは転移性骨肉腫患者におけるゾレドロン酸＋化学療法のfeasibility studyを行い，MTDは2.3 mg/m^2（max 4 mg）と報告している[15]．

Lesson 2. 肉腫化学療法のキードラッグを理解する

D. 副作用

- BP の副作用で最も高頻度なのは，特に1回目の点滴でみられる発熱，頭痛，食欲低下，脱力，ときに骨痛の一時的悪化である．これはゾレドロン酸を含む amino-BP に特徴的であり，BP の刺激により単球・マクロファージから種々のサイトカインが放出される acute phase reaction と考えられている[16]．報告にもよるが 30〜55％に認められる．多くは1回目の点滴のみだが，ときに続けて認められる患者がいる．ほとんどの患者では1，2日で改善し，また NSAIDs などでコントロール可能なため，このために中止する必要はない．開始時に患者によく説明し，NSAIDs を処方しておく．

- 骨吸収抑制による低カルシウム血症・低リン血症が起こる可能性はあるが，臨床的に問題になるのは1％以下である．ときにビタミンD欠乏，低マグネシウム血症，あるいはアミノグリコシド系薬や利尿薬の併用などにより臨床的な低カルシウム血症が報告されている．低リン血症は高カルシウム血症に対する治療時に起こることがほとんどである[17]．

- ゾレドロン酸投与例ではときに血清 Cr の軽度上昇が認められ，まれに腎不全が報告されている[18]．病理学的には主に尿細管障害が認められている．ゾレドロン酸とパミドロネートあるいはゾレドロン酸とプラセボとの比較試験では有意な腎機能の悪化は認められていないが，最近の骨転移患者における RANKL 抗体（デノスマブ denosumab）との比較試験では，ゾレドロン酸はデノスマブと比較して有意な腎機能障害の増加が報告されている[19]．Ccr 低下に伴う投与量減量が推奨されている．

- 特に静注 BP の副作用として顎骨壊死（bisphosphonate-related osteonecrosis of jaw, BRONJ または ONJ）が問題になっている．わが国でも日本骨代謝学会を中心に ONJ のポジションペーパーが作成された[20]．

［高橋俊二］

参考文献

1) Fleisch H: Bisphosphonates in bone disease. From the laboratory to the patient. (ed 3rd edition). New York, The Parthenon Publishing Group Inc., 1997.
2) Dunford JE, Thompson K, Coxon FP, et al.: Structure-activity relationships for inhibition of farnesyl diphosphate synthase *in vitro* and inhibition of bone resorption in vivo by nitrogen-containing bisphosphonates. J Pharmacol Exp Ther, 296：235-242, 2001.
3) Corey E, Brown LG, Quinn JE, et al.: Zoledronic acid exhibits inhibitory effects on osteoblastic and osteolytic metastases of prostate cancer. Clin Cancer Res, 9：295-306, 2003.
4) Gnant M, Clezardin P: Direct and indirect anticancer activity of bisphosphonates: a brief review of published literature. Cancer Treat Rev, 38：407-415, 2012.

5) Dass CR, Choong PF：Zoledronic acid inhibits osteosarcoma growth in an orthotopic model. Mol Cancer Ther, 6：3263-3270, 2007.
6) Vincenzi B, Frezza AM, Schiavon G, et al.：Bone metastases in soft tissue sarcoma：a survey of natural history, prognostic value and treatment options. Clin Sarcoma Res, 3：6, 2013.
7) Yoneda T, Hiraga T：Crosstalk between cancer cells and bone microenvironment in bone metastasis. Biochem Biophys Res Commun, 328：679-687, 2005.
8) Rosen LS, Gordon D, Kaminski M, et al.：Long-term efficacy and safety of zoledronic acid compared with pamidronate disodium in the treatment of skeletal complications in patients with advanced multiple myeloma or breast carcinoma：a randomized, double-blind, multicenter, comparative trial. Cancer, 98：1735-1744, 2003.
9) Kohno N, Aogi K, Minami H, et al.：Zoledronic acid significantly reduces skeletal complications compared with placebo in Japanese women with bone metastases from breast cancer：a randomized, placebo-controlled trial. J Clin Oncol, 23：3314-3321, 2005.
10) Saad F, Gleason DM, Murray R, et al.：Long-term efficacy of zoledronic acid for the prevention of skeletal complications in patients with metastatic hormone-refractory prostate cancer. J Natl Cancer Inst, 96：879-882, 2004.
11) Rosen LS, Gordon D, Tchekmedyian S, et al.：Zoledronic acid versus placebo in the treatment of skeletal metastases in patients with lung cancer and other solid tumors: a phase Ⅲ, double-blind, randomized trial--the Zoledronic Acid Lung Cancer and Other Solid Tumors Study Group. J Clin Oncol, 21：3150-3157, 2003.
12) Gnant M, Mlineritsch B, Schippinger W, et al.：Endocrine therapy plus zoledronic acid in premenopausal breast cancer. N Engl J Med, 360：679-691, 2009.
13) Morgan GJ, Davies FE, Gregory WM, et al.：First-line treatment with zoledronic acid as compared with clodronic acid in multiple myeloma（MRC Myeloma Ⅸ）：a randomised controlled trial. Lancet, 376：1989-1999, 2010.
14) Siddiqui T, Marsh Rde W, Allegra C, et al.：Effective salvage treatment of recurrent Ewing sarcoma utilizing chemotherapy and zoledronic acid. Clin Adv Hematol Oncol, 8：499-504, 2010.
15) Goldsby RE, Fan TM, Villaluna D, et al.：Feasibility and dose discovery analysis of zoledronic acid with concurrent chemotherapy in the treatment of newly diagnosed metastatic osteosarcoma: a report from the Children's Oncology Group. Eur J Cancer, 49：2384-2391, 2013.
16) Dicuonzo G, Vincenzi B, Santini D, et al.：Fever after zoledronic acid administration is due to increase in TNF-alpha and IL-6. J Interferon Cytokine Res, 23：649-654, 2003.
17) Major PP, Coleman RE：Zoledronic acid in the treatment of hypercalcemia of malignancy：results of the international clinical development program. Semin Oncol, 28：17-24, 2001.
18) Perazella MA, Markowitz GS：Bisphosphonate nephrotoxicity. Kidney Int, 74：1385-1393, 2008.
19) Stopeck AT, Lipton A, Body JJ, et al.：Denosumab compared with zoledronic acid for the treatment of bone metastases in patients with advanced breast cancer：a randomized, double-blind study. J Clin Oncol, 28：5132-5139, 2010.
20) Yoneda T, Hagino H, Sugimoto T, et al.：Bisphosphonate-Related Osteonecrosis of the Jaw：Position Paper from the Allied Task Force Committee of Japanese Society for Bone and Mineral Research, Japan Osteoporosis Society, Japanese Society of Periodontology, Japanese Society for Oral and Maxillofacial Radiology and Japanese Society of Oral and Maxillofacial Surgeons. J Bone Miner Metab, 2010.

Lesson 2. 肉腫化学療法のキードラッグを理解する

8 エトポシド
etoposide（VP-16）

A. 構造・作用機序

1. 構造式

- メギ科の植物 *Podophyllum peltatum*（アメリカミヤオソウ）あるいは *P. emodi*（ヒマラヤハッカクレン）の根茎から抽出した結晶性成分であるポドフィロトキシンを原料とし，1966年に合成された抗がん剤である（図8-1）.

2. 作用機序

- エトポシド（etoposide；VP-16）は，DNA複製時に「ねじれ」や「歪み」を修復するためにDNAを切断・再結合する「トポイソメラーゼ」の阻害薬である．トポイソメラーゼには1本鎖を切断するⅠ型酵素（topo Ⅰ）と2本鎖を切断するⅡ型酵素（topo Ⅱ）があり，VP-16は，topo Ⅱ阻害薬に属する．

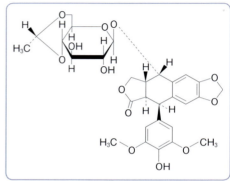

図8-1 エトポシドの構造式

- トポイソメラーゼはDNAと結合して1本鎖あるいは2本鎖を切断した後，DNA鎖の切断面と共有結合して，共有結合複合体（cleavable complex）を形成する．DNA修復後にこの結合が解かれ，切断されたDNAは再結合する．この一連の反応を cleavage / religation 反応という．トポイソメラーゼ阻害薬は topo Ⅰ や topo Ⅱ に作用し，cleavage complex のまま DNA を集積させる．その結果，細胞分裂が停止して，アポトーシスが誘導される．

- topo Ⅱ阻害薬には，2本鎖DNAへ直接結合する（intercalate）ことにより，DNA合成を阻害する作用を併せ持つ薬剤もある．両者を併せ持つものをインターカレーター，

topoⅡ阻害作用のみを有するものを非インターカレーターと称する．VP-16は非インターカレーターのトポイソメラーゼⅡ阻害薬である．

- 薬物動態に関しては，VP-16静注後，血中濃度は2相性に減少する．96％が血漿タンパク質と結合し，半減期は4〜11時間である．

B. 適応・用法・副作用・使用上の注意

1. 適応

- さまざまな臨床試験の結果から，多くの悪性腫瘍の化学療法において使用される．

- 肺小細胞癌，悪性リンパ腫，急性白血病，睾丸腫瘍，膀胱癌，絨毛性疾患，胚細胞腫瘍（精巣腫瘍，卵巣腫瘍，性腺外腫瘍）に加え，小児悪性固形腫瘍（Ewing肉腫ファミリー腫瘍，横紋筋肉腫，神経芽腫，網膜芽腫，肝芽腫その他肝原発悪性腫瘍，腎芽腫その他腎原発悪性腫瘍など）に対する他の抗悪性腫瘍薬との併用療法が保険収載されている．

2. 用法

- 経口投与および経静脈投与の2剤形がある．

- 非水溶性であり，静脈投与するためにはポリソルベート80などの溶媒を必要とする．VP-16の投与時にはあらかじめ100 mg当たり250 mL以上の生理食塩水などの輸液に混和し（0.4 mg/mL濃度以下），30分以上かけて点滴静注する．

3. 副作用

- 主たる毒性は骨髄抑制であり，その他に中等度の嘔気，脱毛や過敏症などがある．

4. 使用上の注意

- 腎からの排泄が56％，胆汁からが44％であるため，肝機能障害患者のみならず，腎機能障害患者に対しても用量調節が必要となる．

C. 肉腫におけるエビデンス

- 肉腫の治療においては，骨肉腫やEwing肉腫，横紋筋肉腫などの軟部肉腫に対しても用いられる．いずれも単剤でのエビデンスは乏しく，多剤併用療法で用いられる．

Lesson 2. 肉腫化学療法のキードラッグを理解する

表8-1 骨肉腫に対するエトポシドを含むレジメンの治療効果

レジメン	対象	症例数	奏効割合(%)	無増悪生存期間	全生存期間	文献
経口VP-16 (50 mg/m^2, day 1〜20)	進行/再発	8	12.5			10)
IFO (3 g/m^2, day 1〜4) VP-16 (75 mg/m^2, day 1〜4)	再発	27	48			11)
IFO (3.5 g/m^2, day 1〜5) VP-16 (100 mg/m^2, day 1〜5)	初発	43	59	2yr PFS：43 %	2yr OS：55 %	12)
CPA (500 mg/m^2, day 1〜5) VP-16 (100 mg/m^2, day 1〜5)	再発	14	28.5			13)
CPA (4 g/m^2, day 1) VP-16 (200 mg/m^2, day 2〜4)	再発	26	19	4 mo PFS：42 %	1yr OS：50 %	14)
IFO (1,800 mg/m^2, day 1〜5) CBDCA (400 mg/m^2, day 1〜2) VP-16 (100 mg/m^2, day1〜5)	再発	35	36		1yr OS：41 % 2yr OS：26 %	6)
IFO (2.5 g/m^2, day 1〜3) VP-16 (150 mg/m^2, day 1〜3) MTX (8 g/m^2, day 10〜14)	再発	15	62		MST：18 mo	15)

PFS：progression free survival（無増悪生存期間），OS：overall survival（全生存期間），MST：median survival time（生存期間中央値）

1. 骨肉腫

- 骨肉腫の化学療法では，VP-16は再発症例に対して用いられる．

- 初回治療ではドキソルビシン（doxorubicin；ADR），シスプラチン（cisplatin；CDDP），メトトレキサート（methotrexate；MTX），イホスファミド（ifosfamide；IFO）の4剤を組み合わせた治療が広く行われる．セカンドライン以降の治療としては，上記4剤に加え，ドセタキセル（docetaxel；DOC）やゲムシタビン（gemcitabine；GEM），シクロホスファミド（cyclophosphamide；CPA），カルボプラチン（carboplatin；CBDCA），VP-16などを組み合わせた多剤併用療法が行われるが，再発症例の予後は現在も厳しい．NCCN（National Comprehensive Cancer Network）の骨肉腫に対するガイドラインでは，VP-16を用いたレジメンとして，IFO＋VP-16，CPA＋VP-16，IFO＋CBDCA＋VP-16（ICE），High-dose MTX（HD-MTX）＋VP-16＋IFOがあげられている．

- 表8-1に骨肉腫に対し，VP-16を用いた臨床試験の結果を示すが，長期的な予後はまだ不良であり，いずれのレジメンにおいても，Grade 3以上の血液毒性が高率に認められていることから，予防的G-CSF投与を含め，治療に際しては十分な注意が必要である．

- 術前化学療法にVP-16を用いた臨床試験も行われている．術前化学療法としてMTX＋CDDP＋ADRを行い，効果不良群に対しIFOを追加することで予後が改善する可能性が示唆された[1, 2]．現在，JCOG0905試験よる検証が行われているが，海外ではさらにIFOにVP-16を追加した臨床試験（EURAMOS I）も行われており，その結果が待たれる．

2. Ewing肉腫

- Ewing肉腫は，外科的切除や放射線治療単独による局所療法のみの予後は不良であったが，化学療法を併用することで生存期間の延長が得られた．化学療法の歴史は古く，1970年代にビンクリスチン（vincristine；VCR）やCPA，アクチノマイシンD（actinomycin；Act-D）が用いられるようになり，さらにADRが追加され，VDCA（VCR＋ADR＋CPA＋Act-D）療法が標準治療となった．

- その後，再発症例に対するIFOの効果が報告され，1987年にIFO＋VP-16併用療法の有効性が証明された[3]．この結果をふまえ，2003年に初回治療としてVDCA療法とIFO＋VP-16療法を交互に行う交替療法の有効性が検討された．その結果，限局期症例においては，5年無増悪生存率が交替療法群で69％，VDCA単独群で54％（$p=0.005$），5年全生存率もそれぞれ，72％と61％（$p=0.01$）と有意に延長させ，標準治療となった[4]．

- 進展期症例においても同様に，VDCA/IFO＋VP-16による化学療法が行われているが，前述の臨床試験をはじめ，これまでのところ進展期症例に対するIFO＋VP-16の追加効果は示されていない．

- 交替療法ではなくVCR＋IFO＋ADR＋VP-16の4剤を組み合わせたVIDE療法も治療強度を強めた導入化学療法として用いられている[5]．

- 再発症例に対するレジメンとしては，前述のIFO＋VP-16や，IFO＋CBDCA＋VP-16（ICE）療法（奏効率：48％，1年生存率：43％，2年生存率：33％）[6]があげられ，VP-16はEwing肉腫におけるキードラッグの一つといえる．

3. 横紋筋肉腫

- 軟部肉腫については，主に非多形型の横紋筋肉腫でVP-16が用いられる．小児においては，VCR＋ADR＋CPAが標準治療であるが，治療効果を高めるため，新規抗がん剤を組み合わせたさまざまな臨床試験が行われている．

- 現時点では確立されたレジメンはなく，VP-16を用いたレジメンとしては，IFO＋VP-16[7]，VCR＋ADR＋CPA/IFO＋VP-16交替療法[8]，CBDCA＋VP-16[9]などが報告されている．

［久保寿夫，田端雅弘］

Lesson 2. 肉腫化学療法のキードラッグを理解する

参考文献

1) Iwamoto Y, Tanaka K, Isu K, et al.：Multiinstitutional phase Ⅱ study of neoadjuvant chemotherapy for osteosarcoma（NECO study）in Japan：NECO-93J and NECO-95J, J. Orthop. Sci, 14（4）：397-404, 2009.
2) Ferrari S, Ruggieri P, Cefalo G, et al.：Neoadjuvant chemotherapy with methotrexate, cisplatin, and doxorubicin with or without ifosfamide in nonmetastatic osteosarcoma of the extremity：an Italian sarcoma group trial ISG/OS-1, J Clin Oncol, 30（17）：2112-2118, 2012.
3) Miser JS, Kinsella TJ, Triche TJ, et al.：Ifosfamide with mesna uroprotection and etoposide: an effective regimen in the treatment of recurrent sarcomas and other tumors of children and young adults, J Clin Oncol, 5（8）：1191-1198, 1987.
4) Grier HE, Krailo MD, Tarbell NJ, et al.：Addition of ifosfamide and etoposide to standard chemotherapy for Ewing's sarcoma and primitive neuroectodermal tumor of bone, N Engl J Med, 348（8）：694-701, 2003.
5) Ladenstein R, Pötschger U, Le Deley MC, et al.：Primary disseminated multifocal Ewing sarcoma: results of the Euro-EWING 99 trial, J Clin Oncol, 28（20）：3284-3291, 2010.
6) Van Winkle P, Angiolillo A, Krailo M, et al.：Ifosfamide, carboplatin, and etoposide（ICE）reinduction chemotherapy in a large cohort of children and adolescents with recurrent/refractory sarcoma: the Children's Cancer Group（CCG）experience, Pediatr. Blood Cancer, 44（4）：338-347, 2005.
7) Breitfeld PP, Lyden E, Raney RB, et al.：Ifosfamide and etoposide are superior to vincristine and melphalan for pediatric metastatic rhabdomyosarcoma when administered with irradiation and combination chemotherapy：a report from the Intergroup Rhabdomyosarcoma Study Group, J Pediatr Hematol Oncol, 23（4）：225-233, 2001.
8) Arndt CAS, Hawkins DS, Meyer WH, et al.：Comparison of Results of a Pilot Study of Alternating Vincristine/Doxorubicin/Cyclophosphamide and Etoposide/Ifosfamide With IRS-IV in Intermediate Risk Rhabdomyosarcoma：A Report From the Children's Oncology Group, no. August 2006, pp. 33-36, 2008.
9) Klingebiel T, Pertl U, Hess CF, et al.：Treatment of children with relapsed soft tissue sarcoma：report of the German CESS/CWS REZ 91 trial, Med Pediatr Oncol, 30（5）：269-275, 1998.
10) Kebudi R, Görgün O, Ayan I：Oral etoposide for recurrent/progressive sarcomas of childhood, Pediatr. Blood Cancer, 42（4）：320-324, 2004.
11) Gentet J, Demaille MC, Pein F, et al.：Ifosfamide and Etoposide in Childhood Osteosarcoma . A Phase Ⅱ Study of the French Society of Paediatric Oncology, 33（2）：232-237, 1997.
12) Goorin BAM, Harris MB, Bernstein M, et al.：Phase Ⅱ/Ⅲ Trial of Etoposide and High-Dose Ifosfamide in Newly Diagnosed Metastatic Osteosarcoma：A Pediatric Oncology Group Trial, J Clin Oncol, 20（2）：426-433, 2002.
13) Rodríguez-Galindo CB, Daw NC, Kaste SC, et al.：Treatment of Refractory Osteosarcoma With Fractionated Cyclophosphamide and Etoposide, J Pediatr Hematol Oncol, 24（4）：250-255, 2009.
14) Berger M, Massimo B, Grignani G, et al.：Phase 2 trial of two courses of cyclophosphamide and etoposide for relapsed high-risk osteosarcoma patients, Cancer, 115（13）：2980-2987, 2009.
15) Michelagnoli MP, Lewis IJ, Gattamaneni HR, et al.：Ifosfamide/etoposide alternating with high-dose methotrexate: evaluation of a chemotherapy regimen for poor-risk osteosarcoma, Br J Cancer, 79（7-8）：1174-1178, 1999.

9 タキサン系
taxane

A. 構造・作用機序

1. タキサン総論

- タキサン製剤とはタキサン環をもつ化合物で，抗腫瘍活性のある物質を剤化したものであるタキサン taxane，もしくはタキソイド taxoid と呼ばれる一連の化合物，タキサン環 taxane-ring と呼ばれる構造をもつジテルペン化合物のことを指し（図9-1），現在，乳癌，卵巣癌，非小細胞肺癌，子宮体癌，胃癌，食道癌，前立腺癌に適応がある．

- 1963年，北米西岸原産の樹木でイチイ属の一種である，*Taxus brevifolia* の樹皮からの抽出物に抗腫瘍活性があることが見いだされた．1971年，抗腫瘍活性を示す活性成分であるパクリタキセル（paclitaxel；PTX）が同定された．1979年，Schiff らにより PTX

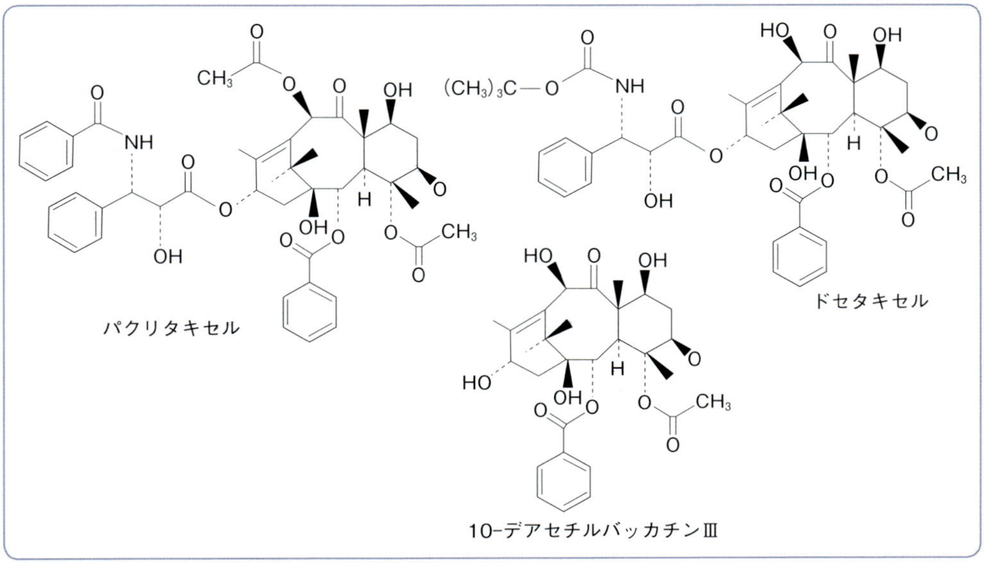

図9-1 タキサン製剤の構造

の作用機序であるチューブリンの重合促進と微小管の脱重合阻害（安定化）が明らかにされ（p.162参照），アメリカでは1992年，日本では1997年に承認された．

- ドセタキセル（docetaxel；DOC）はフランスで開発され，イチイ属の *Taxusbaccata* の針状葉から抽出された10-デアセチルバッカチンⅢ（この物質には抗腫瘍活性はない）から半合成された．1992年にアメリカ，フランスで承認され，日本では1997年に承認された．

- PTXも10-デアセチルバッカチンⅢより半合成することが可能となり，ともに安定して供給が行える．現在では技術的にはともに全合成が可能となっているがコストの問題から半合成されている．

2. 作用機序

- 主な作用機序は，微小管の脱重合阻害による細胞増殖の抑制である．分裂装置の主体である微小管は細胞分裂の際に，チューブリンのαサブユニットとβサブユニットが，二量体を形成し重合反応により微小管を形成する．形成された微小管に結合・脱重合してチューブリンに戻ること（脱重合）を阻害して微小管を安定化することで細胞周期をG2/M期で停止，細胞死を誘導させる．

B. 有害事象

- インフュージョンリアクションは両剤にみられる重要な有害事象である．多くの場合は点滴開始後5～10分後に発現し，症状は嘔気，嘔吐，呼吸困難感，胸内苦悶感，喘息様症状，発熱，蕁麻疹，紅斑，ショックである．添加物のポリオキシエチレンヒマシ油（クレモホール®EL），ポリソルベート80による非特異的な反応が主な原因とされる．ステロイドと抗ヒスタミン薬の前投薬を行うことで，25～30％の出現割合を3％以下に抑制できる．また，過敏性反応は初回投与時に多い．コース数が多くなるにつれ出現頻度は低くなるが発症の可能性があることから，PTX投与前には必ず前投薬が行われる[1]．

- 過敏性反応出現時の対策：PTXによる過敏性反応の出現頻度は投与時間と反比例し，投与時間が長ければ減少する．3時間投与16.1％，6時間投与9.3％，24時間投与9.1％であり[2]，過敏性反応出現後の投与再開時には点滴速度を遅くする．再発率は軽微なものも含めても7％程度である．

- 投与法には，以下の二つがあり，簡便な後者を用いて過敏性反応が出現した患者には，次コースから前者を行う．
  ・フルプレメディケーション：PTX投与6時間前・12時間前に副腎皮質ステロイド，

30分前にH₁ブロッカーとH₂ブロッカーを投与する.
・ショートプレメディケーション：PTX投与30分前に，副腎皮質ステロイド，H₁ブロッカー，H₂ブロッカーの3剤を投与.

- 好中球減少は，PTX 80 %，DOC 90 %，grade 4に達するのは，それぞれ50 %，80 %とDOCに強く多く発現する．好中球減少性発熱の発症頻度も2 %，10 %とDOCに比較的高い．前治療が行われていない患者では，通常，投与後8日目程度で生じ，15日から21日目頃に回復する．PTX毎週投与などの少量頻回投与では骨髄抑制は軽減される．

- 神経障害はDOCでは20 %前後の発症率で軽度であるが，PTXでは60 %前後と高く，grade 3以上のものも7 %程度にみられると報告されている．

- 筋肉痛・関節痛はPTXの60 %にみられ，投与後72時間以内に始まり2〜4日間続く．

- 脱毛は1コース目の投与後2週間を過ぎた頃よりDOCでは70 %，PTXでは90 %近い患者にみられ始める．

- 浮腫はDOCに多い副作用であり，四肢末梢の浮腫のみならず胸水・腹水をきたすこともある．コースごとの体重測定が早期発見に結びつく．一般に，DOCの蓄積投与量が400 mg/m²を超えてから出現することが多い．予防法として，投与前日からのステロイド投与が推奨されている[3]．

- 悪心や嘔吐，下痢などの消化器毒性は低頻度であるが報告されている．

C. 臨床試験のエビデンス

1. ドセタキセル＋ゲムシタビン併用療法

- 二次治療としてのDOC単剤（100 mg/m²，3週ごと）を検討した29症例での第Ⅱ相試験では奏効率17 %であった[4]．一次治療でDOCまたはドキソルビシン（doxorubicin；ADR），二次治療で，他の治療にクロスオーバーを行った第Ⅱ相試験では，一次治療および二次治療におけるDOCの奏効率は0 %であった[5]．このため肉腫に対して，DOC単独療法はほとんど行われていない．

- DOC＋ゲムシタビン（gemcitabine；GEM）併用療法の最初の報告は子宮平滑筋肉腫29症例，消化管原発平滑筋肉腫5症例の報告で3例の完全奏効を含む奏効率は53 %，以前にADRによる治療を受けた症例の50 %が奏効した．また，無増悪生存期間中央値5.6ヵ月，全生存期間17.9ヵ月であった[6]．GEM単独療法の奏効率が21 %なので，この奏効率の高さはGEMとDOCの相乗効果であると考えられる．最近の報告では，

Lesson 2. 肉腫化学療法のキードラッグを理解する

平滑筋肉腫以外の肉腫にも奏効を示している[7, 8]．例えばDOC＋GEM併用療法の133症例の後ろ向きレビュー（平滑筋肉腫76症例，その他の肉腫57症例，全症例の17％が化学療法未治療）では，全奏効率は18％（平滑筋肉腫24％，その他の肉腫10％），12ヵ月生存率51％，24ヵ月生存率15％であった[8]．

- GEM単独療法とDOC＋GEM併用療法を比較する多施設第Ⅱ相試験が行われている[9]．GEMは，固定された用量速度（10 mg/m^2/分）で投与された．すべての患者は，予防的にG-CSFを使用した．治療群は，GEM単独療法に49例，DOC＋GEM併用療法に73例登録された．GEM単独療法とDOC＋GEM併用療法では，それぞれ，24週以上の病勢コントロール率（主要評価項目）27％ vs. 32％，奏効率16％ vs. 8％，無増悪生存期間6.2ヵ月 vs. 3ヵ月，全生存期間17.9ヵ月 vs. 11.5ヵ月であった．組織型では平滑筋肉腫と未分化多形性肉腫に効果が高かった．しかし，DOC＋GEM併用療法はより毒性が高く，有意に多くの患者が毒性により治療を中止していた．

- 転移性子宮平滑筋肉腫46症例，子宮原発以外の平滑筋肉腫44症例，計90症例によるGEM単独療法とDOC＋GEM併用療法とを比較したランダム化第Ⅱ相試験（TAXO-GEM study）が行われた[10]．子宮平滑筋肉腫の奏効率は，GEM単独療法とDOC＋GEM併用療法19％ vs. 24％，無増悪生存期間中央値4.7ヵ月 vs. 5.5ヵ月で，ほぼ同等であり，子宮原発以外の平滑筋肉腫では，GEM単独療法とDOC＋GEM併用療法の奏効率14％ vs. 5％，無増悪生存期間中央値は6.3ヵ月 vs. 3.8ヵ月であり，GEM単独療法のほうが良かった．このため，子宮原発以外の平滑筋肉腫に併用療法のメリットは，ほとんど認められない．

- また併用療法において，DOCの肺毒性および難治性末梢性浮腫は，重篤な有害事象である[11, 12]．好中球減少症は，予防的G-CSFの使用により，発熱性好中球減少症の発症は低かった[9]．しかし，DOC＋GEM併用療法はGEM単独療法と比較して，明らかに有害事象による中止が多い．

- 現時点でDOC＋GEM併用療法は，再発進行子宮原発平滑筋肉腫では一次治療または二次治療で，ADR単剤やGEM単剤とともに治療の選択肢の一つと考えられている[13]．しかし，その他の進行再発軟部肉腫においては二次治療以降のオプションといえる．

2. 血管肉腫

- 肉腫では，単剤としてタキサンは抗腫瘍活性はない[5, 14, 15]．しかしPTXは，進行血管肉腫に有効である[16〜21]．血管肉腫についての報告のほとんどは，PTXについてであり，DOCは，転移性または局所進行血管肉腫についての症例報告で有効性が報告されているのみである[22]．

- Fata らは，PTX 175 mg/m^2，3 週間ごとの治療が頭皮血管肉腫 9 例中 8 例の患者に奏効を認めたことを報告した[18]．無増悪生存期間中央値は 5 ヵ月であった．Schlemmer らは，転移性血管肉腫の患者の 3 週間ごとまたは毎週のレジメンによる PTX 療法を報告した．奏効は，32 例中 20 例でみられ，完全寛解は 1 例に認められた．無増悪生存期間中央値は 7.6 ヵ月，奏効率は，頭皮や皮膚血管肉腫の患者で 8 症例中 6 症例，他の原発部位では 24 症例中 14 症例であった[23]．多くのケース・レポートで，頭皮または乳房原発の転移進行血管肉腫治療のタキサンの有効性を報告している[19, 24]．

- PTX 毎週投与の有効性は第Ⅱ相試験により確認された．奏効率は約 20％，無増悪生存率は 3 ヵ月で約 75％，6 ヵ月で 24％であった．有効率は，化学療法の未治療患者および前治療のある患者で同等であった．局所進行した 3 例で一括切除が可能であった．2 例で，病理学的完全奏効が得られ，その他の 1 例で残存腫瘍細胞は 5％未満であった[20]．

[松田正典，勝俣範之]

参考文献

1) Markman M, Kennedy A, Webster K, et al.：Paclitaxel-associated hypersensitivity reactions：experience of the gynecologic oncology program of the Cleveland Clinic Cancer Center. J Clin Oncol, 18（1）：102-105, 2000.
2) Weiss RB, Donehower RC, Wiernik PH, et al.：Hypersensitivity reactions from taxol. J Clin Oncol, 8（7）：1263-1268, 1990.
3) Piccart MJ, Klijn J, Paridaens R, et al.：Corticosteroids significantly delay the onset of docetaxel-induced fluid retention：final results of a randomized study of the European Organization for Research and Treatment of Cancer Investigational Drug Branch for Breast Cancer. J Clin Oncol, 15（9）：3149-3155, 1997.
4) van Hoesel QG, Verweij J, Catimel G, et al.：Phase Ⅱ study with docetaxel（Taxotere）in advanced soft tissue sarcomas of the adult. EORTC Soft Tissue and Bone Sarcoma Group. Ann Oncol, 5（6）：539-542, 1994.
5) Verweij J, Lee SM, Ruka W, et al.：Randomized phase Ⅱ study of docetaxel versus doxorubicin in first-and second-line chemotherapy for locally advanced or metastatic soft tissue sarcomas in adults：a study of the european organization for research and treatment of cancer soft tissue and bone sarcoma group. J Clin Oncol, 18（10）：2081-2086, 2000.
6) Hensley ML, Maki R, Venkatraman E, et al.：Gemcitabine and docetaxel in patients with unresectable leiomyosarcoma：results of a phase Ⅱ trial. J Clin Oncol, 20（12）：2824-2831, 2002.
7) Leu KM, Ostruszka LJ, Shewach D, et al.：Laboratory and clinical evidence of synergistic cytotoxicity of sequential treatment with gemcitabine followed by docetaxel in the treatment of sarcoma. J Clin Oncol, 22（9）：1706-1712, 2004.
8) Bay JO, Ray-Coquard I, Fayette J, et al.：Docetaxel and gemcitabine combination in 133 advanced soft-tissue sarcomas：a retrospective analysis. Int J Cancer, 119（3）：706-711, 2006.
9) Maki RG, Wathen JK, Patel SR, et al.：Randomized phase Ⅱ study of gemcitabine and docetaxel compared with gemcitabine alone in patients with metastatic soft tissue sarcomas：results of sarcoma alliance for research through collaboration study 002［corrected］. J Clin Oncol, 25（19）：2755-2763, 2007.

Lesson 2. 肉腫化学療法のキードラッグを理解する

10) Pautier P, Floquet A, Penel N, et al.：Randomized multicenter and stratified phase Ⅱ study of gemcitabine alone versus gemcitabine and docetaxel in patients with metastatic or relapsed leiomyosarcomas：a Federation Nationale des Centres de Lutte Contre le Cancer（FNCLCC）French Sarcoma Group Study（TAXOGEM study）. Oncologist, 17（9）：1213-1220, 2012.

11) Azzoli CG, Miller VA, Ng KK, et al.：Gemcitabine-induced peripheral edema：report on 15 cases and review of the literature. Am J Clin Oncol, 26（3）：247-251, 2003.

12) Dunsford ML, Mead GM, Bateman AC, et al.：Severe pulmonary toxicity in patients treated with a combination of docetaxel and gemcitabine for metastatic transitional cell carcinoma. Ann Oncol, 10（8）：943-947, 1999.

13) Gupta AA, Yao X, Verma S, et al.：Chemotherapy（gemcitabine, docetaxel plus gemcitabine, doxorubicin, or trabectedin）in inoperable, locally advanced, recurrent, or metastatic uterine leiomyosarcoma：a clinical practice guideline. Curr Oncol, 20（5）：e448-454, 2013.

14) Köstler WJ, Brodowicz T, Attems Y, et al.：Docetaxel as rescue medication in anthracycline-and ifosfamide-resistant locally advanced or metastatic soft tissue sarcoma：results of a phase Ⅱ trial. Ann Oncol, 12（9）：1281-1288, 2001.

15) Pivot X, Chevreau C, Cupissol D, et al.：Phase Ⅱ trial of paclitaxel-epirubicin in patients with recurrent soft-tissue sarcoma. Am J Clin Oncol, 25（6）：561-564, 2002.

16) Skubitz KM：Phase Ⅱ trial of pegylated-liposomal doxorubicin（Doxil）in sarcoma. Cancer Invest, 21（2）：167-176, 2003.

17) Lorigan P, Verweij J, Papai Z, et al.：Phase Ⅲ trial of two investigational schedules of ifosfamide compared with standard-dose doxorubicin in advanced or metastatic soft tissue sarcoma：a European Organisation for Research and Treatment of Cancer Soft Tissue and Bone Sarcoma Group Study. J Clin Oncol, 25（21）：3144-3150, 2007.

18) Fata F, O'Reilly E, Ilson D, et al.：Paclitaxel in the treatment of patients with angiosarcoma of the scalp or face. Cancer, 86（10）：2034-2037, 1999.

19) Nagano T, Yamada Y, Ikeda T, et al.：Docetaxel：a therapeutic option in the treatment of cutaneous angiosarcoma：report of 9 patients. Cancer, 110（3）：648-651, 2007.

20) Penel N, Bui BN, Bay JO, et al.：Phase Ⅱ trial of weekly paclitaxel for unresectable angiosarcoma：the ANGIOTAX Study. J Clin Oncol, 26（32）：5269-5274, 2008.

21) Fury MG, Antonescu CR, Van Zee KJ, et al.：A 14-year retrospective review of angiosarcoma：clinical characteristics, prognostic factors, and treatment outcomes with surgery and chemotherapy. Cancer J, 11（3）：241-247, 2005.

22) Isogai R, Kawada A, Aragane Y, et al.：Successful treatment of pulmonary metastasis and local recurrence of angiosarcoma with docetaxel. J Dermatol, 31（4）：335-341, 2004.

23) Schlemmer M, Reichardt P, Verweij J, et al.：Paclitaxel in patients with advanced angiosarcomas of soft tissue：a retrospective study of the EORTC soft tissue and bone sarcoma group. Eur J Cancer, 44（16）：2433-2436, 2008.

24) Mano MS, Fraser G, Kerr J, et al.：Radiation-induced angiosarcoma of the breast shows major response to docetaxel after failure of anthracycline-based chemotherapy. Breast, 15（1）：117-118, 2006.

10 イマチニブ
imatinib

肉腫におけるエビデンス

- イマチニブ（imatinib, STI-571, 商品名グリベック®）は，慢性骨髄性白血病（CML）やフィラデルフィア染色体陽性急性リンパ性白血病（Ph＋ALL）の病因となる Bcr-Abl, KIT（CD 117）陽性消化管間質腫瘍（GIST）の病因となる KIT, および好酸球増多症候群/慢性好酸球性白血病（HES/CEL）の病因の一つである FIP1L1-PDGFRαのチロシンキナーゼを選択的に阻害する分子標的治療薬である（図10-1）．

- 臨床的には ph 1 染色体陽性の CML において，イマチニブの高い奏効率が報告されてきた[1,2]．

- KIT 陽性の GIST においては広くその有効性が知られており，Demetri ら[3] は GIST 患者 147 例に対し，400～600 mg の投与で 79 例（53.7 %）に partial response（PR），41 例（27.9 %）が stable disease（SD）であったと報告し，81.6 %に有効性が示された．

- 肉腫のエビデンスについてはこれまでに四つの第Ⅱ相前向き研究の報告[4～7]がなされている．

- Bond ら[4] は再発性，進行性の小児発生骨肉腫，Ewing 肉腫，滑膜肉腫，線維形成小円形細胞腫瘍（DSRCT），神経芽細胞腫などの症例に対してイマチニブ 440 mg/m² の内服投与を行っているが，評価できた 59 例のうち，52 例が progression disease（PD）と評価され，Ewing 肉腫の 1 例のみが PR であったと報告しており，隆起性皮膚線維肉腫（DFSP）以外での肉腫の有効性は見いだせなかったとしている．

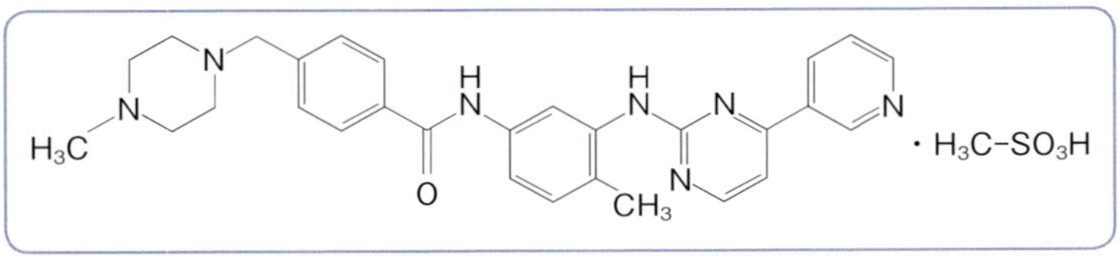

図10-1　イマチニブの構造式

- Chugh ら[5] は185例の10種類のさまざまな肉腫に対しイマチニブ600 mg/日投与による腫瘍縮小効果を評価しているが，complete response（CR）は1例，PRは3例であったと報告した．いずれの組織型も10〜20 %の奏効率にとどまったとしており，4ヵ月でSDであった症例を含めた臨床的奏効（clinical benefit response）を示した症例は28例（15.1 %）であった．

- Heinrich ら[6] は186例の腫瘍を対象とし，KIT, PDGFRA, PDGFRBのキナーゼの発現と臨床的なイマチニブに対する反応性との関連性を評価したが，相関は得られなかったとしており，臨床的にPR以上の反応性を示したのはDFSP, HES, 骨髄増殖性疾患であったと報告している．

表10-1 組織型別のイマチニブに対する奏効率

組織型	症例数	CR	PR	RR（%）
滑膜肉腫	46	0	2	4.3
Ewing肉腫	45	0	1	2.2
線維肉腫	16	0	1	6.3
骨肉腫	40	0	0	0
類上皮肉腫	2	0	0	0
軟骨肉腫	9	0	0	0
未分化多型肉腫	31	0	1	3.2
隆起性皮膚線維肉腫	13	4	6	76.9
脊索腫	6	0	0	0
平滑筋肉腫	40	1	0	2.5
脂肪肉腫	42	0	1	2.4
血管肉腫	18	0	0	0
横紋筋肉腫	4	0	0	0
デスモイド	20	0	2	10
線維形成小円形細胞腫瘍	15	0	0	0
神経線維肉腫	3	0	0	0
悪性末梢神経鞘腫	7	0	0	0
消化管間質腫瘍	1	0	0	0
神経芽細胞腫	10	0	0	0
計	368	5	14	5.2

CR：complete response, PR：partial response, RR：response rate

（文献7より改変）

- わが国においては医師主導型治験[7] としてイマチニブの有効性が検討されたが，イマチニブ600 mg/日投与時の腫瘍縮小効果（奏効率）は4.5 %であり，PR以上の縮小効果の得られた症例は滑膜肉腫の1例のみであった．さらにイマチニブ800 mg/日への増量例においてもイマチニブの有効性は示されなかった．

- これら四つの前向き研究として報告された症例をまとめてみると，**表10-1**のようになる．イマチニブの反応率はDFSPでは13例中4例がCR, 6例がPRで76.9 %と最も有効性が示された．その他，デスモイドでは20例中2例がPRで反応率10 %であり，線維肉腫では16例中PRは1例で反応率6.3 %, 滑膜肉腫では46例中PRは2例で反応率4.3 %, 全体ではCR 5例，PR 14例で反応率5.2 %であった．

- PDGFR陽性のDFSPには高い反応性が示されており，切除不能あるいは転移をきたしたPDGFR陽性のDFSPに対してイマチニブは有用な選択である．

- DFSP以外の肉腫においては，イマチニブ単剤での腫瘍縮小効果は期待しがたく，他の抗がん剤との併用療法における相乗効果を検討する必要がある．

［杉浦英志］

参考文献

1) Drucker BJ, Tamura S, Buchdunger E, et al.：Effects of a selective inhibitor of the Abl tyrosine kinase on the growth of Bcr-Abl positive cells. Nat Med, 2（5）：561-566, 1996.
2) O'Brien SG, Guilhot F, Larson RA, et al.：Imatinib compared with interferon and low-dose cytarabine for newly diagnosed chronic-phase chronic myeloid leukemia. N Engl J Med, 348（11）：994-1004, 2003.
3) Demetri GD, von Mehren M, Blanke CD, et al.：Efficacy and safety of imatinib mesylate in advanced gastrointestinal stromal tumors. N Engl J Med, 347（7）：472-480, 2002.
4) Bond M, Bernstein ML, Pappo A, et al.：A phase II study of imatinib mesylate in children with refractory or relapsed solid tumors：a Children's Oncology Group study. Pediatr Blood Cancer, 50（2）：254-258, 2008.
5) Chugh R, Wathen JK, Maki RG, et al.：Phase II multicenter trial of imatinib in 10 histologic subtypes of sarcoma using a bayesian hierarchical statistical model. J Clin Oncol, 27（19）：3148-3153, 2009.
6) Heinrich MC, Joensuu H, Demetri GD, et al.：Phase II, open-label study evaluating the activity of imatinib in treating life-threatening malignancies known to be associated with imatinib-sensitive tyrosine kinases. Clin Cancer Res, 14（9）：2717-2725, 2008.
7) Sugiura H, Fujiwara Y, Ando M, et al.：Multicenter phase II trial assessing effectiveness of imatinib mesylate on relapsed or refractory KIT-positive or PDGFR-positive sarcoma. J Orthop Sci, 15（5）：654-660, 2010.

11 リダフォロリムス
ridaforolimus

A. 構造・作用機序

- リダフォロリムス（ridaforolimus, MK-8669）は非プロドラッグのラパマイシン誘導体であり，広範囲のヒト腫瘍細胞に対して *in vitro*, *in vivo* において抗腫瘍効果を示す．

- 当初，抗真菌薬として開発され，免疫抑制薬としても利用されるラパマイシン（rapamycin, ラパマイシン誘導体；ラパログ）は，その細胞内標的タンパク質 mTOR（mammalian target of rapamycin）活性を阻害することによって抗腫瘍活性を示す．

B. mTORシグナル伝達系と肉腫

- mTOR はセリン/スレオニンタンパク質リン酸化酵素であり，細胞を取り巻く栄養環境や刺激を感知する細胞内シグナル伝達系の中心的な役割を果たし，タンパク質合成，細胞分裂，血管新生などに深く関与している．

- PI3K-AKT-mTOR 経路の異常が多くの悪性腫瘍で報告されており，抗がん剤の有望な治療標的として開発が進められている[1,2]．

- 第一世代の mTOR 阻害薬として，エベロリムス（everolimus），テムシロリムス（temsirolimus），リダフォロリムスなどがあり，前二者は腎細胞癌の治療薬として承認されている．

- Ewing 肉腫，横紋筋肉腫，平滑筋肉腫など多くの肉腫において，PI3K-AKT-mTOR 経路の異常が見いだされるとともに，その阻害による抗腫瘍効果が示されている[3]．

C. リダフォロリムスの開発

1. 第Ⅰ相試験

- リダフォロリムスを2週間ごとに1日1回5日間連続静脈内投与する第Ⅰ相試験におけ

る最大耐量（maximum-tolerated dose；MTD）は 18.75 mg/日，用量規制毒性（dose-limiting toxicity；DLT）は口内炎（mouth sores）であった[4]．

- 組み入れられた骨軟部肉腫患者 7 例中 6 例（85.7 %）が少なくとも 6 ヵ月間の無増悪を維持し，リダフォロリムスが骨軟部肉腫に対して持続性の抗腫瘍効果をもたらすことが示唆された．

2. 第Ⅱ相試験

- 転移性または切除不能な骨軟部肉腫患者を対象とした第Ⅱ相試験（12.5 mg の 1 日 1 回，5 日間連続静脈内投与）では，212 例中 61 例（28.8 %）が臨床的有効性〔clinical-benefit response（CBR）：CR，PR または 16 週以上の SD〕を示した[5]．

- 無増悪生存期間中央値（median PFS）は 15.3 週，全生存期間中央値（median OS）は 40 週であった．

- 骨軟部肉腫患者を主たる対象として行われたリダフォロリムスの経口投与第Ⅰ/Ⅱa 相試験（40 mg の 5 日間連続投与後 2 日間休薬）で高頻度にみられた副作用は，疲労，粘膜炎，発疹，口内炎，貧血であり，肉腫患者（85 例）の CBR は 27.1 % であった[6]．

3. 第Ⅲ相試験

- promising な第Ⅰ，Ⅱ相試験の結果を基に，転移を有する骨軟部肉腫患者に対してリダフォロリムスを維持療法[7]として投与した際の有効性および安全性を評価する第Ⅲ相試験（SUCCEED 試験）が行われた[8]．

- リダフォロリムス投与群（40 mg の 5 日間連続投与後 2 日間休薬）はプラセボ群に比べて有意な PFS の延長を認めた（median PFS 17.7 週 vs. 14.6 週；HR 0.72，$p = 0.001$）（図11-1）．腫瘍の大きさはプラセボ群が 10.3 % 増大したのに対して，リダフォロリムス群

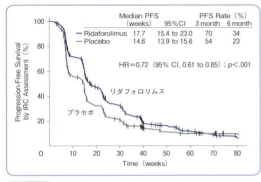

図11-1　無増悪生存率　　　（文献8より）

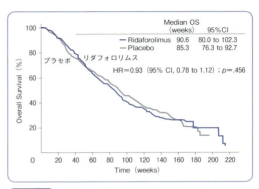

図11-2　全生存率　　　（文献8より）

では1.3％縮小した（$p<0.001$）．全生存期間中央値には有意差は認められなかった（90.6週 vs. 85.3週；HR 0.93，$p=0.456$）（図11-2）．

- リダフォロリムス群で高頻度にみられた副作用は口内炎，感染，疲労，血小板減少，間質性肺炎，発疹などであった．

- 海外での第Ⅲ相試験と並行して，日本では第Ⅱ相試験が行われた[9]．

4. まとめ

- mTOR阻害薬リダフォロリムスは，多くの基礎的，臨床的研究から骨軟部肉腫に対する新たな有効薬剤となることが期待されたが，大規模な国際共同第Ⅲ相試験（SUCCEED試験）の結果[8]，統計学的には有意な抗腫瘍効果が得られたものの，臨床的に意味のある有効性が得られなかったとして，FDAによる承認は得られなかった[10]．

［川井　章］

参考文献

1) Dancey J：mTOR signaling and drug development in cancer. Nat Rev Clin Oncol, 7（4）：209-219, 2010.
2) Blay JY：Updating progress in sarcoma therapy with mTOR inhibitors. Ann Oncol, 22（2）：280-287, 2011.
3) Hernando E, Charytonowicz E, Dudas ME, et al.：The AKT-mTOR pathway plays a critical role in the development of leiomyosarcomas. Nat Med, 13（6）：748-753, 2007.
4) Mita MM, Mita AC, Chu QS, et al.：Phase Ⅰ trial of the novel mammalian target of rapamycin inhibitor deforolimus（AP23573：MK-8669）administered intravenously daily for 5 days every 2 weeks to patients with advanced malignancies. J Clin Oncol, 26（3）：361-367, 2008.
5) Chawla SP, Staddon AP, Baker LH, et al.：Phase Ⅱ study of the mammalian target of rapamycin inhibitor ridaforolimus in patients with advanced bone and soft tissue sarcomas. J Clin Oncol, 30（1）：78-84, 2012.
6) Mita MM, Poplin E, Britten CD, et al.：Phase Ⅰ/Ⅱa trial of the mammalian target of rapamycin inhibitor ridaforolimus（AP23573：MK-8669）administered orally in patients with refractory or advanced malignancies and sarcoma. Ann Oncol, 24（4）：1104-1111, 2013.
7) Ray-Coquard I, Le Cesne A：A role for maintenance therapy in managing sarcoma. Cancer Treat Rev, 38（5）：368-378, 2012.
8) Demetri GD, Chawla SP, Ray-Coquard I, et al.：Results of an international randomized phase Ⅲ trial of the mammalian target of rapamycin inhibitor ridaforolimus versus placebo to control metastatic sarcomas in patients after benefit from prior chemotherapy. J Clin Oncol, 31（19）：2485-2492, 2013.
9) Clinical Trials.gov：http://clinicaltrials.gov/ct2/show/NCT01010672?term＝MK-8669++sarcoma&rank＝4
10) Garrido-Laguna I, Janku F：Ridaforolimus in advanced sarcomas：a leap forward or missed opportunity?. J Clin Oncol, 30（8）：892-893, 2012.

Lesson 3

肉腫化学療法の
多剤併用療法を理解する

Lesson 3. 肉腫化学療法の多剤併用療法を理解する

1

AI療法
(ADR + IFO)

- 高悪性度非円形細胞軟部肉腫に対するキードラッグであるアントラサイクリン系抗悪性腫瘍薬ドキソルビシン（doxorubicin；ADR）と，同じく同疾患群に奏効割合が高いアルキル化薬イホスファミド（ifosfamide；IFO）を組み合わせたレジメンである．

- 非円形細胞肉腫のうち病理組織学的悪性度が高い，深部に局在する，腫瘍径 5 cm 以上であるなどの特性をもつ予後不良例の生命予後改善を志向している[1,2]．

A. 適応・用法

- 転移巣がなく，根治的切除が可能である高悪性度非円形細胞軟部肉腫のうち，大きさ 5 cm 以上，深部発生例など手術単独では生命予後が不良であることが知られている症例が最も良い適応である．本レジメンを術前に適応する理論的根拠は，微小遠隔転移制御による生命予後改善への期待，腫瘍縮小効果による切除縁の確保などである（**図1-1**）[2]．

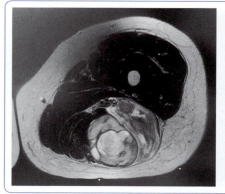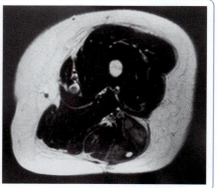

図1-1 本レジメンにより局所制御効果が得られた一例
60歳女性．大腿部未分化多形肉腫．（左）適応前，（右）適応後．

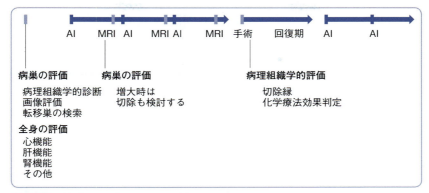

図1-2　治療スケジュールの一例
治療開始時に病理組織学的診断ならびに画像評価を行い，本レジメンを適応する合理性を検証する．心機能などを検索し抗がん剤投与が可能かを注意深く検討する．骨髄抑制からの回復におおよそ3週間の休薬期間が必要である．次コース開始前にMRIにより効果判定を行う．フルオロデオキシグルコースポジトロン断層法（18F-fluorodeoxy glucose positron emission tomography；FDG-PET）など核医学的検索などによる評価を行う施設もある．術前3コース，術後2コースを行った場合約5ヵ月の治療期間が必要である．AI：ADR＋IFO投与

比較的高用量の抗がん剤を使用するため年齢の上限を70歳程度としているが，減量投与を試みる施設もある．

- 病理組織学的に高悪性度であっても，サイズが小さく皮下に局在しているなどの低リスク例は本レジメンによるメリットは小さい．根治的切除により対応する[3]．

- 補助療法として手術と組み合わせる場合の治療の流れを**図1-2**に示す．術前に3コース，術後2～3コース行う．腫瘍の増大する場合は切除を優先する．

- 初診時遠隔転移を有する症例，あるいは切除不能例に対しても患者に有益であるとする報告もあり[4]適応を考慮してもよいが，IFO追加の効果を疑問視する報告もある[5]．

- 入院管理を要し，副作用も強い本レジメンが緩和的化学療法として使用される機会は少ない．

B. レジメンの実際

- 施行前検査項目として，performance status，身長，体重，既往症，肝機能，腎機能，末梢血液生化学的所見，尿，胸部X線写真，安静時12誘導心電図など一般的な全身評価に加えて，心臓超音波検査を行う．

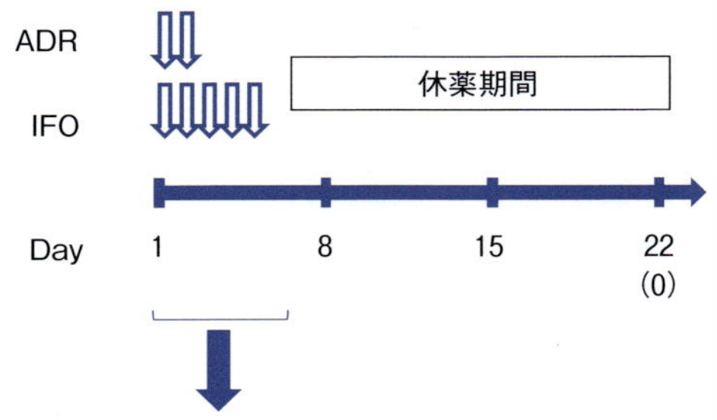

Lesson 3. 肉腫化学療法の多剤併用療法を理解する

時間	薬剤	用量	DAY1	DAY2	DAY3	DAY4	DAY5
10:00～14:00 (精密側管点滴)	IFO 5％ブドウ糖注	2 g/m² 250 mL	↓	↓	↓	↓	↓
14:00 (側管点滴)	ウロミテキサン®注 生理食塩水	400 mg/m² 50 mL	↓	↓	↓	↓	↓
18:00 (側管点滴)	ウロミテキサン®注 生理食塩水	400 mg/m² 50 mL	↓	↓	↓	↓	↓
22:00 (側管点滴)	ウロミテキサン®注 生理食塩水	400 mg/m² 50 mL	↓	↓	↓	↓	↓
15:00～17:00 (精密側管点滴)	ADR 5％ブドウ糖注	30 mg/m² 250 mL	↓	↓			

図1-3　本レジメンの投与スケジュールの一例
G-CSFの投与が必要となる好中球減少がほぼ全例に出現する．コース数を重ねるごとに，赤血球あるいは血小板輸血が必要となる機会が増加する．次回投与時の投与量の減量を検討する．

- 入院管理が必要である．1コース（ADR 60 mg/m²，IFO 10 g/m²）の投与スケジュールを例示する（図1-3）[2]．薬剤投与中は 2,500 mL/m²/day 以上の輸液を行う．IFO 投与前2時間から投与後2時間の計8時間は 600 mL/m²/8 時間以上の尿量を確保する．薬剤投与中は尿中 pH を検査する．pH＜7 である場合には点滴中に輸液1Lに対して炭酸水素ナトリウム（メイロン®）を1A追加する．

- ADRによる心筋障害は総投与量が 450 mg/m² を超えると発生しやすい．施行前の心機能評価，投与量の把握，施行中の心電図モニターなどの対策を行う．本薬剤は起壊死性抗がん剤であり，血管外漏出で壊死をきたす．中心静脈ルートによる投与が推奨される．皮下に漏出した場合ステロイドの局注などで対応する．

- IFO に特有の副作用として出血性膀胱炎がある．IFO の1日投与量の20％のメスナ（mesna）を1日3回静脈内投与し，頻回の尿潜血の検出を行う．尿潜血が持続するときはメスナの増量を行う．

- 白血球減少，血小板減少，貧血などには G-CSF および抗菌薬の投与，赤血球および血小板輸血で，悪心・嘔吐，食欲不振に対しては制吐薬あるいはステロイド投与などで対応する．

C. 肉腫におけるエビデンス

- 切除可能で転移を有さない症例を対象として，本レジメンあるいはADRの立体異性体であるエピルビシン（epirubicin；EPI）とIFOからなるプロトコールの有効性がランダム化比較試験やメタ解析により報告されている（表1-1）[3, 6~11]．

- 日本臨床腫瘍研究グループによる多施設共同研究（JCOG0304）はphase II試験であるが，2，4年累積全生存率が91.4％，81.8％ときわめて良好な成績が得られた[2, 10]．

- 切除不能例あるいは転移を有する症例にも投与が試みられている[4, 5, 12~15]（表1-2）．ADRにIFOを追加した場合，局所奏効割合が上昇する可能性はあるものの，生命予後の明確な改善は報告されていないため，症例や状況を慎重に検討して適応を行う必要がある．

表1-1 切除可能例を対象とした報告

報告	著者	解析方法	デザイン	使用薬剤	概要	文献
2001	Gortzak E	prospective randomized phase III	ADR/IFO vs. no CTx	ADR 50 mg/m² + IFO 5 g/m²×3コース 術前投与	投与量が少ないためかAIの生命予後改善への寄与は確認されず	6)
2001	Frustaci S	prospective randomized phase III	IFO/EPI vs. no CTx	EPI 120 mg/m² + IFO 9 g/m²×5コース 術後投与	ステージの進行した切除可能な高悪性度軟部肉腫においてEPIとIFO切除後投与が生命予後に関する有効性を示した論文	7)
2002	Petrioli R	prospective randomized phase III	IFO/EPI or EPI vs. no CTx	EPI 75 mg/m² (+ IFO 6 g/m²)×4コース 術後投与	切除可能な高悪性度軟部肉腫へのEPIとIFO投与が生命予後などを有意に改善する可能性を示したprospective study	8)
2008	Pervaiz N	meta analysis	ADR vs. ADR/IFO vs. no CTx		切除可能，高悪性度群において化学療法未施行例に比べ施行例で，またADR単独よりもADR/IFOにおいて生命予後の改善が示唆された研究	9)
2011	Tanaka K	phase II (single arm)	ADR/IFO	ADR 60 mg/m² + IFO 10 g/m²×術前3コース 術後2コース	historical controlと比較してきわめて良好な生命予後を得ることができる可能性を示唆，phase IIであるが症例の選択に工夫がみられる	10)
2012	Woll PJ	prospective randomized phase III	ADR/IFO vs. no CTx	ADR 75 mg/m² + IFO 5 g/m²×5コース 術後投与	化学療法による予後改善は提示できず，10 cm以上の症例，grade IIIあるいは四肢局在例に予後改善が期待できる可能性を示唆した	3)
2014	Schenone AD	retrospective	IFO/EPI vs. no CTx		切除可能な高悪性度軟部肉腫へのEPIとIFO投与が生命予後などを有意に改善する可能性を示したretrospective study	11)

Lesson 3. 肉腫化学療法の多剤併用療法を理解する

表1-2 切除不能例あるいは転移例を対象とした報告

報告	著者	解析方法	デザイン	使用薬剤	概要	文献
1993	Edmonson JH	three-armed phase Ⅲ	ADR vs ADR/IFO (vs. ADR/IFO + mitomycin)	ADR 80 mg/m² あるいは ADR 60 mg/m² + IFO 7.5 g/m² など	転移進行例に対するIFOのADRへの追加のresponseの検討，IFOの追加で生存率に差がなかった	12)
1995	Santoro A	prospective randomized phase Ⅲ	ADR vs ADR/IFO (vs. CYVADIC)	ADR 50 mg/m² + IFO 5 g/m² あるいは ADR 75 mg/m² などを3週ごとに投与	IFOの追加でも奏効割合や生存率に差がなかった	13)
2004	Maurel J	phase Ⅱ	ADR/IFO (single arm)	ADR 90 mg/m² 3コース + IFO 12.5 g/m² 3コース	奏効割合38％，無増悪期間中間値24週でありIFOの追加の安全性が確認された	14)
2008	Verma S	meta analysis	IFOを含まないレジメン vs. IFOを含むレジメン		進行例ではIFOのレジメンへの追加は患者の利益にならないことが示されている	5)
2008	Karavasilis V	retrospective	ADR/IFOなど vs. no CTx		レジメンは雑多であるが5ヵ月の生命予後の改善を示唆	4)
2010	Sleijfer S	retrospective	ADR vs. ADR/IFO		局所奏効割合の向上にはIFOの追加が有効であるが生命予後は改善せず，組織学的高悪性度例あるいは滑膜肉腫において奏効割合が良い	15)

CYVADIC：シクロホスファミド，ビンクリスチン，ドキソルビシン，ダカルバジン併用療法

［森井健司］

参考文献

1) Hasegawa T, Yamamoto S, Yokoyama R, et al.：Prognostic significance of grading and staging systems using MIB-1 score in adult patients with soft tissue sarcoma of the extremities and trunk. Cancer, 95（4）：843-851, 2002.

2) Japan Clinical Oncology Group 骨軟部腫瘍グループ：高悪性度非円形細胞軟部肉腫に対する Ifosfamide, Adriamycin による術前術後補助化学療法の第Ⅱ相臨床試験実施計画書（Ver 2.2）．2013．http://www.jcog.jp/document/0304.pdf

3) Woll PJ, Reichardt P, Le Cesne A, et al.：Adjuvant chemotherapy with doxorubicin, ifosfamide, and lenograstim for resected soft-tissue sarcoma（EORTC 62931）：a multicentre randomised controlled trial. Lancet Oncol, 13（10）：1045-1054, 2012.

4) Karavasilis V, Seddon BM, Ashley S, et al.：Significant clinical benefit of first-line palliative chemotherapy in advanced soft-tissue sarcoma：retrospective analysis and identification of prognostic factors in 488 patients. Cancer, 112（7）：1585-1591, 2008.

5) Verma S, Younus J, Stys-Norman D, et al.：Meta-analysis of ifosfamide-based combination chemotherapy in advanced soft tissue sarcoma. Cancer Treat Rev, 34（4）：339-347, 2008.

6) Gortzak E, Azzarelli A, Buesa J, et al.：A randomised phase Ⅱ study on neo-adjuvant chemotherapy for 'high-risk' adult soft-tissue sarcoma. Eur J Cancer, 37（9）：1096-1103, 2001.

7) Frustaci S, Gherlinzoni F, De Paoli A, et al.：Adjuvant chemotherapy for adult soft tissue sarcomas of the extremities and girdles：results of the Italian randomized cooperative trial. J Clin Oncol, 19（5）：1238-1247, 2001.
8) Petrioli R, Coratti A, Correale P, et al.：Adjuvant epirubicin with or without Ifosfamide for adult soft-tissue sarcoma. Am J Clin Oncol, 25（5）：468-473, 2002.
9) Pervaiz N, Colterjohn N, Farrokhyar F, et al.：A systematic meta-analysis of randomized controlled trials of adjuvant chemotherapy for localized resectable soft-tissue sarcoma. Cancer, 113（3）：573-581, 2008.
10) Tanaka K, Mizusawa J, Fukuda H, et al.：Adjuvant and neoadjuvant chemotherapy（NAC）with ifosfamide（IFO）and doxorubicin hydrochloride（ADM）for high-grade soft tissue sarcomas（STS）in the extremities：Japan Clinical Oncology Group study JCOG0304. ASCO Meeting Abstracts 29：10078, 2011.
11) Schenone AD, Luo J, Montgomery L, et al.：Risk-stratified patients with resectable soft tissue sarcoma benefit from epirubicin-based adjuvant chemotherapy. Cancer Med, 3（3）：603-612, 2014.
12) Edmonson JH, Ryan LM, Blum RH, et al.：Randomized comparison of doxorubicin alone versus ifosfamide plus doxorubicin or mitomycin, doxorubicin, and cisplatin against advanced soft tissue sarcomas. J Clin Oncol, 11（7）：1269-1275, 1993.
13) Santoro A, Tursz T, Mouridsen H, et al.：Doxorubicin versus CYVADIC versus doxorubicin plus ifosfamide in first-line treatment of advanced soft tissue sarcomas：a randomized study of the European Organization for Research and Treatment of Cancer Soft Tissue and Bone Sarcoma Group. J Clin Oncol, 13（7）：1537-1545, 1995.
14) Maurel J, Fra J, López-Pousa A, et al.：Sequential dose-dense doxorubicin and ifosfamide for advanced soft tissue sarcomas：a Phase Ⅱ trial by the Spanish Group for Research on Sarcomas（GEIS）. Cancer, 100（7）：1498-1506, 2004.
15) Sleijfer S, Ouali M, van Glabbeke M, et al.：Prognostic and predictive factors for outcome to first-line ifosfamide-containing chemotherapy for adult patients with advanced soft tissue sarcomas：an exploratory, retrospective analysis on large series from the European Organization for Research and Treatment of Cancer-Soft Tissue and Bone Sarcoma Group（EORTC-STBSG）. Eur J Cancer, 46（1）：72-83, 2010.

Lesson 3. 肉腫化学療法の多剤併用療法を理解する

2 MAID療法
(ADR＋IFO＋DTIC)

A. MAID療法の成立の過程

- 軟部肉腫に対してダカルバジン（dacarbazine；DTIC）[1]とドキソルビシン（doxorubicin；ADR）[2]がそれぞれ単剤で有効であることが証明された．

- ADRとDTICとの併用療法（ADIC療法）は，単剤よりも有効であることが報告された[3]．

- ADIC療法にビンクリスチン（vincristine；VCR）を追加したVADIC療法（VCR＋ADR＋DTIC）の有効率はADIC療法並みであったが，CRはさらに多かった[4]．このVADIC療法にシクロホスファミド（cyclophosphamide；CPA）を加えたCYVADIC療法（CPA＋VCR＋ADR＋DTIC）において，56％の有効率が報告された[4]．

- VCRは小児悪性腫瘍にしばしば用いられる薬剤であるが，単独では成人軟部肉腫に対して無効であるとする報告があり[5]，CYVADIC療法からVCRを除いたものがCYADIC療法もしくはCAD療法である．Blumら[6]によれば，本法を軟部肉腫の遠隔転移例に対して用いたところ，CR 17％，PR 39％，NC 22％，PD 22％であったという．

- その後，軟部肉腫に対するイホスファミド（ifosfamide；IFO）の有効性が報告された[7]．単剤ではIFOのほうがCPAよりも有効性が高く，CAD療法のCPAをIFOに代えたのがMAID療法〔メスナ（mesna）＋ADR＋IFO＋DTIC〕である[8]．メスナは抗がん剤ではなく，IFOの出血性膀胱炎の副作用軽減のために加えられたものである．

B. AI療法との比較

- AI療法とMAID療法との違いはDTICの有無である．MAID療法のほうがAI療法よりも薬剤の種類が多いため，副作用の種類はMAID療法のほうが多い．逆に，MAID療法のほうがIFOの投与量が少ないため，IFOに起因する副作用は軽い．

2 MAID（ADR＋IFO＋DTIC）療法

表2-1　MAID療法のレジメン

		1日目	2日目	3日目	4日目	5日目
02：00〜06：00	主管）ヴィーン®F　500 mL		○	○	○	○
06：00〜10：00	主管）ソルデム®3A　500 mL		○	○	○	○
10：00〜13：00	主管）ヴィーン®F　500 mL	○	○	○		
13：00〜16：00	主管）ソルデム®3A　500 mL イホマイド®　1,250 mg/m² ウロミテキサン®　1,250 mg/m²	○	○	○		
16：00〜19：00	主管）ソルデム®3A　500 mL イホマイド®　1,250 mg/m² ウロミテキサン®　1,250 mg/m²	○	○	○		
19：00〜22：00	主管）ヴィーン®F　500 mL	○	○	○		
10：00〜14：00	主管）ヴィーン®F　500 mL				○	
14：00〜18：00	主管）ソルデム®3A　500 mL				○	
18：00〜22：00	主管）ヴィーン®F　500 mL				○	
22：00〜02：00	主管）ソルデム®3A　500 mL	○	○	○	○	
10：00〜10：15	側管）生理食塩水　50 mL アロキシ®　0.75 mg デカドロン®　9.9 mg	○				
10：00〜10：15	側管）生理食塩水　50 mL デカドロン®　6.6 mg		○	○	○	
10：15〜10：45	側管）生理食塩水　50 mL タケプロン®　30 mg	○	○	○		
11：00〜12：00	側管）5％ブドウ糖　100 mL ダカルバジン®　300 mg/m² 遮光	○	○	○		
12：30〜13：00	側管）5％ブドウ糖　100 mL アドリアシン®　20 mg/m²	○	○	○		
21：00〜21：30	側管）生理食塩水　50 mL タケプロン®　30 mg	○	○	○	○	
朝食後に内服	イメンド®カプセル　80 mg　内服		○	○		
10時に内服	イメンド®カプセル　125 mg　内服	○				

- 1コース当たりのIFOの投与量は，MAID療法のほうが少ないため，化学療法の施行可能回数はMAID療法のほうが理論上は多い．

C. 適応・用法

- MAID療法は高悪性度軟部肉腫に対して開発された．今日において，横紋筋肉腫や骨外性Ewing肉腫にはエビデンスレベルの高い確立されたレジメンがある．したがって，MAID療法の適応は，高悪性度非円形細胞肉腫である．補助化学療法の適応症例は切除可能な手術症例，特にⅢ期の症例である．また，切除不能な局所進行例，もしくは遠隔転移例に対して，生存期間の延長を目指して行われる．

Lesson 3. 肉腫化学療法の多剤併用療法を理解する

- MAID 療法の薬剤のうち，ADR と IFO はわが国で軟部肉腫治療の保険適用が得られているが，DTIC は保険適用がない．したがって，わが国の保険医療において MAID 療法は保険適用がない．しかしながら，CYVADIC 療法と同様に欧米では軟部肉腫に対する代表的な標準化学療法である[9]．

- MAID 療法の代表的なレジメンでは，ADR は 20 mg/m^2/日，IFO は 2,500 mg/m^2/日，DTIC は 300 mg/m^2/日を 3 日間にわたり投与する（表 2-1）．

- メスナ（商品名 ウロミテキサン®）は IFO の 60〜100 ％相当を投与する．

D. レジメンの実際・副作用

- 薬剤投与の具体的なレジメンを表 2-1 に示す．

- MAID 療法の薬剤は血管外漏出による副作用があり，補液量も多いので，末梢血管の確保が難しい場合には中心静脈ポートを留置する．

- 日本癌治療学会による『制吐薬適正使用ガイドライン』によれば，DTIC は高度催吐性リスクに，ADR と IFO は中等度催吐性リスクに分類されており，したがって本レジメンは高度催吐性リスクになる．制吐薬としては，アプレピタント（aprepitant，商品名 イメンド®）と 5-HT$_3$ 受容体拮抗薬（アロキシ® など），デキサメタゾン（dexamethasone）を併用する．

- ADR は血管外に漏れると局所の疼痛と組織壊死をきたすので注意が必要である．

- DTIC は光に不安定で，分解産物が血管痛を生じるので，投与直前に溶解するとともに，点滴静注の際には投与ルート全般を遮光する．

- いずれの薬剤も骨髄抑制を生じる．血液検査を適切に行い，好中球減少症（500/μL 以下），または発熱を伴う好中球減少症（1,000/μL 以下）が生じた場合には G-CSF を投与し，好中球が 5,000/μL を超えるまで続ける．

- 発熱性好中球減少症には抗菌薬〔セフェピム（cefepime；CFPM）4 g/日，2 回に分割投与〕を投与する．

- 過去の化学療法で発熱性好中球減少症を生じた既往があれば，好中球減少時に抗菌薬の内服予防投与を行う．抗菌薬としては，レボフロキサシン（levofloxacin；LVFX）（500 mg/日）などを，抗真菌薬としてはフルコナゾール（fluconazole；FLCZ）（100 mg/日）などを投与する．

- 有症状の貧血や Hb 6.0 g/dL 以下の貧血には輸血を行う．30,000/μL 以下の血小板減少には血小板輸血を行う．

- IFO は出血性膀胱炎を生じるので，予防的にメスナを投与するとともに，1 日当たり 3,000 mL 以上の補液を行う．

- IFO は糸球体と尿細管の両方で腎障害を起こす．その意味でも 1 日当たり 3,000 mL 以上の補液を行い，尿量を確保する．また血液検査や尿検査では糸球体機能の評価のために血清 Cr 値と eGFR を計測する．また，尿細管障害の評価のために尿中 NAG 値と Cr 値，β2-マイクログロブリン値を測定する．出血性膀胱炎評価のために，テストテープで尿潜血検査を行う．

- ADR は総投与量が 450 mg/m^2 を超えると不可逆的心筋障害，うっ血性心不全が生じやすくなるといわれており，過去の薬剤投与の既往に留意する．

- IFO は脳症や錐体外路症状を生じることがあり，症状が出現すれば薬剤投与を中止する．

E. 肉腫におけるエビデンス

- 高悪性度非円形細胞軟部肉腫（以下，軟部肉腫）の進行例において，ADR を含む多剤併用療法が ADR 単剤による治療成績を上回ることはなく，今日においても ADR 単剤が標準治療として位置づけられている[10, 11]．

- 切除不能軟部肉腫に対する MAID 療法は，当初は 47 % という高い奏効率が報告された[8]．その後の追跡試験では奏効率が 32 % であり，ADR と DTIC の併用療法よりも PFS が延長しており，一定の効果はあったが，生存率の改善には至らなかったとの報告がある[12]．

- 切除可能軟部肉腫に対する標準的治療は手術による切除であるが，AI 療法（ADR＋IFO）での補助化学療法によって全生存の改善が認められ，AI 療法による補助化学療法の有効性が示されている[13]．AI 療法の薬剤は MAID 療法に含まれる薬剤である．

- 今日においては軟部肉腫に対して施行される化学療法は AI 療法が最も標準的であると考えられるが，MAID 療法は ADR＋DTIC と比較することで IFO の上乗せ効果を評価する形で開発されたため[12]，MAID 療法と AI 療法を直接比較した研究はない．

- 切除可能軟部肉腫に対する MAID レジメンによる補助化学療法による 5 年生存率を過去の報告と比較すると，OAS，DFS ともに過去に報告された他の化学療法よりも良好な成績であったとの報告がある[14]．

［五嶋孝博］

Lesson 3. 肉腫化学療法の多剤併用療法を理解する

参考文献

1) Luce JK, Thurman WG, Isaacs BL, et al.：Clinical trials with the antitumor agent 5-（3, 3-dimethyl-1-triazeno）imidazole-4-carboxamide（NSC-45388）. Cancer Chemother Rep, 54（2）：119-124, 1970.
2) O'Bryan RM, Luce JK, Talley RW, et al.：Phase Ⅱ evaluation of adriamycin in human neoplasia. Cancer, 32（1）：1-8, 1973.
3) Gottlieb JA, Baker LH, Quagliana JM, et al.：Chemotherapy of sarcomas with a combination of adriamycin and dimethyl triazeno imidazole carboxamide. Cancer, 30（6）：1632-1638, 1972.
4) Gottlieb JA, et al.：Adriamycin（NSC-123127）used alone and in combination for soft tissue and bony sarcomas. Cancer Chemother Rep Part 3, 6：271-282, 1975.
5) Pinedo HM：Treatment of advanced soft tissue sarcomas in adults：past, present and future. Therapeutic Progress in Ovarian Cancer, Testicular Cancer and the Sarcomas. van Oosterom A, Muggia FM, Cleton FJ.（ed.）425-438, Leiden University Press, 1980.
6) Blum RH, Corson JM, Wilson RE, et al.：Successful treatment of metastatic sarcomas with cyclophosphamide, adriamycin, and DTIC（CAD）. Cancer, 46（8）：1722-1726, 1980.
7) Bramwell VH, Mouridsen HT, Santoro A, et al.：Cyclophosphamide versus ifosfamide：final report of a randomized phase Ⅱ trial in adult soft tissue sarcomas. Eur J Cancer Clin Oncol, 23（3）：311-321, 1987.
8) Elias A, Ryan L, Sulkes A, et al.：Response to mesna, doxorubicin, ifosfamide, and dacarbazine in 108 patients with metastatic or unresectable sarcoma and no prior chemotherapy. J Clin Oncol, 7（9）：1208-1216, 1989.
9) Walczak BE, Irwin RB：Sarcoma chemotherapy. J Am Acad Orthop Surg, 21（8）：480-491, 2013.
10) Bramwell VH, Anderson D, Charette ML, et al.：Doxorubicin-based chemotherapy for the palliative treatment of adult patients with locally advanced or metastatic soft tissue sarcoma. Cochrane Database Syst Rev, 2003（3）：CD003293.
11) Van Glabbeke M, van Oosterom AT, Oosterhuis JW, et al.：Prognostic factors for the outcome of chemotherapy in advanced soft tissue sarcoma：an analysis of 2,185 patients treated with anthracycline-containing first-line regimens--a European Organization for Research and Treatment of Cancer Soft Tissue and Bone Sarcoma Group Study. J Clin Oncol, 17（1）：150-157, 1999.
12) Antman K, Crowley J, Balcerzak SP, et al.：An intergroup phase Ⅲ randomized study of doxorubicin and dacarbazine with or without ifosfamide and mesna in advanced soft tissue and bone sarcomas. J Clin Oncol, 11（7）：1276-1285, 1993.
13) Pervaiz N, Colterjohn N, Farrokhyar F, et al.：A systematic meta-analysis of randomized controlled trials of adjuvant chemotherapy for localized resectable soft-tissue sarcoma. Cancer, 113（3）：573-581, 2008.
14) Ogura K, Goto T, Imanishi J, et al.：Neoadjuvant and adjuvant chemotherapy with modified masna, adriamycin, ifosfamide, and dacarbazine（MAID）regimen for adult high-grade non-small round cell soft tissue sarcomas. Int J Clin Oncol, 18（1）：170-176, 2013.

3
GEM＋DOC療法
(GEM ＋ DOC)

　ゲムシタビン（gemcitabine；GEM）＋ドセタキセル（docetaxel；DOC）併用療法は主に平滑筋肉腫に対して臨床試験が行われており，その中でも婦人科医が取り扱う子宮原発平滑筋肉腫に対し広く使用されるレジメンである．

A. 肉腫に対するゲムシタビン (表3-1)[1〜8]

- GEMは 2'-deoxycytidine の 2' 位の水素をフッ素に置換した nucleoside 誘導体である．GEM は容易に活性代謝物である dFdCDP や dFdCTP にリン酸化され，この dFdCTP と別のヌクレオチドが DNA 鎖に取り込まれて DNA 鎖伸張が停止する[9]．

- 血漿中の GEM 濃度が 10〜25 μM で GEM 三リン酸塩の細胞内濃度が飽和するため，GEM を投与する際にはより長時間かけて投与することで抗腫瘍効果が高まるという報告がある[10]．

- 膵臓癌に対して行われた GEM 30 分投与と GEM fixed dose rate（FDR）投与との比較第Ⅱ相試験では奏効率，生存期間で FDR 投与が良好であった[11]．

- GEM は通常投与の 30 分投与または，FDR 投与で試験が行われている（表3-1）．なお FDA（米国食品医薬品局）は通常投与で承認している．肉腫における GEM の奏効率は 10％未満と低い．しかし平滑筋肉腫に一部奏効している例もあり，組織型を考慮し使用することもある．

B. GEM＋DOC併用療法

1. GEM＋DOC併用療法の投与法

- *In vitro* のデータでは GEM と DOC の相乗効果が報告されている．特に DOC 投与前にGEM を投与することで相乗効果が増すとされている[12]．

- 第Ⅰ相試験で行われた血中濃度の比較では，DOC 投与後に GEM を投与した場合，

Lesson 3. 肉腫化学療法の多剤併用療法を理解する

表3-1 転移・再発軟部肉腫に対するGEM単剤投与の臨床試験

試験	phase	対象	人数	前治療	GEM	奏効率	無増悪生存期間	生存期間
Merimsky, CCP 2000, 177	pⅡ	STS	18	heavily treated	1,000 mg/m², 7 week, 1 rest	6％ (子宮LMS)	6.2ヵ月	
Okuno, Cancer 2002, 3225	pⅡ	STS	39	1レジメン	1,250 mg/m²(30分), weekly, day1, 8, 15, q28	3％ (子宮LMS)	6ヵ月TTP, 11％	1年OS, 43％
Svancarova, EJC 2002, 556	pⅡ	STS	32	1〜2レジメン	1,250 mg/m²(30分), day1, 8, q21	3％ (LMS)	1.5ヵ月	8.8ヵ月
Okuno, Cancer 2003, 1969	pⅡ	STS	25	first line	1,250 mg/m²(30分), weekly, day1, 8, 15, q28	4％ (epithelioid sarcoma)	13ヵ月	15ヵ月
Look, Gynecol Oncol 2004, 644	pⅡ	子宮LMS	42	1レジメン	1,000 mg/m²(30分), weekly, day1, 8, 15, q28	21％		
Hartmann, Invest New Drugs 2006, 249	pⅡ	STS	15	1レジメン	1,000 mg/m²(30分), weekly, day1, 8, 15, q28	6％	3ヵ月	6ヵ月
Von Burtone, AJCO 2006, 59	pⅡ	STS	36	first line	1,000 mg/m²(30分), weekly	8％(MFH, LMS, 他)	2ヵ月	6ヵ月
Maki, JCO 2007, 2755	RPⅡ	STS	49	median；1レジメン	1,200 (FDR), day 1, 8, q21	8％	3ヵ月	11.5ヵ月

PⅡ：phaseⅡ, RPⅡ：randomised phaseⅡ, STS：soft tissue sarcoma, LMS：leiomyosarcoma, FDR：fixed dose rate

DOC投与前にGEMを投与した場合に比較し，投与後30分と90分でのGEM血中濃度は有意に低かったが，排泄までの時間は長かった[13]．

- 上記結果から，実際のレジメンとしてはday 1, 8にGEMを投与しDOCをday 8に投与する．

- わが国ではGEM，DOCは肉腫に対する保険承認は得ていない．使用する際には適応外使用の手続きが必要となる．

C. 肉腫におけるエビデンス (表3-2, 3-3)[8, 14〜20]

1. 転移・再発肉腫に対するエビデンス

- 多くの試験が平滑筋肉腫を対象に行われている．また，特に子宮原発平滑筋肉腫に対し婦人科領域で臨床試験が行われ，結果は良好である．

- 肉腫全般に対しては奏効率が約10〜15％，平滑筋肉腫（主に子宮原発）に対しては約25〜50％の奏効率である．

表3-2 転移・再発軟部肉腫に対するGEM＋DOC併用療法の臨床試験（軟部肉腫全般）

試験名	phase	対象	人数	前治療	GEM	DOC	奏効率	無増悪生存期間	生存期間
Maki, JCO 2007, 2755	RPⅡ	STS（LMS：40％）	73	median；1レジメン	900 mg/m^2, day 1, 8, q21	100 mg/m^2, day 1, 21	16％	6.2ヵ月	
Fox, Oncologist 2012, 321	PⅡ（途中で中止）	ES, OS, chondrosarcoma	53	?	625 mg/m^2, day 1, 8, q21	75 mg/m^2, day 1, q21	9.4％		
Lee, CCP 2012, 635	PⅡ	STS, bone sarcoma（LMS：13％）	30	1/2/3レジメン：40/37/33％	1,000 mg/m^2, day 1, 8, q21	35 mg/m^2, day 1, 8, q21	16.7％	2.5ヵ月	8.4ヵ月

ES：Ewing sarcoma, OS：osteo sarcoma

表3-3 転移・再発軟部肉腫に対するGEM＋DOC併用療法の臨床試験（平滑筋肉腫）

試験名	phase	対象	人数	前治療	GEM	DOC	奏効率	無増悪生存期間	生存期間
Hensley, JCO 2002, 2824	pⅡ	LMS（子宮：85％）	34	ADR：47％ none：53％	900 mg/m^2, day 1, 8, q21	100 mg/m^2, day 1, 21	53％	5.6ヵ月	
Hensley, Gynecol Oncol 2008, 323	pⅡ	子宮LMS	48	1レジメン	900 mg/m^2, day 1, 8, q21	100 mg/m^2, day 1, 21	27％	6.7ヵ月	14.7ヵ月
Hensley, Gynecol Oncol 2008, 329	pⅡ	子宮LMS	39	first line	900 mg/m^2, day 1, 8, q21	100 mg/m^2, day 1, 21	35.8％	4.4ヵ月	16ヵ月
Pautier, Oncologist 2012, 1213	RPⅡ（TAXOGEM study）	子宮LMS	46	ADR：75％	900 mg/m^2, day 1, 8, q21	100 mg/m^2, day 1, 21	24％	4.7ヵ月	23ヵ月
		子宮外LMS	44	ADR：82％			5％	3.4ヵ月	13ヵ月
Takano, IJCO 2013, Epub	Feasibility study	子宮LMS＋ESS	11	none：54％	900 mg/m^2, day 1, 8, q21	100 mg/m^2, day 1, 21	30％	5.4ヵ月	14ヵ月

ESS：endometrial stromal sarcoma．LMS：leiomyosarcoma

- 日常臨床では子宮原発平滑筋肉腫に対し，広くGEM＋DOC併用療法が用いられているが，肉腫のキードラッグとされるドキソルビシン（doxorubicin：ADR）との比較試験はなく，また，肺障害などのリスクが比較的高いこと，わが国では保険承認がされていないことを考え，本レジメンを選択するかどうかを決定する必要がある．

2. 周術期に対するエビデンス

- 子宮原発高悪性度平滑筋肉腫の術後にGEM（FDR）＋DOC併用療法4コース後にADR 60 mg/m^{2}を4コース追加する第Ⅱ相試験が行われた（SARC 005）[21]．治療を受けた

Lesson 3. 肉腫化学療法の多剤併用療法を理解する

表3-4 GEM＋DOC併用療法の有害事象

試験名	予防的 G-CSF	対象	人数	好中球減少 (G3/4)	血小板減少 (G3/4)	FN (G3/4)	貧血 (G3/4)	呼吸苦 (G3/4)	嘔気 (G3/4)	感染
Hensley, JCO 2002, 2824	あり day 9～15	LMS（子宮：85％）	34	21%	29%	6%	15%	21%		
Hensley, Gynecol Oncol 2008, 323	あり day 9～15	子宮LMS	48	21%	40%		25%	8.3%	2.1%	6.3%
Hensley, Gynecol Oncol 2008, 329	あり day 9～15	子宮LMS	42	16%	14%		24%	2.4%	14.3%	2.4%
Pautier, Oncologist 2012, 1213	あり day 9～15	LMS	90	10%	18%		10%	1%	0%	1%
Takano, IJCO 2013, Epub	治療的, 二次的	子宮 LMS＋ESS	11	70%	30%		20%	0%	0%	10%
JCOG014	なし	肺癌	65	81.5%	12.3%	13.8%	18.5%	16.9%	15.4%	21.5%
SCOTROC2A	なし	卵巣癌	42	85.7%	9.6%		11.9%	4.8%	7.1%	

LMS：leiomyosarcoma, ESS：endometrial stromal sarcoma

46人中，FIGO Stage Ⅰが81％，Stage Ⅱが15％，Stage ⅢA（漿膜まで）が4％であった．観察期間の中央値が39.8ヵ月で再発率は45.7％，再発までの期間の中央値は27.4ヵ月，2年無増悪生存率は78％，3年無増悪生存率は57％であった．

- 現在，手術後経過観察と本レジメンを比較検討する第Ⅲ相試験がGynecologic Oncology Group（GOG）で行われている[22]．

- 高悪性度軟部肉腫（G2/3）に対する周術期（術前＋術後）の抗がん剤治療として，標準治療をADR＋イホスファミド（ifosfamide；IFO）併用療法とし，試験治療としてGEM＋DOC併用療法の非劣性を検証する第Ⅱ/Ⅲ相試験がJapan Clinical Oncology Group（JCOG）で計画されている（JCOG1306）[23]．

- 上記試験の結果によってはGEM＋DOC併用療法が周術期の標準治療になり，保険適応拡大の可能性もあるが，現時点ではあくまでも試験治療の一環であるため，日常臨床で行われるべきではない．

D. GEM＋DOC併用療法の有害事象 (表3-4)[16～20, 24, 25]

- 一部の試験は，day 9～15で一次予防的G-CSF投与を行っている．その場合，Grade

3/4 の好中球減少は約 10〜20 % で発熱性好中球減少（または感染）は約 1〜6 % に生じる．一方，予防的 G-CSF を行わない場合には Grade 3/4 好中球減少が約 70〜85 % に，発熱性好中球減少（または感染）が約 13〜20 % に生じている（**表3-4**）．

- 骨髄抑制の強いレジメンではあるが，狭義の一次予防的 G-CSF の適応にはならず，緩和目的の抗がん剤であること，連日の G-CSF 投与は煩雑であることを考慮すると一次予防的 G-CSF は必須とはいえない．年齢，全身状態，それまでの治療歴を考え個別に G-CSF 使用を検討する必要がある．

- Grade 3/4 の貧血（Hb：8.0 g/dL 未満）は約 10〜25 %，血小板減少（5万/mm^3 未満）は約 10〜40 % であり，輸血が必要となる場合もあるため留意が必要である．吐き気は比較的軽度であり，Grade 3/4 の嘔気は約 2〜15 % である．

- 呼吸苦を含む肺障害については報告によりばらつきが多い．少ないものでは 2 % 程度であるが，頻度の高い報告では 21 % と，5 人に 1 人が Grade 3/4 の呼吸苦（安静時の息切れ，日常生活動作の制限あり〜生命を脅かす/緊急処置を要する）を生じている．

- 一般的に薬剤性肺障害の危険因子，増悪因子は年齢 60 歳以上，既存の肺病変，肺手術後，呼吸機能の低下，酸素投与，肺への放射線照射歴，抗悪性腫瘍薬の多剤併用，腎障害の存在などがあげられている[26]．肉腫は肺転移も多く，肺切除を受けている患者が比較的多い．治療を行う際には毎回の酸素飽和度確認，画像検査の追加を行う必要がある．
  前治療として IFO の使用歴，骨盤内再発による腎後性腎障害など腎機能にも留意する必要がある．ハイリスク症例に対する治療の適応は十分検討する．

［温泉川真由］

参考文献

1) Merimsky O, Meller I, Flusser G, et al.：Gemcitabine in soft tissue or bone sarcoma resistant to standard chemotherapy：a phase Ⅱ study. Cancer Chemother Pharmacol, 45（2）：177-181, 2000.
2) Okuno S, Edmonson J, Mahoney M, et al.：Phase Ⅱ trial of gemcitabine in advanced sarcomas. Cancer, 94（12）：3225-3229, 2002.
3) Svancárová L, Blay JY, Judson IR, et al.：Gemcitabine in advanced adult soft-tissue sarcomas. A phase Ⅱ study of the EORTC Soft Tissue and Bone Sarcoma Group. Eur J Cancer, 38（4）：556-559, 2002.
4) Okuno S, Ryan LM, Edmonson JH, et al.：Phase Ⅱ trial of gemcitabine in patients with advanced sarcomas（E1797）：a trial of the Eastern Cooperative Oncology Group. Cancer, 97（8）：1969-1973, 2003.
5) Look KY, Sandler A, Blessing JA, et al.：Phase Ⅱ trial of gemcitabine as second-line chemotherapy of uterine leiomyosarcoma：a Gynecologic Oncology Group（GOG）Study. Gynecol Oncol, 92（2）：644-647, 2004.
6) Hartmann JT, Oechsle K, Huober J, et al.：An open label, non-comparative phase Ⅱ study of gemcitabine as salvage treatment for patients with pretreated adult type soft tissue sarcoma. Invest New Drugs, 24（3）：249-253, 2006.
7) Von Burton G, Rankin C, Zalupski MM, et al.：Phase Ⅱ trial of gemcitabine as first line chemotherapy in patients with metastatic or unresectable soft tissue sarcoma. Am J Clin Oncol, 29（1）：59-61, 2006.
8) Maki RG, Wathen JK, Patel SR, et al.：Randomized Phase Ⅱ study of gemcitabine and docetaxel compared with gemcitabine alone in patients with metastatic soft tissue sarcomas：results of sarcoma alliance for re-

Lesson 3. 肉腫化学療法の多剤併用療法を理解する

search through collaboration study 002［corrected］. J Clin Oncol, 25（19）：2755-2763, 2007.
9) Gandhi V, Legha J, Chen F, et al.：Excision of 2', 2'-difluorodeoxycytidine（gemcitabine）monophosphate residues from DNA. Cancer Res, 56（19）：4453-4459, 1996.
10) Abbruzzese JL, Grunewald R, Weeks EA, et al.：A phase Ⅰ clinical, plasma, and cellular pharmacology study of gemcitabine. J Clin Oncol, 9（3）：491-498, 1991.
11) Tempero M, Plunkett W, Ruiz Van Haperen V, et al.：Randomized Phase Ⅱ comparison of dose-intense gemcitabine：thirty-minute infusion and fixed dose rate infusion in patients with pancreatic adenocarcinoma. J Clin Oncol, 21（18）：3402-3408, 2003.
12) Zoli W, Ricotti L, Dal Susino M, et al.：Docetaxel and gemcitabine activity in NSCLC cell lines and in primary cultures from human lung cancer. Br J Cancer, 81（4）：609-615, 1999.
13) Dumez H, Louwerens M, Pawinsky A, et al.：The impact of drug administration sequence and pharmacokinetic interaction in a phase Ⅰ study of the combination of docetaxel and gemcitabine in patients with advanced solid tumors. Anticancer Drugs, 13（6）：583-593, 2002.
14) Fox E, Patel S, Wathen JK, et al.：Phase Ⅱ study of sequential gemcitabine followed by docetaxel for recurrent Ewing sarcoma, osteosarcoma, or unresectable or locally recurrent chondrosarcoma：results of Sarcoma Alliance for Research Through Collaboration Study 003. Oncologist, 17（3）：321, 2012.
15) Lee EM, Rha SY, Lee J, et al.：Phase Ⅱ study of weekly docetaxel and fixed dose rate gemcitabine in patients with previously treated advanced soft tissue and bone sarcoma. Cancer Chemother Pharmacol, 69（3）：635-642, 2012.
16) Hensley ML, Maki R, Venkatraman E, et al.：Gemcitabine and docetaxel in patients with unresectable leiomyosarcoma：results of a Phase Ⅱ trial. Clin Oncol, 20（12）：2824-2831, 2002.
17) Hensley ML, Blessing JA, Degeest K, et al.：Fixed-dose rate gemcitabine plus docetaxel as second-line therapy for metastatic uterine leiomyosarcoma：a Gynecologic Oncology Group Phase Ⅱ study. Gynecol Oncol, 109（3）：323-328, 2008.
18) Hensley ML, Blessing JA, Mannel R, et al.：Fixed-dose rate gemcitabine plus docetaxel as first-line therapy for metastatic uterine leiomyosarcoma：a Gynecologic Oncology Group Phase Ⅱ trial. Gynecol Oncol, 109（3）：329-334, 2008.
19) Pautier P, Floquet A, Penel N, et al.：Randomized multicenter and stratified Phase Ⅱ study of gemcitabine alone versus gemcitabine and docetaxel in patients with metastatic or relapsed leiomyosarcomas：a Federation Nationale des Centres de Lutte Contre le Cancer（FNCLCC）French Sarcoma Group Study（TAXOGEM study）. Oncologist, 17（9）：1213-1220, 2012.
20) Takano T, Niikura H, Ito K, et al.：Feasibility study of gemcitabine plus docetaxel in advanced or recurrent uterine leiomyosarcoma and undifferentiated endometrial sarcoma in Japan. Int J Clin Oncol, 2013.
21) Hensley ML, Wathen JK, Maki RG, et al.：Adjuvant therapy for high-grade, uterus-limited leiomyosarcoma：results of a phase 2 trial（SARC 005）. Cancer, 119（8）：1555-1561, 2013.
22) Clinical Trials. gov, NCT01533207
23) Kataoka K, Tanaka K, Mizusawa J, et al.：A randomized phase Ⅱ/Ⅲ trial of perioperative chemotherapy with adriamycin plus ifosfamide versus gemcitabine plus docetaxel for high-grade soft tissue sarcoma：Japan Clinical Oncology Group Study JCOG1306. Jpn J Clin Oncol, 44（8）：765-769, 2014.
24) Takeda K, Negoro S, Tamura T, et al.：Phase Ⅲ trial of docetaxel plus gemcitabine versus docetaxel in second-line treatment for non-small-cell lung cancer：results of a Japan Clinical Oncology Group trial（JCOG0104）. Ann Oncol, 20（5）：835-841, 2009.
25) Vasey PA, Atkinson R, Osborne R, et al.：SCOTROC 2A：carboplatin followed by docetaxel or docetaxel-gemcitabine as first-line chemotherapy for ovarian cancer. Br J Cancer, 94（1）：62-68, 2006.
26) 日本呼吸器学会薬剤性肺障害の診断・治療の手引き作成委員会編：薬剤性肺障害の診断・治療の手引き．メディカルレビュー社，2012.

4 AP療法
(ADR + CDDP)

A. 適応・用法

1. 適応

- ドキソルビシン（doxorubicin；ADR）はアントラサイクリン系抗がん剤の代表的薬剤として1960年代から臨床に使用されており，幅広い抗腫瘍スペクトルをもつ．ADRはDNAの二重らせんの間に入り込み，DNAおよびRNAの合成を阻害することで細胞を障害する．また，活性酸素を産生する触媒としても働く（p.46参照）．

- ADRは悪性リンパ腫，肺癌，消化器癌，乳癌，膀胱腫瘍，骨肉腫に適応とされ，子宮体癌，悪性骨軟部腫瘍，多発性骨髄腫，小児悪性固形腫瘍に対しては他の抗悪性腫瘍薬との併用療法として適応となっている[1]．

- シスプラチン（cisplatin；CDDP）はプラチナ化合物の代表的な抗がん剤であり，DNAと結合しDNA合成を阻害することで抗腫瘍効果を発揮する（p.58参照）．

- CDDPの適応疾患は睾丸腫瘍，膀胱癌，腎盂・尿管腫瘍，前立腺癌，卵巣癌，頭頸部癌，非小細胞肺癌，食道癌，子宮頸癌，神経芽細胞腫，胃癌，小細胞肺癌，骨肉腫，胚細胞腫瘍，悪性胸膜中皮腫，胆道癌であり，悪性骨腫瘍，子宮体癌，再発・難治性悪性リンパ腫，小児悪性固形腫瘍に対しては他の抗悪性腫瘍薬との併用療法として適応となっている[2]．

- ADRとCDDPとの併用療法については子宮体癌の標準治療としてAP療法[3]がよく知られている．ADRとCDDPとの併用療法は骨肉腫や骨悪性線維性組織球腫など悪性骨腫瘍における多剤併用療法のレジメンとして広く用いられている[4~13]．難治性軟部悪性腫瘍に対してもADRとCDDPの併用療法が試みられている[14]．

Lesson 3. 肉腫化学療法の多剤併用療法を理解する

2. 用法

- ADR は 30 mg/m^2/day を 2 日間投与し，投与時間は 24 時間で持続点滴静注するか，または 2 時間かけて点滴静注する方法がとられる[15]．

- CDDP は 100～120 mg/m^2 を 1 日 1 回投与し，4～6 時間かけて点滴静注する．少なくとも 3 週間休薬とし，40 歳以上の高齢者骨肉腫では腎機能障害や骨髄抑制などの副作用が重度となりやすいために適宜減量して行う[15]．

- ADR の総投与量は 500 mg（力価）/m^2（体表面積）以下とする[1]．

B. レジメンの実際・副作用

- ADR と CDDP 併用療法は投与前日より補液を開始し，利尿薬（マンニトール D-mannitol）を用いて尿量 100 mL/h 以上を確保する．投与後 1～3 日維持輸液を行い，尿量を十分確保する．プロトコール終了まで持続点滴の必要性があり，4～5 日入院を要する．

- CDDP は低クロール濃度溶液で不安定となり種々の錯体を形成し抗腫瘍効果が低下する可能性があるため，投与の際には生理食塩水に溶解して使用する．また，アミノ酸や乳酸ナトリウムを含む輸液により分解されるため，混注を避ける必要がある．

- CDDP は消化器症状や吐気が高度であり，抗がん剤投与前に制吐薬（デキサメタゾン dexamethasone やグラニセトロン granisetron）の点滴を用いる．

- CDDP による聴力障害（主に高音領域）や腎機能障害は重篤な副作用であり，十分に輸液を行い尿量の維持を確保することが重要なポイントである．これらの副作用は非可逆性であることが多く，定期的に聴力検査や Ccr を行う．

- ADR の副作用としては心毒性が問題となるため，開始前に心電図や心エコーによる評価を行う．ADR の総投与量は 500 mg/m^2 以下とする必要があり，特に高齢者では 300 mg/m^2 以下とする．NECO-95J[11] では最大量 420 mg/m^2 と規定されている．

- ADR は皮下に漏出した際に組織障害性のリスクが高いので，中心静脈からの投与が望ましい．

- その他の副作用として骨髄抑制，脱毛，口内炎，肝機能障害があげられる．骨髄抑制による好中球減少には G-CSF 投与を行い，高度の貧血や血小板減少では輸血を考慮する．

C. 肉腫におけるエビデンス

- 1981年，Ettinger ら[4]は骨肉腫に対してADRとCDDPの併用療法が有効であることを発表し，平均経過観察期間23ヵ月で12人中10人が無病生存であったと報告している．

- 1983年にはRosenら[5]は術前に大量メトトレキサート（methotrexate；MTX），BCD〔ブレオマイシン（bleomycin；BLM），シクロホスファミド（cyclophosphamide；CPA），アクチノマイシンD（actinomycin D；Act-D）〕，ADRの併用療法を行い，切除標本の壊死率による効果判定で，術前に化学療法無効と判断された症例には大量MTXをCDDPに変更するというT-10プロトコールを発表し，2年無病生存率は92％であったとしている．

- 1997年，Souhami ら[6]はT-10を中心とする多剤併用のプロトコールに対して，骨肉腫に対する化学療法をADRとCDDPのみで行うプロトコールの無作為抽出比較試験を行っている．1群にはT-10に準じた多剤併用プロトコールを約44週間にわたり実施し，他群にはADR（75 mg/m^2），CDDP（100 mg/m^2）を6サイクル（約18週間）投与したが，5年累積生存率は両群ともに約55％で有意差を認めなかったと報告している．

- ADR，CDDPに加え，大量MTXおよびイホスファミド（ifosfamide；IFO）の4剤を中心とした多剤併用療法の治療成績が順次明らかとなり，Rosen T-12[7]では5年無病生存率78％，COSS[8]では5年累積生存率72％，5年無病生存率66％，IOR/OS-4[9]では5年累積生存率71％，5年無病生存率56％と報告された（表4-1）．

- 1993年，わが国において多施設共同プロトコール NECO93-J（図4-1）が開始された．このプロトコールは術前化学療法を大量MTX，CDDP，ADRの3剤併用療法から開始し，有効例または不変例には同様の薬剤を継続し，無効例にはIFOを加えた4剤に変更するレジメンである[10]．

- 1995年，IFOを含むアームの治療期間を短縮したNECO95-J（図4-1）が開始され，NECO93-JおよびNECO95-Jを施行した113例の5年累積生存率は78％，5年無病生存率は66％と欧米の成績に匹敵する良好な治療成績が報告された[11]．

- 現在，多施設共同試験としてIFOの併用が非併用に対して優れているか否かを検証する無作為抽出のJCOG0905プロトコールが進行している．

- 骨肉腫以外のADR，CDDP併用療法に対するエビデンスとしては骨悪性線維性組織球腫の術前術後補助化学療法の第II相試験において，ADR（25 mg/m^2/day×3）とCDDP（100 mg/m^2/day×1）の併用療法が41例に実施され，5年無病生存率は59％であったと報告された[12]．

- 骨悪性線維性組織球腫51例に対しMTX（8〜12 g/m^2）大量療法，ADR（60 mg/m^2）

Lesson 3. 肉腫化学療法の多剤併用療法を理解する

表4-1 ADR，CDDPを使用した骨肉腫プロトコールの治療成績

年	報告者	プロトコール	症例数	研究方法	薬剤	治療成績
1981	Ettinger		12		ADR, CDDP	12人中10人生存
1983	Rosen	Rosen T-10	79		HD-MTX, ADR, CDDP, BCD	2年EFS 92 %
1997	Souhami	EOI	199	RCT	ADR, CDDP	5年OAS 55 %
			192		T-10プロトコール	5年OAS 55 %
1998	Meyers	Rosen T-12	37	RCT	HD-MTX, ADR, CDDP, BCD	5年EFS 78 %
			36		T-10プロトコール	5年EFS 73 %
1998	Fuchs	COSS	171	CT （高，低リスク）	HD-MTX, ADR, CDDP, IFO*	5年OAS 72 %, 5年EFS 66 %
2001	Bacci	IOR/OS-4	162	HCT （vs.：IOR/OS-3）	HD-MTX, ADR, CDDP, IFO	5年OAS 71 %, 5年EFS 56 %
2009	Iwamoto	NECO95-J	113	HCT （vs.：NECO93-J）	HD-MTX, ADR, CDDP, IFO**	5年OAS 78 %, 5年EFS 66 %

HD-MTX：大量メトトレキサート，ADR：ドキソルビシン，CDDP：シスプラチン，IFO：イホスファミド，OAS：overall survival，EFS：event-free survival，RCT：randomized control trial，CT：control trial，HCT：historical control trial
＊：高risk群，化学療法非反応例に追加，＊＊：術前効果判定によりPDと判定された症例，化学療法非反応例に追加

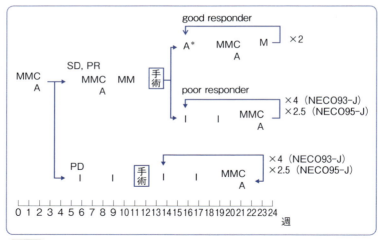

図4-1 NECO93-JおよびNECO95-Jプロトコール
NECO95-JではIFOを含むアームの治療期間が短縮されている．
M：大量MTX 8〜12 g/m^2，C：CDDP 120 mg/m^2，A：ADR 60 mg/m^2/48時間，
A＊：ADR 90 mg/m^2/72時間，I：IFO 16 g/m^2/7日　　　　　（文献11より改変）

とCDDP（100 mg/m^2）同時動注療法，IFO（6 g/m^2）とCDDP（60 mg/m^2）併用療法を順に投与する治療レジメンが実施され，7年無病生存率67 %と比較的良好な成績が報告された[13]．

- 軟部肉腫に対しては，ADR，CDDPの併用療法はわが国では適応とはなっていないが，Kalofonosら[14]は切除不能進行性，転移性軟部肉腫30例に対してADR（25 mg/m^2/day×3），CDDP（100 mg/m^2/day×1）を施行し，PR（partial response）16.7 %，SD（stable disease）53.3 %と報告しており，今後さらなる検証が必要である．

［杉浦英志］

参考文献

1) 抗悪性腫瘍薬. 今日の治療薬―解説と便覧. 第35版. 浦部晶夫他編. 193-194, 南江堂, 2013.
2) 抗悪性腫瘍薬. 今日の治療薬―解説と便覧. 第35版. 浦部晶夫他編. 207-208, 南江堂, 2013.
3) Thigpen JT, Brady MF, Homesley HD, et al.：Phase Ⅲ trial of doxorubicin with or without cisplatin in advanced endometrial carcinoma：a gynecologic oncology group study. J Clin Oncol, 22（19）：3902-3908, 2004.
4) Ettinger LJ, Douglass HO Jr, Higby DJ, et al.：Adjuvant adriamycin and cis-diamminedichloroplatinum（cis-platinum）in primary osteosarcoma. Cancer, 47（2）：248-254, 1981.
5) Rosen G, Marcove RC, Huvos AG, et al.：Primary osteogenic sarcoma：eight-year experience with adjuvant chemotherapy. J Cancer Res Clin Oncol, 106 Suppl：55-67, 1983.
6) Souhami RL, Craft AW, Van der Eijken JW, et al.：Randomised trial of two regimens of chemotherapy in operable osteosarcoma：a study of the European Osteosarcoma Intergroup. Lancet, 350（9082）：911-917, 1997.
7) Meyers PA, Gorlick R, Heller G, et al.：Intensification of preoperative chemotherapy for osteogenic sarcoma：results of the Memorial Sloan-Kettering（T12）protocol. J Clin Oncol, 16（7）：2452-2458, 1998.
8) Fuchs N, Bielack SS, Epler D, et al.：Long-term results of the co-operative German-Austrian-Swiss osteosarcoma study group's protocol COSS-86 of intensive multidrug chemotherapy and surgery for osteosarcoma of the limbs. Ann Oncol, 9（8）：893-899, 1998.
9) Bacci G, Briccoli A, Ferrari S, et al.：Neoadjuvant chemotherapy for osteosarcoma of the extremity：long-term results of the Rizzoli's 4th protocol. Eur J Cancer, 37（16）：2030-2039, 2001.
10) 田仲和宏, 岩本幸英：悪性骨腫瘍の化学療法. 骨・関節・靭帯, 15（6）：608-616, 2002.
11) Iwamoto Y, Tanaka K, Isu K, et al.：Multiinstitutional phase Ⅱ study of neoadjuvant chemotherapy for osteosarcoma（NECO study）in Japan：NECO-93J and NECO-95J. J Orthop Sci, 14（4）：397-404, 2009.
12) Bramwell VH, Steward WP, Nooij M, et al.：Neoadjuvant chemotherapy with doxorubicin and cisplatin in malignant fibrous histiocytoma of bone：A European Osteosarcoma Intergroup study. J Clin Oncol, 17（10）：3260-3269, 1999.
13) Bacci G, Ferrari S, Bertoni F, et al.：Neoadjuvant chemotherapy for osseous malignant fibrous histiocytoma of the extremity：results in 18 cases and comparison with 112 contemporary osteosarcoma patients treated with the same chemotherapy regimen. J Chemother, 9（4）：293-299, 1997.
14) Kalofonos HP, Bafaloukos D, Kourelis TG, et al.：Adriamycin and cis-platinum as first-line treatment in unresectable locally advanced or metastatic adult soft-tissue sarcomas. Am J Clin Oncol, 27（3）：307-311, 2004.
15) 小林英介, 川井章：CDDP+DXR療法. エビデンスに基づいた癌化学療法ハンドブック2009. 有吉寛監. 374-375, メディカルレビュー社, 2008.

Lesson 3. 肉腫化学療法の多剤併用療法を理解する

5

VDC/IE療法
(VCR＋ADR＋CPA)/(IFO＋VP-16)

A. VDC/IE交替療法

- VDC〔ビンクリスチン（vincristine；VCR）＋ドキソルビシン（doxorubicin；ADR）＋シクロホスファミド（cyclophosphamide；CPA）〕とIE〔イホスファミド（ifosfamide；IFO）＋エトポシド（etoposide；VP-16）〕の交替療法は，Ewing肉腫ファミリー腫瘍（Ewing sarcoma family of tumors；ESFT）の標準化学療法と位置づけられている[1]．

- わが国でも2004年に開始された日本ユーイング肉腫研究グループ（Japan Ewing sarcoma study group；JESS）による多施設共同研究（JESS-04）によりVDC/IEの効果と安全性が確認されており，VDC/IEは限局型ESFTの標準化学療法として認知されている[2]．

- 欧州ではVIDE（VCR＋IFO＋ADR＋VP-16）が初期治療の標準治療としての位置づけである[3]．

B. VDC/IEによる治療の実際

1. 治療スケジュール

- 限局型ESFT症例に対し腫瘍切除術を局所治療として設定する場合の治療スケジュールを図5-1に示す[2]．

- 局所治療として，切除術に術前または術後放射線治療を併用する場合や，切除不能例として放射線治療のみを行う場合は，局所治療・維持前半期のスケジュールが変更される．

- すべての治療が遅延なく行われても治療終了までにほぼ1年を要するため，特に維持後半期では患者の身体的，精神的ケアが重要である．

5 VDC（VCR＋ADR＋CPA）/IE（IFO＋VP-16）療法

初期					局所治療・維持前半						維持後半						
第0～14週					第15～31週						第32～52週						
0	3	6	9	12	15	17	20	23	26	29	32	35	38	41	44	47	50
VDC	IE	VDC	IE	VDC	局所治療	IE	IE	VDC	IE	VDC	IE	VC	IE	VC	IE	VC	VC

VDC： vincristine 1.5 mg/m² 最大 2.0 mg/body　Day 1
　　　doxorubicin 37.5 mg/m² 48時間持続投与　Days 1, 2
　　　cyclophosphamide 1,200 mg/m²　Day 1
IE：　ifosfamide 1.8 g/m²　Days 1～5
　　　etoposide 100 mg/m²　Days 1～5
VC：　vincristine 1.5 mg/m² 最大 2.0 mg/body　Day 1
　　　cyclophosphamide 1,200 mg/m²　Day 1

図5-1 腫瘍切除術を局所治療とする場合のVDC/IE交替療法の治療スケジュール
局所治療の内容によって維持前半のスケジュールに若干の変更が生じる．
ドキソルビシンは維持期前半までの投与で，総投与量が375 mg/m²に設定されている．
（文献2より改変）

2. 各レジメンの投与方法の実際

a）著者の施設でのVDC/IE投与方法（図5-2a, b）

- 施設によって化学療法実施に際してはさまざまな条件，制約が存在するものと思われる．ここでは著者の施設での投与方法を参考までに示す．実際の投与では各施設の実情に合わせて適宜調整が必要である．

- 著者の施設では，休日の化学療法実施はできるだけ避ける方針となっているため，月曜日開始を原則としている．患者は化学療法開始当日に入院し，採血検査を行う．開始基準を満たしていれば，点滴ルートを確保して化学療法を開始する．

- 化学療法実施確認が入力されてからミキシングを行い，実際に化学療法薬剤の投与が可能となるまでに少なくとも1時間程度の時間を要するものと思われる．このため，化学療法初日は化学療法開始時間が遅延する場合がある．

- 安全な治療実施のため，持続投与を要する薬剤以外はできるだけ日勤帯に化学療法剤の投与が終了するように投与時間を設定している．

b）VDCおよびIEに共通する留意事項

- VDCではADRが48時間持続点滴であり，IEは少なくとも5日間の持続点滴を要するため，血管外漏出の予防目的に中心静脈カテーテルを留置することが望ましい．

- VDC，IEいずれも多剤併用療法として催吐性リスクは高リスクに分類されるため，アプレピタント（aprepitant）と5-HT₃受容体拮抗薬およびデキサメタゾン（dexamethasone）の併用が推奨される[4]．

Lesson 3. 肉腫化学療法の多剤併用療法を理解する

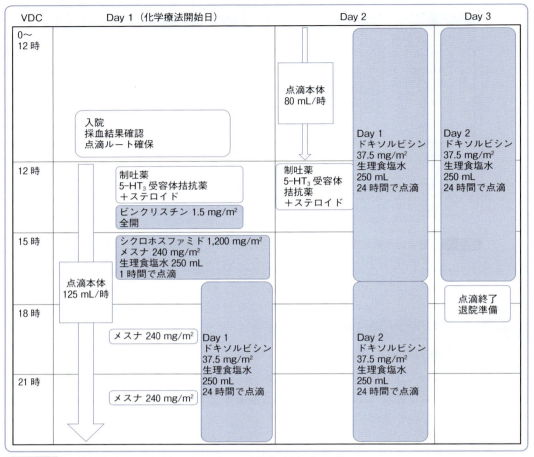

図 5-2(a)　著者施設での VDC/IE 各レジメンの投与方法（VDC）

c) VDC 投与の実際

- 初日 (Day 1) に 3 種類の化学療法剤投与が集中するため，初日の管理が重要である．VCR の投与方法は添付文書では静脈注射となっているが，実地臨床では小容量の点滴（生理食塩水 50 mL ボトルなど）に混注して投与して差し支えないと考えている．

- Day 2〜3 では ADR 単独での持続投与となるが，制吐薬の投与などのために少量の本体点滴を持続している．

d) IE 投与の実際

- VP-16 は溶解時の濃度を 0.4 mg/mL 以下に調整しないと結晶が析出してルート閉塞に至る場合がある．小学校中学年相当の体表面積（1.0 m^2）であれば，溶解剤は 250 mL 以上を要する計算となる．著者の施設では小児例はほとんど経験しないため，VP-16 の溶解液は 500 mL に統一して 2 時間で投与している．

5 VDC（VCR＋ADR＋CPA）/IE（IFO＋VP-16）療法

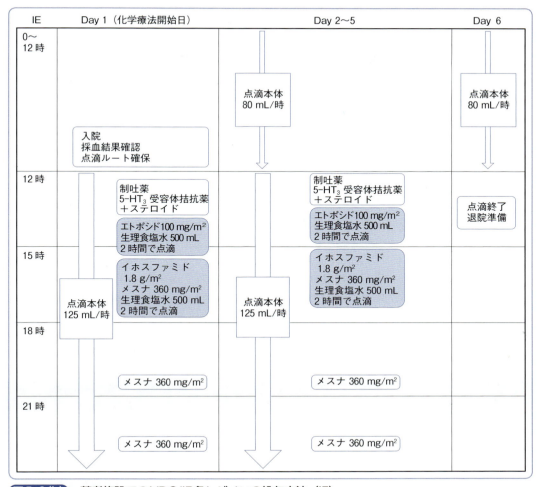

図5-2（b） 著者施設でのVDC/IE各レジメンの投与方法（IE）

- IFOの適切な投与時間については諸説あり，定まっていない[5, 6]．過去に著者の施設では16, 6, 4, 1時間と4種類の投与時間を設定してきたが，効果や副作用に明らかな違いを感じていない．現在では，投与時間を2時間としている．

- 患者が十分量の経口水分摂取が可能でIFO投与8時間後のメスナ（mesna）が終了すれば水分負荷はいったん中断しても差し支えないと思われるが，点滴ルートロックなどがかえって煩雑となるため，Day 1からDay 6昼まで持続点滴としている．ただし，夜間は点滴速度を減じている．

C. VDC/IEの副作用

- 出血性膀胱炎の予防が適切に行われていれば，実地臨床上で問題となる副作用の大半は骨髄抑制，特に好中球減少である．輸血を要するような貧血や血小板減少は比較的頻度

Lesson 3. 肉腫化学療法の多剤併用療法を理解する

- が低い．フィルグラスチム（filgrastim）を用いた臨床試験のデータでは，初期化学療法の時期から grade 4 の好中球減少が高頻度にみられている[7]．

- VDC/IE に特異的な副作用は少ない．意識障害，Fanconi 症候群，肝中心静脈閉塞症（veno-occlusive disease；VOD）などの重大な副作用への注意を喚起する報告がみられるが，実際の発生頻度はかなり低いと思われる．

- IE では，IFO によると思われる意識障害に至らない程度の眠気や傾眠傾向はしばしば観察される．頑固な便秘も比較的頻度が高く，下剤の使用が必要である．

- 局所治療として侵襲の大きな手術や広範囲な放射線治療を行った後の維持後期では，好中球減少からの回復がしばしば遷延する．手術で mega-prosthesis を用いた再建などを行っている場合は術後感染の予防に注意が必要である．

- 重大な副作用として二次性白血病発症の危険性があげられる．VP-16 の関与が示唆されることが多いが[8]，VDC/IE では VP-16 に限らず ADR，CPA，IFO，いずれの薬剤も関与している可能性があるとの報告もみられるため[9]，慎重な経過観察が必要である．

D. 肉腫治療におけるエビデンス

- Grier らは北米の小児科主導で実施された多施設共同研究の結果として，VDC に IE を上乗せすることによって初診時転移のない限局型骨 Ewing 肉腫の治療成績向上を報告した[1]．

- さらなる治療成績改善を目指して，VDC/IE の化学療法剤投与強度の増強が試みられた．まず，各レジメンにおけるアルキル化薬を増量（CPA：1,200 mg/m^2 を 2,100 mg/m^2，IFO：1,800 mg/m^2 を 2,400 mg/m^2）する臨床試験が行われたが，治療成績の改善は得られなかった[10]．

- 治療間隔の短縮によって化学療法剤投与強度の増強を試みた（dose intensification by interval compression）試験研究では，治療成績の改善がみられた[11]．
  - 従来通り 3 週間隔で投与を行う標準治療群（A 群）と 2 週間隔への期間短縮を意図した試験群（B 群）を比較，治療間隔は A 群 22.45 ± 4.87 日，B 群 17.29 ± 4.87 日であった．
  - 5 年無イベント生存率は A 群 65 %，B 群 73 %，5 年全生存率 A 群 65 %，B 群 77 % となり，いずれも試験治療群が統計学的有意差をもって成績良好であった．
  - この結果により，G-CSF サポートを用いて治療間隔短縮を行う投与方法が現在の VDC/IE の標準的投与方法と考えられている．
  - わが国でも小児腫瘍専門医の間ではすでに実地臨床に取り入れられているようであるが，本論文では成人例での治療短縮達成度や安全性への言及が少なく，今後慎重な検討が必要である．

5 VDC(VCR+ADR+CPA)/IE(IFO+VP-16)療法

● 組織型の確定できない円形細胞肉腫や低分化型滑膜肉腫に対して，実地臨床ではVDC/IEを使用している場合があると思われるが，ESFT以外の疾患でVDC/IEの有効性を検証した報告は少ない．

● 横紋筋肉腫では，中等度リスク症例に対してVDC/IEを実施した結果，IRS-IVの結果に匹敵する有効性が得られたとの報告がある[12]．

［山田健志］

参考文献

1) Grier HE, Krailo MD, Tarbell NJ, et al.：Addition of ifosfamide and etoposide to standard chemotherapy for Ewing's sarcoma and primitive neuroectodermal tumor of bone. N Engl J Med, 348(8)：694-701, 2003.
2) 陳　基明他：小児腫瘍における多施設共同臨床試験の背景と進捗．Ewing肉腫．小児外科，43(11)：1238-1242, 2011.
3) Juergens C, Weston C, Lewis I, et al.：Safety assessment of intensive induction with vincristine, ifosfamide, doxorubicin, and etoposide (VIDE) in the treatment of Ewing tumors in the EURO-E.W.I.N.G.99 clinical trial. Pediatr Blood Cancer, 47(1)：22-29, 2006.
4) 日本癌治療学会編：制吐薬適正使用ガイドライン2010年5月第1版．金原出版，2010.
5) Antman KH, Ryan L, Elias A, et al.：Response to ifosfamide and mesna：124 previously treated patients with metastatic or unresectable sarcoma. J Clin Oncol, 7(1)：126-131, 1989.
6) Patel SR, Vadhan-Raj S, Papadopolous N, et al.：High-dose ifosfamide in bone and soft tissue sarcomas：results of phase II and pilot studies--dose-response and schedule dependence. J Clin Oncol, 15(6)：2378-2384, 1997.
7) Fox E, Widemann BC, Hawkins DS, et al.：Randomized trial and pharmacokinetic study of pegfilgrastim versus filgrastim after dose-intensive chemotherapy in young adults and children with sarcomas. Clin Cancer Res, 15(23)：7361-7367, 2009.
8) Pui CH, Ribeiro RC, Hancock ML, et al.：Acute myeloid leukemia in children treated with epipodophyllotoxins for acute lymphoblastic leukemia. N Engl J Med, 325(24)：1682-1687, 1991.
9) Bhatia S, Krailo MD, Chen Z, et al.：Therapy-related myelodysplasia and acute myeloid leukemia after Ewing sarcoma and primitive neuroectodermal tumor of bone：A report from the Children's Oncology Group. Blood, 109(1)：46-51, 2007.
10) Granowetter L, Womer R, Devidas M, et al.：Dose-intensified compared with standard chemotherapy for nonmetastatic Ewing sarcoma family of tumors：a Children's Oncology Group Study. J Clin Oncol, 27(15)：2536-2541, 2009.
11) Womer RB, West DC, Krailo MD, et al.：Randomized controlled trial of interval-compressed chemotherapy for the treatment of localized Ewing sarcoma：a report from the Children's Oncology Group. J Clin Oncol, 30(33)：4148-4154, 2012.
12) Arndt CA, Hawkins DS, Meyer WH, et al.：Comparison of results of a pilot study of alternating vincristine/doxorubicin/cyclophosphamide and etoposide/ifosfamide With IRS-IV in intermediate risk rhabdomyosarcoma：a report from the Children's Oncology Group. Pediatr Blood Cancer, 50(1)：33-36, 2008.

Lesson 3. 肉腫化学療法の多剤併用療法を理解する

6 VAIA療法
(VCR＋ADR＋CPA＋Act-D)

A. 適応・用法

1. AYA世代の肉腫

- Ewing肉腫ファミリー腫瘍をはじめ，横紋筋肉腫などの肉腫は，いわゆるAYA（adolescent and young adult）世代に多く発症する．これらの肉腫は，限局性のものであっても診断時には，すでに微細な転移をきたしていることが多く，原発巣に対する腫瘍摘出術，放射線療法を行っただけでは，その予後は厳しいものがあった．また，AYA世代に多いことから，治療終了後のQOLや晩期障害に配慮した治療計画が要求される．

2. 多施設共同臨床研究

- Ewing肉腫に対して，全身化学療法が導入された1970年代以降，その予後は改善されつつあり，現在では，6割を超す5年生存率が得られるようになった．この成績は，米国ではIntergroup Ewing Sarcoma Study（IESS），ヨーロッパにおいては，Cooperative Ewing's Sarcoma Study（CESS）による多施設共同研究の蓄積によりもたらされた．わが国においてはJapan Ewing Sarcoma Study Group（JESS）による診療科の枠を超えた，多施設共同研究が進行中である．

3. Ewing肉腫に有効な抗がん剤

- 現在，Ewing肉腫ファミリー腫瘍に有効とされる抗がん剤には，ドキソルビシン（doxorubicin；ADR），シクロホスファミド（cyclophosphamide；CPA），アクチノマイシンD（actinomycin D；Act-D），ビンクリスチン（vincristine；VCR），イホスファミド（ifosfamide；IFO），エトポシド（etoposide；VP-16）の6剤がある．これらの抗がん剤の複数を組み合わせた治療レジメンを用いた治療プロトコールが実施されている[1〜8]．

4. CESSにおける治療プロトコールの変遷

- CESSでは，CESS-81 study（1981～1986年，対象者93人）でVACA（VCR＋ADR＋CPA＋Act-D）レジメンのEwing肉腫に対する有効性を評価した[2]後，CESS-86 study（1986～1991年，対象者301人）において，標準危険群にはVACA，高危険群にはVAIA（VCR＋ADR＋IFO＋Act-D）レジメンを用いた層別化臨床研究を行い，高危険群におけるVAIAレジメンの有効性を報告した[3,4]．さらにCESSと英国の治療研究グループ United Kingdom Children's Cancer Study Group（UKCCSG）との共同で行われたEICESS-92 studyにおいては，標準危険群に対しては，VAIAレジメンが血液毒性の少なさからVACAよりも推奨されること，高危険群においては，VAIAにVP-16を加えたEVAIAレジメンがVAIAレジメンよりも治療成績が良いことを報告した[5,6]．

- このことから，CESSでは，標準危険群にはVAIAレジメン，高危険群に対してはEVAIAレジメンを標準治療として推奨している[6]．なお，最近のEuro-Ewing 99においては，EVAIAからAct-Dを除いた4剤によるVIDEレジメンが寛解導入療法に使用されている．同種造血細胞移植あるいは自家末梢血幹細胞移植を用いた大量化学療法の優位性を証明する報告は，現時点ではなされていないが，前処置方法の改善，支持療法の進歩，多診療科にまたがる共同研究の進展などを考慮すると，今後，多剤併用化学療法との比較臨床研究が計画されるかもしれない．

- **VACA**：VACAレジメン（CESS 81，86）は以下の9週間にわたる薬剤投与スケジュールを1ブロックとし，1ブロックは3コースから構成される（図6-1）．1週間の間隔をあけブロックを4回繰り返す．この間，2ブロック目を開始する前に，局所治療を症例ごとに検討の上行う[4]．

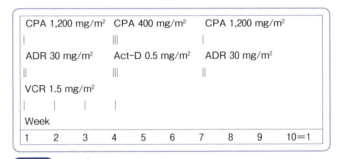

図6-1 VACA
SR group：extremity tumors＜100 mL
To be repeated times four
Local therapy between blocks one and two, i.e. at about week 9

（文献4より）

  VCR 1.5 mg/m^2/day，max 2 mg（days 1, 8, 15, 22）
  CPA 1,200 mg/m^2/day（days 1, 43）
      400 mg/m^2/day（days 22, 23, 24）
  ADR 30 mg/m^2/day（days 1, 2, 43, 44）
  Act-D 0.5 mg/m^2/day（days 22, 23, 24）

Lesson 3. 肉腫化学療法の多剤併用療法を理解する

● VAIA：VAIA レジメン（CESS 86）は VACA と同様に以下の 9 週間にわたる薬剤投与スケジュールを 1 ブロックとし，1 ブロックは 3 コースから構成される（図 6-2）．1 週間の間隔をあけブロックを 4 回繰り返す．この間，2 ブロック目を開始する前に，局所治療を症例ごとに検討の上行う[4]．

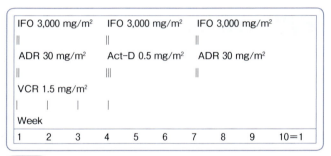

図 6-2 VAIA
HR group：all central axis tumors, extremity tumors ≧ 100 mL
To be repeated times four
Local therapy between blocks one and two, i.e. at about week 9

（文献 4 より）

VCR	1.5 mg/m²/day, max 2 mg	（days 1, 8, 15, 22）
IFO	3,000 mg/m²/day	（days 1, 2, 43, 44）
ADR	30 mg/m²/day	（days 1, 2, 43, 44）
Act-D	0.5 mg/m²/day	（days 22, 23, 24）

● EVAIA：EVAIA レジメン（EICESS-92）は，高危険群に対して，以下の薬剤投与スケジュールを 1 コースとし（1 コースは 3 週間，図 6-3），合計 14 コース（4 コース終了後に局所治療を行う）行う[6]．

ETO（VP-16）	150 mg/m²/day × 3 day
VCR	1.5 mg/m²/day, max 2 mg × 1 day
IFO	2,000 mg/m²/day × 3 day
Act-D	0.5 mg/m²/day × 3 day
alternating with	
ADR	30 mg/m²/day × 2 day

B. レジメンの実際・副作用

1. 正確な診断と予後因子の評価

● 悪性腫瘍に対して薬物療法の効果があることが報じられたのは，1950 年代の Sidney Farber による白血病患者へのアミノプテリン 1 週間投与による延命効果の報告が最初ではないかと思われる．その後，白血病，悪性リンパ腫などの血液悪性腫瘍については 1960 年代から，抗がん剤の併用による化学療法が試みられるようになり，欧米から予後の改善の報告がみられるようになった．

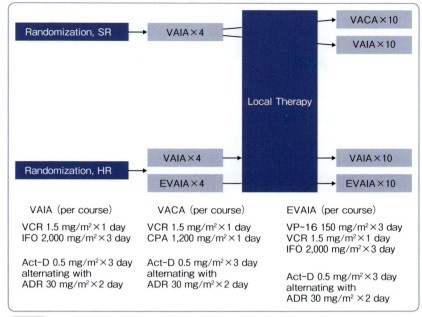

図6-3 EICESS-92の治療アルゴリズム
standard risk；VAIA, vincristine, dactinomycin, ifosfamide, and doxorubicin；VACA, vincristine, dactinomycin, cyclophosphamide, and doxorubicin；HR, high risk；EVAIA, VAIA plus etoposide. （文献6より）

● 固形腫瘍に対する化学療法の導入は，やや遅れたが，Ewing肉腫ファミリー腫瘍をはじめ，肉腫，特に小児期からAYA世代に発症する悪性腫瘍に対して，抗がん剤の多剤併用療法が積極的に導入されるようになった1970年代以降のこれら疾患の予後の改善は評価に値するものがある．しかしまだ十分とはいえない．

● 一方，白血病や悪性リンパ腫に対しては，1970年代以降，本格的な多施設共同による多剤併用化学療法の臨床研究が繰り返し行われ，現在では，急性リンパ性白血病においては80％を超える長期間の寛解継続率（治癒率と考えてよい）が報告されている．この著明な予後の改善をもたらした最大の理由は，初発時の正確な診断，そして予後因子に基づいた多数例による前方視的な層別化治療の導入であった．

● Ewing肉腫ファミリー腫瘍の診断は，分子生物学的手法による腫瘍細胞の解析により，正しく診断が可能な時代になったが，初発時における予後因子の評価については，まだ，統一されたわけではない．さらに局所治療（外科的切除術）における切除縁の評価，術前化学療法後の有効性評価のための病理組織学的グレード評価，放射線療法のあり方や照射野の設定基準など，最終的な予後影響を与える可能性のある多くのvariableな要素が存在する．上記のCESSにおける一連の治療研究では，標準危険群は四肢発生のもの，高危険群は腫瘍容積が100 mL以上のものand/or体幹発生のものと規定されている（EICESS-92においては，腫瘍容積が100 mL以上，あるいは遠隔転移のあるものを高危険群と規定）．

Lesson 3. 肉腫化学療法の多剤併用療法を理解する

- 初発時の予後因子の評価や，遠隔転移を含めた，正確な病期の評価，そして，局所治療，放射線治療が，適切に行われない限り，化学療法レジメンの評価も適切に行うことはできない．したがって，まず初発時における明確な予後因子について十分な検討が行われるべきであろう．さらに CT, MRI, 骨シンチグラフィ, FDG-PET などによる病期の把握は必須である．腫瘍組織の病理的，分子生物学的解析をこの間に行い，EWS-FL11, EWS-ERG などのキメラ遺伝子が確認できれば，自信をもって化学療法レジメンを遂行することができる（Ewing 肉腫の項 p.190 参照）．

2. レジメン施行時の注意点

- VAIA レジメン（VACA, EVAIA についてもほぼ同様）実施時に，まず，念頭に置くことは，有害事象の発生を恐れるあまり，各治療コース，あるいは治療ブロックの開始を遅らせ過ぎないということである．同じ薬剤，同じ投薬量を用いたレジメンであっても，各薬剤の投与間隔，全投与期間の差により，治療強度はまったく異なったものになってしまう．G-CSF あるいは成分輸血などを併用することも含めて，レジメンの投薬スケジュールは可能な限り遵守すべきである．逆に言うと，投薬スケジュールの遵守率が低い治療レジメン，治療プロトコールは，評価されるべきではないということになる．投薬スケジュール遵守の可否については，十分な知識と経験をもった化学療法専門医に判断を委ねるべきである．

- もちろんレジメンに含まれる各抗がん剤の投与方法（特に投与経路，投与時間，混合投与の可否などを含む），副作用についても，骨髄抑制，消化器症状，粘膜障害，脱毛などの一般的なものの他，それぞれの抗がん剤に特有なものについて，熟知しておく必要がある．

3. レジメン施行中に注意すべき，各抗がん剤に特有な副作用とその対策について

- VCR：静脈内投与のみ可であり，最大投与量は 2 mg/day，1/week．末梢神経障害（深部腱反射消失など）がある[9]．

- CPA：代謝産物のアクロレインが膀胱粘膜障害を起こし，出血性膀胱炎をきたすおそれがあるので，大量投与時は十分な輸液，利尿薬投与，メスナ（mesna, 商品名 ウロミテキサン®）を CPA 投与前，4 時間後，8 時間後の 3 回，それぞれ CPA 1 日投与量の 40 % を 30 分かけて点滴静注を行う[10]．

- IFO：大量投与時は，十分な輸液と炭酸水素ナトリウムの投与による尿のアルカリ化を行う．体謝産物のアクロレインが膀胱粘膜障害を起こし，出血性膀胱炎をきたすおそれがあるので，メスナ（ウロミテキサン®）を IFO 投与前，4 時間後，8 時間後の 3 回，それぞれ CPA 1 日投与量の 20 % の投与を行う．まれに脳症を起こすことがある[10]．

- ADR：末梢血から漏れた際の激しい組織障害があり，経静脈投与の際に，細心の注意が必要である．局所治療として dimethyl sulfoxide（DMSO；99 %）を2回塗布後風乾することを6回/日，14日間行うことで潰瘍化を防ぐことができるという報告がある．本剤における最も注意すべき副作用は心毒性であり，急性期のものに不整脈，伝導異常がある．慢性心毒性は，最終投与後1年以上経過してから起こる場合もあり，重篤な心筋障害による心不全をきたす．ADR の投与方法，総投与量と関連すると考えられ，治療レジメン遂行中は，常に蓄積投与量を計算しておく必要がある[11]．

- VP-16：注射薬と経口薬がある．EVAIA で用いるのは注射薬である．経静脈投与を行うが，急速に静脈内投与を行うと，一過性低血圧，不整脈が起こるとの報告があり，通常化学療法での投与時には30〜60分かけて，大量療法時には4時間以上かけて，ゆっくり点滴静注を行わなければならない．また点滴時の使用物品についても注意が必要である．ポリウレタン製カテーテル，セルロース系フィルター，アクリルまたは ABS 樹脂製のプラスチック器具，ポリカーボネート製の三方活栓や延長チューブは破損するので使用を避ける．また DEHP を含むポリ塩化ビニル製の点滴セット，カテーテルなどの使用も避ける必要がある[12]．

4. 支持療法の重要性

- 治療レジメンを，規定されたスケジュール通りに進めていけるかどうかということの大きな要因として，支持療法の充実があげられる．投与薬剤の副作用をはじめ，感染症など，さまざまな有害事象に対して，いかにそれらの合併を予防するか，迅速に対応するかということが，治療成績，予後の改善に大きく関わってくる．好中球減少時のラミナールエアフローをはじめとする病棟・病室のアコモデーションについては日頃からの十分な配慮が必要である．また，感染症予防のためのスタッフ間における standard precaution の徹底，ニューモシスチスカリニ肺炎，真菌感染症など日和見感染に対する予防薬の服用，febrile neutropenia に対する速やかな対処などについて，日常の中で細心の注意を怠ってはならない．

Lesson 3. 肉腫化学療法の多剤併用療法を理解する

C. 肉腫におけるエビデンス

●VACA，VAIA，EVAIA の Ewing 肉腫に対する有効性について，以下に述べるエビデンスが，CESS，EICESS（UKCCSG＋CESS）による多施設共同臨床研究の結果，明らかになっている．

1. CESS 81　VACA単独治療研究[2]

治療期間：1981～1986 年　症例数：93
5 年無病生存率：55 %
　　腫瘍体積　100 mL 未満　3 年無病生存率　71 %
　　　　　　　100 mL 以上　3 年無病生存率　31 %
　　術前化学療法有効例　3 年無病生存率　79 %
　　　　　　　無効例　3 年無病生存率　31 %
⇒ Ewing 肉腫に対する，VACA レジメンは有効である．

2. CESS 86　VACA・VAIA層別化臨床研究[4]

●CESS 81 の結果を受け，腫瘍体積 100 mL 未満の四肢発生のものを標準危険群として VACA で，腫瘍体積 100 mL 以上 and/or 体幹発生のものを高危険群として VAIA で治療．
治療期間：1986～1991 年　症例数：301（標準危険群：52，高危険群：241）
10 年無病生存率：52 %
　腫瘍体積　100 mL 未満，四肢発生群　　　51 %
　腫瘍体積　100 mL 以上 and/or 体幹発生群　52 %
⇒高危険群に対しては VACA よりも VAIA が有効である．

3. EICESS-92　VAIA, VACA, EVAIAの3レジメンの比較研究[6]

●CESS 86 の結果を受け，標準危険群（腫瘍体積 100 mL 未満）に対しては，VAIA と VACA の比較研究，高危険群（腫瘍体積 100 mL 以上，遠隔転移有）に対しては，VAIA と EVAIA の比較研究．
治療期間：1992～1997 年　症例数：647（標準危険群：492，高危険群：155）
3 年無病生存率：
　標準危険群　　VACA 群　73 %
　　　　　　　　VAIA 群　74 %
　VACA 群と VAIA 群の無病生存率と生存率の hazard ratio は，それぞれ 0.91，1.08
　高危険群　　EVAIA 群　52 %
　　　　　　　VAIA 群　47 %

- EVAIA 群と VAIA 群の無病生存率と生存率の hazard ratio をみてみると，EVAIA で 17 %の event 率低下と 15 %の死亡率低下を認めた．
- 標準危険群における薬物毒性は VACA 群のほうが grade 3 ないし 4 の血液障害をきたした症例が統計学的に多かった．

⇒標準危険群に関して，VACA は VAIA と同等の治療成績であったが，CPA を含む VACA は IFO を含む VAIA に比較して血液毒性が強いので，VAIA が推奨される．高危険群については，VP-16 を加えた EVAIA のほうが，より有効な傾向がある．

[小田　慈]

参考文献

1) 横山良平：Ewing 肉腫ファミリー腫瘍に対する化学療法．NEW MOOK 整形外科 No 18，骨柔部腫瘍．越智隆弘，菊池臣一編，175-181，金原出版，2005．
2) Jürgens H, Exner U, Gadner H, et al.：Multidisciplinary treatment of primary Ewing's sarcoma of bone. A 6-year experience of a European Cooperative Trial. Cancer, 61 (1)：23-32, 1988.
3) Dunst J, Sauer R, Burgers JM, et al.：Radiation therapy as local treatment in Ewing's sarcoma. Results of the Cooperative Ewing's Sarcoma Studies CESS 81 and CESS 86. Cancer, 67 (11)：2818-2825, 1991.
4) Paulussen M, Ahrens S, Dunst J, et al.：Localized Ewing tumor of bone：final results of the cooperative Ewing's Sarcoma Study CESS 86. J Clin Oncol, 19 (6)：1818-1829, 2001.
5) Craft A, Cotterill S, Malcolm A, et al.：Ifosfamide-containing chemotherapy in Ewing's sarcoma：The Second United Kingdom Children's Cancer Study Group and the Medical Research Council Ewing's Tumor Study. J Clin Oncol, 16 (11)：3628-3633, 1998.
6) Pauluseen M, Craft AW, Lewis I, et al.：Results of the EICESS-92 Study：two randmized of Ewing's sarcoma treatment—cyclophosphamide compared with ifosfamide in standard-risk patients and assessment of benefit of etoposide added to standard treatment in high-risk patients. J Cli Oncol, 26 (27)：4385-4393, 2008.
7) Subbiah V, Anderson P, Lazar AJ, et al.：Ewing's sarcoma：standard and experimental treatment options. Curr Treat Options Oncol, 10 (1-2)：126-140, 2009.
8) Balamuth NJ, Womer RB：Ewing's sarcoma. Lancet Oncol, 11 (2)：184-192, 2010.
9) 小川千登世：ビンカアルカロイド．小児がん診療ハンドブック．堀部敬三編．159-161，医薬ジャーナル社，2011．
10) 前田尚子他：シクロホスファミド，イホスファミド．小児がん診療ハンドブック．堀部敬三編．134-135，137-138，医薬ジャーナル社，2011．
11) 渡辺　新：アントラサイクリン系抗生物質およびミトキサントロン．小児がん診療ハンドブック．堀部敬三編．150-153，医薬ジャーナル社，2011．
12) 小川千登世：エトポシド．小児がん診療ハンドブック．堀部敬三編．154-157，医薬ジャーナル社，2011．

Lesson 3. 肉腫化学療法の多剤併用療法を理解する

7

VAC療法
(VCR＋Act-D＋CPA)

A. 適応・用法

- 横紋筋肉腫（低リスク群の一部，中リスク群，高リスク群）に対する標準的治療法として用いられる．

- IRS-IV study で用いられたレジメンに準じて強化 VAC レジメン〔1 サイクル当たりのシクロホスファミド（cyclophosphamide；CPA）の投与量が多い〕として使用するのが一般的である．CPM 2.2 g/m^2，アクチノマイシン D（actinomycin D；Act-D）0.045 mg/kg（最大 2.5 mg），ビンクリスチン（vincristine；VCR）1.5 mg/m^2（最大 2.0 mg）を 1 日で投与するレジメンである．

- これまで行われてきた研究の多くは VCR の weekly 投与，CPM，Act-D は 3〜4 週間間隔で反復するスケジュールが採用されている．CPM の増量探索試験はみられるが[1]，有効性と安全性に関して最適な投与量と投与スケジュールを比較した臨床試験は行われていない．

B. レジメンの実際

- 成人のガイドライン（日本癌治療学会，MASCC/ESMO，ASCO，NCCN）いずれも，1.5 g/m^2 以上の CPM は高リスク，Act-D は中リスクに分類されており，併用する本治療は非常に催吐性の高いレジメンであり，急性，遅発性 chemotherapy induced nausea and vomiting（CINV）ともにみられる．3 日程度で回復するが，5HT$_3$ 阻害薬に加え，アプレピタント（aprepitant），デキサメタゾン（dexamethasone）などを積極的に用い，補液を行うことが一般的である．

- CPM 投与による出血性膀胱炎を予防する目的に，少なくとも 2 時間以上の大量輸液（3,000 mL/m^2/day）を行ってから投与を開始し，メスナ（mesna）を併用する．定期的に尿潜血の有無を確認する．ただし CPM は半減期 4 時間で，メスナの適応用法の 3 回目の投与（CPM 投与後 8 時間）以降は大量輸液は不要である（補液は CINV 対策で継続する）．

- 注意すべき有害事象として肝中心静脈閉塞症（veno-occlusive disease of the liver；VOD）があげられる．T-bil 値の上昇（2 mg/dL 以上），有痛性の肝腫大，腹水や体重増加を認めた場合には VOD の可能性を考慮する．わが国では，経験的にヘパリンもしくは低分子ヘパリンと組織プラスミノーゲンアクチベーター，ウルソデオキシコール酸などが用いられるが，欧米ではデフィブロタイド（defibrotide）が第一選択薬として用いられる．本薬剤はわが国では未承認薬であり，現在医師主導治験実施中である（2015 年 2 月現在）．

- 局所療法として放射線照射を施行する期間は，照射中同時進行するレジメンを VC の 2 剤とする．Act-D を併用すると骨髄抑制が増強する危険性があるため注意を要する．

- 米国では Act-D の 5 日間分割投与を標準としている．ただし 1980 年代後半に行われた一括 1 日投与と 5 日間分割の小規模ランダム化比較試験では有効性にも実行可能性にも違いはなく，入院期間短縮のメリットが高いため 1 日投与法が推奨されたことから[2]，実地臨床上は 1 回投与が好まれている．しかし CPM 0.9〜1.3 g の 5 分割投与から 2.2 g/m² 1 回投与に増量して用いられるようになったのち，生存，無増悪生存割合は向上がみられたものの，VOD 発症が認められるようになった（1 ％程度）[3]．また VCR と Act-D を用いる Wilms 腫瘍の臨床試験において，Act-D の分割投与から 1 回投与に変更した場合に重篤な肝障害が出現したとする有名な報告から[4]，CPM の高用量レジメンを用いる際には Act-D の一括 1 日投与は VOD 発症リスクが非常に高いとされ，実地臨床上も Act-D は 5 分割で用いられることが多い．

- 本レジメンで用いるような高用量の CPA 投与では晩期合併症として性腺機能障害や二次がんの問題があり，治療終了後も長期的な経過観察が重要となる．

C. 肉腫におけるエビデンス

1. 横紋筋肉腫におけるエビデンス

- 1972 年に米国で設立された IRSG（Intergroup Rhabdomyosarcoma Study Group）を中心として横紋筋肉腫に対する集学的治療の開発が行われてきた．現在 IRSG は他の小児がん治療グループなどと合併し Children's Oncology Group（COG）として新規プロトコールの開発を行っている．

- IRSG は VAC 療法を中心とした study を行い，IRS-Ⅰでは 5 年生存率 55 ％，IRS-Ⅱでは 63 ％，IRS-ⅢおよびⅣでは 71 ％と生存率の向上を認めている[5〜7]．

- 1997 年から開始された COG-D9602 研究では，低リスク群（COG-STS のリスク分類：胎児型で Stage 1 かつ Group Ⅰ/Ⅱ/Ⅲ，もしくは Stage 2/3 かつ Group Ⅰ/Ⅱ）の一部（Stage 1

Lesson 3. 肉腫化学療法の多剤併用療法を理解する

の Group I / II A，Stage 2 の Group I，眼窩原発のうち Stage 1 の Group III）の集団に対して，VAC から治療を軽減した 2 剤のレジメン（VA）と残存腫瘍に対する放射線照射により 90 % を超える高い無病生存率が達成されている[8]．

● 一方，他の低リスク群（Stage 1 の Group II B/C，Stage 1 の Group III で非眼窩部原発，Stage 2 の Group II，Stage 3 の Group I / II）においては VAC 療法と残存腫瘍に対する放射線照射により 90 % 以上の生存率が達成されている．IRS-III study ではほぼ同一の集団に対して VA 療法が行われ，5 年無病生存率は 71 %，5 年全生存率が 78 % であったのに対し[6]，IRS-IV study では VAC 療法を行い 8 年無病生存率は 88 %，5 年全生存率が 93 %[6]，COG-D9602 では 5 年無病生存率は 85 %，5 年全生存率が 93 % であり，VAC 療法がこの群に対する標準的治療法であると考えられる[9]．

● 中間リスク群（胎児型で Stage 2/3 かつ Group III，胞巣型で Stage 1/2/3 かつ Group I / II / III）では，IRS-III study においてドキソルビシン（doxorubicin；ADR）やシスプラチン（cisplatin；CDDP）を加えたレジメンは VAC 療法に比較して予後の改善をみなかった．また，IRS-IV study では，これらを対象に VAC 療法に対してアルキル化薬としてイホスファミド（ifosfamide；IFO）を用いた 2 つのレジメン VAI（VCR＋Act-D＋IFO）と VIE〔VCR＋IFO＋エトポシド（etoposide；VP-16)〕の 3 者比較を行い，いずれのレジメンにおいても治療成績に差を認めなかった[10]．

● 中間リスク群において，胎児型で予後良好部位に発生しリンパ節転移が陽性であるか，もしくは Group III の群，および胎児型で予後不良部位に発生し Group I / II の群においては IRS-III study に比較して IRS-IV study で著明な予後の改善を認めたことから，CPA を高用量で使用することの有益性が示唆された[11]．

● さらに中間リスク群に対する COG-D9803 研究において，非臨床試験[12]や再発患者を対象とした過去の研究[13,14]で有効性が示唆されたトポテカン（topotecan），CPA を追加したレジメン（VAC/VTC）を VAC 療法と比較した研究が行われた．4 年の無病生存率は VAC 群で 73 % に対し VAC/VTC 群で 68 % と改善はみられなかった．

● 以上より，中間リスク群における標準治療法として VAC 療法が支持されている．

● 高リスク群（Stage 4 かつ Group IV）はきわめて予後不良であり，5 年生存率は 50 % 未満である．VAC 療法に別の薬剤を追加することで治療成績の改善を目指しているが，現時点で有効性が示されたレジメンはない．

● IRS-IV study では，高リスク群を対象として IE（IFO＋VP-16），VM〔VCR＋メルファラン（melphalane）〕，ID（IFO＋ADR）の 3 種類のレジメンにランダムに割り付け，その後 VAC 療法を受ける window study を行ったが，いずれも VAC 療法に比較して良好な成績は得られなかった[15,16]．その他，TC〔トポテカン（topotecan）＋CPM〕，VCPT

〔VCR＋イリノテカン（irrinotecan）〕などによる window study が行われたが，生存率についていずれも期待できる結果は得られなかった[13,14,17]．

- 以上より，現時点において高リスク群に対する治療レジメンとして VAC 療法を上回る有効性が示されたレジメンは存在しない．しかし十分な治療成績とは言えず，今後の治療開発が望まれる．

2. その他の肉腫におけるエビデンス

- 限局性の Ewing 肉腫に対して，現在米国では VDC（VCR＋ADR＋CPA）/IE（IFO＋VP-16）の交替療法が標準的に用いられているが，米国，欧州とも 2000 年以前は VAC を骨格とした治療が標準で，欧州の European Intergroup Cooperative Ewing's Sarcoma Study（EICESS）による EICESS-92 では VAC に ADR を加えた VACA，CPA を IFO に置き換えた VAIA，高リスク群にはさらに VP-16 を加えた EVAIA などのレジメンを採用し比較したという開発の経緯が存在する．現在，1999 年から実施された the European Ewing tumor Working Initiative on National Groups 1999（Euro-E.W.I.N.G. 99）臨床試験の結果により，欧州では VIDE（VCR＋IFO＋ADR＋VP-16）が腫瘍量の多い非転移性 Ewing 肉腫では標準的であるが，腫瘍量の少ない非転移性 Ewing 肉腫では VACA が現在も標準である．

〔安井直子〕

参考文献

1) Ruymann FB, et al.：Cyclophosphamide dose escalation in combination with vincristine and actinomycin-D（VAC）in gross residual sarcoma. A pilot study without hematopoietic growth factor support evaluating toxicity and response. J Pediatr Hematol Oncol, 17（4）：331-337, 1995.
2) Carli M, et al.：Tumor response and toxicity after single high-dose versus standard five-day divided-dose dactinomycin in childhood rhabdomyosarcoma. J Clin Oncol, 6（4）：654-658, 1998.
3) Ortega JA, et al.：Venoocclusive disease of the liver after chemotherapy with vincristine, actinomycin D, and cyclophosphamide for the treatment of rhabdomyosarcoma. A report of the Intergroup Rhabdomyosarcoma Study Group. Childrens Cancer Group, the Pediatric Oncology Group, and the Pediatric Intergroup Statistical Center. Cancer, 79（12）：2435-2439, 1997.
4) Green DM, et al.：Severe hepatic toxicity after treatment with single-dose dactinomycin and vincristine. A report of the national wilms' tumor study. Cancer, 62（2）：270-273, 1988.
5) Maurer HM, et al.：The Intergroup Rhabdomyosarcoma Study-1. A final report. Cancer, 61：209-220, 1988.
6) Crist W, et al.：The Third Intergroup Rhabdomyosarcoma Study. J Clin Oncol, 13：610-630, 1995.
7) Baker KS, et al.：Benefit of intensified therapy for patients with local or regional embryonal rhabdomyosarcoma：result from the Intergroup Rhabdomyosarcoma Study-Ⅳ. J Clin Oncol, 18：2427-2434, 2000.
8) Beverly Raney R, et al.：Results of the Intergroup Rhabdomyosarcoma Study Group D9602 protocol, using vincristine and dactinomycin with or without cyclophosphamide and radiation therapy, for newly diagnosed patients with low-risk embryonal rhabdomyosarcoma：a report from the Soft Tissue Sarcoma Committee of the Children's Oncology Group. J Clin Oncol, 29：1312-1318, 2011.

Lesson 3. 肉腫化学療法の多剤併用療法を理解する

9) Raney RB, et al.：Results of the Intergroup Rhabdomyosarcoma Study Group D9602 protocol, using vincristine and dactinomycin with or without cyclophosphamide and radiation therapy, for newly diagnosed patients with low-risk embryonal rhabdomyosarcoma: a report from the Soft Tissue Sarcoma Committee of the Children's Oncology Group. J Clin Oncol, 29：1312-1318, 2011.

10) Crist WM, et al.：Intergroup rhabdomyosarcoma study-Ⅳ：results for patients with nonmetastatic disease. J Clin Oncol, 19：3091-3102, 2001.

11) Baker KS, et al.：Benefit of intensified therapy for patients with local or regional embryonal rhabdomyosarcoma: results from the Intergroup Rhabdomyosarcoma Study Ⅳ. J Clin Oncol, 18：2427-2434, 2000.

12) Houghton PJ, et al.：Evaluation of 9-dimethylaminomethyl-10-hydroxycamptothecin against xenografts derived from adult and childhood solid tumors. Cancer Chemother Pharmacol, 31：229-239, 1992.

13) Saylors RL 3rd, et al.：Cyclophosphamide plus topotecan in children with recurrent or refractory solid tumors: a Pediatric Oncology Group phase Ⅱ study. J Clin Oncol, 19：3463-3469, 2001.

14) Walterhouse DO, et al.：Efficacy of topotecan and cyclophosphamide given in a phase Ⅱ window trial in children with newly diagnosed metastatic rhabdomyosarcoma：a Children's Oncology Group study. J Clin Oncol, 22：1398-1403, 2004.

15) Breitfeld PP, et al.：Ifosfamide and etoposide are superior to vincristine and melphalan for pediatric metastatic rhabdomyosarcoma when administered with irradiation and combination chemotherapy：a report from the Intergroup Rhabdomyosarcoma Study Group. J Pediatr Hematol Oncol, 23：225-233, 2001.

16) Sandler E, et al.：Efficacy of ifosfamide and doxorubicin given as a phase Ⅱ "window" in children with newly diagnosed metastatic rhabdomyosarcoma: a report from the Intergroup Rhabdomyosarcoma Study Group. Med Pediatr Oncol, 37：442-448, 2001.

17) Pappo AS, et al.：Two consecutive phase Ⅱ window trials of irinotecan alone or in combination with vincristine for the treatment of metastatic rhabdomyosarcoma: the Children's Oncology Group. J Clin Oncol, 25：362-369, 2007.

8 IE療法
(IFO＋VP-16)

A. 適応・用法

1. 適応

- イホスファミド（ifosfamide；IFO）はシクロホスファミド（cyclophosphamide；CPA）類似の化学構造を有するアルキル化薬である．IFO は肝の CYP3A4 で代謝され活性体となり作用する．IFO の活性代謝物は DNA をアルキル化，二重鎖間に異常な架橋を形成し，腫瘍細胞の DNA 合成を阻害し，抗腫瘍効果を示す．

- IFO は骨・軟部肉腫において単剤では骨肉腫，他の抗悪性腫瘍薬との併用療法で悪性骨・軟部腫瘍全般に保険適用となっている．IFO はドキソルビシン（doxorubicin；ADR）と並び骨・軟部肉腫化学療法におけるキードラッグの一つである．

- IFO 投与時には副作用である出血性膀胱炎対策のためにメスナ（mesna）を併用する必要がある．メスナは IFO や CPA 投与時の出血性膀胱炎予防に適応がある．IFO 投与量の 60％から 100％までの投与が保険適用となっている．

- エトポシド（etoposide；VP-16）は 1966 年にメギ科の植物の根茎から抽出した成分より合成された抗悪性腫瘍薬である．VP-16 はトポイソメラーゼⅡと結合して安定複合体を形成することで切断された DNA の再結合を阻害し，殺細胞効果を示す．

- VP-16 は骨・軟部肉腫において他の抗悪性腫瘍薬との併用療法で小児固形腫瘍（Ewing 肉腫・横紋筋肉腫など）に保険適用となっている．

- VP-16 は単剤では肉腫に対する効果は乏しい．また，Ewing 肉腫・横紋筋肉腫などの小児固形腫瘍以外には肉腫に対して保険適用がなく，成人の非円形細胞肉腫では第一選択として使用されることはない．

- IFO と VP-16 の併用療法である IE 療法は，VP-16 のトポイソメラーゼⅡ阻害により IFO によって障害された DNA の修復が阻害され，相乗効果を示すと考えられている．

Lesson 3. 肉腫化学療法の多剤併用療法を理解する

- IE療法は，VDC〔ビンクリスチン（vincristine；VCR）＋ADR＋CPA〕療法との交替療法であるVDC/IE療法としてEwing肉腫の標準的治療として用いられる．IE療法は成人型軟部肉腫や骨肉腫の一次治療として用いられることはほとんどないが，再発・転移例の二次以降の治療として用いられる．

- 切除可能骨肉腫のMAP〔メトトレキサート（methotrexate；MTX）＋ADR＋シスプラチン（cisplatin；CDDP）〕療法による術前化学療法後の組織学的効果判定でpoor responder群に対するIE療法の追加効果をみるランダム化比較試験（EURAMOS-1）がヨーロッパおよび米国の研究グループであるEURAMOS（The European and American Osteosarcoma Study Group）で行われている．この結果によってはIE療法が骨肉腫の標準的化学療法プロトコールに含まれる可能性がある．

2. 用法

- IFOは他の抗悪性腫瘍薬との併用で$1.5\,g$～$3\,g/m^2$/dayで3～5日間連続点滴静注する．IFO投与時には出血性膀胱炎の予防のためにIFO 1日投与量の60％以上のメスナを併用する．

- VP-16は他の抗悪性腫瘍薬との併用で100～150 mg/m^2/dayで3～5日間連続点滴静注する．

- IEはEwing肉腫のVDC/IE療法では，IFO 1.8 g/m^2/day，VP-16 100 mg/m^2/dayを5日間連続点滴静注する．IFOは2時間で点滴する．VP-16は2時間で点滴投与する方法と24時間連続静注する方法がある．投与にあたってはメスナを併用する．

B. レジメンの実際・副作用

1. 投与方法・投与量

- IFO 1.8 g/m^2/dayを2時間で，VP-16 100 mg/m^2/dayを24時間（または2時間）で投与する（5日間連続）．

- 出血性膀胱炎予防のためにメスナをIFO 1日投与量の60％以上を3回に分割（1回20％）し，静注にて投与する．メスナはIFO投与と同時，4時間後，8時間後に投与する．一部で行われているIFOの持続静注投与のプロトコールではメスナも持続静注投与する．メスナはIFO 1日投与量の100％量まで増量することができる．

- 出血性膀胱炎はIFOの非活性代謝物が原因とされる．メスナはこの非活性代謝物と結合することで解毒作用を示す．そのため，メスナによってIFOの抗腫瘍効果が減弱す

ることはない．IFO による腎毒性，出血性膀胱炎の予防のため，IFO 投与翌日まで十分量の輸液を行い，尿量を確保する必要がある．

2. 投与期間

- 3 週を 1 コースとして行う．

3. 副作用

- VP-16 と併用することにより，IFO 単剤と比べ骨髄抑制は強くなる．

- Grade 3～4 の好中球減少は通常 9 割程度でみられる．Grade 3 以上の貧血・血小板減少は 10 %弱で認め，輸血を要することがある．

- 嘔気・嘔吐などの自覚症状は制吐薬（5-HT$_3$ 受容体拮抗薬およびデキサメタゾン dexamethasone）を標準的に使用していれば比較的少ない．

- 重大な副作用である出血性膀胱炎はメスナ併用によりほとんど生じることはないが，尿の性状や潜血の有無をチェックし，出血性膀胱炎の疑いがあれば，メスナを IFO の 100 %まで増量するとともに輸液を増量し，尿量を確保する．

- IFO の腎障害は，IFO の代謝産物による直接的な尿細管障害が原因とされる．補液を十分に行い，尿量を確保することが重要である．Fanconi 症候群にも注意が必要である．

- IFO の蓄積毒性として不妊（特に男性）が問題となる．また IFO 脳症を認めることがあり，痙攣や意識障害を生じることがある．IFO 脳症にはメチレンブルーが有効とされる[1]．

C. 肉腫におけるエビデンス

- 1987 年に Miser らは，IE 療法（IFO 1.8 g/m^2/day，VP-16 100 mg/m^2/day，5 日間連続投与，3 週サイクル）を小児から若年成人の再発性肉腫に用い，55 %と高い奏効率が報告された[2]．特に Ewing 肉腫（17 例中 16 例），横紋筋肉腫（13 例中 9 例）で高い奏効率が報告された．

- Edmonson らは進行期肉腫に対して IE（IFO 2.5 g/m^2/day，VP-16 100 mg/m^2/day，3 日間連続投与，4 週サイクル）を施行し，16 %と奏効率が低かったと報告した[3]．しかし，用量・治療強度が低いことも影響していると考える．

- 1990 年に Issels らは IE（IFO 1.5 g/m^2/day，5 日間連続投与，VP-16 100 mg/m^2/day，day 1, 3, 5）に温熱療法を併用し，37 %と優れた奏効率を報告した[4]．

Lesson 3. 肉腫化学療法の多剤併用療法を理解する

- 1997 年には Saeter ら，1998 年には Yalçin らが進行期成人軟部肉腫に対して IE 療法を施行し，42 %，41.6 %と高い奏効率が報告された[5, 6]．Saeter らの試験では dose escalation study も施行され，高用量群で奏効率が高いことが示唆された．

- IFO およびメスナの持続静注用ポンプを用いた持続投与と経口 VP-16 内服による外来通院治療も報告されている[7]．

- 非円形細胞軟部肉腫における IE 療法は複数の論文はあるが，第 II 相試験までのデータしかなく，比較試験が行われていない．これまで報告された奏効率にも 10 %から 40 %と幅があり[2～9]，それぞれの試験での対象や用量・用法が異なるため，評価が定まっていない．高用量で有望な結果が報告されており，今後はランダム化比較試験での評価が望まれる．現時点では，進行例に対する ADR を含む標準的治療施行後のセカンドライン以降での使用が考慮される．

- Ewing 肉腫では IE 療法の高い奏効率が報告され，現在では標準的治療（VDC/IE 療法）に組み込まれている．これは VDC と IE を交替に 3 週ごとに行う治療法である．近年ではさらに dose intensity を高めた治療法が小児領域で模索されている．

- Ewing 肉腫の VDC 療法に対する IE 療法の追加効果をみたランダム化比較試験では転移のない限局型のものには予後の改善が認められた（5 年全生存率 72 % vs. 61 %，$p = 0.01$）が，転移性のものには認めなかった（34 % vs. 35 %，$p = 0.43$）[10]．そのため，限局型 Ewing 肉腫に対する標準的治療は VDC/IE が推奨されているが，転移性 Ewing 肉腫の標準的治療としては VDC 療法が推奨される．

- Intergroup Rhabdomyosarcoma Study Group によるランダム化比較試験である IRS-IV では横紋筋肉腫における標準的治療である VAC〔VCR ＋アクチノマイシン D（actinomycin D；Act-D）＋ CPA〕療法と VAI（VCR ＋ Act-D ＋ IFO）療法と VIE（VCR ＋ IFO ＋ VP-16）療法を比較しており，3-year failure free survival はそれぞれ 75 %，77 %，77 %と同等の有効性であったと報告している[11]．現状で従来からの VAC 療法を超える結果は得られず，VAC が横紋筋肉腫の標準的治療とされており，VIE 療法は一般的には行われていない．

- 骨肉腫においても IE 療法の有効性が報告されており[2, 12]，前述の通り MAP 療法の poor responder への IE 療法の追加効果をみるランダム化比較試験が EURAMOS で行われている．

［沼本邦彦］

参考文献

1) Aeschlimann C, Cerny T, Küpfer A：Inhibition of (mono) amine oxidase activity and prevention of ifosfamide encephalopathy by methylene blue. Drug Metab Dispos, 24 (12)：1336-1339, 1996.
2) Miser JS, Kinsella TJ, Triche TJ, et al.：Ifosfamide with mesna uroprotection and etoposide：an effective regimen in the treatment of recurrent sarcomas and other tumors of children and young adults. J Clin Oncol, 5 (8)：1191-1198, 1987.
3) Edmonson JH, Buckner JC, Long HJ, et al.：Phase II study of ifosfamide-etoposide-mesna in adults with advanced nonosseous sarcomas. J Natl Cancer Inst, 81 (11)：863-866, 1989.
4) Issels RD, Prenninger SW, Nagele A, et al.：Ifosfamide plus etoposide combined with regional hyperthermia in patients with locally advanced sarcomas：a phase II study. J Clin Oncol, 8 (11)：1818-1829, 1990.
5) Saeter G, Alvegård TA, Monge OR, et al.：Ifosfamide and continuous infusion etoposide in advanced adult soft tissue sarcoma. A Scandinavian Sarcoma Group Phase II Study. Eur J Cancer, 33 (10)：1551-1558, 1997.
6) Yalçin S, Güllü I, Barişta I, et al.：Treatment of advanced refractory sarcomas with ifosfamide and etoposide combination chemotherapy. Cancer Invest, 16 (5)：297-302, 1998.
7) Skubitz KM, Hamdan H, Thompson RC Jr：Ambulatory continuous infusion ifosfamide with oral etoposide in advanced sarcomas. Cancer, 72 (10)：2963-2969, 1993.
8) Blair SC, Zalupski MM, Baker LH：Ifosfamide and etoposide in the treatment of advanced soft tissue sarcomas. Am J Clin Oncol, 17 (6)：480-484, 1994.
9) Saeter G, Talle K, Solheim OP：Treatment of advanced, high-grade soft-tissue sarcoma with ifosfamide and continuous-infusion etoposide. Cancer Chemother Pharmacol, 36 (2)：172-175, 1995.
10) Grier HE, Krailo MD, Tarbell NJ, et al.：Addition of ifosfamide and etoposide to standard chemotherapy for Ewing's sarcoma and primitive neuroectodermal tumor of bone. N Engl J Med, 348 (8)：694-701, 2003.
11) Crist WM, Anderson JR, Meza JL, et al.：Intergroup rhabdomyosarcoma study-IV：results for patients with nonmetastatic disease. J Clin Oncol, 19 (12)：3091-3102, 2001.
12) Ben Arush MW, Stein ME, Kuten A, et al.：Postsurgical etoposide-ifosfamide regimen in poor-risk nonmetastatic osteogenic sarcoma. Am J Clin Oncol, 21 (1)：72-74, 1998.

Lesson 4

新たな治療選択となる
薬剤を知る

Lesson 4. 新たな治療選択となる薬剤を知る

1 肉腫に対する早期治療（薬物）開発

- 抗がん剤のみならず新しい薬剤は，最新の研究成果に基づいて開発が進められる．基礎研究から承認・発売までは9〜17年の年月と多額の研究開発費が必要となり，その費用は500億円（1医薬品当たり）にも上る．また，薬剤候補として研究を始めたとしても，その化合物が新薬として承認される成功確率は2万分の1程度という現状にある（図1-1）．当然ながら，この研究開発費は，承認後の薬価にも転嫁されるであろうし，開発を担う製薬企業側からみれば，成功確率が高く，しかも上市後の開発費回収が見込まれるがん腫への開発を優先することは当然の流れといえる．

- 希少がんとされる肉腫に対しては，その絶対母数，標的分子の不在などの理由により，新規抗がん剤開発の優先順位は低い現状にある．この現状を克服するには，基礎と臨床，双方のシームレスな開発体制構築が必要である．本項では，新規抗がん剤早期開発の現状，肉腫に対する早期開発の課題について概説する．

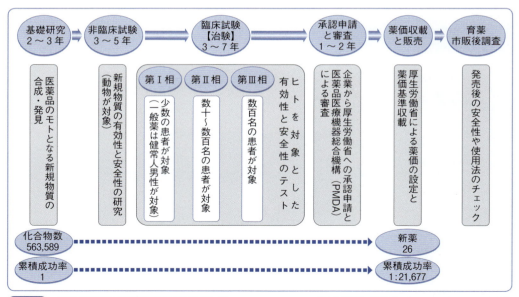

図1-1 研究開発から販売までのプロセス　　　　　　　　（日本製薬工業協会 DETA BOOK 2009より）

1 肉腫に対する早期治療（薬物）開発

A. 抗がん剤早期開発の歴史と現状

- 抗がん剤の臨床開発において，早期開発は第Ⅰ相試験と第Ⅱ相試験の一部がそれに該当する．また，わが国において，抗がん剤開発における第Ⅰ相試験のほとんどは，製薬企業から依頼される治験であり，「抗悪性腫瘍薬の臨床評価方法に関するガイドライン」にもあるように，国内の限られた施設で実施されている現状にある（**図1-2**，**表1-1**）[1]．

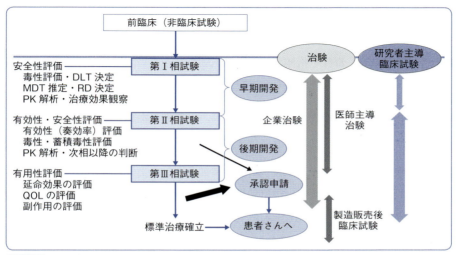

図1-2 抗がん剤開発の全体像と臨床試験

表1-1 臨床試験の相"phase"

	第Ⅰ相	第Ⅱ相	第Ⅲ相
開発段階	早期開発	後期開発	
目的	第Ⅱ相に進むかどうかを決める	第Ⅲ相に進むかどうかを決める	標準治療を決める
	推奨用量決定	有効性スクリーニング毒性プロファイル充実	総合的なrisk/benefit評価
プライマリーエンドポイント	毒性（MTD，DLT）	奏効割合生存割合，無再発生存割合	全生存期間
セカンダリーエンドポイント	効果	毒性	無増悪生存期間毒性 など
試験デザイン	毒性を目安に増量試験	単アーム試験（ランダム化試験）	ランダム化比較試験
症例数	15〜30例	60〜100（200）例	200〜3,000例
参加施設	単独施設（〜少数施設）	中規模（専門病院主体）	大規模・多施設・多国籍（一般病院主体）

Lesson 4. 新たな治療選択となる薬剤を知る

1. 抗がん剤の第Ⅰ相試験

a) 概要

- 新規抗がん剤を初めてヒトに投与する段階である．第Ⅰ相試験は，欧米のみならず日本でも実施されるが，その中でも内外を問わず，初めて投与する試験を first in human trial（FIH）と呼んでいる．

- 至適投与量・投与方法を決定する段階であり，毒性を指標にした増量試験が実施される．このため，エンドポイントは毒性となることが多い．

b) 目的と対象

- 第Ⅰ相試験の目的と対象は**表1-2**の通りである．

c) 第Ⅰ相試験における倫理的注意点

- 第Ⅰ相試験では，毒性を指標にした増量試験を行うため，増量に伴う毒性は必発と考えておかなければならない．また，予想外の毒性が発現する場合もありうる．

- 治療効果が得られるか否かは不確実であり，治療効果が得られる用量より先に致死的用量に達してしまうことも否定しきれない状況にある．

- 臨床試験の大原則である「患者の治療・参加意図」を十分に確認の上，登録・治療を行うことが重要である．また，治療効果を第一の目的としているわけではなく，症例の選択には十分な倫理的配慮が必要である．

d) 第Ⅰ相試験の進め方（図1-3）

- 毒性を指標にした増量試験を実施する．

- 通常は各投与量レベルに3例を登録，用量制限毒性（DLT）の発現例数によって，増量，症例追加などを判断，最終的に最大耐量（MTD），推奨用量（RD）を決定する．

表1-2 第Ⅰ相試験の目的と対象

目 的	対 象*
・毒性の観察と質的・量的評価 ・用量制限毒性（DLT）の決定 ・最大耐量（MTD）の推定 ・次相への推奨用量（RD），投与法の決定 ・薬物動態（PK；pharmacokinetics, PD：pharmacodynamics）の解析 ・治療効果の観察 ・治療効果の予測マーカーの探索（分子標的治療薬）	・がん患者が対象 ・有効な治療法，標準的治療法がない ・PSが良好（PS 0～2）であること（最近はPS 0,1の規定が多い） ・年齢：20歳以上75歳未満（最近は18歳以上や上限なしもある） ・前治療の影響がないこと ・骨髄，肝，腎，心機能などの主要臓器機能が保持されていること ・必要とされる期間中，生存可能（多くは3ヵ月以上）であること ・安全性評価に支障となりうる重篤な合併症を有していないこと ・インフォームド・コンセントが得られていること

*安全性の評価が主目的となるため，第Ⅱ，Ⅲ相試験に比べると，試験の適格規準は厳格に設定されていることが多い．

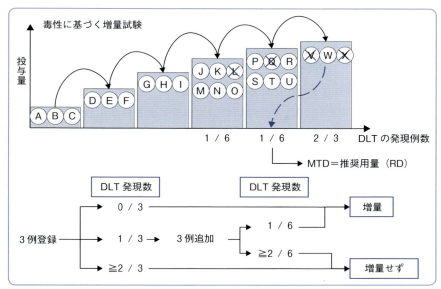

図1-3 第Ⅰ相試験 進め方の例

e) 開始用量

- 開始用量とは，増量試験における初回用量（レベル1）のことである．

- 一般的には，① マウス LD_{10} の1/10，もしくは，② イヌ TDL（toxic dose low）の1/3 が指標になる．
  - ① マウス LD_{10} の1/10：マウスの10%致死量の1/10の用量
  - ② イヌ TDL（toxic dose low）の1/3：ビーグル犬で最小限の可逆的な毒性を生ずる用量の1/3

- 通常は① の用量をビーグル犬に投与して強い毒性がなければ，① を開始用量とするが，毒性がみられれば，① より低用量の② を開始用量とすることが多い．

- 海外で FIH が開始され，それに引き続いて日本の第Ⅰ相試験を行う場合，毒性の発現していない低用量はスキップされ，海外で確認された MTD の 50% 程度の用量を開始用量とすることもある．

f) DLT，MTD，RD

- DLT：dose limiting toxicity（用量制限毒性）
  ・増量を規定する毒性基準（これ以上増量が不可能であることを決めるための毒性）であり，通常は急性・亜急性毒性を取り上げる．
  ・1コース目（通常3〜4週間）における毒性で評価することが多い．
  ・各試験（プロトコール）によって規定され，その内容は若干異なることが多い．
  ・DLT 基準の例

Grade 4 の血液毒性

Grade 3 以上の非血液毒性（ただし，悪心・嘔吐，食欲不振，脱毛，一過性の電解質異常は除外されていることも多い）

● MTD：maximum tolerated dose（最大耐量）
- プロトコールごとに DLT の発現頻度によって定義される用量で，以下のように，規定されていることが多い．また，毒性の頻度・程度の許容範囲の決定は，薬剤・臨床的判断によって異なる．
  3～6 例中 2 例以上の DLT 発現用量レベル
  3～6 例中 3 例以上の DLT 発現用量レベル
  33 ％の発現頻度を超える DLT 発現用量レベル
- MTD は相対的な概念であり，対象とする疾患の特異性や予後によって影響を受けたり，いったん決まった MTD が，その後の支持療法で上方修正される場合がある．

● RD：recommended dose（推奨用量）
- MTD−1 レベル，もしくは MTD レベルを推奨用量としていることが多い．各試験（プロトコール）で定義されるが，最近の試験では，MTD＝RD としているものが多い（以前の日本の試験では，RD＝MTD−1 レベルが多く用いられていた）．
- 長期投与・連日投与を行う分子標的治療薬では，慢性毒性を含めた 2 コース目以降の毒性も考慮して RD が決定されることもある[2]．

g）増量方法

● 第 I 相試験における増量方法としては，modified Fibonacci 法，PGDE，mCRM，accelerated titration design などがあげられる．PGDE，mCRM，accelerated titration design らの手法は，modified Fibonacci 法の欠点を克服すべく提唱された手法である．

● modified Fibonacci 法
- conventional な手法で，開始用量は前述のレベル 1（n）である．増量に従い，用量増加率が低下する仕組みになっている（表1-3）．
- 安全性を十分に考慮した増量手法ではあるが，MTD 到達までに 10 段階以上必要な場合もあり，多くの症例数と長期の試験期間が必要な場合がある．

表1-3　modified Fibonacci 法による増量

投与レベル	投与量	増量比（％）
レベル 1	n	—
レベル 2	2.0 n	100
レベル 3	3.3 n	67
レベル 4	5.0 n	50
レベル 5	7.0 n	40
レベル 6	9.0 n	33
レベル 7	12.0 n	33
レベル 8	16.0 n	33

● PGDE：pharmacologically guided dose escalation
- マウス LD_{10} の AUC とヒト MTD の AUC が同一であることを前提として，マウス

LD_{10} の AUC を第 I 相試験の仮の目標 AUC として急速増量を実施．毒性が発現した時点で，modified Fibonacci 法へ変更する手法．1990 年代に試みられたが，最近は用いられていない[3]．

- mCRM：modified continual reassessment method
  - ベイズ流のアプローチで，事前情報に基づいて投与量と副作用関係をモデル化し，推奨投与量付近での期待毒性出現確率を 1 例ごとに逐次検定して，事後分布を推定する[4]．
  - MTD 近傍で治療を受ける患者の割合を高めることが目標．

- accelerated titration design
  - 4 種の増量デザインによって，治療域を下回る低用量における症例数登録を減少し，少数例で MTD に到達，試験期間短縮を目指した手法．1997 年に提唱され，最近でもよく用いられている．
  - デザイン 1：通常の modified Fibonacci 法で，増量幅は 40 %．
  - デザイン 2：各投与レベルに 1 例ずつ登録して増量．1 コース目で DLT 1 例，または，Gr. 2 以上の毒性が 2 例以上出現した時点で，デザイン 1 に移行．
  - デザイン 3：各投与レベルに 1 例ずつ登録して 100 %ずつ増量．1 コース目で DLT 1 例，または，Gr. 2 以上の毒性が 2 例以上出現した時点で，デザイン 1 に移行．
  - デザイン 4：各投与レベルに 1 例ずつ登録して 100 %ずつ増量．治療全コースにおいて DLT 1 例，または，Gr. 2 以上の毒性が 2 例以上出現した時点で，デザイン 1 に移行．

h) 薬物動態（pharmacokinetic analysis）

- ヒトで初めての血中濃度測定が実施される場面で，1 例当たり 10～15 ポイント程度のフルサンプリングが実施される．

- 吸収・分布・代謝・排泄などを反映する薬物動態パラメータと，効果・毒性の関係を検討（PK/PD 解析）するとともに，線形性/非線形性の検討も行う．

- 低用量からの用量反応をみる唯一の機会であり，第 I 相試験においてきわめて重要な項目である．

i) 治療効果

- 第 I 相試験では，安全性の評価が主目的であり，効果についての結論は得られない．一般的に奏効率は低く，5 %程度とされている[6]．登録症例の多くが複数の前治療歴を有していること，かなりの割合の症例が結果的に有効量を下回る投与量で治療されていることが影響している．

- 最近の第 I 相試験では，特定の遺伝子異常を対象にした試験も行われることがあり，良好な奏効率が得られることもある[7]．

Lesson 4. 新たな治療選択となる薬剤を知る

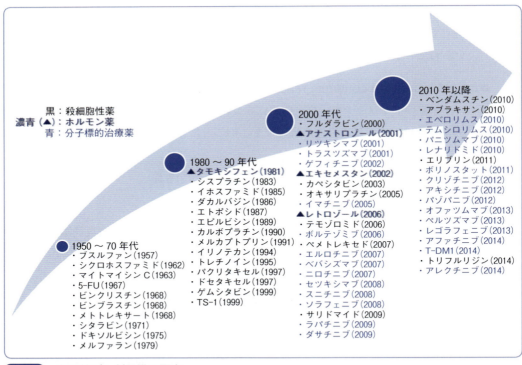

図 1-4　主な抗がん剤開発の歴史

2. 最近の第 I 相試験の傾向

- 最近の抗がん剤開発はその大半が分子標的治療薬（図 1-4）であるため，第 I 相試験の段階から POC（proof of concept）をはじめとする詳細な検討が実施される．

- 特にバイオマーカーの検討は多岐にわたり，末梢血単核球はもとより，腫瘍生検，皮膚生検などが必須となる試験が増加している．

3. 第 I 相試験における肉腫とその効果

- 有効な治療法，標準的治療法がない症例が第 I 相試験の対象となるため，肉腫は第 I 相試験においても一定の割合で登録される．1997 〜 2013 年において筆者の施設で実施された固形がんを対象にした第 I 相試験に登録された症例のうち，肉腫の占める割合は 12 % であった．その中で何らかの腫瘍縮小（tumor shrinkage）が得られた症例は 2 % 程度しかなく，PR にいたっては 0.5 % であった．

B. 肉腫に対する新規抗がん剤早期開発の現状

- 最近の抗がん剤開発は，分子標的治療薬の開発が主流で，特定の遺伝子異常（いわゆる driver gene）に対する薬剤開発，早期開発の段階から対象を絞り込んだ開発，グローバル開発が特徴的である．これらの特徴に合致する対象として肉腫が含まれれば当然ながら，肉腫への早期薬剤開発が期待されるが，現実的にはほとんどないのが現状である．

- 最近，悪性軟部腫瘍に対して承認されたパゾパニブ（pazopanib）を例にとってみても，特定の遺伝子異常を対象に開発された薬剤ではなく，肉腫への早期開発を進めるには，標的探索が不可欠といえる[8]．

C. 今後の展望

- 本項で肉腫に対する新規抗がん剤早期開発の期待について概説したいところであったが，依然として非常に厳しい状況にある．これは，肉腫に特異的な driver gene が特定されていないことに起因する．薬剤・治療の臨床効果のみを評価しているだけでは，薬剤開発の break through は起こりえず，基礎と臨床の相互協力，トランスレーショナル研究，リバーストランスレーショナル研究など，横断的・系統的な研究が急務である．

［山本　昇］

参考文献

1) 「抗悪性腫瘍薬の臨床評価方法に関するガイドライン」の改訂について．薬食審査発第1101001号　平成17年11月1日．
2) Postel-Vinay S, Gomez-Roca C, Molife LR, et al.：Phase I trials of molecularly targeted agents：should we pay more attention to late toxicities?. J Clin Oncol 29（13）：1728-1735, 2011.
3) Collins JM, Zaharko DS, Dedrick RL, et al.：Potential roles for preclinical pharmacology in phase I clinical trials. Cancer Treat Rep, 70（1）：73-80, 1986.
4) O'Quigley J, Pepe M, Fisher L：Continual reassessment method：a practical design for phase 1 clinical trials in cancer. Biometrics, 46（1）：33-48, 1990.
5) Simon R, Freidlin B, Rubinstein L, et al.：Accelerated titration designs for phase I clinical trials in oncology. J Natl Cancer Inst, 89（15）：1138-1147, 1997.
6) Horstmann E, McCabe MS, Grochow L, et al.：Risks and benefits of phase 1 oncology trials, 1991 through 2002. N Engl J Med, 352（9）：895-904, 2005.
7) Seto T, Kiura K, Nishio M, et al.：CH5424802（RO5424802）for patients with ALK-rearranged advanced non-small-cell lung cancer（AF-001JP study）：a single-arm, open-label, phase 1-2 study. Lancet Oncol, 14（7）：590-598, 2013.
8) van der Graaf WT, Blay JY, Chawla SP, et al.：Pazopanib for metastatic soft-tissue sarcoma（PALETTE）：a randomised, double-blind, placebo-controlled phase 3 trial. Lancet, 379（9829）：1879-1886, 2012.

Lesson 4. 新たな治療選択となる薬剤を知る

2 エリブリン
eribulin

A. 構造・作用機序ならびに代謝経路

1. 構造式（図2-1）

- 神奈川県三浦半島の油壺で採取された海洋生物クロイソカイメン（*Halichondria okadai*）から抽出されたハリコンドリンBの全合成類縁化合物．

- エリブリンメシル酸塩（Eribulin Mesilate）を主成分とし，一般に入手可能な4つの原料（D-Gulonolactone, 2,3-Dihydrofuran, R-1,2-Epoxy-5-hexene, D-Glucurono-6,3-lactone）から化学合成されている．

2. 作用機序

- エリブリンは，チューブリン重合を阻害することにより正常な紡錘体形成を妨げ，G2/M期で細胞分裂を停止させアポトーシスを誘導する（図2-2）．

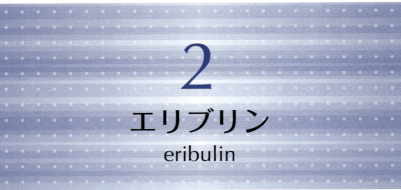

図2-1　エリブリンの構造式と代謝経路　　　　　（エーザイ株式会社社内資料より）

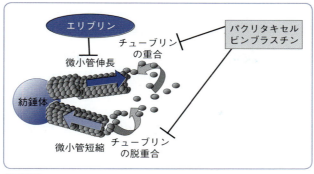

図2-2 エリブリンの微小管への作用

(文献5より改変)

3. 代謝（図2-1）

- エリブリンの代謝物として異性体, 水酸化体を含む酸化体などが確認されている. 合成の複雑さゆえに, 構造そして薬理活性は明らかになっていない.

- エリブリンはCYP2D6, CYP2C9, CYP2C18, CYP3A5, およびUGT2B7などでも代謝を受けるものの寄与は低く, 主にCYP3A4によって代謝されると考えられている.

- M8〜M11は, CYP3A4で生成するのはわかっているが, どの位置が水酸化されるかわかっていない.

- ヒトのマスバランス試験では, 体外に排泄される放射能のほとんどが未変化体であることがわかっており, 代謝の部分をあまり考えなくてよい薬剤と考えられる.

4. 適応

- 手術不能または再発乳癌（2015年1月現在, 肉腫への適応はない）.

5. エリブリンの投与方法

- 通常, 成人には1日1回 $1.4\ mg/m^2$ を2〜5分かけて静脈内投与する.

- 3週間を1サイクルとし, 第1日目, 8日目に投与し, 3週目を休薬とする. これを1サイクルとして, 投与を繰り返す. なお患者の状態により適宜減量する.

6. 副作用

- 進行または再発乳癌患者に対する国内第Ⅱ相試験において, 安全性解析対象症例81例中全例で副作用が報告されている. 承認時の主な副作用は, 好中球減少（98.8％）, 白血球減少（98.8％）, 脱毛症（58.0％）, リンパ球減少（54.3％）, 疲労（44.4％）, 食欲減退（43.2％）, 悪心（42.0％）, 口内炎（38.3％）, 味覚異常（33.3％）, ヘモグロ

ビン減少（32.1%），AST（GOT）上昇（29.6%），ALT（GPT）上昇（27.2%），CK（CPK）上昇（25.9%），発熱（24.7%），末梢神経障害（24.7%），γ-GTP上昇（19.8%），嘔吐（14.8%），頭痛（14.8%），発熱性好中球減少（13.6%），下痢（13.6%），LDH上昇（12.3%），ALP上昇（12.3%），血小板減少（11.1%），倦怠感（11.1%），発疹（11.1%）である．

- 重大な副作用として，骨髄抑制，感染症，末梢神経障害（末梢性ニューロパチー），肝機能障害，間質性肺炎が報告されている．
- 慎重投与：肝機能障害患者では，エリブリンのAUCが増加し，好中球減少の発現頻度が高くなる傾向がある．
- 慎重投与：腎機能障害患者では，エリブリンのAUCが増加する傾向がある．

B. 進行または再発乳癌患者および肉腫におけるエリブリンの臨床試験（表2-1）

1. 国内臨床試験

- 国内221試験（第Ⅱ相試験）において，エリブリン単独療法は，アントラサイクリン系およびタキサン系抗がん剤を含む前治療歴を有する進行または再発乳癌患者に対し，奏効率：21.3%（17/80例），無増悪生存期間の中央値：3.7ヵ月と，良好な抗腫瘍効果を示した．

- 国内217試験（第Ⅱ相試験）において，前化学療法歴のある進行または再発軟部肉腫患者51例を対象として，エリブリンの有効性および安全性を検証する，非盲検，多施設共同，単剤による臨床試験が行われた結果，無増悪生存期間の中央値：4.07ヵ月，生存期間の中央値：14.13ヵ月，投与後12週時点での無増悪率（CR＋PR＋SD）：51.0%であった．

2. 海外臨床試験

- 外国305試験（第Ⅲ相試験）においてアントラサイクリン系およびタキサン系抗がん剤を含む前治療歴2〜5レジメンを有する進行または再発乳癌患者に対し，エリブリン単独療法と，主治医選択治療との比較試験が行われた．全生存期間の中央値：エリブリン単独療法群（n＝508）13.1ヵ月に対して，主治医選択治療群（n＝254）10.6ヵ月であり，エリブリン単独療法は，主治医選択治療に比べて全生存期間を有意に延長した．（$p＝0.041$）エリブリン単独療法の無増悪生存期間の中央値は3.7ヵ月，奏効率は12%であった．

表2-1 がんに対するエリブリンの臨床試験

癌腫	乳癌				軟部肉腫			
試験デザイン	多施設共同，非無作為化，オープン試験	多施設共同，無作為化，オープン並行，群間比較試験		多施設共同，オープン試験	多施設共同，非無作為化	多施設共同，オープン試験，非無作為化	多施設共同，無作為化，オープン並行，群間比較試験	
phase	Ⅱ（国内221試験）	Ⅲ（外国305試験）		Ⅱ（外国211試験）	Ⅱ（外国207試験）	Ⅱ（国内217試験）	Ⅲ（外国309試験）	
対象症例	アントラサイクリン系およびタキサン系抗がん剤を含む前治療歴を有する進行または再発乳癌患者	アントラサイクリン系およびタキサン系抗がん剤を含む前治療歴を有する進行または再発乳癌患者		アントラサイクリン系，タキサン系抗がん剤およびカペシタビンを含む化学療法歴を有する進行または再発乳癌患者	前化学療法歴のある進行または再発軟部肉腫患者	前化学療法歴のある進行または再発軟部肉腫患者	前化学療法歴のある進行または再発軟部肉腫患者	
投与群	エリブリン	エリブリン	主治医選択治療	エリブリン	エリブリン	エリブリン	Arm A：エリブリン	Arm B：ダカルバジン
1回投与量	1.4 mg/m²	1.4 mg/m²		1.4 mg/m²	1.4 mg/m²	1.4 mg/m²	1.4 mg/m²	850 mg/m², or 1,000 mg/m², or 1,200 mg/m²
症例数	81	508	254	291	128（脂肪肉腫：37，平滑筋肉腫：40，滑膜肉腫：19，その他肉腫：32）	51（脂肪肉腫/平滑筋肉腫：35，その他肉腫：16）	450	
奏効率（CR+PR）	21.30 %	12 % $p=0.002$	5 %	9.30 %	脂肪肉腫：6 %，平滑筋肉腫：0%，滑膜肉腫：5 %，その他：4 %	0 %	現在進行中	
病勢コントロール率（CR+PR+SD）	58.8 %	56.6 % *1	49.5 % *1	55.80 %	*2 脂肪肉腫：59.4 %，平滑筋肉腫：57.9 %，滑膜肉腫：47.4 %，その他肉腫：46.2 %	*2 脂肪肉腫/平滑筋肉腫：80 %，その他肉腫：50 %，合計：70.6 %	現在進行中	
生存期間の中央値	11.1 ヵ月	13.1 ヵ月 $p=0.041$	10.6 ヵ月	10.4 ヵ月	―	脂肪肉腫/平滑筋肉腫17.28 ヵ月，その他肉腫：10.79 ヵ月，合計：14.13 ヵ月	現在進行中	
PFSの中央値	3.7 ヵ月	3.7 ヵ月 $p=0.137$	2.2 ヵ月	2.6 ヵ月	脂肪肉腫：2.6 ヵ月，平滑筋肉腫：2.9 ヵ月，滑膜肉腫：2.6 ヵ月，その他2.1 ヵ月	脂肪肉腫/平滑筋肉腫：5.52 ヵ月，その他：2.01 ヵ月，合計：4.07 ヵ月	現在進行中	
公表論文	Ann Oncol, 23：1441-1448, 2012[1]	Lancet, 377：914-923, 2011[2]		J Clin Oncol, 28：3922-3928, 2010[3]	Lancet Oncol, 12：1045-1052, 2011[4]	論文未発表（ASCOにて発表）	未発表	

*1：病勢コントロール率は公表論文に記載はないが，論文中のCR＋PR＋SDを計算すると「56.6%」と「49.5%」になる．
*2：病勢コントロール率の項は，「PFR12wks」の結果．

Lesson 4. 新たな治療選択となる薬剤を知る

- 外国 207 試験（第Ⅱ相試験）：前化学療法歴のある進行または再発軟部肉腫患者 128 例を対象に，エリブリンの有効性および安全性を検証する，非盲検，多施設共同，単剤による臨床試験が行われた結果，投与後 3 ヵ月時点での無増悪生存率は，脂肪肉腫：46.9 %，平滑筋肉腫：31.6 %，滑膜肉腫：21.1 %，その他肉腫：19.2 %であった．

- 外国 309 試験（第Ⅲ相試験）：前化学療法歴のある進行または再発軟部肉腫患者を対象に，現在進行中の多施設共同，無作為化オープン，並行，群間比較試験．Arm A：エリブリン，Arm B：ダカルバジン（850 mg/m^2, or 1,000 mg/m^2, or 1,200 mg/m^2 の用量の中から被験者の状態を考慮して治験責任医師が適切な用量を選択する）の 2 群に分け群間比較を行っている．日本は不参加．

［松峯昭彦］

参考文献

1) Aogi K, Iwata H, Masuda N, et al.：A phase Ⅱ study of eribulin in Japanese patients with heavily pretreated metastatic breast cancer. Ann Oncol, 23：1441-1448, 2012.

2) Cortes J, O'Shaughnessy J, Loesch D, et al.：EMBRACE（Eisai Metastatic Breast Cancer Study Assessing Physician's Choice Versus E7389）investigators. Eribulin monotherapy versus treatment of physician's choice in patients with metastatic breast cancer（EMBRACE）：a phase 3 open-label randomised study. Lancet, 377：914-923, 2011 .

3) Cortes J, Vahdat L, Blum JL, et al.：Phase Ⅱ study of the halichondrin B analog eribulin mesylate in patients with locally advanced or metastatic breast cancer previously treated with an anthracycline, a taxane, and capecitabine. J Clin Oncol, 28：3922-3928, 2010.

4) Schöffski P, Ray-Coquard IL, Cioffi A, et al.：European Organisation for Research and Treatment of Cancer（EORTC）Soft Tissue and Bone Sarcoma Group（STBSG）. Activity of eribulin mesylate in patients with soft-tissue sarcoma: a phase 2 study in four independent histological subtypes. Lancet Oncol, 12：1045-1052, 2011.

5) 小山則行，徳永武志，小笠原若菜他：新規乳がん治療薬エリブリン（ハラヴェン®静注 1 mg）の抗腫瘍メカニズムと臨床効果．日薬理誌，138：209-217，2011．

3 トラベクテジン
trabectedin

A. 構造・作用機序

1. 開発

- カリブ海に生息する群体ホヤ（*Ecteinascidia turbinata*）から単離されたトリス，テトラヒドロイソキノリン化合物で，スペインのPharmaMar社により開発された．現在は化学合成法が確立されている．

- 欧州では2007年に，アントラサイクリン系薬剤およびイホスファミド（ifosfamide；IFO）が無効またはこれらの薬剤に適さない進行悪性軟部腫瘍の薬剤として認可された．米国および日本は開発中である．

2. 開発コード・構造式

- 開発コードET-743として知られる．構造式を図3-1に示す．

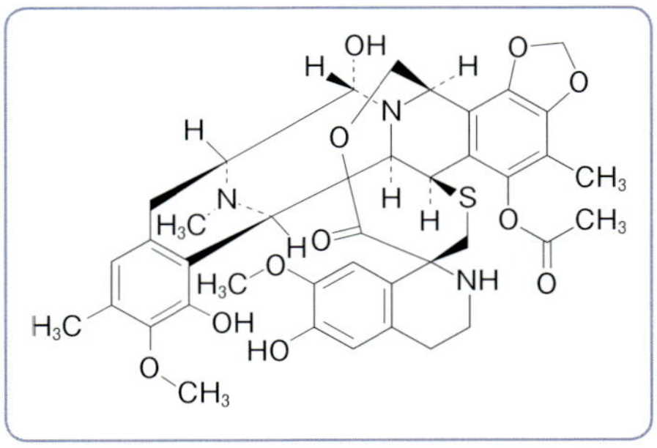

図3-1 トラベクテジンの構造式

3. 作用機序

- DNAの副溝（minor groove）に選択的に結合することで，ヌクレオチド除去修復機構との相互作用を介してアポトーシスを誘導する．

- 一部の染色体転座陽性のヒト悪性軟部腫瘍細胞では転座産物の融合タンパク質をはじめとする転写因子の機能を阻害する[1,2]．

4. 代謝・排泄

- 肝臓で代謝される（主にCYP3A4による）．半減期は平均180時間で，主に糞中に排泄される．

Lesson 4. 新たな治療選択となる薬剤を知る

- CYP3A4 に関与する薬剤（リファンピシン，フェノバルビタール，ケトコナゾール，アプレピタントなど）やグレープフルーツジュースおよび横紋筋融解症を生じる可能性のある薬剤（スタチン系薬剤など）を同時に使用する場合には副作用の発現に注意する．

B. 適応・効果と副作用

1. 適 応

- アントラサイクリン系薬剤および IFO が無効またはこれらの薬剤に適さない進行悪性軟部腫瘍を適応症として欧州医薬品庁より承認されている．

- 日本では 2015 年 1 月時点で未承認であり，使用可能な化学療法に無効または不適応となった染色体転座が報告されている組織型の悪性軟部腫瘍患者を対象として，ランダム化第 II 相試験（次頁を参照）が行われている．将来的には日本でも悪性軟部腫瘍全般で使用可能になることを期待したい．

2. 投与法

- 欧州（欧州販売名：ヨンデリス Yondelis®）では，トラベクテジン 1.5 mg/m² を 3 週ごとに 24 時間かけて中心静脈から投与する方法が行われている．デキサメタゾンと必要に応じて他の制吐薬が前投与される．

- 日本では，トラベクテジン 1.2 mg/m² を 3 週ごとに 24 時間かけて中心静脈から投与する方法が行われている．トラベクテジン投与の 30 分前にデキサメタゾンおよび 5-HT₃ 受容体拮抗型制吐薬の前投与が行われている．用量の決定については次頁を参照．

3. 効 果

a) 海外臨床試験

- 既治療の脂肪肉腫および平滑筋肉腫患者を対象とした，トラベクテジン 1.5 mg/m² の 3 週ごと 24 時間投与法で，無増悪期間（TTP）の中央値は 3.7ヵ月（95％CI 2.1〜5.4ヵ月）であった[3]．

b) 国内臨床試験

- 既治療の染色体転座が報告されている組織型の悪性軟部腫瘍患者を対象とした，トラベクテジン 1.2 mg/m² の 3 週ごと 24 時間投与法で，無増悪生存期間（PFS）の中央値は 5.6ヵ月（90％CI 4.2〜7.5ヵ月）であった（ASCO, abstract No：10524, 2014）．

4. 主な副作用とその対応

a) 好中球減少症，発熱性好中球減少症，血小板減少症
- 投与後約2週間で骨髄抑制がみられる．発熱や感染を伴う場合は，G-CSF製剤や抗菌薬などの投与，減量や休薬などの適切な処置をとる．

b) AST・ALT増加
- 肝機能障害がみられることがある．状態を十分に注意して観察し，減量や休薬などの適切な処置をとる．

c) 悪心，嘔吐
- デキサメタゾンを含む制吐薬の予防的投与などを行う．

d) 横紋筋融解症および重篤なCPK増加
- 筋力の低下または筋肉の痛みなどの自覚所見とともにCPK増加が認められた場合は，横紋筋融解症を疑う．横紋筋融解症が発現した場合は，非経口的な水分の補給，尿のアルカリ化および透析などの対症療法を速やかに実施する．

C. 悪性軟部腫瘍におけるエビデンス

1. 国内臨床試験

a) 第Ⅰ相臨床試験
- アントラサイクリン系薬剤を含む前治療に無効または不適応となった悪性軟部腫瘍患者15例を対象とした試験が行われた．0.9，1.2，1.5 mg/m^{2}の3用量を3週ごと24時間投与法で検討し，1.5 mg/m^2（海外推奨用量）で3例中2例に強い毒性の発現を認めた．したがって日本での推奨用量は1.2 mg/m^{2}と決定された[4]．

b) 第Ⅱ相臨床試験
- 使用可能な化学療法に無効または不適応となった染色体転座が報告されている組織型の悪性軟部腫瘍患者73例を対象としたトラベクテジン群（1.2 mg/m^{2}の3週ごと24時間投与法）と支持療法（BSC）群を比較するランダム化試験が行われた．PFSの中央値はトラベクテジン群で5.6ヵ月（90%CI 4.2〜7.5），BSC群で0.9ヵ月（90% CI 0.9〜1.0）であり，トラベクテジン群ではBSC群に対して増悪または死亡のリスクが有意に減少した（HR 0.07，90%CI 0.03〜0.14，$p<0.0001$）．OSの中央値はトラベクテジン群で未到達（95%CI 12.8ヵ月〜未到達），BSC群で8.0ヵ月（95%CI 7.0ヵ月〜未到達）であり，トラベクテジン群ではBSC群に対して死亡のリスクが有意に減少した（HR 0.38，95%CI 0.16〜0.91，$p=0.025$）（ASCO，abstract No：10524，2014）．

- 上記試験のBSC群で増悪が確認された患者29例を対象に，トラベクテジン1.2 mg/m^{2}の3週ごと24時間投与法の試験が行われた．PFSの中央値は7.3ヵ月（95％CI 2.9〜9.1）であった（ESMO 2014，abstract No：1422PD）．

2. 海外臨床試験

a）第Ⅱ相臨床試験

- 2次または3次化学療法を受ける悪性軟部腫瘍患者99例を対象に，トラベクテジン1.5 mg/m^{2}の3週ごと24時間投与法の試験が行われた．TTPの中央値は105日であった[5]．

- アントラサイクリン系薬剤およびIFO治療後の脂肪肉腫および平滑筋肉腫患者270例を対象に，トラベクテジンの3週ごと24時間投与法と毎週3時間3週投与し1週休薬する投与法を比較するランダム化試験が行われた．TTPの中央値は3週ごと投与法で3.7ヵ月（95％CI 2.1〜5.4），毎週3時間投与法で2.3ヵ月（95％CI 2.0〜3.5）であった．毎週3時間投与法と比較して，3週ごと24時間投与法は増悪のリスクが26.6％低下し，統計学的に有意であった（HR 0.734，95％CI 0.554〜0.974，$p = 0.0320$）[3]．この結果をもって欧州では3週ごと24時間投与法が一般的となった．

b）レトロスペクティブ解析

- トラベクテジン1.5 mg/m^{2}を3週ごと24時間で投与する第Ⅱ相臨床試験に参加した既治療の悪性軟部腫瘍患者350例を対象にレトロスペクティブ解析を行った．PFSの中央値は60歳未満の患者で2.5ヵ月，60歳以上の患者で3.7ヵ月であり，両群間に有意差はみられず，年齢にかかわらず有効であった[6]．

- 欧州での第Ⅱ相臨床試験に参加した既治療の染色体転座が報告されている組織型の悪性軟部腫瘍患者81例を対象にレトロスペクティブ解析を行った．PFSの中央値は4.1ヵ月（95％CI 2.8〜6.1）であった[7]．

- compassionate use下でトラベクテジン1.1〜1.5 mg/m^{2}を3週ごと3時間または3週ごと24時間投与法により投与されたアントラサイクリン系薬剤およびIFO治療後の粘液型脂肪肉腫の患者51例を対象にレトロスペクティブ解析を行った．PFSの中央値は14.0ヵ月（95％CI 13.1〜21.0），奏効率は51％（95％CI：36〜65％）であった[8]．

c）第Ⅲ相臨床試験

- 染色体転座陽性の悪性軟部腫瘍患者88例を対象に一次療法としてのトラベクテジン群（1.5 mg/m^{2}の3週ごと24時間投与法）とドキソルビシン（doxorubicin；ADR）75 mg/m^{2}単剤またはADR 60 mg/m^{2}とIFO 6〜9 g/m^{2}の併用（DXCT）群とを比較した試験が行われた．PFSの中央値はトラベクテジン群（51例）で18.8ヵ月（95％CI 5.7〜未到達），DXCT群（37例）で8.3ヵ月（95％CI 7.1〜25.0）であり，有意差はみられなかった

($p=0.9573$). 打ち切り率が両群ともに 60 % 以上と高かったことにより，検出力不足であった[9]．

● 2014 年 12 月時点で，局所進行性あるいは転移性の脂肪肉腫および平滑筋肉腫患者を対象として，トラベクテジン群とダカルバジン群とを比較する第Ⅲ相臨床試験が米国および中国でそれぞれ実施中である．

［米本　司］

参考文献

1) Forni C, et al.：Trabectedin（ET-743）promotes differentiation in myxoid liposarcoma tumors. Mol Cancer Ther, 8：449-457, 2009.
2) Grohar PJ, et al.：Ecteinascidin 743 interferes with the activity of EWS-FLI1 in Ewing sarcoma cells. Neoplasia, 13：145-153, 2011.
3) Demetri GD, et al.：Efficacy and safety of trabectedin in patients with advanced or metastatic liposarcoma or leiomyosarcoma after failure of prior anthracyclines and ifosfamide: results of a randomized phase Ⅱ study of two different schedules. J Clin Oncol, 27：4188-4196, 2009.
4) Ueda T, et al.：Phase I and pharmacokinetic study of trabectedin, a DNA minor groove binder, administered as a 24-h continuous infusion in Japanese patients with soft tissue sarcoma. Invest New Drugs, 32：691-699, 2014.
5) Le Cesne A, et al.：Phase Ⅱ study of ET-743 in advanced soft tissue sarcomas: a European Organisation for the Research and Treatment of Cancer（EORTC）soft tissue and bone sarcoma group trial. J Clin Oncol, 23：576-584, 2005.
6) Le Cesne A, et al.：Trabectedin is a feasible treatment for soft tissue sarcoma patients regardless of patient age：a retrospective pooled analysis of five phase Ⅱ trials. Br J Cancer, 109：1717-1724, 2013.
7) Le Cesne A, et al.：A retrospective analysis of antitumour activity with trabectedin in translocation-related sarcomas. Eur J Cancer, 48：3036-3044, 2012.
8) Grosso F, et al.：Efficacy of trabectedin（ecteinascidin-743）in advanced pretreated myxoid liposarcomas：a retrospective study. Lancet Oncol, 8：595-602, 2007.
9) Blay JY, et al.：Randomised phase Ⅲ trial of trabectedin versus doxorubicin-based chemotherapy as first-line therapy in translocation-related sarcomas. Eur J Cancer, 50：1137-1147, 2014.

4 TH-302

A. 肉腫化学療法の現状

- 切除不能・再発軟部肉腫に対しては,症状緩和と延命を目的として化学療法が行われる.現在まで化学療法の中心はアントラサイクリン系薬剤,特にドキソルビシン(doxorubicin;ADR)であった.ランダム化第Ⅲ相試験である EORTC 62012 試験では,455 例の軟部腫瘍患者を対象に,ADR($75\ mg/m^2$)単剤と ADR($75\ mg/m^2$)+イホスファミド(ifosfamide;IFO,$10\ g/m^2$)併用療法が比較された.無再発生存期間中央値は ADR 単剤群で 4.6 ヵ月,ADR+IFO 併用群で 7.4 ヵ月(HR 0.74,$p=0.003$),奏効割合は単剤群 14 %,併用群 26 %といずれも併用群で優れていたが,プライマリーエンドポイントである全生存期間は ADR 単剤で中央値 12.8 ヵ月,ADR+IFO 併用群で中央値 14.3 ヵ月(HR 0.83,$p=0.076$)と有意な差に至らなかった[1].

- 現在に至るまで,切除不能・再発軟部肉腫の標準治療は ADR 単剤であり,病状が進行性であったり腫瘍縮小効果を期待する場合,併用療法が行われているのが現状であるが,その治療成績は満足のいくものではなかった.

- TH-302 は,肉腫においても重要な薬剤の一つである IFO と同様のアルキル化薬の新規化合物である.低酸素状況下で細胞内のレダクターゼにより活性化されるプロドラッグであるとされ,現在単剤での第Ⅰ相試験が終了し,膵癌に対してはゲムシタビン(gemcitabine;GEM)との併用,軟部肉腫に対しては ADR との併用での開発が進んでいる.

B. TH-302について

- TH-302 は,アルキル化薬であるブロモイソホスホラミドマスタード(bromo-isophosphoramide mustard;Br-IPM)をニトロイミダゾールと結合させたプロドラッグである(図4-1)[2].

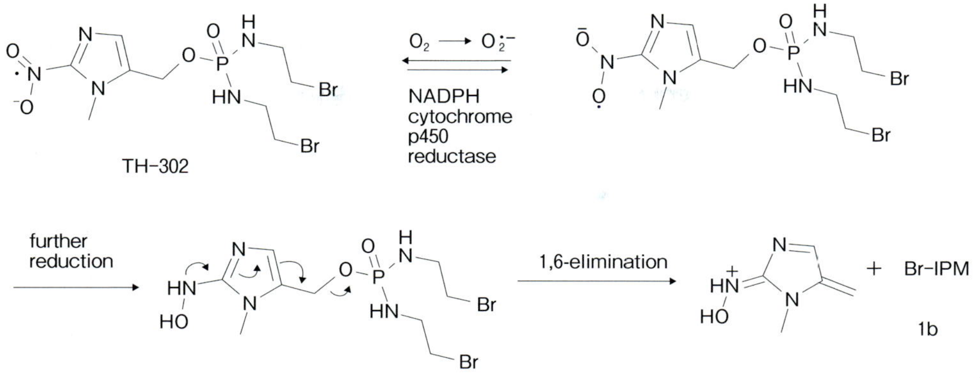

図4-1 TH-302 （文献2より）

- 低酸素条件下において，TH-302は細胞内のレダクターゼによりプロドラッグのニトロイミダゾール部位が還元されて，Br-IPMが放出されアルキル化薬としてDNA架橋による抗腫瘍効果を発揮する．

- *In vitro*での細胞毒性分析およびクローン形成分析では，TH-302は正常酸素条件下ではほとんど活性がないが，低酸素条件下では高い細胞毒性を有することが示されている[3]．また，H460細胞移植マウスにTH-302の投与を行った*in vivo*の検討では，TH-302の投与24時間後には，DNA損傷は腫瘍に放射状に広がり，Br-IPMが低酸素領域以外の細胞にもDNA損傷を誘発するバイスタンダー効果を有することが示唆された[4]．このバイスタンダー効果は，親がん細胞株と，TH-302を活性化できるレダクターゼを過剰発現するよう操作したがん細胞株からなるペアを用いた*in vitro*の混合細胞培養試験でも示された[3]．

- TH-302単剤投与時の有効性について，マウスにおけるxenograft modelでの検討では，膵癌，肺癌，悪性黒色腫，肝癌および前立腺癌において，低酸素状態の程度と良好な相関が示されている[5]．

- 海外で行われた固形がんを対象とした第Ⅰ/Ⅱ相試験（TH-CR-401）では，主な用量制限毒性（DLT）は皮膚毒性および粘膜毒性であった．毒性は用量依存性で，TH-302が高用量の場合には毒性発現頻度および重症度がより高い傾向が認められ，可逆的であり，各投与間，または投与遅延もしくは投与中止で回復がみられた．好中球減少，血小板減少も認めたもののGrade 3/4はまれで，用量制限するような毒性とはならなかった．

- この試験（TH-CR-401）では，TH-302毎週投与群に109例，3週ごと投与群に20例が登録され，第Ⅰ相試験部分では毎週投与群に37例が登録され，TH-302は7.5〜670 mg/m^{2}が投与され，DLTは670 mg/m^{2}を投与された5例中2例に発現した[6]．1例ではGrade 3の肛門周囲潰瘍および直腸潰瘍を認め，これらの事象と同時に発現したGrade 2の食道潰瘍がHSV陽性であったことから，これらの事象の原因はHSVと判断された．

もう1例ではGrade 3の口腔粘膜炎および脱水が発現した．そのため最大耐用用量（MTD）は575 mg/m^{2}とされた．3週ごと投与では，TH-302は670〜940 mg/m^{2}が投与され，MTDは670 mg/m^{2}であった．

- 膵癌において，GEM単剤，GEM＋TH-302（240 mg/m^{2}および340 mg/m^{2}の2用量）の3群を比較するランダム化第Ⅱ相試験（TH-CR-404）が報告されている[7]．214例が登録され，GEM単剤群では病勢増悪が確認された後にどちらかの用量のTH-302＋GEMへランダム化の上クロスオーバーされた．無増悪生存期間中央値はGEM単剤で3.6ヵ月，TH-302併用で5.6ヵ月（240 mg/m^{2}では5.6ヵ月，340 mg/m^{2}では6.0ヵ月であった），HR 0.61，p＝0.005とTH-302併用で優れていた．生存期間中央値は，GEM単剤で6.9ヵ月，TH-302 240 mg/m^{2}併用で8.7ヵ月，340 mg/m^{2}併用で9.2ヵ月であった（有意差なし）．これらの結果を受けて，現在膵癌に対して第Ⅲ相試験が行われている（MAESTRO試験，NCT01746979）．

C. 軟部肉腫に対する開発

- TH-CR-403試験は，悪性軟部腫瘍を対象として，ADRとTH-302の併用投与の安全性，有効性および薬物動態を検討した第Ⅰ/Ⅱ相試験であった[8]．ADR 75 mg/m^{2}と併用して，TH-302 240〜340 mg/m^{2}をday 1，day 8に投与し，day 8あるいはday 9からG-CSF（フィルグラスチムあるいはペグフィルグラスチム）の予防投与が行われた．

- 340 mg/m^{2}ではDLTとして好中球減少に伴う感染と血小板減少が認められ，MTDは300 mg/m^{2}と決定された．91例がこの用量のTH-302とADRの併用を投与された[9]．患者の年齢中央値57歳，平滑筋肉腫28例（31％），MFH 28例（31％），脂肪肉腫19例（21％），その他血管肉腫3例，線維肉腫3例，滑膜肉腫3例などが含まれた．奏効割合は全体で36％，平滑筋肉腫で46％，MFH 41％，脂肪肉腫22％であった．

- 無増悪生存期間中央値は全体で6.5ヵ月，平滑筋肉腫6.9ヵ月，MFH 6.6ヵ月，脂肪肉腫4.4ヵ月であり（図4-2），生存期間中央値は全体で21.5ヵ月，平滑筋肉腫31.9ヵ月，MFH 14.8ヵ月，脂肪肉腫32.9ヵ月であった（図4-3）．

- 有害事象の主なものは，血液毒性，皮膚毒性，消化器毒性，脱毛などであり，発熱性好中球減少はG-CSFサポート下でも8％に認められた．治療関連死は認めず，左室駆出率（LVEF）低下が3例に認められた[9]．

- 現在，海外においてADR単剤とADR＋TH-302を比較するランダム化第Ⅲ相試験が行われ，症例集積を終了している（TH-CR-406試験，NCT01440088）．わが国では，単剤による第Ⅰ相試験が症例集積終了し，肉腫に対してはADRとの併用でbridgingとして第Ⅰ/Ⅱ相試験が現在進行中である．

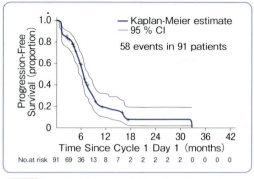

図4-2 TH-302＋ADR第Ⅱ相試験における無増悪生存期間
（文献9より）

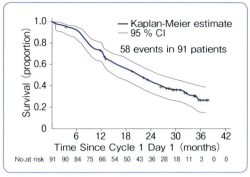

図4-3 TH-302＋ADR第Ⅱ相試験における全生存期間
（文献9より）

D. 今後の展望

- TH-302は，低酸素環境下で効果を発揮するユニークなアルキル化薬であり，GEMとの併用で膵癌，ADRとの併用で軟部肉腫に対して現在第Ⅲ相試験が行われており，その結果が期待されている．

- TH-302による有害事象には特徴的な皮膚毒性があり，経験上そのマネジメントには苦慮することも多い．一方で，血液毒性は単剤としては比較的軽度ではあるものの，軟部肉腫ではADRとの併用であり，注意が必要である．

- G-CSFの併用がプロトコール治療に組み込まれており，またADR使用に伴う蓄積性の心毒性にも注意が必要である．特に，わが国では心毒性に対するデクスラゾキサン（dexrazoxane）の予防が認可されておらず，海外との診療体制の違いにも注意しつつ，開発の経緯の理解と，血液毒性，皮膚毒性を含め適切な支持療法に精通することが求められるであろう．

- 軟部肉腫の治療成績はいまだ満足のいくものではなく，TH-302含め有効な薬剤の開発が大いに期待される．

（内藤陽一）

参考文献

1) Judson I, et al.：Doxorubicin alone versus intensified doxorubicin plus ifosfamide for first-line treatment of advanced or metastatic soft-tissue sarcoma: a randomised controlled phase 3 trial. Lancet Oncol, 15：415-423, 2014.

2) Duan JX, et al.：Potent and highly selective hypoxia-activated achiral phosphoramidate mustards as anticancer drugs. J Med Chem, 51：2412-2420, 2008.

Lesson 4. 新たな治療選択となる薬剤を知る

3) Meng F, et al.：Molecular and cellular pharmacology of the hypoxia-activated prodrug TH-302. Mol Cancer Ther, 11：740-751, 2012.
4) Fernandez-Capetillo O, et al.：H2AX：the histone guardian of the genome. DNA Repair, 3：959-967, 2004.
5) Sun JD, et al.：Selective tumor hypoxia targeting by hypoxia-activated prodrug TH-302 inhibits tumor growth in preclinical models of cancer. Clin Cancer Res, 18：758-770, 2012.
6) Weiss GJ, et al.：Phase I study of the safety, tolerability, and pharmacokinetics of TH-302, a hypoxiaactivated prodrug, in patients with advanced solid malignancies. Clin Cancer Res, 17：2997-3004, 2011.
7) Borad MJ, et al.：Randomized Phase II Trial of Gemcitabine Plus TH-302 Versus Gemcitabine in Patients With Advanced Pancreatic Cancer. J Clin Oncol. 2014 Dec 15. pii：JCO. 2014. 55. 7504.［Epub ahead of print］
8) Ganjoo KN, et al.：A phase I study of the safety and pharmacokinetics of the hypoxia-activated prodrug TH-302 in combination with doxorubicin in patients with advanced soft tissue sarcoma. Oncology, 80：50-56, 2011.
9) Chawla SP, et al.：Phase II study of the safety and antitumor activity of the hypoxia-activated prodrug TH-302 in combination with doxorubicin in patients with advanced soft tissue sarcoma. J Clin Oncol, 32：3299-3306, 2014.

Lesson 5

肉腫化学療法の
組織別治療戦略を理解する

Lesson 5. 肉腫化学療法の組織別治療戦略を理解する

1 骨 肉 腫
osteosarcoma

A. 骨肉腫の補助化学療法

1. 化学療法の適応 (表1-1)

- 生検で得られた腫瘍材料で高悪性度と診断された骨肉腫が化学療法の適応である．具体的な組織亜型としては骨内通常型骨肉腫，血管拡張性骨肉腫，円形細胞骨肉腫，骨皮質内骨肉腫，表在性低分化骨肉腫．

  骨内高分化骨肉腫，傍骨骨肉腫，骨膜骨肉腫は原則として化学療法の適応とはならない．

- 通常の補助化学療法は，原発巣が切除可能な症例に行う（切除不能例は p.184 を参照）．骨肉腫を含めた他の悪性腫瘍の既往がある場合は，使用する薬剤について個々に検討が必要となる．

- その他，PS が 1 以下であること，骨髄機能を含めた臓器機能が十分保たれていることなども原則である．

- 近年，HBs抗原陽性例，あるいはHBs抗原陰性例でもHBc抗体やHBs抗体陽性例では，化学療法によるウイルス再活性化が報告されているため，ガイドラインに基づいた対処が必要である．

- 若年者の非転移例：多剤併用療法が標準的．遠隔転移の多くは肺に発生するが，転移例に特化したレジメンの開発は進んでいない．非転移例と同様に化学療法を行い，すべて

表1-1 骨肉腫に対する補助化学療法の適応

1. 原発巣の画像と生検で高悪性度骨肉腫と診断されていること
2. TNM分類でstage ⅡA，ⅡB，Ⅲ，ⅣAであること（stage ⅣBについては症例ごとに検討が必要）
3. 原発巣が切除可能と判断されること
4. performance status（ECOG）≤1
5. 骨髄機能，腎機能，心機能などの臓器機能が十分保たれていること
6. 糖尿病，心疾患，膠原病などの基礎疾患，あるいは他の悪性腫瘍やそれに対する治療を考慮しても，長期にわたる強度の強い化学療法遂行が可能と判断されること

の病巣の切除を企図することが一般的．切除不能の骨転移巣を有する場合は，原発巣切除不能例に準じて症例ごとの検討が必要．

- 中高齢者に対する化学療法：骨肉腫に用いられる薬剤には，十分な臓器機能，特に余裕のある腎機能が必要となるため，中高齢者に対してメトトレキサート（methotrexate；MTX）やシスプラチン（cisplatin；CDDP）を若年者と同様に使用するのは困難である．これらの制限に関し最適化されたレジメンはまだ開発されていないため，手探りで治療されているのが実情と考えられる．新たな臨床試験が急務である．

2. レジメンの選択

a）キードラッグとその組み合わせ

- ドキソルビシン（doxorubicin；ADR），MTX，CDDP，イホスファミド（ifosfamide；IFO）の4剤がキードラッグである．エトポシド（etoposide；VP-16）も使用されることがあるが，通常はIFOと併用するIE療法として使用される．

- これまでの化学療法レジメンは基本的には上記の薬剤の組み合わせであるが，最も一般に使用される組み合わせはAP（ADR＋CDDP）とMTXであり，MAP療法と呼ばれる．

b）現時点で解決されていない問題

- MAP療法にIFOを追加することの上乗せ効果は不明．

- 骨肉腫の根治のためには，化学療法と原発巣の切除が必要であるが，術前補助化学療法を行うことの根拠は示されていない[1]．しかし，腫瘍縮小により機能的で安全な切除縁が得られる可能性があることや，伸長型人工関節を作製するために1ヵ月以上かかることなどから，世界的に広く行われている．

- 術前化学療法の導入により，手術で得られる切除標本上で生き残った腫瘍細胞の割合から組織学的効果が算出されるようになり，予後との関連が確立した．つまり，生き残った腫瘍細胞の割合が低い症例（good responder）の予後は良く，生き残った腫瘍細胞の割合が高い症例（poor responder）は予後が悪いことが判明した．poor responderに，術前に未使用の薬剤を追加して予後改善を図るレジメンも試みられているが，その効果は証明されていない．

c）上記のclinical questionに対する臨床試験

- INT-0133：米国のthe Children's Oncology Group（COG）で行われ，IFOとmifamurtide（L-MTP-PE）の追加による上乗せ効果を明らかにしようとした大規模ランダム化第Ⅲ相試験である．
  - 治療開始時に症例をMAP療法，MAP療法＋IFO，MAP療法＋mifamurtide，MAP療法＋IFO＋mifamurtideの4群にランダム割付（図1-1）．

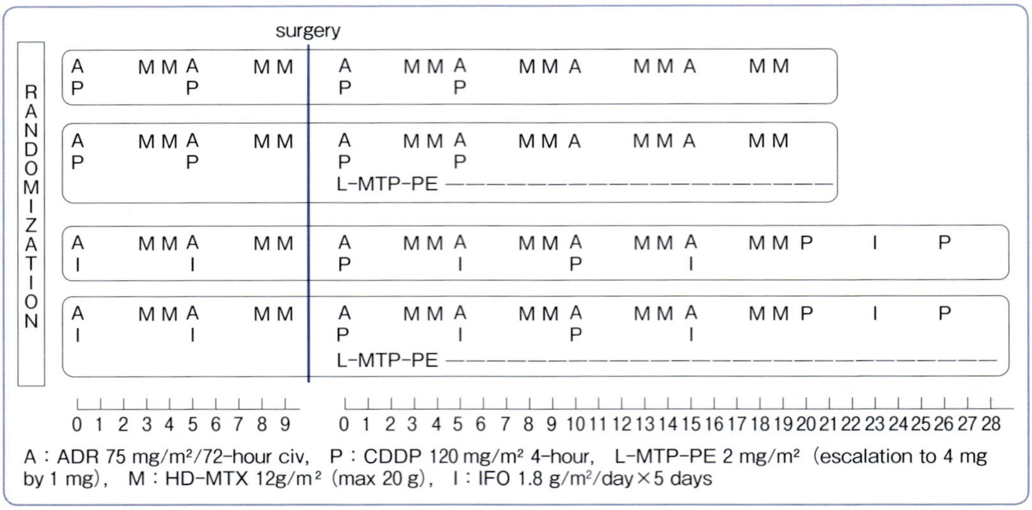

Lesson 5. 肉腫化学療法の組織別治療戦略を理解する

図1-1 INT-0133の模式図
治療開始前にMAP群，MAP＋L-MTP-PE群，MAP＋IFO群，MAP＋IFO＋L-MTP-PE群の4群にランダム化された．
（文献2より）

A：ADR 75 mg/m²/72-hour civ, P：CDDP 120 mg/m² 4-hour, L-MTP-PE 2 mg/m² (escalation to 4 mg by 1 mg), M：HD-MTX 12g/m² (max 20 g), I：IFO 1.8 g/m²/day×5 days

- IFO併用の2群にはMAP療法に加えて手術前後を通して総量45 g/m²のIFOを投与．
- 2008年に全生存期間まで加味した最終結果が報告され，MAP療法群（MAP療法群とMAP療法＋mifamurtide群）の6年EFSと6年OSがそれぞれ63％と73％であったのに対し，MAP療法＋IFO群（MAP療法＋IFO群とMAP療法＋IFO＋mifamurtide群）はそれぞれ64％と75％と2群間に差がみられず，IFO追加の上乗せ効果はないと結論づけられた[2]．

●NECO-95J：わが国で行われた前向きの臨床試験である（図1-2）．
- 術前増悪例に対して術前にIFOを導入したことと，切除材料の組織学的効果判定によりpoor responderと判断された症例にIFOを総量96 g/m²導入したことが特徴．
- 5年EFSと5年OSはそれぞれ76.2％，82.5％と良好[3]．
- 術前増悪が約20％と多いものの，good responderとpoor responderの生存期間に有意差はみられず，IFOによりpoor responderが救済された可能性が示唆された．
- しかし，NECO-95Jは比較試験ではなく，poor responderに対するIFO併用の上乗せ効果を直接検証する必要が生じた．
- 現在，日本臨床腫瘍研究グループ（JCOG）の骨軟部腫瘍グループで，術前化学療法後の組織学的効果が不良であった群に，IFOを追加する上乗せ効果の有無を直接検証する第Ⅲ相臨床試験 JCOG0905が行われている（www.umin.jp）．

●EURAMOS-1
- EURAMOS (the European and American Osteosarcoma Study Group) は2001年に発足した組織であり，17ヵ国にまたがる4つの臨床試験グループが参加している．EURAMOS-1では骨肉腫に対して，術前化学療法後の組織学的効果判定により術後治療

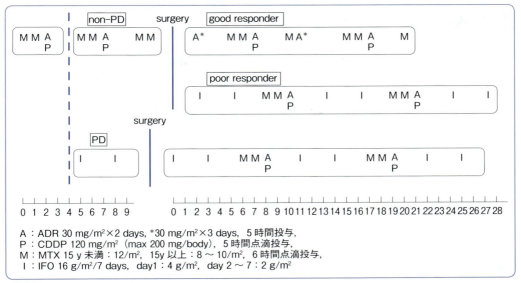

図1-2 NECO-95Jの模式図
術前増悪群には術前よりIFOが導入された．術前非増悪群で，組織学的効果が乏しかった群にはIFOが導入された．
(文献3より)

を変更する戦略がとられた．

- good responder は MAP 療法と MAP 療法＋インターフェロンα（interferon alfa；IFN α）にランダム化．
- poor responder は MAP 療法と MAP 療法＋IFO＋VP-16（MAPIE）にランダム化．IFO の量は INT-0133 より増え総量 60 g/m² (p.9 参照)．
- good responder 群，poor responder 群ともに試験治療により 10 ％の上乗せ効果があることを検証するため，2005 年から約 6 年半で 2,260 例が登録された．
- 2013 年の ASCO で good responder についての結果が発表され，3 年 PFS は MAP 群と MAP＋interferon 群でそれぞれ 74 ％と 77 ％であり，IFNαの上乗せ効果は確認されなかった（HR 0.77，95 ％CI 0.50〜1.19）．
- poor responder の結果は 2014 年の CTOS の annual meeting で発表され，3 年 PFS は MAP 群と MAPIE 群でそれぞれ 54 ％と 52 ％であり，IE の上乗せ効果は確認されなかった（HR 1.01，95 ％CI 0.80〜1.26）．

● 臨床試験は進行中であり，現時点で最適化されたレジメンは確立していないと考えられるため，臨床試験に参加して治療を行うことが原則である．欧米の特に小児については，骨肉腫を含む希少がんについて臨床試験に参加し治療することが広く行き渡っており，日本でも同様の体制の確立が急務である．

Lesson 5. 肉腫化学療法の組織別治療戦略を理解する

3. 短・長期的な有害事象

- 化学療法中の有害事象：骨髄抑制，発熱性好中球減少，悪心・嘔吐などの消化器症状，粘膜障害など他の化学療法と共通するもの．ADR による一過性の不整脈，CDDP による急性腎不全と聴力障害，大量 MTX 療法の MTX 排泄遅延による急性腎不全や骨髄抑制，IFO による脳症，出血性膀胱炎など．過去の臨床試験では少数ながら治療関連死も報告されている．

- 手術による有害事象：血行障害，神経障害，術後感染症．

- 遅発性の有害事象：白血病を代表とする二次発がん，CDDP や IFO による慢性腎臓病，遷延する聴力障害，ADR 心筋症，男性不妊，脚長差．

4. 治療の実際 （図1-3）

- 10歳代前半，女児の大腿骨遠位に発生した通常型骨肉腫の症例を提示する．

- 初診3ヵ月前に右大腿部腫瘤自覚し，1ヵ月前に同側の足関節部痛発症．
- 切開生検と画像検索で通常型骨肉腫（T2N0M0）と診断した．NECO-95J に従い治療を開始したが，術前化学療法中に増悪と判断され IFO が導入された．

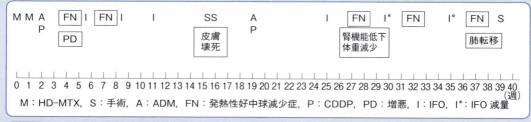

図1-3　実際の症例の治療経過図

- 人工関節を用いた患肢温存術が行われ，術後，創部に皮膚壊死が生じたため，遊離広背筋皮弁移植が行われた．また，術後患肢に CRPS も合併し，緩和ケアチームによる疼痛コントロールも要した．
- AP と IFO による術後化学療法を行ったが，FN 頻発，腎機能低下，体重減少もあり減量を要した．途中で肺転移が確認されたため，化学療法終了し肺転移切除行い治療終了．現在，無病生存中．

- 骨肉腫の治療はこのような多数の有害事象を引き起こす可能性がある治療であり，経験の豊富な施設で行われるべきである．

- 骨肉腫の患者の多くは10歳代であり，診断から治療まで，常に患者本人はもとより親との関係が重要となる．治療経過は常に良好であるとは限らず，bad news を告げなければならない場面も多々ある．その際，患児・親とのコミュニケーションが重要であることは言うまでもない．

［平賀博明］

参考文献

1) Goorin AM, Schwartzentruber DJ, Devidas M, et al.：Presurgical chemotherapy compared with immediate surgery and adjuvant chemotherapy for nonmetastatic osteosarcoma：Pediatric Oncology Group Study POG-8651. J Clin Oncol, 21（8）：1574-1580, 2003.
2) Meyers PA, Schwartz CL, Krailo MD, et al.：Osteosarcoma：the addition of muramyl tripeptide to chemotherapy improves overall survival--a report from the Children's Oncology Group. J Clin Oncol, 26（4），633-638, 2008.
3) Iwamoto Y, Tanaka K, Isu K, et al.：Multiinstitutional phase Ⅱ study of neoadjuvant chemotherapy for osteosarcoma（NECO study）in Japan：NECO-93J and NECO-95J. J Orthop Sci, 14（4）：397-404, 2009.

Lesson 5. 肉腫化学療法の組織別治療戦略を理解する

B. 切除不能・再発骨肉腫に対する化学療法

1. 化学療法の位置づけ

a) 初診時遠隔転移のない骨肉腫の生命予後

- 術前術後化学療法の導入で飛躍的に改善したが，ひとたび局所再発および遠隔転移を生じれば，その後の予後はきわめて不良である[1〜3]．

- 80〜90％で患肢温存手術が行われ，局所再発率は4〜10％と概算される．

- 組織学的化学療法無効例での縮小手術・不適切な切除縁での手術は局所再発のリスクが高いとする報告がある．

- 再発例の66〜80％は肺転移単独での遠隔転移である．局所再発の半数程度は肺転移を有している．

- 肺転移に対して肺転移完全切除により予後が改善することを示す研究は多い[1,4,5]．

b) 再発例・遠隔転移例における化学療法の意義

- 一定の見解が得られているとは言い難い．

- 化学療法の意義を支持する数編の報告があり，近年は比較的症例数の多いretrospective studyで，併用化学療法の有用性が示されつつある[1,4,6,7]．

- 化学療法の有用性を支持しない報告では軽症例は手術単独で治療され，より進行した状態の患者が化学療法例に含まれている可能性があり，症例選択のバイアスが懸念される．

- これらの報告はすべてretrospective studyであり，希少疾患かつ多様な再発例で化学療法の有用性を検討する比較試験は行われていない．

c) Rizzoliのグループによる四肢原発骨肉腫再発例の解析

- 四肢原発骨肉腫の再発例162例の解析の中で，完全切除不能例48例のサブグループでは化学療法施行群（14例）での再発後1年生存率が53％に対し，化学療法未施行群（34例）では12％であり，完全切除不能例では化学療法の施行が良好な予後に有意に相関しているとした[1]．

- その後の報告では，再発例235例のうち，初回転移を外科的切除した141例と化学療法を併用した32例の5年無病生存率はそれぞれ，38.2％と28.1％であったが，有意差はなかった[6]．

1 骨肉腫 osteosarcoma

d) COSS（Cooperative Osteosarcoma Study Group）の解析[4]

- 再発骨肉腫 576 例で，外科的に完全切除が不可能であった場合に化学療法の実施の有無は生存期間（1 年生存率 28 % vs. 16 %，2 年生存率 4 % vs. 2 %），および完全切除例での無増悪生存率（2 年 34 % vs. 30 %，5 年 22 % vs. 20 %）と有意な相関を示した．

- 化学療法の実施は，多変量解析でも全症例での全生存期間および完全切除例での無増悪生存期間において有意な予後因子であった．

- ただ，これらの化学療法で得られる効果は限定的であり，肺転移の完全切除不能例での生存期間延長効果は数ヵ月程度であると考えられる．

e) まとめ

- 骨肉腫の肺転移に対する治療は，転移巣の完全切除が最も重要であり，併用化学療法を含めて肺転移の完全切除を目指す．

- 比較的予後良好と考えられる群（少数の転移巣，比較的長い無病期間など）で，肺転移の完全切除が可能であった場合には，併用化学療法の意義はいまだ明確でないが，これらに肯定的な報告が出てきており，著者らの施設では積極的に転移巣切除と併用化学療法を行っている．

- 治療後 2 年以内の早期再発例や両側例，多発肺転移例など高リスク群では併用化学療法の意義が期待される．

- 転移巣の切除不能例では，実際には多くの施設で，病状の進行抑制・症状緩和の意味で化学療法が行われている場合が多いと考えられる．

2. レジメンの選択

症例数の少ない骨肉腫では大規模比較試験の実施が困難であるが，海外での報告などから実地診療ではセカンドラインの化学療法として以下のような薬剤・レジメンが使用されることが多い．

a) HD-IFO

- HD-IFO（high-dose ifosfamide）は施設によっては骨肉腫の初回治療から使用されているレジメンで，著者らも初回治療からイホスファミド（IFO）を含んだレジメンで治療を行っているため，セカンドラインで最初に用いることはない．

- 初回治療で IFO を使用していない場合は，二次化学療法でまず試されるべきレジメンと考えられる．

b) ICE（IFO＋CBDCA＋VP-16）

- セカンドラインの多剤併用化学療法レジメンとして試されてきたもので，骨軟部悪性腫

瘍での報告は比較的多い．著者らの施設では骨髄機能の予備能が保たれている患者では第一選択としている．

- ICE 療法の用量，投与スケジュールはさまざまな変法があるが，著者らの施設では IFO 1.6 g/m^2×day 1〜3，カルボプラチン（carboplatin；CBDCA）300 mg/m^2×day 3，エトポシド（etoposide；VP-16）100 mg/m^2×day 1〜3 とし，3〜4 週ごとに投与している症例が多い．

- Pediatric Oncology Group（POG）は 1995 年に ICE 療法を初めて報告した[7]．
  21 歳以下の固形腫瘍 85 例での第Ⅰ/Ⅱ相試験の報告であり，このうち骨肉腫は 8 例含まれているが，組織型ごとの詳細な成績は記載されていない．第Ⅱ相では IFO 1.5 g/m^2×day 1〜3，CBDCA 300 mg/m^2×day 3，VP-16 100 mg/m^2×day 1〜3，3〜4 週ごとの投与と設定された．CTCAE Grade 3 以上の好中球減少症が 90 %，血小板減少が 68 %，ヘモグロビン減少が 35 % と骨髄抑制は比較的強い．

- Winkle らは小児の再発性・転移性肉腫 97 例の報告の中で 35 例の骨肉腫について述べている[8]．
  投与スケジュールは IFO 1.8 g/m^2×day 1〜5，CBDCA 400 mg/m^2×day 1〜2，VP-16 100 mg/m^2×day 1〜5 であった．奏効率 36 %（CR 18 %，PR 18 %），SD 38 %，1 年生存率 41 %，2 年生存率 26 % としている．すべての患者で CTCAE Grade 3 以上の血液毒性が生じた．

c) IE（IFO＋VP-16）

- IE は Ewing 肉腫など小円形細胞に対する VDC/IE 療法の一部として報告されていたものであるが，ICE 療法はもともと IE や CE などの 2 剤併用療法に 3 剤目を加えることで成立してきた．

- 初回治療で IFO を使用していない場合や，骨髄機能が低下している例では，2 剤併用療法である IE を選択することがある．

- Miser らは 1987 年に 124 例の再発性肉腫および小児固形腫瘍に対する IE 療法の報告をしている[9]．
  IFO 1.8 g/m^2×day 1〜5，VP-16 100 mg/m^2×day 1〜5 である．骨肉腫は 17 例含まれており，評価可能であった 8 例のうち 3 例で PR が得られた．好中球減少の頻度は高いものの ICE 療法よりは血小板減少がやや少ないレジメンとしている．

d) GEM/DOC（GEM＋DOC）

- ゲムシタビン（gemcitabine；GEM）とドセタキセル（docetaxel；DOC）は単剤では骨肉腫に対して高い抗腫瘍効果を示すわけではないが，併用により単剤での使用より高い奏効率を示し，骨肉腫に対するより有害事象の少ないセカンドラインの化学療法レジメン

として期待がもたれている.

- St. Jude Children's Research Hospital での解析[10].

    GEM 675 mg/m^2×day1, 8, DOC 75～100 mg/m^2×day 8 である. 17 例の骨肉腫では評価可能な 10 例中 3 例で PR, 1 例で SD が得られ, 全体では奏効率 29％, 奏効期間の中央値が 4.8 ヵ月としている. CTCAE Grade 3 以上の好中球減少症が 30％, 血小板減少症が 35％, 全体で 86％に何らかの Grade 3 以上の血液毒性が発生していた.

- JCOG では軟部悪性腫瘍に対する手術前後の併用化学療法として GEM/DOC 療法の臨床試験を行っているが, この試験での投与量は GEM 900 mg/m^2×day 1, 8, DOC 70 mg/m^2×day 8 である.

- 著者らの施設では GEM 900 mg/m^2×day 1, 8, DOC 100 mg/m^2×day 8 を基本とし, 症例により 70％程度まで減量している.

e）HELP（IFO＋VDS＋CDDP）

- HELP 療法は, 骨肉腫に対する補助化学療法として報告されたものであり, 再発例や初診時肺転移例など進行例での報告ではないが, セカンドラインでの使用に一考の余地がある.

- 薬剤の用量は多く, 過去に濃厚な治療を受けてきた再発性骨肉腫の患者では減量を必要とする場合が多いと考えられ, 特にドキソルビシン（doxorubicin；ADR）を生涯許容量の上限まですでに使用されている例もあり, 著者らの施設では下記の論文で紹介されているものから ADR を省いたレジメンを使用している.

- FNCLCC のグループは初発骨肉腫の補助化学療法として, HELP 療法の報告を行っている[11].

    62 例の骨肉腫患者で術前に HD-MTX 7 クールと HELP-ADR 2 クールを行い, 術後に HD-MTX 6 クールと HELP-ADR 2 クールを行っている〔HD-MTX：MTX 8～12 g/m^2, HELP-ADR：IFO 3 g/m^2×day 1～2, ビンデシン（vindesine；VDS）4 g/m^2×day 1, CDDP 100 mg/m^2×day 3, ADR 30 mg/m^2×day 1～2〕.

    いわゆる good responder の比率は 83％で, 5 年での全生存率は 78％, 無病生存率は 60％であった. good responder の比率は他のレジメンと差がないが, poor responder の間で生存期間に差はなかった.

    術前全コースの 81％で Grade 3 以上の好中球減少症がみられたが, Grade 4 以上の期間が中央値 7 日間, 血小板減少については 5 日間と, 初回治療例の術前化学療法であるにもかかわらず血液毒性は強い.

f）分子標的治療薬

- 日本国内で骨肉腫に対して保険承認された分子標的治療薬はない. 軟部悪性腫瘍まで範囲を広げてもパゾパニブ（pazopanib）一種類のみである.

- Grignani らは 2011 年に骨肉腫の切除不能再発例でソラフェニブ（sorafenib）の第Ⅱ相試験を報告している[12]．

  35 例にソラフェニブ 400 mg を 1 日 2 回投与し，4 ヵ月での無増悪生存率 46 %，無増悪生存期間 4 ヵ月（中央値），全生存期間 7 ヵ月などであった．一定の減量・休薬基準に従った結果，16 例で短い中断・有害事象による中止が 1 例あり，投与量の平均は予定の 0.85 倍であった．多くの有害事象は CTCAE Grade 2 以下で，有害事象のコントロール可能な薬剤であった．

- 分子標的治療薬百花繚乱の現在，従来の抗がん剤と比較して有害事象がコントロールしやすいこともあって，再発・転移性肉腫に対する抗腫瘍効果を示す薬剤が現れ，新しい選択肢として使用例も増加していくと予想される．

- フレア現象，いわゆる beyond PD での使用，治療をいつ中止するかなど，今後検討すべき事項は多い．

g）晩期再発例

- 一般的に再発時には以前の治療で使われていない薬剤やレジメンを使うことが多いが，骨肉腫では 10 年を超えるような無再発期間を経て遠隔転移を生じる例も皆無ではなく，このような晩期再発例では初回治療で用いられるような ADR，CDDP，HD-MTX を中心に組み立てられたレジメンで治療することも考えうる．

3. 化学療法の適応と治療選択上の問題点

- 小児や AYA 世代に発生のピークがある骨肉腫患者は再発・転移しても手術予備能を保っている場合が多く，肺転移巣切除を複数回繰り返しながら根治を目指すことは可能であり，併用化学療法の適応はあると考えられる．

- 転移巣の完全切除不能例では，生存期間の延長を期待して，個々の施設や担当医の経験および少ないエビデンスの中から方針が決められている場合が多いと考えられる．

- 特に若い世代の患者・家族は，臓器の予備能が保たれていることもあって可能な限りの治療を尽くすことを希望することも少なくなく，病勢がかなり進行するまで化学療法を継続することも著者らの施設では多々ある．

- 今後の再発性骨肉腫の治療は，有効な薬剤・レジメンの開発，高いレベルのエビデンス集積，緩和的化学療法においてはより有害事象が少なく，無増悪生存期間を延長できるような薬剤が求められる．

［城山　晋，荒木信人］

参考文献

1) Ferrari S, Briccoli A, Mercuri M, et al.：Postrelapse survival in osteosarcoma of the extremities：prognostic factors for long-term survival. J Clin Oncol, 21（4）：710-715, 2003.
2) Nathan SS, Gorlick R, Bukata S, et al.：Treatment algorithm for locally recurrent osteosarcoma based on local disease-free interval and the presence of lung metastasis. Cancer, 107（7）：1607-1616, 2006.
3) Grimer RJ, Taminiau AM, Cannon SR, et al.：Surgical outcomes in osteosarcoma. J Bone Joint Surg Br, 84（3）：395-400, 2002.
4) Kempf-Bielack B, Bielack SS, Jürgens H, et al.：Osteosarcoma relapse after combined modality therapy：an analysis of unselected patients in the Cooperative Osteosarcoma Study Group（COSS）. J Clin Oncol, 23（3）：559-568, 2005.
5) Briccoli A, Rocca M, Salone M, et al.：High grade osteosarcoma of the extremities metastatic to the lung：long-term results in 323 patients treated combining surgery and chemotherapy, 1985-2005. Surg Oncol, 19（4）：193-199, 2010.
6) Bacci G, Briccoli A, Longhi A, et al.：Treatment and outcome of recurrent osteosarcoma：experience at Rizzoli in 235 patients initially treated with neoadjuvant chemotherapy. Acta Oncol, 44（7）：748-755, 2005.
7) Kung FH, Desai SJ, Dickerman JD, et al.：Ifosfamide/carboplatin/etoposide（ICE）for recurrent malignant solid tumors of childhood：a Pediatric Oncology Group Phase Ⅰ/Ⅱ study. J Pediatr Hematol Oncol, 17（3）：265-269, 1995.
8) Van Winkle P, Angiolillo A, Krailo M, et al.：Ifosfamide, carboplatin, and etoposide（ICE）reinduction chemotherapy in a large cohort of children and adolescents with recurrent/refractory sarcoma：the Children's Cancer Group（CCG）experience. Pediatr Blood Cancer, 44：338-347, 2005.
9) Miser JS, Kinsella TJ, Triche TJ, et al.：Ifosfamide with mesna uroprotection and etoposide：an effective regimen in the treatment of recurrent sarcomas and other tumors of children and young adults. J Clin Oncol, 5（8）：1191-1198 1987.
10) Navid F, Willert JR, McCarville MB, et al.：Combination of gemcitabine and docetaxel in the treatment of children and young adults with refractory bone sarcoma. Cancer, 113（2）：419-425, 2008.
11) Philip T, Iliescu C, Demaille MC, et al.：High-dose methotrexate and HELP［Holoxan（ifosfamide）, eldesine（vindesine）, platinum］—doxorubicin in non-metastatic osteosarcoma of the extremity：a French multicentre pilot study. Fédération Nationale des Centres de Lutte contre le Cancer and Société Française d'Oncologie Pédiatrique. Ann Oncol, 10（9）：1065-1071, 1999.
12) Grignani G, Palmerini E, Dileo P, et al.：A phase Ⅱ trial of sorafenib in relapsed and unresectable high-grade osteosarcoma after failure of standard multimodal therapy：an Italian Sarcoma Group study. Ann Oncol, 23（2）：508-516, 2012.

Lesson 5. 肉腫化学療法の組織別治療戦略を理解する

2 Ewing 肉腫
Ewing sarcoma

A. Ewing 肉腫の補助化学療法

- 1960 年代以前は，放射線治療だけで治療が行われていたときは生存率が 10 %以下で，2 年以内にほとんどが再発していた．

- 全身療法として化学療法の重要性が明らかとなり，化学療法，外科療法，放射線療法を含めた集学的治療が行われるようになり生存率の改善を認め，最近では局所例の 5 年無病生存率は，70 %を超えるようになってきた．

1. 化学療法の適応

a) 化学療法の必要性

- 歴史的に 1960 年代から化学療法の有効性に関して，論じられてきている．Ewing 肉腫は，限局例，転移例にかかわらず，放射線療法や外科療法などの局所治療だけでは，必ず再発してくることは知られている．すなわち，診断時には，すでに腫瘍細胞が微少転移をきたしていることを示唆している．したがって，診断時から限局例，転移例にかかわらず，化学療法を行うことが重要である．

- 治療は，初期に化学療法を行い，適切な時期に局所療法（外科療法，放射線療法）を行う．発症部位や手術時の組織学的奏効度や切除範囲により放射線照射が決定される．後療法として化学療法を数サイクル続ける．

b) 化学療法剤

- 有効な薬剤は，シクロホスファミド（cyclophosphamide；CPA），ビンクリスチン（vincristine；VCR），ドキソルビシン（doxorubicin；ADR），アクチノマイシン D（actinomycin D；Act-D），イホスファミド（ifosfamide；IFO），エトポシド（etoposide；VP-16）があげられ，これら 6 剤の何種類かを組み合わせた治療が行われている．

c) 限局例に対する化学療法レジメン（表 2-1）

- VCR，CPA，ADR と IFO，VP-16 の交替療法（VDC/IE 療法）

2 Ewing肉腫 Ewing sarcoma

表2-1 Ewing肉腫の補助化学療法に用いられる治療レジメン

レジメン名	薬剤・投与量	治療成績	文献
INT-0091 VDC/IE療法	VCR　1.5 mg/m^2（最大量2.0 mg） ADR　37.5 mg/m^2×2 days CPA　1.2 g/m^2 　交互に（3週間ごと） IFO　1.6 g/m^2×5 days VP-16　100 mg/m^2×5 days	限局例 　5年無病生存率69.3 % 転移例 　5年無病生存率22 %	1)
AEWS0031 VDC/IE療法	VCR　1.5 mg/m^2（最大量2.0 mg） ADR　37.5 mg/m^2×2 days CPA　1.2 g/m^2 　交互に（2週間ごと） IFO　1.6 g/m^2×5 days VP-16　100 mg/m^2×5 days	限局例 　5年無病生存率73 %	2)
EICESS-92 VACA療法	VCR：1.5 mg/m^2（最大量2.0 mg） CPA：1.2 g/m^2 Act-D：0.5 mg/m^2×3 days 　　交互に ADR：30 mg/m^2×2 days	標準リスク群 　5年無病生存率は67 %	4)
VAIA療法	VCR：1.5 mg/m^2（最大量2.0 mg） IFO：2 g/m^2×3 days Act-D：0.5 mg/m^2×3 days 　　交互に ADR：30 mg/m^2×2 days	標準リスク群 　5年無病生存率は68 %	
EVAIA療法	VP-16：150 mg/m^2×3 days VCR：1.5 mg/m^2（最大量2.0 mg） IFO：2 g/m^2×3 days Act-D：0.5 mg/m^2×3 days 　　交互に ADR：30 mg/m^2×2 days		
EURO-E.W.I.N.G. 99 VIDE療法	VCR：1.5 mg/m^2（最大量2.0 mg） IFO：3 g/m^2×3 days ADR：20 mg/m^2×3 days VP-16：150 mg/m^2×3 days		5)

- 1988年，NCI研究INT-0091（CCG-7881/POG-8850）[1)]では，VDC単独療法とVCR＋ADR＋CPA（VDC）とIFO＋VP-16（IE）の交替療法の前方視的ランダム化比較試験が行われた．結果は，限局例ではVDC/IE群のほうが有意に治療成績は良く，米国では，このVDC/IEの交替療法が標準的治療となった．
- AEWS0031研究[2)]では，VDC/IEの標準治療群とG-CSFを併用した2週間隔の期間短縮治療群の比較検討を行った．結果は，標準治療群と期間短縮治療群の3年無病生存率は，それぞれ65 %と76 %（$p=0.029$）で，G-CSFを併用した期間短縮治療群が予後の改善を認めており，米国では，この期間短縮療法が標準療法として選択されている．
- INT-0154研究[3)]では，VDC/IE療法において，CPAの総投与量を10.8 g/m^{2}から12.0 g/m^{2}に増量して予後の改善を図ったが，有意差は認められなかった．

- VCR, Act-D, CPA, ADR の 4 剤を組み合わせた VACA 療法

- VCR, Act-D, IFO, ADR の 4 剤を組み合わせた VAIA 療法

- VP-16, VCR, IFO, ADR, Act-D の 5 剤を組み合わせた EVAIA 療法
  - 1990 年代，CESS と UKCCSG/MRC が統一され，1992 年から European Intergroup Cooperative Ewing's Sarcoma Study Group（EICESS）-92 臨床研究[4]が行われた．標準リスク群を VAIA 群と VACA 群に振り分けた治療が行われた．VAIA 群と VACA 群の 5 年無病生存率は有意差を認めなかったが，VACA 群のほうで血液毒性が高かった．
  - 高リスク群を VAIA 群と EVAIA 群に振り分け，それぞれを比較検討した．結果は，転移を認めない高リスク群において，5 年無病生存率は，EVAIA 群のほうが良好であった．これにより限局例での高リスク群では，VAIA に VP-16 を加えた EVAIA 群が生存率を改善することが示された．

- VCR, IFO, ADR, VP-16 の 4 剤を組み合わせた VIDE 療法
  - 欧州では，1998 年から米国，欧州との大規模共同臨床研究 the European Ewing tumor Working Initiative of National Groups 1999（EURO-E.W.I.N.G. 99）臨床研究（図 2-1）が，限局例，転移例を含めた 1,200 例を目標に行われ，2006 年に登録は終了した．
  - 多剤併用化学療法として VIDE 療法を 6 コース施行後，リスクにより治療法を層別化し，造血幹細胞移植を含めたランダム化無作為比較試験が行われた．
  - まだ，全体の治療成績は報告されていないが，VIDE 療法の安全性の報告[5]，診断時に多発性転移を認めた症例でも，転移部位に対し積極的に外科治療や放射線治療などの局所治療を行ったほうが，予後が良いという報告[6]やリスク分類による治療法選択の有用性などが報告[7]されている．

d) 転移例に対する化学療法レジメン

- 主な転移部位は，肺，骨，骨髄で予後不良因子となる．転移例に対する満足すべき結果を得るような標準的治療は確立されていない．

- VDC/IE 交替療法，または VAIA 療法に外科治療，放射線治療を併用した集学的治療を行うと，一時的に完全寛解か部分寛解に至るが，多くの報告では全生存率は 20 ％前後にとどまる．

- 化学療法レジメン
  - アルキル化薬の CPA の用量を増量した治療[8]は無効であった．
  - 標準的な VDC/IE 投与量に ADR，CPA を増量した治療[9]を行ったが，無病生存率は 28 ％で治療関連死や二次がんが増加したと報告されている．
  - 大量化学療法は，現在でも有効性に関して議論のあるところであるが，一部の症例において移植適応を限定し，化学療法に反応性が良く，移植時に転移部位を含めて完全寛解で大量化学療法を施行した例は，治療成績の改善を認めている．

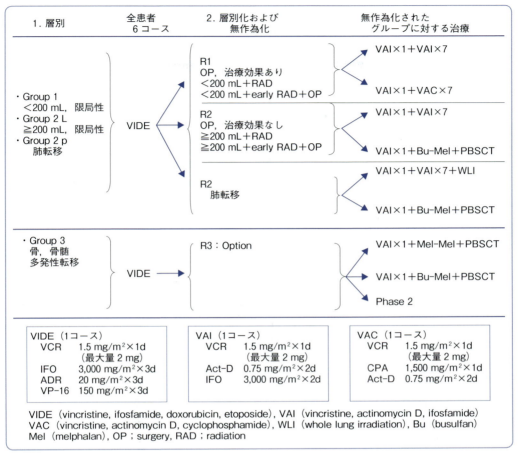

図2-1 EURO-E.W.I.N.G. 99 臨床試験

症例ごとにリスク分類を行い，初期化学療法はVIDE療法を6コース施行する．さらに，治療効果にリスク分類を行い，VAIとVACおよび化学療法と造血幹細胞移植との比較試験を行っている．高リスクには異なった前処置による造血幹細胞移植を併用し有効性を検討する． (文献13より)

2. レジメンの選択 (表2-1)

a) 限局例

- 前述したが，Ewing肉腫に対する有効な治療薬は限られており，その中から標準的な治療プロトコールを選択する．

- NCI研究 INT-0091（CCG-7881/POG-8850）[1]は，VCR＋ADR＋CPA（VDC）とIFO＋VP-16（IE）の交替療法を17コース行う治療レジメンである．

- このプロトコールの治療成績は，5年無病生存率は69.3％，5年全生存率は72％であった．

- わが国でも2004年から2008年まで日本ユーイング肉腫研究会（JESS）で，限局例に対してVDC/IEを用いた治療研究（JESS04）を行い，3年無病生存率は69.6％の治療成績が得られている．

- AEWS0031研究[2]では，VDC/IEにおいてG-CSFを併用し2週間隔で計14コースの治療を行った．3年無病生存率は，標準療法と比較すると65％と76％（$p=0.029$）と有意差を認め，18歳以下でG-CSFを併用し治療期間を短縮した2週間隔の治療が，予後の改善を認めている．米国では，この期間短縮治療が選択されている．

- EICESS-92臨床研究[4]では，標準リスク群にVACA療法，またはVAIA療法を用いている．

- 標準リスク群の治療成績において，VACA療法では，5年無病生存率は67％，5年全生存率は82％，VAIA療法では，5年無病生存率は68％，5年全生存率は84％と有意差は認めていない．有害事象は，VAIA療法のほうが少なかったと報告されている．

b）転移例

- 転移例に対する標準的な治療プロトコールは確立されていない．

- INT-0091（CCG-7881/POG-8850）[1]では，転移例のVDC/IEの交代療法の5年無病生存率は22％であった．

- EICESS-92臨床研究[4]では，転移のある高リスク群では，VAIA群とEVAIA群の比較では，5年無病生存率はともに30％前後であった．

- EURO-E.W.I.N.G. 99[5]（図2-1）では，VIDE療法を6コース施行後，局所療法を行い，VCR＋Act-D＋IFO（VAI療法）1コース施行した後に大量化学療法を施行する．

- 大量化学療法（表2-2）を用いた移植の適応は，化学療法に反応性が良く，移植時に転移部位も含め完全寛解（complete remission；CR）である症例と考える．

- 大量化学療法レジメンは，表2-2に示したようにさまざまな移植前処置が用いられており，いまだ標準的なレジメンは確立されていない．

- 移植前処置に用いる大量化学療法レジメンの選択は，EURO-E.W.I.N.G. 99でも用いられているブスルファン（busulfan；BUS），メルファラン（melphalan；L-PAM）が多く用いられている．

3. 治療の実際，短・長期的な副作用

a）治療の実際

- 実際，治療を開始する際には，レジメンを選択して治療を開始するが，Ewing肉腫は，集学的治療を必要とするので，整形外科医，放射線治療医などの関係している担当科と連携を十分に図り，治療計画を立てる必要がある．

- 発症部位により治療の選択が異なるため，外科的に切除可能な部位なのか，術前に放射線照射を行うのか，正常な臓器への放射線治療の影響を考慮に入れた治療計画を立てる必要がある．

表2-2 最近の大量化学療法の成績

報告者	報告年	患者数	移植前治療	移植時状況	移植幹細胞	移植前処置（大量化学療法）	治療結果（％）
Meyers, et al.	2001	32	VDCy and IE	CR	APBSCT	Mel＋VP-16＋TBI	2y-DFS 24
Burdach, et al.	2003	54	VAIAc, EVAIAc, VIDE	NA	ABMT	Mel＋TBI (Mel＋VP-16)×2	5y-EFS 22 5y-EFS 29
Drabco, et al.	2005	21	VIDE, EVAIAc	CR	APBSCT	Bu＋Mel Mel＋Treosulfan Mel＋VP-16＋CBDCA	2y-DFS 63 (CR) 2y-DFS 0 (non-CR)
Oberlin, et al.	2006	75	CA＋IE	CR or VGPR	APBSCT	Bu＋Mel	5y-EFS 37 5y-EFS 52 (lung) 5y-EFS 36 (bone) 5y-EFS 4 (BM)
McTieman, et al.	2006	33	VIDE＋A High-dose IFM	CR, PR, mR SD, PD	APBSCT ABMT	Bu＋Mel Mel＋VP-16＋TBI Mel＋TBI	2y-DFS 42.5 5y-EFS 38.2
Al-Faris N, et al.	2007	20	VDC and IE ICE	CR, PR	APBSCT	Mel＋VP-16＋Cy	3y-EFS 39
Gardner SL, et al.	2008	116		CR, PR	APBSCT	Mel-contains regimen TBI＋VP-16＋Cy, or Mel	5y-EFS 49 (local) 5y-EFS 34 (metastatic)
Rosenthal J, et al.	2008	20	VDC＋IE, ICE	CR, PR, nonCR	Tandem APBSCT	1st：Bu＋Mel, Mel＋CBDCA 2nd：Mel＋Cy＋CBDCA, Cy＋CBDCA＋VP-16	3y-EFS 58
Ilari I, et al.	2009	26	IE＋CBDCA Cy＋D＋VCR	CR, PR	APBSCT	VP-16＋Thio＋Cy	7y-EFS 61
Diaz MA, et al.	2010	47	NR	NR	APBSCT	Bu＋Mel	PFS 78 (local) PFS 27 (metastasis)
Burdach S, et al.	2010	11	VIDE or (E) VAIAc	NR	APBSCT AlloBMT	BU＋Mel	3/11 alive
Tiel U, et al.	2011	87	high-risk	NR	AlloBMT	RIC (Flu＋or Mel, Bu, Thio, Cy) HIC (TBI＋Mel or Bu, or CBDCA)	13/50 alive (RIC) 4/37 alive (HIC)

V：vincristine, A, or D：doxirubicin, Ac：actinomycinD, Cy：cyclophosphamide, I：ifosfamide, E：etoposide, Mel：melphalan, CBDCA：carboplatin, Bu：busulfan, Thio：thiotepa, Flu：fludarabine, TBI：total body irradiation, BMT：bone marrow transplantation, ABMT：autologous bone marrow transplantation, APBSCT：autologous peripheral blood stem cell transplantation, CR：complete remission, PR：partial remission, EFS：event free survival, PFS：progression free survival, DFS：disease free survival, NR：not reported, RIC：reduced-intensity conditioning, HIC：high-intensity conditioning

（文献13より）

● 転移例などの予後不良と考えられる症例に対し大量化学療法を考慮したとき，末梢血幹細胞を採取する必要がある．骨髄転移があると採取時の腫瘍細胞の混入の危険性があるため，診断時すぐに採取は難しいが，治療後半になると化学療法の影響で幹細胞の採取が難しくなるので，可能であれば，なるべく早期に末梢血幹細胞を採取しておくことが望ましい．

b) 短期的副作用

- 抗がん剤による短期的合併症は，それぞれの薬剤特有の副作用があるので注意が必要である．

- シクロホスファミド（アルキル化薬）：出血性膀胱炎，SIADH（syndrome of inappropriate secretion of ADH）

- イホスファミド（アルキル化薬）：出血性膀胱炎，中枢神経障害（脳症）

- ビンクリスチン（ビンカアルカロイド）：末梢神経障害，便秘，SIADH

- ドキソルビシン（アントラサイクリン系抗菌薬）：総投与量に依存した心毒性で，総投与量が 500 mg/m^2 を超えると心筋症を発症する危険性が高くなり，総投与量を 250 mg/m^2 以内に抑えることが望ましい．

c) 長期的副作用

- 抗がん剤による長期的合併症は，それぞれの薬剤特有の副作用があり，数年後に発症することがあるので注意が必要である．

- アルキル化薬の CPA, IFO による性腺障害があげられる．男性の場合，CPA は 7.5 g/m^2 以上，IFO は 60 g/m^2 以上がリスク因子となる．女性の場合の投与量と性腺障害の関係は明らかでない．

- トポイソメラーゼⅡ阻害薬の VP-16 は，総投与量が 3,000 mg/m^2 以上になると二次がん発症のリスクが高くなる．染色体 11q23 に関連する相互転座を伴う治療関連性白血病や治療関連性骨髄異形成症候群（t-MDS）は，比較的早期，治療終了後 1 年から 6 年頃に発症する[9]．

- 二次がんの発症は，放射線治療，トポイソメラーゼⅡ阻害薬の使用だけではなく，アントラサイクリン系，アルキル化薬などの薬剤の増量などが発症リスクを高くしている[10,11]．

- Bhatia ら[12] は，1992 年から 1998 年まで COG に登録された ESFT 患者の 578 人，フォローアップ期間の中央値 8 年間で，11 人の患者が治療関連性 MDS を発症したと報告している．特に総投与量が，IFO 90 g/m^2 から 140 g/m^2，CPA 9.6 g/m^2 から 17.6 g/m^2，ADR 375 mg/m^2 から 450 mg/m^2 に増量した治療レジメンにおいて，治療関連性 MDS の発症が他と比較して 16 倍ほど高く，5 年で 11 % に発症したと報告している．

［陳　基明］

参考文献

1) Grier HE, Krailo MD, Tarbell NJ, et al.：Addition of ifosfamide and etoposide to standard chemotherapy for Ewing's sarcoma and primitive neuroectodermal tumor of bone. N Eng J Med, 348（8）：694-701, 2003.
2) Womer RB, West DC, Krailo MD, et al.：Randomized controlled trial of interval-compressed chemotherapy for the treatment of localized Ewing sarcoma：a report from the Children's Oncology Group. J Clin Oncol, 30（33）：4148-4154, 2012.
3) Granowetter L, Womer R, Devidas M, et al.：Dose-intensified compared with standard chemotherapy for nonmetastatic Ewing sarcoma family of tumors：a Children's Oncology Group Study. J Clin Oncol, 27（17）：2536-2541, 2009.
4) Paulussen M, Craft AW, Lewis I, et al.：Results of the EICESS-92 Study：two randomized trials of Ewing's sarcoma treatment--cyclophosphamide compared with ifosfamide in standard-risk patients and assessment of benefit of etoposide added to standard treatment in high-risk patients. J Clin Oncol, 26（27）：4385-4393, 2008.
5) Juergens C, Weston C, Lewis I, et al.：Safety assessment of intensive induction with vincristine, ifosfamide, doxorubicin, and etoposide（VIDE）in the treatment of Ewing tumors in the EURO-E.W.I.N.G.99 clinical trial. Pediatr Blood Cancer, 47（1）：22-29, 2006.
6) Haeusler J, Ranft A, Boelling T, et al.：The value of local treatment in patients with primary, disseminated, multifocal Ewing Sarcoma（PDMES）. Cancer, 116（2）：443-450, 2010.
7) Ladenstein R, Pötschger U, Le Deley MC, et al.：Primary disseminated multifocal Ewing sarcoma：result of the EURO-EWING 99 trial. J Clin Oncol, 28（20）：3284-3291, 2010.
8) Kushner BH, Meyers PA, Gerald WL, et al.：Very-high-dose short-term chemotherapy for poor-risk peripheral primitive neuroectodermal tumors, including Ewing's sarcoma, in children and young adults. J Clin Oncol, 13（11）：2796-2804, 1995.
9) Miser JS, Goldsby RE, Chen Z, et al.：Treatment of metastatic Ewing sarcoma/primitive neuroectodermal tumor of bone：evaluation of increasing the dose intensity of chemotherapy--a report from the Children's Oncology Group. Pediatr Blood Cancer, 49（7）：894-900, 2007.
10) Paulussen M, Ahrens S, Lehnert M, et al.：Second malignancies after Ewing tumor treatment in 690 patients from a cooperative German/Austrian/Dutch study. Ann Oncol, 12（11）：1619-1630, 2001.
11) Navid F, Billups C, Liu T, et al.：Second cancers in patients with the Ewing sarcoma family of tumors. Euro J Cancer, 44（7）：983-991, 2008.
12) Bhatia S, Krailo MD, Chen Z, et al.：Therapy-related myelodysplasia and acute myeloid leukemia after Ewing sarcoma and primitive neuroectodermal tumor of bone：a report from the Children's Oncology Group. Blood, 109（1）：46-51, 2007.
13) 陳　基明：ユーイング肉腫ファミリー腫瘍に対する集学的治療の進歩．小児がん，48（3）：251-253，2011.

Lesson 5. 肉腫化学療法の組織別治療戦略を理解する

B. 切除不能・再発Ewing肉腫に対する化学療法

1. 化学療法の適応

- Ewing肉腫は放射線高感受性腫瘍であり，切除不能でも局所療法として放射線治療単独で根治可能である．よって切除不能Ewing肉腫であっても標準治療に沿って化学療法，放射線療法を組み合わせた積極的な治療を行うべきである．

- Ewing肉腫の標準治療終了後，30～40％に再発を認める．特に初診時転移症例は再発のリスクが高い[1]．再発Ewing肉腫の予後は不良で，5年生存率は10～15％である[2~4]．再発の時期やタイプが予後因子となり特に早期再発，局所，遠隔の同時再発は予後不良である[5,6]．

- 標準治療が，有効であると考えられているほとんどの薬剤で構成されているため，再発Ewing肉腫に対する薬剤選択は困難である．わが国では，再発Ewing肉腫の治療はそれぞれの施設の方針に沿って行われているというのが現状であり，標準治療は定まっていない．

- しかし，近年欧米では新規薬剤を用いた治療開発として数々の試験が行われ，一定の効果を認めている．それらの薬剤を使用して積極的に化学療法を行うことで，患者の生存期間，QOLの改善を得られる可能性は十分ある．

2. レジメンの選択

a) IE（IFO + VP-16）

- 前治療でイホスファミド（ifosfamide；IFO），エトポシド（etoposide；VP-16）を使用していなければ，同併用療法を再発Ewing肉腫の第一選択とする．

- MiserらはIFOとVP-16を再発小児，若年成人の肉腫に使用し，Ewing肉腫17例中16例にPR以上の効果を認めたと報告している[7]．

b) TC（topotecan + CPA）

- Saylorsらは91例の再発小児固形腫瘍にtopotecan（0.75 mg/m^2/day）+ シクロホスファミド（cyclophosphamide；CPA）（250 mg/m^2/day）×5日間の併用療法を行った．同試験に参加したEwing肉腫症例17例中6例にPR以上の効果を認めている[8]．

- その後，Hunoldらが行ったEwing肉腫に対する同併用療法を使用した試験では49例中16例（32.6％）にPR，13例（26.5％）でSDと二次以降のレジメンとして一定の効果を認めた[9]．

- TC療法の主な有害事象は骨髄毒性であり，前述した試験でも70％以上の症例にGrade 3以上の骨髄抑制を認めている．

c) irinotecan + temozolomide

- Wagner らは第Ⅰ相試験にて Ewing 肉腫，神経芽腫を含む再発，難治性小児固形腫瘍に対して，テモゾロミド（temozolomide）100 mg/m^2/day×5 日間とイリノテカン（irinotecan；CPT-11）10 mg/m^2/日または 15 mg/m^2/day（5 日間×2 週）を使用し，CPT-11 の用量設定を行い，高用量では Grade 4 の下痢，Grade 2 の敗血症が出現したのに対し，10 mg/m^2/day では DLT を認めなかったと報告した[10]．また，本試験では 12 例中 1 例に CR，2 例に PR，1 例に minor response を認めた[10]．

- その後，Wagner らが 16 人の再発，難治性 Ewing 肉腫患者に本併用療法を施行し，1 例に CR，2 例に PR，1 例に minor response を認めた[11]．

- Memorial Sloan-Kettering の Casey らの報告では 19 人中，5 人が CR，7 人が PR で奏効率 63 ％と高い抗腫瘍効果を認めている[12]．

- 同併用療法の毒性は下痢と軽度の嘔気，骨髄抑制で，conventional な骨軟部肉腫のレジメンと比較して，毒性が非常に軽度であることが特徴である．

- テモゾロミドについて，現在わが国では本疾患に対する保険適用はない．

d) GEM + DOC

- Fox らは第Ⅱ相試験にて Ewing 肉腫，骨肉腫を含む再発骨軟部肉腫にゲムシタビン（gemcitabine；GEM）（675 mg/m^2，days 1, 8），ドセタキセル（docetaxel；DOC）（75 mg/m^2，day 8）の併用療法を行い Ewing 肉腫 14 例中 2 例（14.2 ％）に PR を認めた[13]．

- Mora らは 6 例の Ewing 肉腫を含む 10 例の再発小児骨軟部肉腫症例に対して前述した試験より高用量〔GEM（1,000 mg/m^2，days 1, 8）+ DOC（100 mg/m^2，day 8）〕で試験を行い，Ewing 肉腫 6 例中 3 例が CR で，他は PR と SD が 1 例ずつであった[14]．

- 本試験では主な毒性は軽度の骨髄抑制で，肺炎や浮腫などの重篤な非血液毒性は認められなかった．

- GEM，DOC 両薬剤とも，本疾患に対して現在わが国では保険適用でない．

e) 大量化学療法

- ブスルファン（busulfan；BUS），メルファラン（melphalan；L-PAM），VP-16 などを使用した大量化学療法を併用した自家幹細胞移植にて予後の改善が期待できるというパイロットスタディが散見されるが，ランダム化比較試験は行われていないため，大量化学療法の真の効果は不明である[15,16]．

- しかし再発後大量化学療法前に CR となった症例については大量化学療法が予後改善に寄与するという報告がある[15,16]．

Lesson 5. 肉腫化学療法の組織別治療戦略を理解する

- 同種幹細胞移植は自家幹細胞移植に比べて予後の改善は認められず，合併症発生率が高かったと報告されている[15]．

3. 治療の実際

- Ewing 肉腫は再発であっても化学療法や放射線療法で一定の効果が見込まれるため，再発時にも積極的な局所治療，化学療法を含めた集学的治療を行うことが大切である．

- しかし長期で強力な前治療が行われていることが多いため，再発治療時の重篤な副作用（骨髄抑制など）の出現にも注意が必要である．

［細野亜古］

参考文献

1) Cotterill SJ, Ahrens S, Paulussen M, et al.：Prognostic factors in Ewing's tumor of bone：analysis of 975 patients from the European Intergroup Cooperative Ewing's Sarcoma Study Group. J Clin Oncol, 18（17）：3108-3114, 2000.
2) Stahl M, Ranft A, Paulussen M, et al.：Risk of recurrence and survival after relapse in patients with Ewing sarcoma. Pediatr Blood Cancer, 57（4）：549-553, 2011.
3) Barker LM, Pendergrass TW, Sanders JE, et al.：Survival after recurrence of Ewing's sarcoma family of tumors. J Clin Oncol, 23（19）：4354-4362, 2005.
4) Bacci G, Longhi A, Ferrari S, et al.：Pattern of relapse in 290 patients with nonmetastatic Ewing's sarcoma family tumors treated at a single institution with adjuvant and neoadjuvant chemotherapy between 1972 and 1999. Eur J Surg Oncol, 32（9）：974-979, 2006.
5) Leavey PJ, Mascarenhas L, Marina N, et al.：Prognostic factors for patients with Ewing sarcoma（EWS）at first recurrence following multi-modality therapy：A report from the Children's Oncology Group. Pediatr Blood Cancer, 51（3）：334-338, 2008.
6) Stahl M, Ranft A, Paulussen M, et al.：Risk of recurrence and survival after relapse in patients with Ewing sarcoma. Pediatr Blood Cancer, 57（4）：549-553, 2011.
7) Miser JS, Kinsella TJ, Triche TJ, et al.：Ifosfamide with mesna uroprotection and etoposide：an effective regimen in the treatment of recurrent sarcomas and other tumors of children and young adults. J Clin Oncol, 5（8）：1191-1198, 1987.
8) Saylors RL 3rd, Stine KC, Sullivan J, et al.：Cyclophosphamide plus topotecan in children with recurrent or refractory solid tumors：a Pediatric Oncology Group phase II study. J Clin Oncol, 19（15）：3463-3469, 2001.
9) Hunold A, Weddeling N, Paulussen M, et al.：Topotecan and cyclophosphamide in patients with refractory or relapsed Ewing tumors. Pediatr Blood Cancer, 47（6）：795-800, 2006.
10) Wagner LM, Crews KR, Iacono LC, et al.：Phase I trial of temozolomide and protracted irinotecan in pediatric patients with refractory solid tumors. Clin Cancer Res, 10（3）：840-848, 2004.
11) Wagner LM, McAllister N, Goldsby RE, et al.：Temozolomide and intravenous irinotecan for treatment of advanced Ewing sarcoma. Pediatr Blood Cancer, 48（2）：132-139, 2007.
12) Casey DA, Wexler LH, Merchant MS, et al.：Irinotecan and temozolomide for Ewing sarcoma：the Memorial Sloan-Kettering experience. Pediatr Blood Cancer, 53（6）：1029-1034, 2009.

13) Fox E, Patel S, Wathen JK, et al.：Phase II study of sequential gemcitabine followed by docetaxel for recurrent Ewing sarcoma, osteosarcoma, or unresectable or locally recurrent chondrosarcoma：results of Sarcoma Alliance for Research Through Collaboration Study 003. Oncologist, 17（3）：321, 2012.
14) Mora J, Cruz CO, Parareda A, et al.：Treatment of relapsed/refractory pediatric sarcomas with gemcitabine and docetaxel. J Pediatr Hematol Oncol, 31（10）：723-729, 2009.
15) Burdach S, van Kaick B, Laws HJ, et al.：Allogeneic and autologous stem-cell transplantation in advanced Ewing tumors. An update after long-term follow-up from two centers of the European Intergroup study EICESS. Stem-Cell Transplant Programs at Düsseldorf University Medical Center, Germany and St. Anna Kinderspital, Vienna, Austria.Ann Oncol, 11（11）：1451-1462, 2000.
16) Burdach S, Meyer-Bahlburg A, Laws HJ, et al.：High-dose therapy for patients with primary multifocal and early relapsed Ewing's tumors：results of two consecutive regimens assessing the role of total-body irradiation. J Clin Oncol, 21（16）：3072-3078, 2003.

Lesson 5. 肉腫化学療法の組織別治療戦略を理解する

3 横紋筋肉腫
rhabdomyosarcoma

A. 低リスク，中間リスク横紋筋肉腫の補助化学療法

1. 化学療法の適応

- 横紋筋肉腫は，化学療法導入以前，手術のみで治療されていた時代には生存率は20％未満と予後不良であったが，集学的治療により限局例については70％を超える生存率が得られるようになった．

- 化学療法の意義は，原発巣の縮小，肉眼的および顕微鏡的転移巣の根絶であり，低リスク，中間リスク横紋筋肉腫に対しても化学療法の適応となる．

- 米国では，Intergroup Rhabdomyosarcoma Study Group（IRSG），現在のChildren's Oncology Group Soft Tissue Sarcoma Committee（COG-STS）による大規模な多施設共同研究により，予後因子が明らかとなり，リスクに応じた治療戦略が確立され，横紋筋肉腫の治療成績は改善してきた．

- 横紋筋肉腫のリスク分類は，発生部位を含むTNM分類と手術の切除範囲（Clinical Group），病理所見に基づいて行われる．

- 今までのIRS studyの結果に基づき，最近終了となったCOGのARST0331研究では，
  低リスクA：胎児型でかつ
  ・Stage 1 あるいは Stage 2 で Clinical Group Ⅰ または Ⅱ
  ・Stage 1, Clinical Group Ⅲ の眼窩
  低リスクB：胎児型でかつ
  ・Stage 1, Clinical Group Ⅲ で眼窩以外
  ・Stage 3, Clinical Group Ⅰ, Ⅱ
  中間リスク
  ・胞巣型, Clinical Group Ⅰ～Ⅲ
  ・胎児型, Stage 2, 3, Clinical Group Ⅲ

表3-1 VAC療法

薬剤	投与量	投与法
ビンクリスチン	1.5 mg/m² (最大2 mg)	1分以上かけて静注
アクチノマイシンD	0.045 mg/kg (最大2.5 mg)	1〜5分以上かけて静注
シクロホスファミド メスナ，G-CSF併用	1,200 mg/m²	1時間以上かけて点滴

とリスク分類されている[1]．

- IRS-Ⅲ，IRS-Ⅳの結果から，低リスク横紋筋肉腫の3年 failure-free survival (FFS) は88％と予後良好なため[2]，この群に対しては生存率を保ちつつ急性期あるいは晩期合併症をできるだけ減らすことが治療研究の目標となっている．

- 一方，中間リスク横紋筋肉腫では，IRS-Ⅲ，IRS-Ⅳの結果から，3年 FFS は55％から76％と推定されている[2]．この群に対しては治療成績の向上を目指し，標準治療であるVAC〔ビンクリスチン (vincristine；VCR)，アクチノマイシンD (actinomycin D；Act-D)，シクロホスファミド (cyclophosphamide；CPA)〕に新規薬剤を加えた臨床試験が行われてきたが，今のところ VAC に勝るレジメンは報告されていない (**表3-1**)．

2. レジメンの選択

- 低リスク横紋筋肉腫に対する標準化学療法はVA (VCR，Act-D) またはVACであり，中間リスク横紋筋肉腫に対する標準化学療法はVACである．わが国でも日本横紋筋肉腫研究グループ (JRSG) によりVA，VACを導入した多施設共同臨床試験が行われたが，結果はまだ報告されていない．

a) 低リスク横紋筋肉腫に対する化学療法

VAまたはVACを基本として，CPAの投与量，治療期間の適正化が試みられている．

- IRS-Ⅲ，Ⅳ：低リスクA群の5年FFSは，CPA 2.2 g/m² を用いる高用量VAC 43週を行ったIRS-Ⅳでは93％，54週のVAを用いたIRS-Ⅲでは83％であった．低リスクB群の5年FFSは，1回2.2 g/m²，総投与量 26.4 g/m² のCPAを加えたVACを用いたIRS-Ⅳでは84％，VAを用いたIRS-Ⅲでは70％であった[2]．

- D9602：D9602は低リスク横紋筋肉腫を対象とした非ランダム化臨床試験であった．低リスクA群の患者に対しては45週のVAを行い，GroupⅡ，Ⅲの場合局所照射が行われ，5年FFS，overall survival (OS) はそれぞれ89％，97％であった．低リスクBの患者では，CPA 2.2 g/m² を用いたVACを45週と放射線治療が行われ，5年FFS，OSはそれぞれ85％，93％であった[3]．

- AST0331：IRS-Ⅳで得られたCPAの追加による予後の改善を維持しつつ晩期合併症を減らす目的で，AST0331では低リスク群に対し，CPA 1.2 g/m² を用いる低用量VACの後，

VA を行うプロトコールが採用された．低リスク A 群に対しては，低用量 VAC 4 サイクルに続いて VA 4 サイクルの治療が行われた．治療期間は 24 週と短縮され，CPA の総投与量は IRS-Ⅳで 26.4 g/m^2 であったのに対し，4.8 g/m^2 と大幅に減量されている．低リスク B 群に対しては低用量 VAC 4 サイクルに続いて VA 12 サイクルの治療が行われ，治療期間は 48 週となっている[1]．

b) 中間リスク横紋筋肉腫に対する化学療法

VAC を基本として CPA 投与量の適正化とトポイソメラーゼ I 阻害薬などの新規薬剤の導入が試みられている．

- **IRS-Ⅳ**：1991 年から 1997 年にかけて行われた IRS-Ⅳでは，Group Ⅲ症例に対し VAC，VAI〔VCR, Act-D, イホスファミド（ifosfamide；IFO）〕および VIE〔VCR, IFO, エトポシド（etoposide；VP-16）〕療法をランダム割付し比較検討した．3 年 FFS は VAC 群 75 ％，VAI 群 77 ％，VIE 群 77 ％であり，有意差は認められなかった．IRS では，この結果から VAC 療法を標準アームとしてその後の研究を進めている[2]．

- **D9803**：COG で行われた D9803 は中間リスク横紋筋肉腫に対するランダム化比較試験で，42 週の VAC 単独と，VAC と VTC（VCR, topotecan, CPM）の交替療法を比較した．CPM の投与量は VAC のときは 2.2 g/m^2，1 回，VTC の際には 250 mg/m^2 を 5 日間であった．結果は VAC 群と VAC/VTC 群で差はなく，4 年 FFS はそれぞれ 73 ％，68 ％であった[4]．

- **AST0531**：中間リスク横紋筋肉腫の生存率を上げるために，COG-STS による現行の AST0531 では VAC 単独と，VAC と VI〔VCR, イリノテカン（irinotecan；CPT-11）〕の交替療法のランダム化比較試験を行っている．IRS-Ⅳ，D9803 において，CPA の強化によって治療成績向上がみられなかったため，投与量は 1.2 g/m^2 に統一されている[1]．

3. 治療の実際

上述のようにリスク分類を行い，それに合わせた治療を選択し，化学療法は下記の副作用に留意して行う．

a) 留意すべき副作用

横紋筋肉腫の標準治療では VCR，CPA，Act-D が用いられ，以下のような副作用に留意して治療を行う．

- **骨髄抑制**：D9602 では，500 未満の好中球減少は，VA で治療された患者の 14〜34 ％，VAC で治療された患者の 60〜95 ％に認められた．高用量の CPA を使用する場合には骨髄抑制の頻度が高くなるため感染症の合併に注意し，予防を行う[3]．

- **肝障害**：横紋筋肉腫の治療においては sinusoidal obstruction syndrome（SOS）による重

篤な肝障害のリスクが高い．Act-D の投与量，腹部照射，低年齢がリスク因子となる．IRS-Ⅳ登録例 821 例中 VAC 関連 SOS の合併は 10 例，約 1.2 % と報告されており，高用量の CPA を投与することが SOS 発生のリスクを高めていると考察されている[5]．D9602 では，5 人に肝障害が認められ，うち 1 人が敗血症で死亡，他は回復した．2002 年に Act-D の量が減量されてからは重篤な肝障害の報告はない[3]．D9803 では，339 人中 18 人で肝障害が認められ，4 人が死亡した．16 人は VAC 後，2 人は VCR，CPA と同時に腹部照射をされた後に起こった．発症時期は治療開始後 5〜16 日で，肝障害のリスクは生後 36 ヵ月未満の 89 人では 15 % で 2 人死亡，3 歳以上の 239 人では 4 % で 2 人死亡と低年齢で多くみられた[6]．

- **出血性膀胱炎**：CPA による出血性膀胱炎に留意し，輸液とウロミテキサン®による予防を行う．

- **末梢神経障害**：VCR による末梢神経障害は，15 歳未満の患児と比較し，15 歳以上の年長の患者で起こりやすいと報告されている．オッズ比は，IRS-Ⅳで 4.18 であった[7]．

- **嘔気・嘔吐**：日本癌治療学会制吐薬適正使用ガイドラインでは，CPA は 1,500 mg/m^2 以上で高度催吐リスクに分類されており，5-HT$_3$ 受容体拮抗薬を含む制吐薬の使用が推奨される．

b）晩期合併症

横紋筋肉腫の化学療法に伴う晩期合併症には以下のものがあり，治療後はガイドラインなどに従いフォローアップする[8]．

- **二次がん**：横紋筋肉腫治療後の二次がんとしては，放射線照射による固形腫瘍の他，化学療法による急性骨髄性白血病が報告されている．IRS-Ⅰと IRS-Ⅱで治療を受けた 1,770 人中，22 人が二次がんを発症し，そのうち 11 人が骨由来の肉腫，5 人が急性骨髄性白血病であった[9]．

- **性腺機能不全**：総投与量 7.5 g/m^2 以上の CPA を用いた場合，男子では性腺障害のリスク因子となる．女子は男子より耐用性が高いが思春期以降に治療を受けた場合には性腺障害のリスクが高くなる[8]．

4. 症例提示

- 胆道原発横紋筋肉腫の 5 歳女児の経過を提示する[10]．

・入院までの経過：3 週間前に発熱があり，同時期から食欲低下，嘔吐，皮膚・眼球結膜の黄染が出現，徐々に増悪した．前医で高ビリルビン血症，CT での胆道拡張像を認め，先天性胆道拡張症を疑われて当院小児外科に紹介となった．

・入院時現症：発熱なし，皮膚・眼球結膜の黄染あり，心窩部に腫瘤を触知した．

Lesson 5. 肉腫化学療法の組織別治療戦略を理解する

- 入院時検査所見：血液検査では直接ビリルビン，肝・胆道系酵素の上昇を認めた．MRI で胆道の拡張と総胆管から肝内胆管に及ぶ囊胞性病変がみられ，先天性胆道拡張症および胆石・胆泥貯留が疑われた．
- 手術所見：進行性の閉塞性黄疸のため緊急手術が行われた．胆管内にポリープ様に発育する多囊胞性病変を認め，肉眼所見から悪性腫瘍と判断された．胆管・胆囊・胆管周囲リンパ節を含め可及的に腫瘍を切除したが，左肝管内には肉眼的に腫瘍を残すことになった．また Roux-en-Y 法により胆道再建を行った．
- 病理所見から胎児型横紋筋肉腫と診断した．胆囊や周囲リンパ節への進展はなかった．
- リスク分類：遠隔転移は認めず，IRS-V 分類で術前 Stage 1（T2bN0Mx），術後 Group Ⅲb に相当した．したがって低リスク B 群と分類した．
- 治療経過：術後 24 日目から高用量 VAC 療法を開始した．第 4 週に SOS を併発したが，低分子ヘパリンおよびウルソデオキシコール酸（ursodeoxycholic acid）投与により軽快した．
- 第 12 週から化学療法と並行して放射線治療を行った．第 18 週には *Candida parapsilosis* による真菌血症を生じたが，アムホテリシン B リポソーム製剤投与により治癒し，第 21 週から治療を再開した．また第 24 週頃から歩行障害が顕在化し，神経伝導速度検査で運動神経優位の軸索障害が確認された．末梢神経障害 Grade 3 として VCR を休薬したが改善なく，以後同剤の投与は中止した．当初，第 25 週以降は VA 療法を行う予定であったが，VCR の代わりに第 30 週以降の各サイクルに CPA を追加することにした．この際，各サイクルの CPA 投与量を $2.2\ g/m^2$ から $1.2\ g/m^2$ に減量することで，CPA の総投与量は $24.8\ g/m^2$ となった．
- 治療終了から 3 年経過現在，再発なく，また末梢神経障害に関しても，通常の体育授業を受けることができるほどに回復している[10]．

- 胆道は予後良好部位に分類されており，低リスクとして治療を行った．

- 治療開始当初，CPA の総投与量を減らす目的で，治療後半の第 25 週以降は VA 療法を行う予定であった．しかし末梢神経障害により VCR を中止せざるを得ず，実際には 3 週ごとの Act-D に加えて CPA を投与することにした．

- ただし CPA $2.2\ g/m^2$ の投与を続けると同剤の副作用・晩期合併症のリスクが増大すると懸念された．これらを検討し，第 30 週以降の各サイクルには $1.2\ g/m^2$ の CPA を追加し，総投与量を $24.8\ g/m^2$ とすることで，IRS-Ⅳ の強化 VAC 療法の $28.6\ g/m^2$ より減らした．

- 治療早期に SOS を合併したが，支持療法により重症化することなく原病の治療を継続できた．

●胆道原発横紋筋肉腫に対しVAC/VA療法を計画し，SOS，VCRによる末梢神経障害と留意すべき副作用が起き，治療変更を余儀なくされたが，CPAによる合併症を考慮して工夫を行い，治療を完遂し寛解を得ている症例である．

［渡邉健一郎］

参考文献

1) Malempati S, Hawkins DS：Rhabdomyosarcoma：review of the Children's Oncology Group（COG）Soft-Tissue Sarcoma Committee experience and rationale for current COG studies. Pediatr Blood Cancer, 59（1）：5-10, 2012.
2) Meza JL, Anderson J, Pappo AS, et al.：Analysis of prognostic factors in patients with nonmetastatic rhabdomyosarcoma treated on intergroup rhabdomyosarcoma studies Ⅲ and Ⅳ：the Children's Oncology Group. J Clin Oncol. 24（24）：3844-3851, 2006.
3) Raney RB, Walterhouse DO, Meza JL, et al.：Results of the Intergroup Rhabdomyosarcoma Study Group D9602 protocol, using vincristine and dactinomycin with or without cyclophosphamide and radiation therapy, for newly diagnosed patients with low-risk embryonal rhabdomyosarcoma：a report from the Soft Tissue Sarcoma Committee of the Children's Oncology Group. J Clin Oncol, 29（10）：1312-1318, 2011.
4) Arndt CA, Stoner JA, Hawkins DS, et al.：Vincristine, actinomycin, and cyclophosphamide compared with vincristine, actinomycin, and cyclophosphamide alternating with vincristine, topotecan, and cyclophosphamide for intermediate-risk rhabdomyosarcoma：children's oncology group study D9803. J Clin Oncol, 27（31）：5182-5188, 2009.
5) Ortega JA, Donaldson SS, Ivy SP, et al.：Venoocclusive disease of the liver after chemotherapy with vincristine, actinomycin D, and cyclophosphamide for the treatment of rhabdomyosarcoma. A report of the Intergroup Rhabdomyosarcoma Study Group. Childrens Cancer Group, the Pediatric Oncology Group, and the Pediatric Intergroup Statistical Center. Cancer, 79（12）：2435-2439, 1997.
6) Arndt C, Hawkins D, Anderson JR, et al.：Age is a risk factor for chemotherapy-induced hepatopathy with vincristine, dactinomycin, and cyclophosphamide. J Clin Oncol, 22（10）：1894-1901, 2004.
7) Gupta AA, Anderson JR, Pappo AS, et al.：Patterns of chemotherapy-induced toxicities in younger children and adolescents with rhabdomyosarcoma：a report from the Children's Oncology Group Soft Tissue Sarcoma Committee. Cancer, 118（4）：1130-1137, 2012.
8) 前田美穂責任編集，JPLSG長期フォローアップ委員会長期フォローアップガイドライン作成ワーキンググループ編：小児がん治療後の長期フォローアップガイドライン．医薬ジャーナル社，2013.
9) Heyn R, Haeberlen V, Newton WA, et al.：Second malignant neoplasms in children treated for rhabdomyosarcoma. Intergroup Rhabdomyosarcoma Study Committee. J Clin Oncol, 11（2）：262-270, 1993.
10) 前田紗耶架他：胆道原発横紋筋肉腫の1例．日本小児血液・がん学会雑誌，51（2）：153-157，2014.

Lesson 5. 肉腫化学療法の組織別治療戦略を理解する

B. 切除不能・再発横紋筋肉腫における化学療法

1. 化学療法の適応

- 横紋筋肉腫に対しては化学療法，放射線療法，手術を組み合わせたいわゆる集学的治療が行われる．そのため基本的に初発患者全例に術後補助化学療法の適応がある．また初発時全摘が不可能な症例に対しては術前補助化学療法が行われる．

- 横紋筋肉腫は術前補助化学療法後に切除不能であっても，化学療法および放射線療法が奏効し治癒する場合もまれではない．そこで米国のCOG-STS（Children's Oncology Group – Soft Tissue Sarcoma Committee）は術前ステージ分類（原発部位，腫瘍サイズ，所属リンパ節転移 and/or 遠隔転移の有無により，1～4期に分類）と術後グループ分類（肉眼的・病理学的切除状態，リンパ節病変の病理学的評価により，グループⅠ～Ⅲに分類）にさらに組織型（胎児型か胞巣型）を組み合わせたリスク分類を作成し（表3-2），各リスク群に対して継続的に臨床試験を行っている[1]．わが国の実地臨床においてもこのリスク分類に沿って治療選択がなされているので，本稿では初発高リスク横紋筋肉腫と再発/不応性横紋筋肉腫の化学療法について述べる．

表3-2　COG-STSの横紋筋肉腫リスク分類

リスクグループ	組織型	病　期	グループ
低リスク群	胎児型	1	Ⅰ，Ⅱ，Ⅲ
		2, 3	Ⅰ，Ⅱ
中間リスク群	胎児型	2, 3	Ⅲ
	胞巣型	1, 2, 3	Ⅰ，Ⅱ，Ⅲ
高リスク群	胎児型または胞巣型	4	Ⅳ

- 横紋筋肉腫再発例の後方視的解析によると局所再発か非局所再発であるかが再発後の予後因子となる[2]．局所再発で可能な場合は，広範切除術を施行後に放射線療法および化学療法を施行する．非局所再発後の長期生存は非常にまれである．再発巣の完全切除が予後に与える効果は不明であり，化学療法が治療の第一選択肢となる．

2. レジメンの選択

a）初発高リスク横紋筋肉腫

- 初発高リスク横紋筋肉腫に対する標準的な治療はCOG-STSの前身であるIRSG（Intergroup Rhabdomyosarcoma Study Group）が1984～91年に行ったIRS-Ⅲ研究の治療プロトコール，すなわち化学療法，外科摘除術および放射線治療を組み合わせた約11ヵ月の集学的治療である[3]．

- 3年無増悪生存率約30％の治療成績が得られている．以後欧米および日本で新規化学療法レジメンを取り入れた臨床試験が行われてきているが生存率の改善は得られていない[4]．

表3-3 初発高リスク横紋筋肉腫を対象としたup-front window試験の奏効割合

試験	期間	window therapy	完全寛解	部分寛解	増悪
IRS-Ⅲ	1984～1991				
IRS-Ⅳ pilot	1988～1991	ifosfamide/doxorubicin	11%	41%	7%
IRS-Ⅳ	1991～1995	ifosfamide/etoposide	5%	36%	7%
		vincristine/melphalan	4%	51%	8%
CCG6941/POG9490	1994～1996	topotecan	3%	46%	31%
D9501	1996～1999	topotecan/cyclophosphamide	4%	46%	19%
D9802	1999～2002	irinotecan	0%	42%	32%
		irinotecan/vincristine	2%	68%	8%

表3-4 転移性横紋筋肉腫に対する大量化学療法を含む臨床試験の成績

試験	対象	治療内容	無イベント生存率	全生存率
SIOP：MMT98	SR：10歳未満かつ骨・骨髄転移陰性 HR：10歳以上または骨・骨髄転移陽性	SR：通常化学療法 HR：大量化学療法	SR：54.9%（3y） HR：16.1%（3y）	SR：62.1%（3y） HR：23.1%（3y）
AIEOP：RMS4.99	グループⅣ	複数回大量化学療法	35%（3y）	42%（3y）
CWS：HR CWS-96	グループⅣ	タンデム大量化学療法 or 維持療法		HD：15%（5y） 維持療法：52%（5y）

- 化学療法はビンクリスチン（vincristine；VCR）＋アクチノマイシンD（actinomycin D；Act-D）＋シクロホスファミド（cyclophosphamide；CPA）からなるVAC療法が施行され現在も標準的なレジメンとされている．

- COG-STSは初発高リスク横紋筋肉腫に対して新規薬剤の試験的導入（window therapy）を検討している（表3-3）．治療開始後6週の治療反応性においてイリノテカン（irinotecan；CPT-11）/VCRの併用が最も優れており（奏効割合70%），無増悪生存率ではイホスファミド（ifosfamide；IFO）とエトポシド（etoposide；VP-16）あるいはドキソルビシン（doxorubicin；ADR）の併用がIRS-Ⅲ研究のVAC療法と同等であった（勝ってはいなかった）[5]．以上よりIFO，VP-16，ADRおよびトポイソメラーゼⅠ阻害薬が高リスク横紋筋肉腫の治療に導入すべきであるとされた．

- これらの臨床試験の結果を受けてCOG-STSで引き続き行われた転移性RMSに対するARST0431研究では，VAC療法の比重を減らしCPT-11，ADR，IFO，VP-16を含むdose-dense理論に基づいたレジメンで代替することで治療成績の向上を目指した．18ヵ月無イベント生存率は全体で66%と，期待される結果が報告された[6]．最終的な治療成績は公表されていないが再発による生存率の低下を認めたとされている．

Lesson 5. 肉腫化学療法の組織別治療戦略を理解する

- 高リスク横紋筋肉腫に対して幹細胞輸注を併用した大量化学療法を（微少）残存病変に対する地固め療法として，あるいは強化療法として施行する前向き臨床試験が行われている（表3-4）[7〜9]．これらの試験の対象にはCOG-STS試験が対象外としている10歳未満の胎児型ステージ4/グループⅣが含まれていることを考慮すると通常化学療法による治療成績を凌駕するものではないと結論づけられている．また二つのsystematic reviewが報告されたが，いずれにおいても大量化学療法が通常化学療法より優れているとの結論は得られていない．

b）再発横紋筋肉腫

- 初回治療で用いられず，また横紋筋肉腫に対して活性を示す薬剤が単剤あるいは併用下で投与される．以下に再発横紋筋肉腫を対象に含んだ臨床試験の結果を記す．

- CCG-0894，CCG-0942，CCG-0924試験[10]：IFO＋カルボプラチン（carboplatin；CBDCA）＋VP-16からなるICEレジメンの再発/不応性肉腫に対する有効性の評価を行った試験である．横紋筋肉腫28例の奏効率は66％，1年および2年全生存率は56％，26％であった．特に胎児型12例の1年および2年全生存率は82％，46％と良好であった．

- POG-9464[11]：CPA＋topotecanからなるTCレジメンの再発/不応性小児固形腫瘍に対する有効性の評価を行った試験である．横紋筋肉腫15例の奏効率は67％であった．

- COG-ARST0121[12]：再発/不応性小児固形腫瘍を対象とするVCR（1.5 mg/m^2/day，計4回）＋CPT-11（20 mg/m^2/day×5日間，計4回）を投与するレジメン1AとVCR（1.5 mg/m^2/day，計4回）＋CPT-11（50 mg/m^2/day×5日間，計2回）を投与するレジメン1Bのランダム化第Ⅱ相試験である．奏効率はレジメン1Aで26％，1Bで37％．1年無失敗生存率と全生存率はレジメン1Aで37％，55％，1Bで38％，60％であり2レジメン間に差は認めなかった．今後の治療に関してはより簡便なレジメン1Bが推奨された．なお7週以降は1A，1BともVDC＋IE療法が行われた．

- NAVE-CYCLO[13]：ビノレルビン（vinorelbine；VNR）＋経口CPAからなるレジメンの再発/不応性小児固形腫瘍に対する有効性の評価を行った試験である．横紋筋肉腫15例の奏効率は36％であった．

- COG-ARST0921[14]：再発/不応性横紋筋肉腫を対象とする3週間の治療サイクルでVNR（25 mg/m^2/day，計2回）＋CPA（1,200 mg/m^2/day，計1回）を投与する併用化学療法にベバシズマブ（bevacizumab）（15 mg/m^2/day，計1回）を上乗せするレジメンAとテムシロリムス（temsirolimus）（15 mg/m^2/day，計3回）を上乗せするレジメンBのランダム化第Ⅱ相試験である．学会発表のみであるが結果は公表されており，奏効率はそれぞれ32％と47％，6ヵ月無イベント生存率は50％と65％であった．

3. 治療の実際

a) 初発高リスク横紋筋肉腫

- VAC療法の実際については，p.142を参照されたい．

- 初発高リスク横紋筋肉腫に対する標準的化学療法はVAC療法とされるものの，実際上VAC療法のみで治療されるケースは少ない．初発高リスク横紋筋肉腫は難治性希少疾患であるのでJRSG（日本横紋筋肉腫研究グループ）などが臨床試験を行っている場合は，これらへの登録をまず考慮すべきである．

b) 再発横紋筋肉腫

- ICEレジメン：IFO（1,800 mg/m^2/day×5日間）＋CBDCA（400 mg/m^2/day×2日間）＋VP-16（100 mg/m^2/day×5日間）を3週間間隔で投与する．

    血液毒性が主な有害事象でありG-CSF投与，輸血などの支持療法を行う．非血液毒性としては発熱性好中球減少症，口腔粘膜障害，拡張期血圧変動，筋肉痛などに注意が必要である．

- TCレジメン：CPA（250 mg/m^2/day×5日間）＋topotecan（0.75 mg/m^2/day×5日間）を投与する．6日目よりG-CSFを好中球数が（nadirの時期を経過して）1,500/μL以上になるまで継続する．

    血液毒性が主な有害事象である．非血液毒性としては発熱性好中球減少症，嘔気・嘔吐，血尿などに注意が必要である．

- VCR＋CPT-11レジメン：VCR（1.5 mg/m^2/day×1日間, Weeks 1, 2, 4, 5）＋CPT-11（50 mg/m^2/day×5日間，Weeks 1, 2）を6週間で投与する．有害事象として血液毒性と非血液毒性として下痢に注意を要する．

    COG-ARST0121試験では7週以降以下の化学療法が行われた．
    VCR（1.5 mg/m^2/day×1日間，Weeks 13, 14, 25, 34, 35, 46, 47, 49, 50）＋ADR（75 mg/m^2/day×5日間，Weeks 7, 16, 28, 37, 40）＋CPA（1,200 mg/m^2/day×1日間，Weeks 7, 16, 28, 37, 40）＋VP-16（100 mg/m^2/day×5日間, Weeks 10, 19, 22, 28, 31, 37）＋IFO（1,800 mg/m^2/day×5日間，Weeks 10, 19, 22, 28, 31, 37）．

- VNR＋経口CPAレジメン：VNR（25 mg/m^2/day×1日間，Weeks 1, 2, 3）＋CPA（25 mg/m^2/day×28日間連続経口投与）を28日1サイクルとしてこれを反復する．VNRは血管痛をきたすため末梢静脈ラインからの投与には注意を要する．

    血液毒性が主な有害事象であり，投与スケジュールの遅延をきたさないようにVNRの減量を行う．重篤な非血液毒性の頻度は低い．

［小川　淳］

Lesson 5. 肉腫化学療法の組織別治療戦略を理解する

参考文献

1) Raney RB, Anderson JR, Barr FG, et al.：Rhabdomyosarcoma and undifferentiated sarcoma in the first two decades of life：a selective review of intergroup rhabdomyosarcoma study group experience and rationale for Intergroup Rhabdomyosarcoma Study V. J Pediatr Hematol Oncol, 23（4）：215-220, 2001.

2) Pappo AS, Anderson JR, Crist WM, et al.：Survival after relapse in children and adolescents with rhabdomyosarcoma：A report from the Intergroup Rhabdomyosarcoma Study Group. J Clin Oncol, 17（11）：3487-3493, 1999.

3) Crist W, Gehan EA, Ragab AH, et al.：The Third Intergroup Rhabdomyosarcoma Study. J Clin Oncol, 13（3）：610-630, 1995.

4) Oberlin O, Rey A, Lyden E, et al.：Prognostic factors in metastatic rhabdomyosarcomas：results of a pooled analysis from United States and European cooperative groups. J Clin Oncol, 26（14）：2384-2389, 2008.

5) Lager JJ, Lyden ER, Anderson JR, et al.：Pooled analysis of phase II window studies in children with contemporary high-risk metastatic rhabdomyosarcoma：a report from the Soft Tissue Sarcoma Committee of the Children's Oncology Group. J Clin Oncol, 24（21）：3415-3422, 2006.

6) Weigel B：Early results from Children's Oncology Group（COG）ARST0431：Intensive multidrug therapy for patients with metastatic rhabdomyosarcoma（RMS）. J Clin Oncol, 28：15s, 2010.

7) McDowell HP, Foot AB, Ellershaw C, et al.：Outcomes in paediatric metastatic rhabdomyosarcoma：results of The International Society of Paediatric Oncology（SIOP）study MMT-98. Eur J Cancer, 46（9）：1588-1595, 2010.

8) Bisogno G, Ferrari A, Prete A, et al.：Sequential high-dose chemotherapy for children with metastatic rhabdomyosarcoma. Eur J Cancer, 45（17）：3035-3041, 2009.

9) Klingebiel T, Boos J, Beske F, et al.：Treatment of children with metastatic soft tissue sarcoma with oral maintenance compared to high dose chemotherapy：report of the HD CWS-96 trial. Pediatr Blood Cancer, 50（4）：739-745, 2008.

10) Van Winkle P, Angiolillo A, Krailo M, et al.：Ifosfamide, carboplatin, and etoposide（ICE）reinduction chemotherapy in a large cohort of children and adolescents with recurrent/refractory sarcoma：the Children's Cancer Group（CCG）experience. Pediatr Blood Cancer, 44（4）：338-347, 2005.

11) Saylors RL 3rd, Stine KC, Sullivan J, et al.：Cyclophosphamide plus topotecan in children with recurrent or refractory solid tumors：a Pediatric Oncology Group phase II study. J Clin Oncol, 19（15）：3463-3469, 2001.

12) Mascarenhas L, Lyden ER, Breitfeld PP, et al.：Randomized phase II window trial of two schedules of irinotecan with vincristine in patients with first relapse or progression of rhabdomyosarcoma：a report from the Children's Oncology Group. J Clin Oncol, 28（30）：4658-4663, 2010.

13) Minard-Colin V, Ichante JL, Nguyen L, et al.：Phase II study of vinorelbine and continuous low doses cyclophosphamide in children and young adults with a relapsed or refractory malignant solid tumour：good tolerance profile and efficacy in rhabdomyosarcoma--a report from the Société Française des Cancers et leucémies de l'Enfant et de l'adolescent（SFCE）. Eur J Cancer, 48（15）：2409-2416, 2012.

14) Mascarenhas L：Randomized phase II trial of bevacizumab and temsirolimus in combination with vinorelbine（V）and cyclophosphamide（C）for first relapse/disease progression of rhabdomyosarcoma（RMS）：A report from the Children's Oncology Group（COG）. J Clin Oncol, 32（5s）：2014.

4

軟部肉腫（非円形細胞肉腫）
soft tissue sarcomas

A. 軟部肉腫の補助化学療法

1. 補助化学療法の位置づけと適応

a）術後補助化学療法（adjuvant chemotherapy）について

- 推奨される薬剤：化学療法の有用性が確立されている横紋筋肉腫や骨外性 Ewing 肉腫など，小児に好発する小円形細胞肉腫以外の，いわゆる成人型の非円形細胞軟部肉腫においては，外科的切除の困難な進行例（遠隔転移例を含む）を中心に，これまでさまざまな抗悪性腫瘍薬を用いた単剤および多剤併用化学療法が試されてきたが，ドキソルビシン（doxorubicin；ADR）単剤をしのぐほどの有効性を示すレジメンはいまだ確立されておらず，進行性軟部肉腫に対する標準的化学療法としては，現在のところ ADR 単剤が推奨されている[1]．ADR 以外に有効と考えられる薬剤としては，唯一イホスファミド（ifosfamide；IFO）があげられる[2]．

- RCT の報告と有効性：局所限局性（非進行性）の非円形細胞軟部肉腫に対する術後補助化学療法となると，エビデンスレベルの高い無作為化比較臨床試験（RCT）の報告はさらに少なく，その有効性（特に生命予後の改善）についてはいまだ一定の結論は得られていない．その主な理由として，①軟部肉腫がまれな腫瘍であること，②生物学的特性や悪性度の異なる約 50 種類以上にも及ぶ多彩な組織型・亜型からなる雑多な疾患であること，③さらには発症年齢や発生部位もさまざまであること，などがあげられる．

- 補助化学療法の有用性：これまでに欧米を中心として行われてきた，限局性軟部肉腫に対する補助化学療法の主な RCT では，補助化学療法併用により無病生存率や全生存率が有意に改善したとする報告と，改善はみられなかったとする報告が両者混在しており[3]，限局性軟部肉腫に対する補助化学療法の有用性についてはいまだ一定の見解が得られていない．

- SMAC によるメタアナリシス解析：限局性軟部肉腫に対する ADR を含む補助化学療法の RCT 14 件（うち ADR 単剤が 6 件，ADR を含む多剤併用レジメンが 8 件），計 1,568

Lesson 5. 肉腫化学療法の組織別治療戦略を理解する

例の個別データを集めた Sarcoma Meta-analysis Collaboration（SMAC）によるメタアナリシス解析[4]では，補助化学療法併用により，術後局所再発の出現時期（hazard ratio；HR 0.73, 95 % CI 0.56〜0.94, p=0.016），遠隔転移の出現時期（HR 0.70, 95 % CI 0.57〜0.85, p=0.0003）を有意に遅らせ，無病生存期間を有意に延長（HR 0.75, 95 % CI 0.64〜0.87, p=0.0001）していた．しかしながら，全生存期間については両群間で有意差を認めなかった（HR 0.89, 95 % CI 0.76〜1.03, p=0.12）．ただし，四肢原発例のみによるサブグループ解析を行うと，補助化学療法併用により全生存期間も有意に延長し（HR 0.80, p=0.029），四肢発生例においては補助化学療法が有効である可能性が示唆された．

- **メタアナリシスの追加報告**：SMAC による報告以降に実施された限局性軟部肉腫に対する 4 件の補助化学療法 RCT の結果を加えた，計 18 件の RCT〔うち 13 件が ADR 単剤または ADR 中心の多剤併用レジメン，5 件が ADR/エピルビシン（epirubicin；EPI）＋IFO の組み合わせによる多剤併用レジメン〕における 1,953 例を対象としたメタアナリシスの追加報告[5]が出された．これによれば，補助化学療法併用により，18 件の RCT 全体で無局所再発期間（relative risk；RR 0.73, 95 % CI 0.56〜0.94, p=0.02），無遠隔転移期間（RR 0.67, 95 % CI 0.56〜0.82, p=0.0001），無病（無再発）生存期間（RR 0.67, 95 % CI 0.56〜0.82, p=0.0001），全生存期間（RR 0.77, 95 % CI 0.64〜0.93, p=0.01）のいずれも有意に延長していた．しかも，SMAC での解析結果と同様に，ADR 中心（ADR 単剤または IFO を含まない ADR 中心の多剤併用レジメン）の補助化学療法併用群においては全生存期間の有意な延長は示されなかった（RR 0.84, 95 % CI 0.68〜1.03, p=0.09）が，ADR/EPI＋IFO 併用群では有意な全生存期間の延長（RR 0.56, 95 % CI 0.36〜0.85, p=0.01）を認めた．以上より，外科的切除可能な限局性軟部肉腫に対しては，ADR（または EPI）と IFO 併用の補助化学療法が有効であることが示された．しかしながら，IFO 併用により副作用も増加するため，より注意深く施行する必要がある．

- **非円形細胞軟部肉腫に対する標準治療**：現在のところなお，限局性（非進行性）の非円形細胞軟部肉腫に対する標準治療は，外科的腫瘍切除および必要に応じた放射線治療（術前または術後）併用である．ただし，近年の大規模メタアナリシス[4,5]により ADR＋IFO による多剤併用補助化学療法の有用性が示されたことから，欧米の軟部腫瘍診療ガイドラインでは，高リスク（組織学的高悪性度，最大径 5 cm 超の深在性腫瘍）の非円形細胞軟部肉腫に対しては，標準治療としてではなく，オプションとして補助化学療法併用を位置づけている[6,7]．またわが国の軟部腫瘍診療ガイドラインでは，特に高悪性度非円形細胞肉腫の切除可能な Stage Ⅲ（AJCC 6th ed.）の四肢発生例に対してはその有効性がより期待できることから，手術や放射線療法による局所治療に加え補助化学療法併用を推奨している[8]．

4 軟部肉腫（非円形細胞肉腫）soft tissue sarcomas

表4-1 軟部肉腫に対する各種の組織学的悪性度分類で用いられる組織学的パラメータ

	Markhede (1982)	Myhre-Jensen (1983)	Costa (NCI分類1984)	Trojani/ Coindre[11] (FNCLCC 分類1984)	Tomita[10] (大阪大学 分類1993)
細胞密度 (cellularity)	+	+	+	−	+
腫瘍分化度 (tumor differentiation)	−	−	−	+	−
細胞多形性 (pleomorphism)	+	+	+	−	−
細胞分裂数* (mitotic count)	+	+	+	+	+
腫瘍壊死 (tumor necrosis)	−	+	+	+	+

FNCLCC：Fédération Nationale des Centres de Lutte Contre le Cancer
NCI：National Cancer Institute
*細胞分裂数の代わりに，細胞増殖能の客観的指標としてKi-67（MIB-1）labelling indexなどで評価してもよい．

b) 適応について

- 現時点では，年齢，原発部位，腫瘍の大きさ，深さ，組織型，組織学的悪性度など種々の予後因子を考慮し，化学療法に伴う副作用のリスクと生命予後改善というベネフィットを十分比較した上で，症例ごとに個別で補助化学療法の適応につき判断していく必要がある．

- 非円形細胞軟部肉腫に対する補助化学療法の適応を考える上で最も重要な予後因子の一つである組織学的悪性度については，細胞密度，細胞分裂数（増殖能），細胞多形性，腫瘍壊死，腫瘍分化度などの組織学的パラメータに基づいて判定する種々の組織学的悪性度分類（grading system）がある（表4-1）[9,10]．その中で現在世界中で最もよく用いられているFNCLCC（French Federation of Cancer Centers Sarcoma Group）分類[11]を表4-2に示す．

- 補助化学療法の適応となる具体的条件を表4-3に示す．

c) 術前補助化学療法（neoadjuvant chemotherapy）について

- **目的および意義**：骨肉腫に準じて，術前補助化学療法により原発腫瘍を縮小させ，外科的手術による安全な切除縁を確保しやすくする．また四肢例であれば縮小手術による術後患肢機能の改善や，主要神経・血管束の温存など術後合併症を減らす目的で施行する．
術前に*in vivo*で腫瘍の薬剤感受性を知ることができるという利点もあるが，軟部肉腫においては骨肉腫ほどの化学療法感受性がないため，この点でのメリットは少ない．術前より存在すると考えられる微小転移巣（とくに肺転移）に対する効果を期待する．
術後創治癒遷延などの合併症により補助化学療法が行えない場合があるのに備え，あらかじめ術前に施行しておくという考え方もある．

215

Lesson 5. 肉腫化学療法の組織別治療戦略を理解する

表4-2 軟部肉腫に対するFNCLCC組織学的悪性度分類

腫瘍分化度（tumor differentiation）*
Score 1：Sarcomas closely resembling normal adult mesenchymal tissue （eg, well-differentiated liposarcoma）
Score 2：Sarcomas for which histologic typing is certain （eg, myxoid liposarcoma）
Score 3：Embryonal and undifferentiated sarcomas, sarcomas of doubtful type, synovial sarcomas, osteosarcomas, PNET（primitive neuroectodermal tumor）
細胞分裂数（mitotic count）
Score 1：0〜9 mitoses per 10 HPF（high-power field；measures 0.1734 mm^2）
Score 2：10〜19 mitoses per 10 HPF
Score 3：≧20 mitoses per 10 HPF
腫瘍壊死（tumor necrosis）
Score 0：No necrosis
Score 1：＜50％ tumor necrosis
Score 2：≧50％ tumor necrosis
組織学的悪性度（histologic grade）
Grade 1：Total score of 2, 3
Grade 2：Total score of 4, 5
Grade 3：Total score of 6, 7, 8

＊FNCLCC組織学的悪性度分類における各組織型の腫瘍分化度スコア

組織型 （histologic type）	腫瘍分化度スコア （tumor differentiation score）
Well-differentiated liposarcoma	1
Myxoid liposarcoma	2
Round cell liposarcoma	3
Pleomorphic liposarcoma	3
Dedifferentiated liposarcoma	3
Well-differentiated fibrosarcoma	1
Conventional fibrosarcoma	2
Poorly-differentiated fibrosarcoma	3
Myxofibrosarcoma	2
Undifferentiated pleomorphic sarcoma	3
Well-differentiated leiomyosarcoma	1
Conventional leiomyosarcoma	2
Poorly-differentiated/pleomorphic/epithelioid leiomyosarcoma	3
Embryonal/alveolar/pleomorphic rhabdomyosarcoma	3
Well-differentiated/conventional angiosarcoma	2
Poorly-differentiated/epithelioid angiosarcoma	3
Conventional MPNST （malignant peripheral nerve sheath tumor）	2
Poorly-differentiated MPNST	3
Malignant Triton tumor	3
Myxoid chondrosarcoma	2
Mesenchymal chondrosarcoma	3
Extraskeletal osteosarcoma	3
Extraskeletal Ewing sarcoma	3
Synovial sarcoma	3
Epithelioid sarcoma	3
Clear cell sarcoma	3
Alveolar soft part sarcoma	3
Malignant rhabdoid tumor	3

（文献11より一部改変）

表4-3　軟部肉腫に対する補助化学療法適応の具体的条件

- 年齢がおおむね65～70歳未満（化学療法に耐えられると考えられる年齢）
- 四肢および表在体幹（頭頸部を含む）発生症例
  （後腹膜や腹腔内，子宮原発の軟部肉腫に対する補助化学療法については，なおinvestigationalなレベルでの施行となる）
- 腫瘍最大径が5 cm超で，かつ固有筋膜よりも深在性の腫瘍
- 組織学的に高悪性度（3段階の組織学的悪性度分類であれば，中悪性度も含める）
- 50種類以上ある軟部肉腫の組織型・亜型のうち，
  ・通常の化学療法に対する感受性が比較的高く，補助化学療法の適応とすべき組織型として，粘液型・円形細胞型脂肪肉腫（ただし低悪性度のものを除く），滑膜肉腫，骨外性骨肉腫，など
  ・比較的補助化学療法の適応となりうるものとして，未分化多形肉腫，平滑筋肉腫，多形型脂肪肉腫，多形型横紋筋肉腫，線維肉腫，など
  ・通常の化学療法には抵抗性で，補助化学療法の適応となりにくいまたは適応外のものとして，脱分化型脂肪肉腫，粘液線維肉腫，悪性末梢神経鞘腫，骨外性間葉性軟骨肉腫，骨外性粘液型軟骨肉腫，悪性孤発性線維性腫瘍（悪性血管周皮腫），血管肉腫，類上皮肉腫，胞巣状軟部肉腫，明細胞肉腫，など
  ただし，どの組織型で化学療法感受性が高いか低いかよくわかっておらず，専門家によって意見の分かれる組織型のものも軟部肉腫では少なくない[15]．

● 術後補助化学療法と術前（＋術後）のneoadjuvant chemotherapyの優劣については，いまだ一定の結論は得られていないが，高悪性度で比較的化学療法に反応しうると考えられる組織型のうち，①腫瘍最大径が10 cm超で主要血管・神経束に近接しているような症例や，②比較的若年者（おおむね40歳以下）に発症し，晩期放射線障害を考慮するとできるだけ術前あるいは術後の放射線治療併用を避けたい症例など，一部の選択された症例では試みてもよいと考えられる．

2. レジメンの選択

● 高悪性度の軟部肉腫に対する補助化学療法として用いられるレジメン

- AI療法（ADR 60～75 mg/m^2 ＋ IFO 10～12 g/m^2）：
  現時点で最もオーソドックスなレジメンである．ただし，心や腎合併症を有する高齢者（おおむね65歳以上）ではリスクが高く適応は難しい．
- CYVADIC療法〔シクロホスファミド（cyclophosphamide；CPA）＋ビンクリスチン（vincristine；VCR）＋ADR＋ダカルバジン（dacarbazine；DTIC）〕，MAID療法（ADR＋IFO＋DTIC）など：
  ADRを中心とした従来からの多剤併用レジメンであるが，その有効性はAIと同等ないしやや劣ると考えられる．
- ADR単剤：
  IFOなどとの多剤併用に比し副作用リスクが少なく安全と考えられるため，特に高齢者（おおむね65歳以上）の場合に適応が考えられるが，通常高齢者では補助化学療法の適応はないので，ADR単剤が実際に補助化学療法として用いられることはほとんどない．

Lesson 5. 肉腫化学療法の組織別治療戦略を理解する

・特殊な組織型に対するレジメン：
パクリタキセル（paclitaxel；PTX）― 血管肉腫に対して有効[12]
IFO 大量（12〜16 g/m^2）― 滑膜肉腫に対して有効[12]
ゲムシタビン（gemcitabine；GEM）＋ドセタキセル（docetaxel；DOC）― 特に平滑筋肉腫などの組織型で有効性が示唆[12, 13]

● それぞれのレジメンの詳細については，Lesson 2, 3 の各項を参照されたい．

3. 治療の実際

● 補助化学療法の適応の有無を含め，その治療方針決定には，遺伝子検索（融合遺伝子の同定など）も含めた正確な病理組織診断と組織学的悪性度の判定が必須である．

● 病理組織診断と組織学的悪性度が確定したら，組織型に応じて，年齢や原発部位，腫瘍の大きさや深さなど種々の臨床的予後因子も考慮しながら，最適の補助化学療法レジメンを選択する．

● ADR の投与量については，これまでの RCT でもかなりのばらつきがある（50〜90 mg/m^2/cycle，総投与量 200〜550 mg/m^2）[4] が，ADR の抗腫瘍効果には用量依存性が認められること[14] から，多剤併用で用いる場合，最低でも 60 mg/m^2 は必要と考える．年齢も考慮し比較的若年者（おおむね 40〜45 歳以下）であれば，できれば 70〜75 mg/m^2 が望ましく，単剤であれば 75〜90 mg/m^2 が至適投与量と考えられる．

● ADR より心毒性の少ないとされる EPI やピラルビシン（pirarubicin；THP）を ADR の代わりに使用するレジメンもあるが，わが国ではこれらは軟部肉腫には保険適用となっておらず，また ADR と比較してその有用性の検証も十分には行われていない．

● ADR による心毒性および薬剤血管外漏出による組織障害への対策として，ワンショット静注（10 分以上かける）よりも中枢ルートからの持続点滴静脈内投与（通常 48 時間持続で）が推奨される．米国では塩酸デクスラゾキサン（dexrazoxane hydrochloride，商品名 Zinecard®，Totect®）の併用が ADR による副作用軽減対策として承認されているが，わが国では未承認である．また，ユビデカレノン（ubidecarenone，商品名ノイキノン®）が心筋代謝改善薬として，ADR による心毒性に予防的に併用内服させることがあるが，十分なエビデンスはない．

● ADR との 2 剤併用の場合の IFO の投与量としては，その有効性を発揮するには，5〜8 g/m^2 では不十分であり，最低でも 9 g/m^2 以上（できれば 10〜12 g/m^2）の投与量が必要であり，滑膜肉腫などに適応となる IFO 単剤での大量 IFO レジメンでは，12〜18 g/m^2 の投与量が用いられることもある[12, 14]．

● しかしながら，IFO の投与量が多くなるにつれて骨髄抑制以外に，出血性膀胱炎や腎障

害（特に近位尿細管障害の Fanconi 症候群），脳症（特に IFO 高用量投与や高齢者で多い傾向）などの副作用にも注意が必要となり，高齢者では大量（10〜12 g/m² 以上）IFO 投与は単剤でも，ADR との 2 剤併用でも実際には投与困難な場合が少なくない．

- IFO 投与法として，1 日当たり 1.5〜3 g/m² を 3〜5 日間に分けて 4〜6 時間で連日点滴静脈内投与するか 24 時間持続で投与するか，いずれのほうが抗腫瘍効果の点で優れているかについての明らかなエビデンスは示されていないが，大量 IFO（12 g/m² 以上）投与の場合には持続点滴投与としたほうが副作用出現は少ない傾向にある．

- IFO 投与に伴う副作用対策
  - 出血性膀胱炎：メスナ（mesna，商品名ウロミテキサン®）の併用（IFO 投与量の 60 % 以上の量を IFO 投与時・4 時間後・8 時間後の 3 回に分けて静注，または IFO 持続点滴投与の場合には IFO 投与直前に IFO の 20 % 量を 1 回側管点滴静注し，さらに側管から IFO の 60 % 量を持続点滴静注で投与）．尿潜血陽性となった場合には適宜メスナを追加投与する．
  - 腎障害：1 日 2〜3 L 以上の十分な輸液（1 日尿量 3 L 以上を確保）による尿量確保およびメイロン®（炭酸水素ナトリウム，輸液 1 L 当たり 7 % メイロン注射液 40 mL 混注）併用による尿のアルカリ化（アシドーシス防止）を図る．
  - 脳症：IFO 投与中に傾眠・錯乱・幻覚・失見当識などの意識障害や痙攣発作，眼球上方偏視など IFO 脳症を疑う中枢神経症状が出現したら，ただちに IFO 投与を中止する．症状軽快しないようなら，必要に応じてメチレンブルーを投与する．
  - 悪心・嘔吐：通常の抗悪性腫瘍薬投与に準じて，5-HT₃ 受容体拮抗制吐薬やステロイドを併用するが，IFO は主に肝代謝酵素 CYP3A4 で代謝・活性化されるため，CYP3A4 阻害作用を有する選択的 NK₁ 受容体拮抗制吐薬であるアプレピタント（aprepitant，商品名イメンド®）やホスアプレピタントメグルミン（fosaprepitant meglumine，商品名プロイメンド®）併用により IFO の活性代謝物産生が阻害され抗腫瘍効果が減弱する可能性や，その相互作用のため IFO 脳症発生を誘発する可能性も報告されていることから，IFO 投与時には選択的 NK₁ 受容体拮抗制吐薬併用はできれば避けたほうが無難と考えられる．

- GEM＋DOC の際の GEM 投与時間については，30 分（他の癌腫に対する通常投与時間）と 90 分静脈内投与とに分けて薬物動態を解析したところ，AUC は両群間で差がなかったが，90 分投与のほうが 30 分投与よりも有効血中濃度（10 μM/L 以上）の持続時間が有意に長く，腫瘍縮小効果も優れていたとの報告[13]があることから，軟部肉腫に対する GEM は 90 分（10 mg/m²/min）以上かけて投与することが推奨される．ただし，90 分投与により骨髄抑制などの副作用は従来の 30 分投与に比し重篤となる傾向にあるため，特に外来で施行する場合には注意が必要となる．

Lesson 5. 肉腫化学療法の組織別治療戦略を理解する

4. 今後の展望

- 非円形細胞軟部肉腫に対する補助化学療法として，従来の標準的治療としてのAI療法に加え，最近GEM＋DOC療法が軟部肉腫（特に平滑筋肉腫など）に対して有効ではないかとの知見が出てきており，わが国でもJCOG1306/UMIN000013175として，四肢・体幹発生の高悪性度非円形細胞肉腫に対するGEM＋DOCとAIとの術前術後補助化学療法の第Ⅱ/Ⅲ相RCTが2014年2月17日より開始されている．

- 現在わが国でも第Ⅱ相RCTが終了したトラベクテジン（trabectedin）も，軟部肉腫（特に融合遺伝子陽性軟部肉腫や脂肪肉腫，平滑筋肉腫など）に対する新規抗悪性腫瘍薬として導入されることが期待される．

- 今後は，軟部肉腫を一つの疾患として括って治療するのではなく，各組織型に合わせた最適のレジメン選択が求められる[12,15]．また，パゾパニブ（pazopanib，商品名ヴォトリエント®）の登場に伴い，軟部肉腫に対する新規分子標的治療薬も含めた補助化学療法レジメンの開発も必要と考えられる．

- いずれにせよ，まれな腫瘍である軟部肉腫の治療を行うにあたっては，今後は肉腫専門施設への症例の集約化により，各組織型別に分けた最適化学療法レジメンを選択するための多施設共同での臨床試験が必要であると考えられる．

［上田孝文］

参考文献

1) Van Glabbeke M, van Oosterom AT, Oosterhuis JW, et al.：Prognostic factors for the outcome of chemotherapy in advanced soft tissue sarcoma：an analysis of 2,185 patients treated with anthracycline-containing first-line regimens--a European Organization for Research and Treatment of Cancer Soft Tissue and Bone Sarcoma Group Study. J Clin Oncol, 17（1）：150-157, 1999.

2) Buesa JM, López-Pousa A, Martin J, et al.：Phase Ⅱ trial of first-line high-dose ifosfamide in advanced soft tissue sarcomas of the adult：a study of the Spanish Group for Research on Sarcomas（GEIS）. Ann Oncol, 9（8）：871-876, 1998.

3) Maruzzo M, Rastrelli M, Lumachi F, et al.：Adjuvant and neoadjuvant chemotherapy for soft tissue sarcomas. Curr Med Chem, 20（5）：613-620, 2013.

4) Sarcoma Meta-analysis Collaboration（SMAC）：Adjuvant chemotherapy for localised resectable soft-tissue sarcoma of adults：meta-analysis of individual data. Lancet, 350（9092）：1647-1654, 1997.

5) Pervaiz N, Colterjohn N, Farrokhyar F, et al.：A systematic meta-analysis of randomized controlled trials of adjuvant chemotherapy for localized resectable soft-tissue sarcoma. Cancer, 113（3）：573-581, 2008.

6) ESMO / European Sarcoma Network Working Group：Soft tissue and visceral sarcomas：ESMO Clinical Practice Guidelines for diagnosis, treatment and follow-up. Ann Oncol, 23（Suppl 7）：vii92-99, 2012.

7) National Comprehensive Cancer Network（NCCN）Clinical Practice Guidelines in Oncology：Soft Tissue Sarcoma. Ver 3, 2012.

8) 日本整形外科学会診療ガイドライン委員会/軟部腫瘍診療ガイドライン策定委員会編：軟部腫瘍診療ガイドライン（改訂第2版）．86-90，南江堂，2012．
9) Goldblum JR, Weiss SW, Folpe AL：Enzinger & Weiss's Soft Tissue Tumors 6th ed. 3-10, Elsevier Saunders, 2014.
10) Tomita Y, Aozasa K, Myoui A, et al.：Histologic grading in soft-tissue sarcomas. An analysis of 194 cases including AgNOR count and mast-cell count. Int J Cancer, 54（2）：194-199, 1993.
11) Coindre JM：Grading of soft tissue sarcomas：review and update. Arch Pathol Lab Med, 130（10）：1448-1453, 2006.
12) Eriksson M：Histology-driven chemotherapy of soft-tissue sarcoma. Ann Oncol, 21（suppl 7）：vii270-276, 2010.
13) Hensley ML, Maki R, Venkatraman E, et al.：Gemcitabine and docetaxel in patients with unresectable leiomyosarcoma：results of a phase II trial. J Clin Oncol, 20（12）：2824-2831, 2002.
14) Elias AD：High-dose therapy for adult soft tissue sarcoma：dose response and survival. Semin Oncol, 25（2 Suppl 4）：19-23, 1998.
15) Blay JY, Sleijfer S, Schöffski P, et al.：International expert opinion on patient-tailored management of soft tissue sarcomas. Eur J Cancer, 50（4）：679-689, 2014.

Lesson 5. 肉腫化学療法の組織別治療戦略を理解する

B. 切除不能・再発軟部肉腫における化学療法

1. 化学療法の適応

- 切除不能・再発・転移性軟部肉腫に対しては，薬物療法が中心となる．

- これまでの臨床試験ではプラセボ対照のランダム化比較試験は行われておらず，抗がん剤の生存への寄与については明らかになっていない．

- 海外での後方視的観察からは，単剤または併用療法の化学療法にて約半数に病状安定（SD 以上の効果）が得られることが報告されており，化学療法による症状緩和または病状進行の抑制効果が得られる可能性が示唆されている[1]．

- 腫瘍縮小による症状緩和や病状安定による延命を目的とする場合には化学療法が治療選択肢の一つとして考慮され，臓器機能や全身状態（PS＝0～2）が維持されている場合に適応となる．

- 肉腫の各組織型により化学療法の有効性は異なっており，切除不能・再発軟部肉腫の全組織型に対して化学療法が有効な手段となりうるわけではないことに注意する．

2. レジメンの選択

a）初回治療（表4-4）

＜特定の薬物療法がない切除不能・転移性肉腫に対する初回薬物療法＞

- 古典的な肉腫に対する主要薬剤としては，ドキソルビシン（doxorubicin；ADR），イホスファミド（ifosfamide；IFO），ダカルバジン（dacarbazine；DTIC）があげられる．

- 米国の臨床試験グループの Southwest Oncology Group（SWOG）は，ADR と DTIC を含む併用療法を研究しており，ADR＋DTIC や MAID 療法〔メスナ（mesna）＋ADR＋IFO＋DTIC〕などの併用療法が生み出された．

- 欧州の European Intergroup Cooperative Ewing's Sarcoma Study（EORTC）は，ADR 単剤をコントロールアームにおいたランダム化比較試験を繰り返してきており，IFO との比較や AI 療法（ADR＋IFO）や CYVADIC 療法〔シクロホスファミド（cyclophosphamide；CPA）＋ビンク

表4-4 主な初回化学療法のレジメン

レジメン	用量	スケジュール
doxorubicin	60～75 mg/m²	day 1/q3weeks
AI		
doxorubicin	50～75 mg/m²	day 1
ifosfamide	2～2.5 g/m²	day 1～3/q3weeks
DOC＋GEM		
（uterine）		
docetaxel	100 mg/m²	day 8
gemcitabine	900 g/m² (FDR)	day 1, 8/q3weeks
ifosfamide	3 g/m² (total 9 g/m²)	day 1～3/q3weeks
（high dose）	2 g/m² (total 14 g/m²)	day 1～7

リスチン（vincristine；VCR）+ADR+DTIC〕といった併用療法との比較を行ってきた．欧米でこれまでに行われた臨床試験において併用療法はADR単剤に対する優越性を証明できていない．

- 8つのADR単剤またはADRを含む併用療法のランダム化比較試験を含むメタアナリシスでは，ADR単剤と比較してADRを含む併用療法は若干の奏効率改善を示すものの，死亡率に関しては，1年死亡率のオッズ比0.87（95％ CI 0.73〜1.05, $p=0.14$）および2年死亡率のオッズ比0.84（95％ CI 0.67〜1.06, $p=0.13$）と生存の改善効果は示されていない[2]．

- ADRとAI療法を比較する最新のEORTCのランダム化比較第Ⅲ相試験（EORTC 62012）では，AI療法がADR単剤に比較して高い奏効率（26.5％ vs. 13.6％）を示し，無増悪生存期間（PFS）はハザード比0.74（95％ CI 0.60〜0.90, $p=0.003$）と延長効果を示した．しかし，主要評価項目である全生存期間（OS）は，ハザード比0.83（95％ CI 0.67〜1.03, $p=0.076$）と統計学的な有意差を認めなかった[3]．

- AI療法はADR単剤と比較して血液毒性をはじめとするgrade 3/4の重篤な有害事象の発生頻度が多い．リスクベネフィットの観点からは，ADR単剤が標準的治療であることを支持されている．

- 若年者などのPS良好かつ臓器機能良好な場合で，腫瘍縮小に伴う症状緩和などの臨床的利益を享受できる可能性がある場合には，併用療法も選択肢の一つとして検討することもできる．

＜特定の治療のある切除不能・転移性肉腫に対する薬物療法＞

- 血管肉腫：血管肉腫は薬物療法に低感受性の軟部肉腫として治療がされてきたが，最近では血管肉腫に対してパクリタキセル（paclitaxel；PTX）が有効であることが示唆されている．

  欧米で行われた小規模な臨床第2相試験（ANGIOTAX study）においてPTXの週1回投与で，奏効率18.5％〔27例中5例，3例で手術後に完全寛解（CR）：術後標本にて組織学的完全寛解〕であり，全体のPFS中央値は4ヵ月であった[4]．

  2012年にPTXの血管肉腫に対する効能が追加となり保険適用となっている．

- 胞巣状軟部肉腫：遺伝子異常として*ASPSCR1-TFE3*融合遺伝子が知られており，METとその下流のシグナルを活性化することより，MET阻害薬の有用性が期待されている．

  VEGF阻害薬が有効な可能性が示唆されており，小規模な第Ⅱ相試験や後方視的研究であるが，VEGF阻害作用を有する多標的チロシンキナーゼ阻害薬であるスニチニブ（sunitinib）[5,6]やセディラニブ（cediranib）[7]はいずれも高い奏効が報告されている．

  ＊注：スニチニブは適応外，セディラニブは未承認薬

Lesson 5. 肉腫化学療法の組織別治療戦略を理解する

- **炎症性筋線維芽細胞性腫瘍**：約半数の症例で，染色体2 p23上の*ALK*遺伝子に再構成（染色体転座）を認める．

 　ALK阻害薬のクリゾチニブ（crizotinib）*の第Ⅰ相試験において，*ALK*融合遺伝子陽性の1例に部分寛解（PR）を認めており[8]，NCCN guideline 2014ではcategory 2A[9]の推奨となっている．
 *注：クリゾチニブは適応外

- **孤立性線維性腫瘍**：大部分が古典的な化学療法に抵抗性である．スニチニブ*の有用性が報告されており，おそらくPDGFRBに関連したメカニズムによると考えられている．

 　イタリアからのケースシリーズ（n＝35）では，2例にPR，16例にSDを認め，PFSの中央値は6ヵ月であった．組織の評価可能な25例全例で，PDGFRBとVEGFR2の発現を認めた[10]．
 *注：スニチニブは適応外

- **子宮原発平滑筋肉腫**：治療開発は婦人科領域で実施され，米国のGynecologic Oncology Group（GOG）では，1980年代から多くの第Ⅱ相試験を繰り返してきた．

 　これまでに多くの薬剤が試され，2008年に報告されているゲムシタビン（gemcitabine；GEM）*とドセタキセル（docetaxel；DOC）*の併用療法は，奏効率35.8％と高い有効性が示されている[11]．

 　現在GOGでは初回治療としてGEM＋DOCがコントロールアームとなっている．
 *注：GEM，DOCともに適応外

3. 二次治療以降

- 二次治療以降については，わが国の保険適用範囲内ではIFO，パゾパニブ（pazopanib）などの薬剤があり，日本では肉腫に対する保険適用が得られていないがDTICやGEM（±DOC）などがある．

- パゾパニブは，VEGFR-1,2,3，PDGFR-α, β，fibroblast growth factor receptor（FGFR-1 and -3），c-KIT，IL-2 receptor inducible T-cell kinase，leukocyte-specific protein tyrosine kinase（Lck），transmembrane glycoprotein receptor tyrosine kinase（c-Fms）などを標的とする多標的チロシンキナーゼ阻害薬であり，2012年に軟部肉腫に対する保険承認を得ている．

- 前治療歴を有する進行軟部肉腫に対するプラセボ対照ランダム化比較第Ⅲ相試験では，脂肪肉腫，胎児型横紋筋肉腫，骨腫瘍，隆起性皮膚線維肉腫，炎症性筋線維芽細胞腫瘍，消化管間質腫瘍，子宮ミュラー管混合腫瘍などを除く肉腫に対して，パゾパニブによる奏効率は4％と高い奏効は得られないものの，プラセボに比して主要評価項目であるPFSについて中央値で3ヵ月の延長が示され，ハザード比は0.31（95％ CI 0.24～0.40，$p<0.0001$）であった[12]．

- 二次治療以降の治療選択は複数の選択肢があるが，有効性の観点からいずれの薬剤を先に使用すべきか明らかとなっていない．各薬剤に特徴的な有害事象プロファイルを有することから，使用にあたっては全身状態や臓器機能を考慮して選択することが必要とされる．

4. 治療の実際

a) ADR単剤療法について

- 軟部肉腫に対する薬物療法で標準的な用法・用量は 75 mg/m^2 iv 3 週ごとであるが，日本の添付文書に記載はない．

- 海外でのAI療法とADR単剤を比較したランダム化第Ⅲ相試験の有害事象データを参照すると，**表4-5**にあげる血液毒性の発現に注意が必要である[3]．

- 重大な副作用として，心毒性（心筋障害，心不全）が知られており，ADRの総投与量が 550 mg/m^2 に達すると 7〜26 ％の症例で心不全を発生することが知られている．

- 投与に際しては，心機能のモニタリングが必要であり，投与前および総投与量が 300 mg/m^2 前後に達した場合，再度心臓超音波検査を実施し，左室駆出率（EF）が 50 ％以下あるいは治療前より 10 ％以上の低下がある場合は ADR の投与中止を検討することが勧められる．

- vesicant drug（起壊死性抗がん剤）であり，血管外漏出時は吸引除去，ステロイド局注，ステロイド軟膏塗布，アクリノール冷湿布，デクスラゾキサン注投与（2014年1月に保険承認）などの処置を行い，程度により皮膚科専門医に相談する．

b) IFOについて

- IFO に関しては，これまでに多くの臨床試験が行われており，用法・用量については定まっていない．

- 副作用についても用量によって異なるが，代表的な副作用としては脱毛，嘔気，嘔吐，貧血，白血球減少，血小板減少，出血，出血性膀胱炎，排尿障害，腎障害，中枢神経障害，代謝性アシドーシスなどがあげられる．

- 出血性膀胱炎などの泌尿器系障害の防止のため，投与終了の翌日まで十分な尿量を確保するように，頻回かつ十分な経口水分摂取を行い，さらに輸液を投与するとともにメスナを併用するなど適切な処置を行う．有害事象の予防のため，尿のアルカリ化を行う．

表4-5 ドキソルビシンとAI療法の血液毒性

有害事象（Grade≥3）	ドキソルビシン（N=223）	AI療法（N=224）	合計（N=447）
好中球減少	37.2%	41.5%	39.4%
白血球減少	17.9%	43.3%	30.7%
発熱性好中球減少	13.5%	45.9%	29.8%
貧血	4.6%	34.9%	19.7%
血小板減少	0.4%	33.5%	17.0%

- 頻度は少ないが，中枢神経障害として IFO 脳症が知られている．IFO 脳症は初回投与の数時間後〜2, 3日以内に発症することが多い．症状は焦燥感や傾眠などの軽度なものから痙攣や昏睡などの重篤なものまでさまざまであり，IFO 脳症を疑わせる所見のあるときは同薬剤の投与を中止する．メチレンブルーが予防ならびに治療に有効との報告も認める[13]．

c) AI療法について

- 前述の ADR や IFO の各薬剤に特徴的な副作用に注意する．

- 併用療法では，ADR 単剤よりも明らかに重篤な副作用の発現割合が高いことが示されており，治療の適応については事前に十分な検討が必要である．

- 海外での AI 療法と ADR 単剤を比較したランダム化第Ⅲ相試験の有害事象データを参照すると，表4-5 にあげる血液毒性に注意が必要である[3]．

d) パゾパニブについて

- パゾパニブの用法・用量は，800 mg/日の連日経口投与である．主な有害事象としては，高血圧，下痢，悪心，頭痛，疲労，肝機能異常（トランスアミナーゼの上昇），皮疹（手足症候群）などがある（表4-6）[12]．

- 疲労や手足症候群などの皮疹は日常生活に影響を及ぼすことから，適正使用ガイドの休薬方法を参照（図4-1）して減量・休薬を適切に行うことが重要である．

表4-6 パゾパニブの主な有害事象とその対策

有害事象	発現割合（　）内はGrade 3/4
疲労	65 %（14 %）
下痢	58 %（5 %）
嘔気	54 %（3 %）
体重減少	48 %（0 %）
高血圧	41 %（6.6 %）
皮疹	18 %（<1 %）
口内炎	12 %（1 %）
手足症候群	12 %（2 %）
血小板減少	36 %（3〜4 %）
左室機能低下	11 %

［公平　誠］

参考文献

1) Karavasilis V, Seddon BM, Ashley S, et al.：Significant clinical benefit of first-line palliative chemotherapy in advanced soft-tissue sarcoma：retrospective analysis and identification of prognostic factors in 488 patients. Cancer, 112（7）：1585-1591, 2008.
2) Bramwell VH, Anderson D, Charette ML：Doxorubicin-based chemotherapy for the palliative treatment of adult patients with locally advanced or metastatic soft tissue sarcoma. Cochrane Database Syst Rev,（3）：CD003293, 2003.
3) Judson I, Verweij J, Gelderblom H, et al.：Doxorubicin alone versus intensified doxorubicin plus ifosfamide for first-line treatment of advanced or metastatic soft-tissue sarcoma：a randomised controlled phase 3 trial. Lancet Oncol, 15（4）：415-423, 2014.

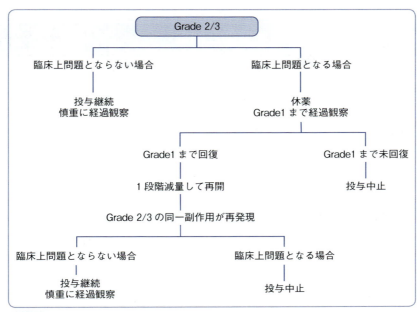

図4-1 パゾパニブの休薬・減量基準
(グラクソ・スミスクライン株式会社Votorient®適正使用ガイドより)

4) Penel N, Bui BN, Bay JO, et al.：Phase II trial of weekly paclitaxel for unresectable angiosarcoma：the ANGIOTAX Study. J Clin Oncol, 26 (32)：5269-5274, 2008.
5) Stacchiotti S, Tamborini E, Marrari A, et al.：Response to sunitinib malate in advanced alveolar soft part sarcoma. Clin Cancer Res, 15 (3)：1096-1104, 2009.
6) Stacchiotti S, Negri T, Zaffaroni N, et al.：Sunitinib in advanced alveolar soft part sarcoma：evidence of a direct antitumor effect. Ann Oncol, 22 (7)：1682-1690, 2011.
7) Kummar S, Allen D, Monks A, et al.：Cediranib for metastatic alveolar soft part sarcoma. J Clin Oncol, 31 (18)：2296-2302, 2013.
8) Butrynski JE, D'Adamo DR, Hornick JL, et al.：Crizotinib in ALK-rearranged inflammatory myofibroblastic tumor. N Engl J Med, 363 (18)：1727-1733, 2010.
9) NCCN guidelines 2014
10) Stacchiotti S, Negri T, Libertini M, et al.：Sunitinib malate in solitary fibrous tumor (SFT). Ann Oncol, 23 (12)：3171-3179, 2012.
11) Hensley ML, Blessing JA, Mannel R, et al.：Fixed-dose rate gemcitabine plus docetaxel as first-line therapy for metastatic uterine leiomyosarcoma：a Gynecologic Oncology Group phase II trial. Gynecol Oncol, 109 (3)：329-334, 2008.
12) van der Graaf WT, Blay JY, Chawla SP, et al.：Pazopanib for metastatic soft-tissue sarcoma (PALETTE)：a randomised, double-blind, placebo-controlled phase 3 trial. Lancet.379 (9829)：1879-1886, 2012.
13) Pelgrims J, De Vos F, Van den Brande J, et al.：Methylene blue in the treatment and prevention of ifosfamide-induced encephalopathy：report of 12 cases and a review of the literature. Br J Cancer, 82 (2)：291-294, 2000.

Lesson 5. 肉腫化学療法の組織別治療戦略を理解する

C. 組織特異的な効果を示す薬剤と腫瘍

- 肉腫は希な疾患であり，組織特異的な治療戦略の開発は困難である．したがって肉腫に対する治療の開発のほとんどは肉腫全体を対象とした臨床試験によりもたらされてきた．

- 一部の肉腫についてはその病理学的・分子生物学的特性から特定の抗がん剤あるいは分子標的治療薬が有効であることが示唆されている．

1. 隆起性皮膚線維肉腫　dermatofibrosarcoma protuberans：DFSP

- DFSP はまれな皮膚軟部肉腫の一種であり，発症頻度は 1 年間に 100 万人当たり 4.5 人とされる（米国）[1]．

- 体幹の皮膚に多く起こり，初期には無症候性の赤みを帯びた硬斑がみられ，数ヵ月から数十年の期間で緩徐に増大する．隆起状の結節や，潰瘍を伴うようになると出血や疼痛を伴う場合がある[2]．

- 治療は外科切除であるが局所再発率は 39.7 %と高い[3]．遠隔転移はまれである[4]．殺細胞性抗がん剤 cytotoxic chemotherapy は通常有効でない．

- DFSP は特徴的な転座 t（17；22）（q22；q13）をもつことが知られている．この転座によって，17 番染色体上の *collagen type 1A1*（COL1A1）gene と 22 番染色体上の *platelet-derived growth factor beta*（PDGFB）gene が融合遺伝子 fusion gene を形成する[5]．

- COL1A1-PDGFB キメラタンパクは PDGF receptor beta（PDGFRB）のリガンドとなり，PDGFRB を持続的に刺激することで細胞増殖を引き起こす[6]．

- チロシンキナーゼであるイマチニブ（imatinib）は，PDGFR キナーゼを阻害することで，DFSP に対し抗腫瘍効果をもつことが preclinical study で示され[7]，臨床試験が行われている．

- Heinrich らは，ABL，KIT，PDGFR のいずれかのチロシンキナーゼが発現している悪性腫瘍を対象にイマチニブの効果を検討する第Ⅱ相試験を行っている．主要評価項目 primary end point は腫瘍の奏効であった．この試験中に 12 人の DFSP 患者が含まれており，4 人が complete response（CR，33 %），6 人が partial response（PR，50 %），1 人が progressive disease（PD，8 %），評価不能が 1 人（8 %）であった[8]．この試験に基づいて FDA はイマチニブ 800 mg/日を DFSP に対して承認している．

- McArthur らは，8 人の局所進行，2 人の転移性 DFSP 患者を対象としてイマチニブの有効性を検討する第Ⅱ相試験を行っている．対象患者のうち，転移性 DFSP 患者 1 人のみ

COL1A1-PDGFB 再構成を認めなかった．8 人の局所進行 DFSP 患者のうち，4 人が CR，4 人が PR であった．また，2 人の転移性 DFSP 患者のうち，COL1A1-PDGFB 再構成を認めた 1 人は PR，再構成を認めなかった 1 人は stable disease（SD）であった[9]．

● Rutkowski らは，局所進行または転移性 DFSP を対象として，欧州 EORTC と北米 SWOG が行った二つの第Ⅱ相試験の統合解析を行っている．全 24 人中，1 人のみ COL1A1-PDGFB 再構成を認めなかった．11 人（46 %）が PR，6 人（25 %）が SD，COL1A1-PDGFB 再構成を認めなかった 1 人を含む 4 人（17 %）が PD，3 人（13 %）が評価不能であった[10]．

● SWOG の試験ではイマチニブ 400 mg でも効果が認められており，800 mg が必ずしも至適用量ではない可能性も示唆される．

● イマチニブ不応後の治療として，ソラフェニブ（sorafenib），スニチニブ（sunitinib）の有効性を示唆する症例報告がなされている[11,12]．

● パゾパニブ（pazopanib）の有効性を評価する第Ⅱ相試験が進行中である[13]．

2. 脊索腫　chordoma

● chordoma はまれな悪性腫瘍であり，その頻度は全悪性骨腫瘍の 1〜4 % とされる．発生部位は，仙骨約 60 %，頭蓋底 25 %，椎体 10 %，胸腰椎 5 % とされている．一般的には局所において緩徐に増大する低悪性度の腫瘍とされ，治療は外科切除である[14]．cytotoxic chemotherapy の有効性は限局的である[15]．

● Stacchiotti らは 138 人の chordoma 患者の予後について後方視的 retrospective に検討し，5 年 overall survival（OS）は 78 % であるが，外科切除後の局所再発率は 59 % と高く，また，局所再発を認めた患者の 5 年生存率は 50 % であった．また，遠隔転移も 22 % の患者で認め，その 5 年 OS は 33 % であった[16]．

● chordoma において PDGFRB や epidermal growth factor receptor（EGFR），mammalian target of rapamycin（mTOR）signaling の活性化が報告されており[17〜19]，これらを標的とした分子標的治療薬の有効性が検討されている．

● Stacchiotti らは分子標的治療薬の有効性を検証する臨床試験や報告を行っている．進行 chordoma 患者 56 人を対象に，イマチニブの有効性を検討した第Ⅱ相試験では，主要評価項目は奏効割合であった．評価可能であった 50 人のうち，PR は 1 人（2 %），SD は 35 人（70 %），PD は 14 人（28 %）であり，奏効割合は 2 %，progression free survival（PFS）の中央値は 9 ヵ月であった[20]．

EGFR 陽性進行脊索腫患者 18 人を対象にラパチニブ（lapatinib）の有効性について検討した第Ⅱ相試験は，Choi criteria[21] に基づく奏効割合を主要評価項目として行われた．

Lesson 5. 肉腫化学療法の組織別治療戦略を理解する

- 6人（33％）がPR，7人（39％）がSD，5人（28％）がPDであり，奏効割合は33％，PFSの中央値は6ヵ月であった[22]．

- 10人のイマチニブ耐性進行chordoma患者を対象に，mTOR inhibitorであるsirolimusとイマチニブ併用療法の有効性を検討した報告では，9人が効果判定可能であったが，1人（11％）がPR，7人（78％）がSD，1人（11％）がPDであり，PR＋SDを6ヵ月以上維持している患者は8人（89％）であった[23]．

- Georgeらは，進行軟部肉腫患者を対象にスニチニブの有効性を評価する多施設共同第Ⅱ相試験を行っている．対象患者に9人のchordoma患者が含まれているが，4人がSD（44％），5人がPD（56％）であった[24]．

- その他，セツキシマブ（cetuximab），ゲフィチニブ（gefitinib），エルロチニブ（erlotinib），サリドマイド（thalidomide）について症例報告がなされている[25〜28]．

3. 胞巣状軟部肉腫　alveolar soft part sarcoma；ASPS

- ASPSは軟部肉腫の一種であり，その頻度は，全軟部肉腫の中の0.5〜0.9％とされ，まれな悪性腫瘍である．15〜35歳で発生することが多く，5歳未満や50歳以上で発症することはまれである．腫瘍は緩徐に増大するが，肺転移，脳転移などの遠隔転移を起こす頻度が高い[29]．

- 限局したASPSの基本的な治療法は局所治療であり，限局したASPSの5年生存率は88％であるが，遠隔転移がある患者の5年生存率は20％である[29,30]．

- ASPSは特徴的な転座der（17）t（X；17）（p11；q25）をもつことが知られている[31]．この転座によって，X染色体上のtranscription factor E3（TFE3）geneと，17番染色体上のalveolar soft part sarcoma locus（ASPL）geneが融合遺伝子を形成する[32]．

- ASPL-TFE3キメラタンパクは，チロシンキナーゼであるMETを活性化し，細胞増殖を引き起こす[33]．また，血管新生や細胞増殖に関わる多数の遺伝子が過剰発現していることが報告されている[34]．

- cytotoxic chemotherapyの有効性は低いことが報告されており[35]，血管新生を阻害する分子標的治療薬の有効性が示唆されている．

- ベバシズマブ（bevacizumab）は，VEGFに対する遺伝子組み換え型IgG1ヒト化モノクローナル抗体であり，ASPS患者に対し有効であったとの症例報告がなされている[36]．

- Stacchiottiらは転移性ASPS患者9人を対象にして，スニチニブの治療効果について後方視的に検討している．9人中5人がPR，3人がSD，1人がPD，PFSの中央値は17ヵ月であった[37]．

- Kummar らは，VEGFR inhibitor である cediranib の治療効果を転移性 ASPS 患者 46 人を対象にした第Ⅱ相試験で検証している．主要評価項目は奏効割合であった．43 人が評価可能であり，15 人（35 %）が PR，26 人（60 %）が SD であり，奏効割合は 35 %，24 週での disease control rate は 84 %であった[38]．

- ASPS では MET の活性化も報告されており，MET を標的にした治療も検討されている．tivantinib（ARQ 197）は MET inhibitor であり，Wagner らは，転移・切除不能 ASPS，clear cell sarcoma，translocation-associated renal cell carcinoma を対象にして tivantinib の治療効果を検証する第Ⅱ相試験を行った．この試験中に 27 人の ASPS 患者が含まれ，21 人（78 %）が SD，5 人（19 %）が PD，1 人（4 %）が評価不能であり，PFS の中央値は 5.5 ヵ月であった[39]．

- 現在，スニチニブと cediranib の有効性を比較検証するランダム化比較試験が行われている[40]．

4. 孤立性線維性腫瘍 solitary fibrous tumor；SFT

- SFT は軟部腫瘍の一種であり，胸膜や髄膜，その他の軟部組織に発症する[41]．2013 年 WHO classification から Hemangiopericytomas も一連の疾患群として分類されている[42]．

- 治療は外科切除が基本である[43]．化学療法の効果は限定的であり[44～47]，分子標的治療薬の有効性が検討されている．

- Cranshaw らは，33 人の SFT 患者を対象に病理組織所見や局所再発，遠隔転移，予後などを後ろ向きに検討している．33 人中 15 人が良性，18 人が悪性であり，悪性 SFT では局所再発，遠隔転移が多いこと，生存期間の中央値は 59 ヵ月であることを報告している[44]．

- SFT では PDGFR が発現していることが報告されている[48]．

- Stacchiotti らは，35 人の進行 SFT を対象にスニチニブの有効性について後方視的に検討している．31 人中，PR が 2 人（6 %），SD が 16 人（52 %），PD が 13 人（42 %），PFS の中央値は 6 ヵ月であった．Choi criteria では，効果判定可能であった 29 人のうち 14 人（48 %）が PR であった[49]．

- Park らは，ベバシズマブとテモゾロミド（temozolomide）併用の有効性を 14 人の患者を対象に後方視的に検討している．効果判定は Choi criteria で行われており，11 人（79 %）が PR，2 人（14 %）が SD，1 人（7 %）が PD であり，PFS の中央値は 9.7 ヵ月，6 ヵ月 PFS 割合は 78.6 %であった[50]．

- 軟部肉腫を対象として，insulin-like growth factor-1 receptor（IGF-1R）を阻害する cix-utumumab と mTOR 阻害薬であるテムシロリムス（temsirolimus）の併用療法の有効性

Lesson 5. 肉腫化学療法の組織別治療戦略を理解する

を検討する第Ⅱ相試験が行われており，サブグループではあるがSFTに対して有効である可能性が示唆されている[51]．

- SFTの多くが，*NGFI-A binding protein 2（NAB2）gene*と*signal transducers and activators of transcription 6（STAT6）gene*の融合遺伝子をもつことが示された．NAB2は，細胞の増殖を促進させるearly growth response protein 1（EGR1）を抑制することで細胞増殖を抑制させる．NAB2-STAT6タンパクは，STAT6のactivation domainによって，細胞増殖を促進させるようになり，これがSFTの増殖に関与していると考えられている[52]．新たな治療標的として注目されている．

5. 血管肉腫　angiosarcoma

- 血管肉腫は内皮細胞の特徴をもつ細胞からなる軟部肉腫[53]で，その頻度は軟部肉腫のうち2％を占める[54]．治療の基本は外科切除である．

- Fayetteらは血管肉腫患者161人の特徴や予後をretrospectiveに調査している．診断時年齢の中央値は52歳，発生部位は乳腺35％，皮膚20％，軟部組織13％であった．初診時に19％で遠隔転移を認めた．手術を行った患者のうち，74％で再発を認めた．生存期間の中央値は3.4年で，5年全生存割合は43％であった[55]．

- Penelらは，転移性血管肉腫を対象にdoxorubicin-based regimensやパクリタキセル（paclitaxel；PTX）の有効性を後方視的に検証している．doxorubicin-based regimensやPTXは，化学療法未施行例に比べ，有意にOSの改善を示した（生存期間中央値；doxorubicin-basedregimens：11.0ヵ月，PTX：13.1ヵ月，化学療法未施行：2.2ヵ月）[56]．

- さらにPenelらは，PTXの有効性と毒性を評価するために転移/切除不能血管肉腫患者を対象に，第Ⅱ相試験ANGIOTAXを行った．主要評価項目である2サイクル終了後のnonprogression rateは74％であった．4サイクル，6サイクル終了後のnonprogression rateはそれぞれ45％，24％であり，追跡期間の中央値が8ヵ月の時点で，time to progressionの中央値は4ヵ月，生存期間中央値は8ヵ月であり，一定の効果が報告されている[57]．

- 血管肉腫においてVEGF-A，VEGF-C，VEGFR-1，VEGFR-2，VEGFR-3が過剰発現していることが報告されている[58]．

- Agulnikらは，転移・局所進行血管肉腫，epithelioid hemangioendothelioma患者を対象にベバシズマブの有効性と安全性を検証する第Ⅱ相試験を行っている．この試験の主要評価項目はPFSであった．23人の血管肉腫患者が含まれており，PRが2人（9％），SDが11人（48％），PDが10人（43％）であった．PFS中央値は12.0週，生存期間中央値は52.7週であった[59]．

- Rafに依存したmitogen-activated protein kinase（MAPK）が活性化されていることも示されており[60]，Ray-CoquardらはBRAFとVEGFRのinhibitorであるソラフェニブの有効性を検証する第Ⅱ相試験を行っている．この試験は，表在性血管肉腫患者26人を対象としたA群と内臓血管肉腫患者15人を対象としたB群の2群で行われた．主要評価項目は9ヵ月時点でのPFS割合であり，A群，B群でそれぞれ3.8％，0.0％であった．また，PFS中央値はそれぞれ1.8ヵ月，3.8ヵ月であり，生存期間中央値はそれぞれ12.0ヵ月と9.0ヵ月であった[61]．

- 2014年米国臨床腫瘍学会でPTXとベバシズマブの併用療法の有効性を検証した第Ⅱ相試験 AngioTax-Plus試験の結果が発表された．この試験は，局所進行/転移性血管肉腫患者49人を対象に，パクリタキセル（P）群とPTX＋ベバシズマブ（PB）群にランダム化を行い，その有効性を比較検討した試験である．主要評価項目は6ヵ月時点でのPFS割合であり，P群は56.7％，PB群は57.6％であった．PFS中央値はP群，PB群ともに6.6ヵ月であり，生存期間中央値はP群19.5ヵ月，PB群15.9ヵ月であった[62]．

- 現在，VEGFRやPDGFR，RET，KITなどの多標的阻害薬であるレゴラフェニブ（regorafenib）の有効性を検証する第Ⅱ相臨床試験が行われている[63]．

6. 炎症性筋線維芽細胞性腫瘍　inflammatory myofibroblastic tumor；IMT

- IMTはまれな悪性腫瘍である．若年で発症することが多く，発症年齢の平均は10歳であり，20歳までに発症することが多い．肺や腸間膜，腹膜が好発部位であり，腫瘍の存在部位に関わる症状の他，発熱や体重減少，疼痛などの症状がある．

- 治療は外科切除が基本であるが，約25％の局所再発を認める．遠隔転移は5％未満とされる[64]．IMTの一部はIgG4症候群の一部分症としてみられ，真の腫瘍性病変ではないと考えられている．この場合，ステロイドが奏効する．

- IMTの約50％で，染色体2p23上に存在するanaplastic lymphoma kinase *ALK* 遺伝子の再構成を認めることがわかっている[65]．いくつかの遺伝子とのfusionが報告されているが，頻度が多いのはtropomyosin3（*TPM3*）遺伝子とのfusionである[66]．*TPM3-ALK* fusion geneがIMTの増殖に関与している可能性がpreclinical studyで示されている[67]．

- クリゾチニブ（crizotinib）はALK/MET特異的阻害薬であるが，IMTに対し有効である可能性が示唆されている．ButrynskiらはIMT患者にクリゾチニブを使用したcase reportを報告している．1人は *RANBP2-ALK* fusion遺伝子を認めており，クリゾチニブによりPRが6ヵ月維持されていた．もう1人はALK再構成を認めておらず，腫瘍縮小効果も認めなかった[68]．

- 現在IMTを含むALKやMET陽性患者を対象にクリゾチニブの有効性を評価する第Ⅱ

Lesson 5. 肉腫化学療法の組織別治療戦略を理解する

相臨床試験が進行中であり，その結果に期待が寄せられている[69]．また，近年，IMT の一部が IgG4 関連疾患と重複する可能性が指摘されており[70]，IMT とされる集団の中でさらなる個別化が進んでいく可能性があると思われる．

7. 色素性絨毛結節滑膜炎　pigmented villonodular synovitis；PVNS

- PVNS は滑膜における炎症細胞等を伴う浸潤性増殖を特徴とする希少疾患である．腱滑膜巨細胞腫瘍（tenosynovial giant cell tumor；TGCT）とも呼ばれ，40 歳以下で発症することが多く主に膝関節や足関節に発症することが多い．主な症状は疼痛や可動域の制限である．局所再発率は高く，18～50％と報告されている．一方，遠隔転移をきたすことはまれである[71]．

- PVNS の多くが t（1；2）（p13；q35）をもち，*collagen type 6A3（COL6A3）*gene と *colony stimulating factor-1（CSF1）*gene が fusion gene を形成することが報告されている．COL6A3/CSF1 によって CSF1 の overexpression が引き起こされ，paracrine によって腫瘍周囲に炎症細胞の浸潤を引き起こすことが報告されている[72]．

- イマチニブが CSF1 receptor を阻害することが示されており[73]，PVNS におけるイマチニブの有効性が検証されている．

- Cassier らはイマチニブで治療された 29 人の PVNS 患者を後方視的に検証している．29 人中 2 人が転移性 PVNS であり，27 人が治療効果評価可能であった．1 人（4％）が CR，4 人（15％）が PR，20 人（74％）が SD，2 人（7％）が PD，奏効割合 19％であった[74]．

- Gelderblom らは，進行/再発 PVNS 患者を対象にニロチニブ（nilotinib）の有効性を検証する第 II 相臨床試験を行っている．主要評価項目は 12 週 PFS 割合であり，中間解析で 93.6％と報告されている[75]．

- 2014 年米国臨床腫瘍学会で CSFR1 のモノクローナル抗体である RG7155 の安全性や薬物動態を検証する第 I 相試験の結果が発表された．18 人のうち 15 人（83％）が PR，17 人で progression free が持続し，その期間は最長で 22 ヵ月に及ぶことが報告された．さらなる検証が必要であるが，効果的な治療である可能性がある[76]．

［横山雄章，内藤陽一］

参考文献

1) Rouhani P, Fletcher CD, Devesa SS, et al.：Cutaneous soft tissue sarcoma incidence patterns in the U.S.：an analysis of 12, 114 cases. Cancer, 113（3）：616-627, 2008.
2) Gloster HM Jr：Dermatofibrosarcoma protuberans. J Am Acad Dermatol, 35（3）：355-374, 1996.
3) Lemm D, Mügge LO, Mentzel T, et al.：Current treatment options in dermatofibrosarcoma protuberans. J Cancer Res Clin Oncol, 135（5）：653-665, 2009.

4) Bowne WB, Antonescu CR, Leung DH, et al.：Dermatofibrosarcoma protuberans：A clinicopathologic analysis of patients treated and followed at a single institution. Cancer, 88（12）：2711-2720, 2000.

5) Simon MP, Pedeutour F, Sirvent N, et al.：Deregulation of the platelet-derived growth factor B-chain gene via fusion with collagen gene COL1A1 in dermatofibrosarcoma protuberans and giant-cell fibroblastoma. Nat Genet, 15（1）：95-98, 1997.

6) Simon MP, Navarro M, Roux D, et al.：Structural and functional analysis of a chimeric protein COL1A1-PDGFB generated by the translocation t（17；22）（q22；q13.1）in Dermatofibrosarcoma protuberans（DP）. Oncogene, 20（23）：2965-2975, 2001.

7) Sjöblom T, Shimizu A, O'Brien KP, et al.：Growth inhibition of dermatofibrosarcoma protuberans tumors by the platelet-derived growth factor receptor antagonist STI571 through induction of apoptosis. Cancer Res, 61（15）：5778-5783, 2001.

8) Heinrich MC, Joensuu H, Demetri GD, et al.：Phase Ⅱ, open-label study evaluating the activity of imatinib in treating life-threatening malignancies known to be associated with imatinib-sensitive tyrosine kinases. Clin Cancer Res, 14（9）：2717-2725, 2008.

9) McArthur GA, Demetri GD, van Oosterom A, et al.：Molecular and clinical analysis of locally advanced dermatofibrosarcoma protuberans treated with imatinib：Imatinib Target Exploration Consortium Study B2225. J Clin Oncol, 23（4）：866-873, 2005.

10) Rutkowski P, Van Glabbeke M, Rankin CJ, et al.：Imatinib mesylate in advanced dermatofibrosarcoma protuberans：pooled analysis of two phase Ⅱ clinical trials. J Clin Oncol, 28（10）：1772-1779, 2010.

11) Karmar FG, Kairouz VF, Sabri AN：Dermatofibrosarcoma protuberans（DFSP）successfully treated with sorafenib：case report. Clin Sarcoma Res, 3（1）：5, 2013.

12) Ugurel S, Mentzel T, Utikal J, et al.：Neoadjuvant imatinib in advanced primary or locally recurrent dermatofibrosarcoma protuberans：a multicenter phase Ⅱ DeCOG trial with long-term follow-up. Clin Cancer Res, 20（2）：499-510, 2014.

13) Phase Ⅱ Pazopanib Study in Advanced Dermatofibrosarcoma（DFSP-PAZO）. Clinical Trials.gov identifier：NCT01059656.

14) Mirra JM, et al.：Pathology and Genetics of Tumours of Soft Tissue and Bone（World Health Organization Classification of Tumours）. 316-317, IARC Press, 2002.

15) Chugh R, Dunn R, Zalupski MM, et al.：Phase Ⅱ study of 9-nitro-camptothecin in patients with advanced chordoma or soft tissue sarcoma. J Clin Oncol, 23（15）：3597-3604, 2005.

16) Stacchiotti S, Casali PG, Lo Vullo S, et al.：Chordoma of the mobile spine and sacrum：a retrospective analysis of a series of patients surgically treated at two referral centers. Ann Surg Oncol, 17（1）：211-219, 2010.

17) Tamborini E, Miselli F, Negri T, et al.：Molecular and biochemical analyses of platelet-derived growth factor receptor（PDGFR）B, PDGFRA, and KIT receptors in chordomas. Clin Cancer Res, 12（23）：6920-6928, 2006.

18) Tamborini E, Virdis E, Negri T, et al.：Analysis of receptor tyrosine kinase（RTKs）and downstream pathways in chordomas. Neuro Oncol, 12（8）：776-789, 2010.

19) Han S, Polizzano C, Nielsen GP, et al.：Aberrant hyperactivation of Akt and mammalian target of rapamycin complex 1 signaling in sporadic chordomas. Clin Cancer Res, 15（6）：1940-1946, 2009.

20) Stacchiotti S, Longhi A, Ferraresi V, et al.：Phase Ⅱ study of imatinib in advanced chordoma. J Clin Oncol, 30（9）：914-920, 2012.

21) Choi H, Charnsangavej C, Faria SC, et al.：Correlation of computed tomography and positron emission tomography in patients with metastatic gastrointestinal stromal tumor treated at a single institution with imatinib mesylate：proposal of new computed tomography response criteria. J Clin Oncol, 25（13）：1753-1759,

Lesson 5. 肉腫化学療法の組織別治療戦略を理解する

2007.
22) Stacchiotti S, Tamborini E, Lo Vullo S, et al.: Phase II study on lapatinib in advanced EGFR-positive chordoma. Ann Oncol, 24 (7): 1931-1936, 2013.
23) Stacchiotti S, Marrari A, Tamborini E, et al.: Response to imatinib plus sirolimus in advanced chordoma. Ann Oncol, 20 (11): 1886-1894, 2009.
24) George S, Merriam P, Maki RG, et al.: Multicenter phase II trial of sunitinib in the treatment of nongastrointestinal stromal tumor sarcomas. J Clin Oncol, 27 (19): 3154-3160, 2009.
25) Hof H, Welzel T, Debus J: Effectiveness of cetuximab/gefitinib in the therapy of a sacral chordoma. Onkologie, 29 (12): 572-574, 2006.
26) Lindén O, Stenberg L, Kjellén E: Regression of cervical spinal cord compression in a patient with chordoma following treatment with cetuximab and gefitinib. Acta Oncol, 48 (1): 158-159, 2009.
27) Singhal N, Kotasek D, Parnis FX: Response to erlotinib in a patient with treatment refractory chordoma. Anticancer Drugs, 20 (10): 953-955, 2009.
28) Schönegger K, Gelpi E, Prayer D, et al.: Recurrent and metastatic clivus chordoma: systemic palliative therapy retards disease progression. Anticancer Drugs, 16 (10): 1139-1143, 2005.
29) Ordóñez N, et al.: Pathology and Genetics of Tumours of Soft Tissue and Bone (World Health Organization Classification of Tumours). 208-210, IARC Press, 2002.
30) Portera CA Jr, Ho V, Patel SR, et al.: Alveolar soft part sarcoma: clinical course and patterns of metastasis in 70 patients treated at a single institution. Cancer, 91 (3): 585-591, 2001.
31) Heimann P, Devalck C, Debusscher C, et al.: Alveolar soft-part sarcoma: further evidence by FISH for the involvement of chromosome band 17q25. Genes Chromosomes Cancer, 23 (2): 194-197, 1998.
32) Ladanyi M, Lui MY, Antonescu CR, et al.: The der (17) t (X; 17) (p11; q25) of human alveolar soft part sarcoma fuses the TFE3 transcription factor gene to ASPL, a novel gene at 17q25. Oncogene, 20 (1): 48-57, 2001.
33) Tsuda M, Davis IJ, Argani P, et al.: TFE3 fusions activate MET signaling by transcriptional up-regulation, defining another class of tumors as candidates for therapeutic MET inhibition. Cancer Res, 67 (3): 919-929, 2007.
34) Stockwin LH, Vistica DT, Kenney S, et al.: Gene expression profiling of alveolar soft-part sarcoma (ASPS). BMC Cancer, 9: 22, 2009.
35) Reichardt P, Lindner T, Pink D, et al.: Chemotherapy in alveolar soft part sarcomas. What do we know?. Eur J Cancer, 39 (11): 1511-1516, 2003.
36) Azizi AA, Haberler C, Czech T, et al.: Vascular-endothelial-growth-factor (VEGF) expression and possible response to angiogenesis inhibitor bevacizumab in metastatic alveolar soft part sarcoma. Lancet Oncol, 7 (6): 521-523, 2006.
37) Stacchiotti S, Negri T, Zaffaroni N, et al.: Sunitinib in advanced alveolar soft part sarcoma: evidence of a direct antitumor effect. Ann Oncol, 22 (7): 1682-1690, 2011.
38) Kummar S, Allen D, Monks A, et al.: Cediranib for metastatic alveolar soft part sarcoma. J Clin Oncol, 31 (18): 2296-2302, 2013.
39) Wagner AJ, Goldberg JM, Dubois SG, et al.: Tivantinib (ARQ 197), a selective inhibitor of MET, in patients with microphthalmia transcription factor-associated tumors: results of a multicenter phase 2 trial. Cancer, 118 (23): 5894-5902, 2012.
40) Sunitinib or Cediranib for Alveolar Soft Part Sarcoma. Clinical Trials. gov identifier: NCT01391962.
41) Penel N, Amela EY, Decanter G, et al.: Solitary fibrous tumors and so-called hemangiopericytoma. Sarcoma, 690251, 2012.

42) Doyle LA : Sarcoma classification : an update based on the 2013 World Health Organization Classification of Tumors of Soft Tissue and Bone. Cancer, 120 (12) : 1763-1774, 2014.
43) Cranshaw IM, Gikas PD, Fisher C, et al. : Clinical outcomes of extra-thoracic solitary fibrous tumors. Eur J Surg Oncol, 35 (9) : 994-998, 2009.
44) Beadle GF, Hillcoat BL : Treatment of advanced malignant hemangiopericytoma with combination adriamycin and DTIC : a report of four cases. J Surg Oncol, 22 (3) : 167-170, 1983.
45) Ferigo N, Cottalorda J, Allard D, et al. : Successful treatment via chemotherapy and surgical resection of a femoral hemangiopericytoma with pulmonary metastasis. J Pediatr Hematol Oncol, 28 (4) : 237-240, 2006.
46) Chamberlain MC, Glantz MJ : Sequential salvage chemotherapy for recurrent intracranial hemangiopericytoma. Neurosurgery, 63 (4) : 720-726, 2008.
47) Chaigneau L, Kalbacher E, Thiery-Vuillemin A, et al. : Efficacy of trabectedin in metastatic solitary fibrous tumor. Rare Tumors, 3 (3) : e29, 2011.
48) Schirosi L, Lantuejoul S, Cavazza A, et al. : Pleuro-pulmonary solitary fibrous tumors : a clinicopathologic, immunohistochemical, and molecular study of 88 cases confirming the prognostic value of de perrot staging system and p53 expression, and evaluating the role of c-kit, BRAF, PDGFRs (alpha/beta), c-met, and EGFR. Am J Surg Pathol, 32 (11) : 1627-1642, 2008.
49) Stacchiotti S, Negri T, Libertini M, et al. : Sunitinib malate in solitary fibrous tumor (SFT). Ann Oncol, 23 (12) : 3171-3179, 2012.
50) Park MS, Patel SR, Ludwig JA, et al. : Activity of temozolomide and bevacizumab in the treatment of locally advanced, recurrent, and metastatic hemangiopericytoma and malignant solitary fibrous tumor. Cancer, 117 (21) : 4939-4947, 2011.
51) Schwartz GK, Tap WD, Qin LX, et al. : Cixutumumab and temsirolimus for patients with bone and soft-tissue sarcoma : a multicentre, open-label, phase 2 trial. Lancet Oncol, 14 (4) : 371-382, 2013.
52) Robinson DR, Wu YM, Kalyana-Sundaram S, et al. : Identification of recurrent NAB2-STAT6 gene fusions in solitary fibrous tumor by integrative sequencing. Nat Genet, 45 (2) : 180-185, 2013.
53) Weiss SW, et al. : Pathology and Genetics of Tumours of Soft Tissue and Bone (World Health Organization Classification of Tumours). 175-177, IARC Press, 2002.
54) Coindre JM, Terrier P, Guillou L, et al. : Predictive value of grade for metastasis development in the main histologic types of adult soft tissue sarcomas : a study of 1240 patients from the French Federation of Cancer Centers Sarcoma Group. Cancer, 91 (10) : 1914-1926, 2001.
55) Fayette J, Martin E, Piperno-Neumann S, et al. : Angiosarcomas, a heterogeneous group of sarcomas with specific behavior depending on primary site : a retrospective study of 161 cases. Ann Oncol, 18 (12) : 2030-2036, 2007.
56) Penel N, Italiano A, Ray-Coquard I, et al. : Metastatic angiosarcomas : doxorubicin-based regimens, weekly paclitaxel and metastasectomy significantly improve the outcome. Ann Oncol, 23 (2) : 517-523, 2012.
57) Penel N, Bui BN, Bay JO, et al. : Phase II trial of weekly paclitaxel for unresectable angiosarcoma : the ANGIOTAX Study. J Clin Oncol, 26 (32) : 5269-5274, 2008.
58) Itakura E, Yamamoto H, Oda Y, et al. : Detection and characterization of vascular endothelial growth factors and their receptors in a series of angiosarcomas. J Surg Oncol, 97 (1) : 74-81, 2008.
59) Agulnik M, Yarber JL, Okuno SH, et al. : An open-label, multicenter, phase II study of bevacizumab for the treatment of angiosarcoma and epithelioid hemangioendotheliomas. Ann Oncol, 24 (1) : 257-263, 2013.
60) LaMontagne KR Jr, Moses MA, Wiederschain D, et al. : Inhibition of MAP kinase kinase causes morphological reversion and dissociation between soft agar growth and in vivo tumorigenesis in angiosarcoma cells. Am J Pathol, 157 (6) : 1937-1945, 2000.

Lesson 5. 肉腫化学療法の組織別治療戦略を理解する

61) Ray-Coquard I, Italiano A, Bompas E, et al.：Sorafenib for patients with advanced angiosarcoma：a phase Ⅱ Trial from the French Sarcoma Group (GSF/GETO). Oncologist, 17 (2)：260-266, 2012.
62) Penel N, et al.：ANGIOTAX-PLUS trial；a randomaized phase Ⅱ trial assessing the activity of weekly paclitaxel (WP) plus or minus bevacizumab (B) in advanced angiosarcoma (AS). J Clin Oncol, 2014 ASCO annual meeting abstracts. 32 (15) suppl：10501, 2014.
63) Daily Oral Regorafenib for Chemotherapy-Refractory, Metastatic and Locally Advamced Angiosarcoma. Clinical Trials.gov identifier：NCT02048722.
64) Coffin CM, et al.：Pathology and Genetics of Tumours of Soft Tissue and Bone (World Health Organization Classification of Tumours). 91-93, IARC Press, 2002.
65) Coffin CM, Patel A, Perkins S, et al.：ALK1 and p80 expression and chromosomal rearrangements involving 2 p23 in inflammatory myofibroblastic tumor. Mod Pathol, 14 (6)：569-576, 2001.
66) Lawrence B, Perez-Atayde A, Hibbard MK, et al.：TPM3-ALK and TPM4-ALK oncogenes in inflammatory myofibroblastic tumors. Am J Pathol, 157 (2)：377-384, 2000.
67) Giuriato S, Faumont N, Bousquet E, et al.：Development of a conditional bioluminescent transplant model for TPM3-ALK-induced tumorigenesis as a tool to validate ALK-dependent cancer targeted therapy. Cancer Biol Ther, 6 (8)：1318-1323, 2007.
68) Butrynski JE, D'Adamo DR, Hornick JL, et al.：Crizotinib in ALK-rearranged inflammatory myofibroblastic tumor. N Engl J Med, 363 (18)：1727-1733, 2010.
69) CREATE：Cross-tumoral Phase 2 With Crizotinib. Clinical Trials.gov identifier：NCT01524926.
70) Saab ST, Hornick JL, Fletcher CD, et al.：IgG4 plasma cells in inflammatory myofibroblastic tumor：inflammatory marker or pathogenic link?. Mod Pathol, 24 (4)：606-612, 2011.
71) Somerhausen Nde S, et al.：Pathology and Genetics of Tumours of Soft Tissue and Bone (World Health Organization Classification of Tumours). 112-114, IARC Press, 2002.
72) West RB, Rubin BP, Miller MA, et al.：A landscape effect in tenosynovial giant-cell tumor from activation of CSF1 expression by a translocation in a minority of tumor cells. Proc Natl Acad Sci U S A., 103 (3)：690-695, 2006.
73) Dewar AL, Cambareri AC, Zannettino AC, et al.：Macrophage colony-stimulating factor receptor c-fms is a novel target of imatinib. Blood, 105 (8)：3127-3132, 2005.
74) Cassier PA, Gelderblom H, Stacchiotti S, et al.：Efficacy of imatinib mesylate for the treatment of locally advanced and/or metastatic tenosynovial giant cell tumor/pigmented villonodular synovitis. Cancer, 118 (6)：1649-1655, 2012.
75) Gelderblom H, et al.：An open-label international multicentric phase Ⅱ study of nilotinib in progressive pigmented villo-nodular synovitis (PVNS) not amenable to a conservative surgical treatment. J Clin Oncol, 2014 ASCO Annual meeting abstracts. 31 (5) suppl：10516, 2013.
76) Cassier PA, et al.：Phase Ⅰ study of RG7155, a novel anti-CSFR1 antibody, in patients with locally advanced pigmented villonodular synovitis (PVNS). J Clin Oncol, 2014 ASCO annual meeting abstracts. 32 (15) suppl：10504, 2014.

5 骨巨細胞腫
giant cell tumor of bone

A. 難治例に対する薬物療法・補助療法

1. 骨巨細胞腫について

- 骨巨細胞腫は，1818年にCooperにより報告された骨腫瘍であり[1]，2013年に改訂されたWHO分類（第4版）では[2]，「OSTEOCLASTIC GIANT CELL RICH TUMOURS」の項にIntermediate（locally aggressive, rarely metastasizing）として分類されている．

- 定義としては「A benign but locally aggressive primary bone neoplasm」となっており，組織学的に良性であっても，局所再発率が高く，まれに肺転移もきたす腫瘍といえる．

- 組織像は，類円形の単核腫瘍細胞と散在する大型の破骨細胞様巨細胞からなり（図5-1），その発生頻度は原発性骨腫瘍の約5％とされている[3]．

- 年齢は，20～30歳代に多く発生し，男女比は女性にやや多い．好発部位は，脛骨近位や大腿骨遠位，上腕骨近位，橈骨遠位などの長管骨骨端部であるが，脊椎，骨盤などの体幹にも発生することがある．

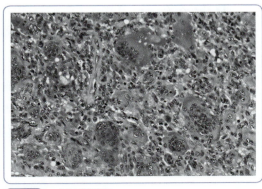

図5-1 病理組織像

2. 骨巨細胞腫の病態について

- 骨巨細胞腫を構成する細胞は，主に単核の単球細胞，紡錘形細胞，多核巨細胞である．腫瘍の本体は間質に存在する紡錘形細胞と考えられており，単球細胞と多核巨細胞がマクロファージ由来，間質の紡錘形細胞が間葉系幹細胞由来とされている[4]．

Lesson 5. 肉腫化学療法の組織別治療戦略を理解する

- これまでの研究結果から，本腫瘍には bone morphogenetic proteins（BMPs），ligand for receptor activator of nuclear factor kappa-B（RANKL）などの骨代謝関連分子の発現が報告されている[5]．

- 特に RANKL-RANK シグナルに関しては，間質の紡錘形細胞が RANKL を発現し，多核巨細胞にはその受容体である RANK の発現が高率にみられ，その病態形成に関わっているといわれている[5]．

3. 骨巨細胞腫に対する薬物療法について

- 骨巨細胞腫に対する手術的治療以外の選択肢は，切除不能例に対する動脈塞栓術や放射線治療が主であった．前者は再発率が高く，後者は照射後の悪性転化の問題がある．

- 骨転移による破骨細胞を介した骨破壊を制御する目的で，全身的な薬物療法として用いられているゾレドロン酸（zoledronic acid，商品名ゾメタ®）を，切除困難な骨巨細胞腫に用い，その有用性を述べた報告もあるが[6]，保険適用にはなっていない．

- 骨巨細胞腫に対して治療上，画期的な変化が起きたのは，本疾患に対して抗 RANKL 抗体であるデノスマブ（denosumab，商品名ランマーク®）の臨床試験が行われ，その結果を受けて 2013 年 6 月に米国食品医薬品局（FDA）が，骨巨細胞腫に対する適応を承認したことである．

- デノスマブは，すでに「多発性骨髄腫による骨病変および固形がん骨転移による骨病変」に対して 2012 年 4 月から臨床の現場で用いられており，2013 年 3 月には「骨粗鬆症」に対しても適応を取得している．

- FDA の承認後，わが国でも「切除不能または重度の後遺障害が残る手術が予定されている骨巨細胞腫患者」を対象として国内第 II 相臨床試験が行われ，2014 年 5 月に骨巨細胞腫に対する追加承認を取得，骨巨細胞腫に対する抗体製剤による分子標的治療が導入されることになった．

4. デノスマブについて

- デノスマブは，RANKL を標的とするヒト型 IgG2 モノクローナル抗体製剤である．

- RANKL は，破骨細胞および破骨細胞前駆細胞表面の RANK に結合し，破骨細胞の形成，機能，生存に関わる分子であり，骨巨細胞腫の病態形成にも深く関与している[5]．RANKL が阻害されることで，破骨細胞様多核巨細胞が消失し，骨溶解および腫瘍の進行が抑制される．その結果，腫瘍内に骨形成が起こり，疼痛などの自覚症状も改善する．

5　骨巨細胞腫　giant cell tumor of bone

- デノスマブは，破骨細胞の形成および活性化を阻害することにより，がん骨転移患者における骨関連事象（skeletal-related event；SRE）の発生も低下させ[7]，骨量減少も抑制することから骨粗鬆症の分野でも用いられている．

5. 骨巨細胞腫に対する臨床試験

海外において，骨巨細胞腫患者を対象とした第Ⅱ相試験2試験（20040215試験および20062004試験）が米国 Amgen 社により実施された．

a）試験20040215

- 本試験の目的は，成人の骨巨細胞腫患者におけるデノスマブの抗腫瘍効果および安全性を評価することであり，再発または切除不能な骨巨細胞腫の成人患者を対象とし，デノスマブ 120 mg が第1日，第8日，第15日および第29日に，その後は4週間ごとに皮下投与された．

- 主要評価項目は抗腫瘍効果であり，巨細胞の90％以上の消失，または腫瘍細胞に占める巨細胞の割合が5％未満の場合は巨細胞の完全な消失，あるいは第25週までに画像検査で標的病変の進行を示す所見なしと定義された．安全性は，有害事象の種類，頻度，および重症度，ならびに臨床検査値異常によって評価された．

- 合計37人の再発または切除不能な骨巨細胞腫患者が本試験に組み入れられ，有効性の解析対象集団に組み入れられた35人のうち，86％で抗腫瘍効果がみられた．

- 病理組織学的検査データが得られた20人では全例が有効性の効果判定基準を満たした．画像検査データで評価した15人中10人（67％）でも有効性の効果判定基準を満たした．

- 骨巨細胞腫患者におけるデノスマブの治療効果および骨代謝の抑制が認められ，その忍容性も良好であった[8]．

b）試験20062004

- 成人患者および骨格が成熟した未成年患者（年齢12歳以上）を対象とした試験である．

- 対象は，切除不能な骨巨細胞腫患者（コホート1），切除可能だが，重度の障害を残す可能性が高い骨巨細胞腫患者（コホート2），試験20040215から移行した患者（コホート3）の3群に分類され，コホート1および2の患者には前試験と同様のプロトコールでデノスマブが投与され，コホート3の患者は4週間ごとのレジメンを継続した．

- 主要評価項目は，有害事象と臨床検査値異常からみたデノスマブの安全性とし，副次的評価項目は，コホート1は病勢の進行までの期間，コホート2は6ヵ月時点で手術が施行されなかった患者割合とした．

Lesson 5. 肉腫化学療法の組織別治療戦略を理解する

- 有効性解析の対象は，デノスマブの投与を少なくとも1回受けたすべての適格患者とし，思春期小児10例を含む患者282例が登録された．

- 安全性解析可能な281例のうち3例（1％）に顎骨壊死，15例（5％）に低カルシウム血症が認められた．

- Grade 3〜4の有害事象で，最も多くみられたのは低リン酸血症（9例, 3％），貧血，背部痛，四肢痛（各3例，1％）であった．重篤な有害事象は25例（9％）に認められたが，治験薬との関連性が否定できない死亡は報告されなかった．

- 病状の評価に関しては，コホート1の解析可能な169例中163例（96％）で，中央値13ヵ月間の追跡期間終了後に病勢の進行はみられなかった．

- コホート2は，解析可能な100例中74例（74％）で手術は不要であり，手術を受けた26例中16例（62％）は予定より低侵襲性手術にとどまった．コホート2の追跡期間中央値は9.2ヵ月であった．

- 骨巨細胞腫患者におけるデノスマブの忍容性はおおむね良好であり，有害事象は既知の報告と一致していた．

- デノスマブは骨巨細胞腫に対して腫瘍縮小効果を示し，侵襲性の高い手術の必要性を軽減した[9, 10]．

- 米国およびEUでは，Amgen社により，前記の第Ⅱ相試験2試験の成績を基に，2012年12月に骨巨細胞腫に関する効能・効果を追加する承認申請が行われ，米国では2013年6月に承認され，EUでは現在審査中である．

6. デノスマブの臨床使用例について

- 著者は，本疾患に対するデノスマブの適応を，今までの臨床試験に基づき以下のように考えている．

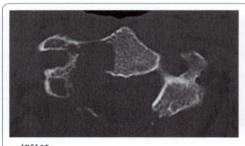
a. 初診時
　第2頚椎右側に溶骨性変化を伴う腫瘍の再発を認める（他院で手術後3ヵ月で再発）．

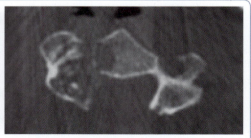
b. デノスマブ12回投与後
　腫瘍内に骨形成を認める．

図5-2　症例1　第2頚椎再発例（CT）

（適応）
1）切除不可能な骨巨細胞腫
2）切除に伴い重篤な機能障害を生じる骨巨細胞腫
　① 関節近傍で軟骨下骨の消失や一部に病的骨折を生じ，切除を行った場合，腫瘍用人工関節での再建を余儀なくされる例．
　② 仙骨を含む脊椎発生で，切除は脊椎全摘出や仙骨切断が必要であり，高度の手術侵襲を伴う例．

上記，1）2）ともに骨格の成熟した12歳以上とする．
現時点で考えられるデノスマブを用いた骨巨細胞腫の代表的治療症例を（図5-2～4）に示す．
症例1（第2頸椎再発例）（図5-2）
症例2（脛骨近位再発例）（図5-3）
症例3（上腕骨近位病的骨折例）（図5-4）

7. 今後の課題

- 骨巨細胞腫に対する新しい治療選択肢であるデノスマブの出現は，切除困難な骨巨細胞腫患者に大きな福音をもたらしたことは明らかである．

- 今後，前向き多施設共同臨床試験などで，切除可能例に対する術前投与で縮小手術が可能なのか，中長期成績はどうなのか，動脈瘤様骨嚢腫や巨細胞反応性肉芽腫などの他の巨細胞を伴う骨病変に対する効果などを明らかにする必要があると考える．

［森岡秀夫］

参考文献

1) Cooper A, Travers B：Surgical essays. 3rd ed. Cox & Son, 1818.
2) Fletcher CD, Bridge JA, Hogendoorn PC, et al.（ed.）：WHO Classification of Tumours of Soft Tissue and Bone. IARC Press, 2013.
3) Unni KK, Inwards CY：Dahlin's Bone Tumors：General Aspects and Data on 10,165 cases. Lippincott-Raven, 2010.
4) Wülling M, Delling G, Kaiser E：The origin of the neoplastic stromal cell in giant cell tumor of bone. Hum Pathol, 34（10）：983-993, 2003.
5) Morgan T, Atkins GJ, Trivett MK, et al.：Molecular profiling of giant cell tumor of bone and the osteoclastic localization of ligand for receptor activator of nuclear factor kappaB. Am J Pathol, 167（1）：117-128, 2005.
6) Balke M, Campanacci L, Gebert C, et al.：Bisphosphonate treatment of aggressive primary, recurrent and metastatic Giant Cell Tumour of Bone. BMC Cancer, 10：462, 2010.
7) Henry D, Vadhan-Raj S, Hirsh V, et al.：Delaying skeletal-related events in a randomized phase 3 study of denosumab versus zoledronic acid in patients with advanced cancer：an analysis of data from patients with solid tumors. Support Care Cancer, 22（3）：679-687, 2014.

Lesson 5. 肉腫化学療法の組織別治療戦略を理解する

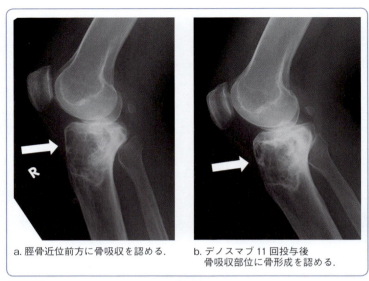

a. 脛骨近位前方に骨吸収を認める．
b. デノスマブ 11 回投与後
骨吸収部位に骨形成を認める．

図5-3 症例2　脛骨近位再発例（単純X線）

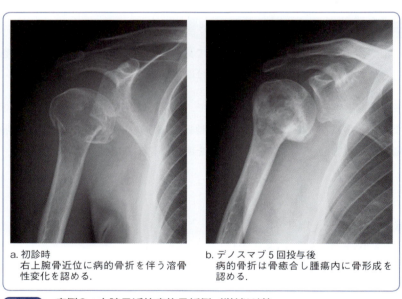

a. 初診時
右上腕骨近位に病的骨折を伴う溶骨性変化を認める．
b. デノスマブ 5 回投与後
病的骨折は骨癒合し腫瘍内に骨形成を認める．

図5-4 症例3　上腕骨近位病的骨折例（単純X線）

8) Thomas D, Henshaw R, Skubitz K, et al.：Denosumab in patients with giant-cell tumour of bone：an open-label, phase 2 study. Lancet Oncol, 11（3）：275-280, 2010.

9) Branstetter DG, Nelson SD, Manivel JC, et al.：Denosumab induces tumor reduction and bone formation in patients with giant-cell tumor of bone. Clin Cancer Res, 18（16）：4415-4424, 2012.

10) Chawla S, Henshaw R, Seeger L, et al.：Safety and efficacy of denosumab for adults and skeletally mature adolescents with giant cell tumour of bone：interim analysis of an open-label, parallel-group, phase 2 study. Lancet Oncol, 14（9）：901-908, 2013.

6 デスモイド
desmoid

デスモイドに対する薬物療法・補助療法

1. デスモイドに対する各種治療法の位置づけ

- デスモイドは，線維芽細胞の増殖を特徴とする，局所浸潤性は強いが遠隔転移を起こさない腫瘍でWHO分類においてintermediateに分類される．断端陰性の適切な切除を実施しても術後再発がたかいため，手術を治療の中心とするのか否かは現在意見の分かれるところである．

- ① 初回治療として，wait & see（経過観察），各種薬物治療，手術治療，放射線治療のなかからどれを選択するのか，② 難治例（手術後の再発例，切除困難例）に対してどの治療法を選択するのか，で対応が異なる．

- 最近は，wait & see や非細胞毒性薬剤を使用した治療を初回治療として選択する施設が増えている．初回治療に抵抗性の症例に対して，抗がん剤，放射線治療，将来的には分子標的治療薬の使用を考慮することになろう（図6-1）．

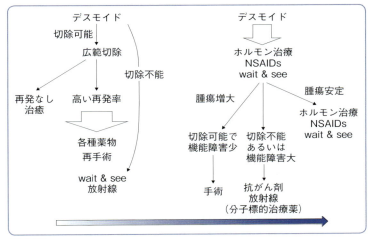

図6-1 デスモイド治療の変遷

Lesson 5. 肉腫化学療法の組織別治療戦略を理解する

- デスモイドはまれな腫瘍，いわゆる orphan disease であるため，各種薬物治療は保険適用となっていない．各種薬物の使用には保険適用のハードルがある．

2. 各種薬物治療（表6-1）

a）ホルモン治療

- 女性患者で女性ホルモン分泌期にデスモイド腫瘍が増大することの経験やデスモイド腫瘍にエストロゲン受容体が発現しているとの報告から抗エストロゲン治療が実施されている．最も多く使用されてきたのはタモキシフェン（tamoxifen；TAM）であるが，多くが症例報告であり，確実な結論には至っていない．

- トレミフェン（toremifene）を単剤 200 mg/day で使用した 20 例の報告がある[1]．初回治療として実施した 12 例中 1 例が CR，5 例が PR，5 例が SD を示し，20 例全体では CR 1 例，10 例 PR，6 例 SD であった．最近は後述する非ステロイド抗炎症薬（NSAIDs）との併用療法に関する報告が多い．

b）NSAIDs

- デスモイドに対するインドメタシン（indometacin）の著効例に関する報告や動物実験でのインドメタシンの示す抗腫瘍効果から，インドメタシン，スリンダク（sulindac）の使用例が報告されている．

- 家族性大腸腺腫症（FAP）に合併するデスモイド 14 例に対するスリンダク 300 mg/day の使用成績は，CR 1 例，PR 7 例，SD 4 例であった[2]．

- TAM とスリンダクを併用した報告がある．25 例に対して TAM 120 mg/day とスリンダク 300 mg/day を使用し，FAP 関連発症デスモイドに対する初回治療として実施した 13 例中 10 例が PR または CR を示し，再発例に対して使用するよりも良好な成績であったと報告している[3]．

- 本併用治療を 19 歳未満の小児 59 例に使用した報告では奏効率が 8 %（CR 1 例，PR 4 例），2 年の progression-free survival（PFS）が 36 % であり，小児への有効性は低いと思われる[4]．

- 最近は COX-2 阻害薬の有効性も報告されている．メロキシカム（meloxicam）10 mg/day 単独使用での有効性を筆者らが報告している．当初 20 例の報告では，1 例が CR，7 例

表6-1 デスモイドに対する有効性が報告されている主な薬剤

ホルモン療法	タモキシフェン トレミフェン プロゲステロン
NSAIDs	インドメタシン スリンダク メロキシカム セレコキシブ
抗がん剤	MTX＋VBL MTX＋VNR ADR＋DTIC VAC
分子標的治療薬	イマチニブ ソラフェニブ スニチニブ

NSAIDs：non-steroidal anti-inflammatory drugs, MTX：methotrexate, VBL：vinblastine, VNR：vinorelbine, ADR：doxorubicin, DTIC：dacarvazine, VAC：vincristine＋actinomycin-D＋cyclophosphamide

がPR, 11例がSD, 1例がPDであった[5]. 最近の33例の報告では1例がCR, 7例がPR, 12例がSD, 13例がPDであった[6]. 副作用が少なく, 忍容性の高い治療法といえる.

c) 抗がん剤治療

メトトレキサート（methotrexate；MTX）＋ビンブラスチン（vinblastine；VBL）治療とアントラサイクリン系抗がん剤を含めた治療に分けられる.

●MTX＋VBL：手術困難な30例にMTX（30 mg/m^2）, VBL（6 mg/m^2）を7～10日に1回投与し, 28人にgrade 3の白血球減少, grade 1の脱毛が6人（20％）にみられた. 12人がPR, 18人がSD, 5年のPFSが67％であった[7].

再発あるいは手術・放射線治療に適さない28人の小児例に対してMTX（30 mg/m^2）＋VBL（5 mg/m^2）を初めの26週は毎週, 後半の26週は2週に1回投与した試験では, 26人が評価可能であり, best responseとして, CR 1人, PR 4人, MR（minor response）3人, SD 10人, PD 8人であり[8], 成人例と比較すると有効性が低いと考えられる.

イタリアからの21歳以下のデスモイド患者94例の報告ではMTX＋VBL治療を実施した19人中11人で有効性が認められている[9].

●アントラサイクリン系を含めた抗がん剤治療：ドキソルビシン（doxorubicin；ADR）＋ダカルバジン（dacarbazine；DTIC）の併用療法の有効性が報告されている. 12人の患者（年齢中央値が29歳）に対してADR（60～90 mg/m^2）＋DTIC（750～1,000 mg/m^2）を投与し, 効果判定可能であった9人中, 2人がCR, 4人PR, 1人MR, 2人SDを示した[10].

またFAP患者に発生したデスモイド7例に4～5 cycleのADR 80 mg/m^2, DTIC 600 mg/m^{2}投与し, 効果判定では3人がCR, 4人がPRと非常に良好な結果が報告されている[11].

62例の再発あるいは切除不能例に対する各種薬物治療の効果を比較した研究では, アントラサイクリン系抗がん剤を含んだ治療の奏効率（54％）が他治療（12％）と比較して有意に良好であり（$p=0.0011$）, またPFS中央値は40.8ヵ月であったと報告している.

Memorial Sloan Kettering Cancer CenterからのNSAIDsを除いた薬物治療成績の報告がある. 68人について検討し, アントラサイクリン系抗がん剤の有効性を報告している[12].

d) 分子標的治療薬

イマチニブ（imatinib, 商品名グリベック®）, ソラフェニブ（sorafenib, 商品名ネクサバール®）, スニチニブ（sunitinib, 商品名スーテント®）の報告がある.

●イマチニブ：切除不能40例に対する第Ⅱ相試験で, イマチニブを400 mg/dayで1年間投与, 平均年齢41歳, 経過観察期間中央値が34ヵ月において, 評価可能35例中, CR 1人, PR 3人, PFSは3ヵ月で91％, 6ヵ月で80％, 12ヵ月で67％, 2年で55％,

grade 3 の副作用として発疹，腹痛，嘔気・嘔吐，下痢，筋痛が報告されている[13]．

19人の患者に対する第Ⅱ相試験でイマチニブを 800 mg/day 投与し，3人（15.7 %）が PR，4人が SD，1-year control rate が 36.8 %（7/19人）であったと報告している[14]．

切除不能あるいは手術を実施すると機能障害が予想される 10 歳以上の 51 例に対してイマチニブの投与量を体表面積に合わせて 600 mg/day，400 mg/day，200 mg/day とした試験では，PFS は 2 ヵ月で 94 %，4 ヵ月で 88 %，1 年で 66 %，客観的奏効率は 6 %（3/51人）であった[15]．

- ソラフェニブ：26 人が対象，年齢の中央値が 31 歳であり，中央値 6 ヵ月の投与で，評価可能 24 例中，best response の評価で PR 6 例，SD 17 例であった．イマチニブと比較して，臨床症状の改善がみられたことが特徴的であった．副作用として手足症候群，皮疹，高血圧，軽度の脱毛，下痢がみられた[16]．

- スニチニブ：多施設前向き第Ⅱ相試験で，進行デスモイド 19 例に対して 37.5 mg/day のスニチニブを投与．年齢の中央値は 30 歳，FAP 関連デスモイドが 10 例．効果は PR 5 人（26.3 %），SD 8 人（42.1 %）であり，overall response rate は 26.3 %，2 年の PFS は 74.7 % であった．有害事象としては好中球減少，下痢，手足症候群があった[17]．

3. 放射線治療

- 放射線治療は初回治療として単独で実施，手術と併用して実施，再発例に対して実施，など多様な場面で使用できる．しかし，デスモイドが良性であること，少なからず合併症が生ずることから，特に日本では放射線治療は慎重に検討してから使用される．

- 手術単独，手術＋放射線治療，放射線治療単独の 3 群の治療成績を比較すると，手術単独と比較して，放射線単独，手術＋放射線はいずれも無局所再発率が有意に低かった[18]．

［西田佳弘］

参考文献

1) Brooks MD, Ebbs SR, Colletta AA, et al.：Desmoid tumours treated with triphenylethylenes. Eur J Cancer, 28A（6-7）：1014-1018, 1992.
2) Tsukada K, Church JM, Jagelman DG, et al.：Noncytotoxic drug therapy for intra-abdominal desmoid tumor in patients with familial adenomatous polyposis. Dis Colon Rectum, 35（1）：29-33, 1992.
3) Hansmann A, Adolph C, Vogel T, et al.：High-dose tamoxifen and sulindac as first-line treatment for desmoid tumors. Cancer, 100（3）：612-620, 2004.
4) Skapek SX, Anderson JR, Hill DA, et al.：Safety and efficacy of high-dose tamoxifen and sulindac for desmoid tumor in children：results of a Children's Oncology Group（COG）phase Ⅱ study. Pediatr Blood Cancer, 60（7）：1108-1112, 2013.
5) Nishida Y, Tsukushi S, Shido Y, et al.：Successful treatment with meloxicam, a cyclooxygenase-2 inhibitor, of

patients with extra-abdominal desmoid tumors : a pilot study. J Clin Oncol, 28 (6) : e107-109, 2010.
6) Hamada S, Futamura N, Ikuta K, et al. : CTNNB1 S45F mutation predicts poor efficacy of meloxicam treatment for desmoid tumors : a pilot study. PLoS One, 9 (5) : e96391, 2014.
7) Azzarelli A, Gronchi A, Bertulli R, et al. : Low-dose chemotherapy with methotrexate and vinblastine for patients with advanced aggressive fibromatosis. Cancer, 92 (5) : 1259-1264, 2001.
8) Skapek SX, Ferguson WS, Granowetter L, et al. : Vinblastine and methotrexate for desmoid fibromatosis in children : results of a Pediatric Oncology Group Phase II Trial. J Clin Oncol, 25 (5) : 501-506, 2007.
9) Meazza C, Bisogno G, Gronchi A, et al. : Aggressive fibromatosis in children and adolescents : the Italian experience. Cancer, 116 (1) : 233-240, 2010.
10) Patel SR, Evans HL, Benjamin RS : Combination chemotherapy in adult desmoid tumors. Cancer, 72 (11) : 3244-3247, 1993.
11) Gega M, Yanagi H, Yoshikawa R, et al. : Successful chemotherapeutic modality of doxorubicin plus dacarbazine for the treatment of desmoid tumors in association with familial adenomatous polyposis. J Clin Oncol, 24 (1) : 102-105, 2006.
12) de Camargo VP, Keohan ML, D'Adamo DR, et al. : Clinical outcomes of systemic therapy for patients with deep fibromatosis (desmoid tumor). Cancer, 116 (9) : 2258-2265, 2010.
13) Penel N, Le Cesne A, Bui BN, et al. : Imatinib for progressive and recurrent aggressive fibromatosis (desmoid tumors) : an FNCLCC/French Sarcoma Group phase II trial with a long-term follow-up. Ann Oncol, 22 (2) : 452-457, 2011.
14) Heinrich MC, McArthur GA, Demetri GD, et al. : Clinical and molecular studies of the effect of imatinib on advanced aggressive fibromatosis (desmoid tumor). J Clin Oncol, 24 (7) : 1195-1203, 2006.
15) Chugh R, Wathen JK, Patel SR, et al. : Efficacy of imatinib in aggressive fibromatosis : Results of a phase II multicenter Sarcoma Alliance for Research through Collaboration (SARC) trial. Clin Cancer Res, 16 (19) : 4884-4891, 2010.
16) Gounder MM, Lefkowitz RA, Keohan ML, et al. : Activity of Sorafenib against desmoid tumor/deep fibromatosis. Clin Cancer Res, 17 (12) : 4082-4090, 2011.
17) Jo JC, Hong YS, Kim KP, et al. : A prospective multicenter phase II study of sunitinib in patients with advanced aggressive fibromatosis. Invest New Drugs, 32 (2) : 369-376, 2014.
18) Nuyttens JJ, Rust PF, Thomas CR Jr, et al. : Surgery versus radiation therapy for patients with aggressive fibromatosis or desmoid tumors : A comparative review of 22 articles. Cancer, 88 (7) : 1517-1523, 2000.

7 肉腫に対する放射線治療

A. 根治的放射線治療

1. 軟部肉腫に対する放射線治療の適応と治療成績

- 軟部肉腫における局所制御や生存率に関する予後因子としては組織学的悪性度が重要とされている．悪性度に次いで影響する因子として，腫瘍径や占拠部位の重要性が指摘されている．**表7-1**に放射線治療に関連した臨床試験成績を示すが[1〜5]，悪性度や部位で治療成績が異なってくる．5年無病生存率は低悪性群では90〜100％に達するのに対し，高悪性群では44〜67％に低下する[6〜8]．腫瘍径が5 cm未満では5年無病生存率は78〜100％であるのに対し，5 cmを超過すると55〜70％にとどまる[6〜8]．局所再発率は，断端陰性例が0〜20％であるのに対し，陽性例では28〜56％に上昇する[1,6]．

- **外科療法と放射線治療**：軟部肉腫における治療戦略の中心は外科療法であるが，四肢の切断や広範切除による根治率の向上が検討される一方で，患肢温存や機能温存を図りつつ治療成績の向上を目指す治療開発が行われている．この流れの中で集学的治療の一環として化学療法とともに，放射線治療の応用が検討されてきた（**表7-1**）．1982年のRosenbergらの報告では[1]，四肢の高悪性度軟部腫瘍に対し切断または患肢温存術および60〜70 Gyの外部照射の併用を行った．両群とも化学療法が併用されている．局所再発率は切断群0％に対し患肢温存および照射群で15％であったが（$p=0.06$），5年生存率は88％および83％と有意差なく（$p=0.99$），患肢温存術は軟部肉腫の新たな標準治療と考えられた．

- **放射線治療と局所制御率**：術後照射の必要性について検討が行われ，高悪性群の局所制御に関する有用性が示されたが，低悪性群の局所制御や生存に関する有用性は明らかでなかった．すなわち，Yangらによる1998年のランダム化比較試験の報告では[3]，化学療法も併用された高悪性群の局所再発率が非照射例の19％に対し術後照射例（外部照射）では0％（$p=0.003$）に抑えられており，低悪性群（化学療法なし）でも33％より4％に有意に減少していた（$p=0.016$）．Pistersらも術後照射（小線源治療）の追加

表7-1 軟部肉腫に対する放射線治療を含む臨床試験

著者および症例数	治療内容	局所再発	生存期間
National Cancer Institute Rosenberg[1] (1982) N=43(四肢)	doxorubicin, cyclophosphamide, methotrexate+ 　切断 　LSS+外部照射60〜70 Gy	 0%(0/16) 15%(4/27), $p=0.06$	overall survival (5 year) 88% 83%, $p=0.99$
Memorial Sloan-Kettering Cancer Center Pisters[2] (1996) N=164(四肢+体幹部)	high grade(N=119) 　LSS 　LSS+小線源治療42〜45 Gy low grade(N=45) 　LSS 　LSS+小線源治療42〜45 Gy	 30%(19/63) 9%(5/56), $p=0.01$ 26%(6/23) 36%(8/22), $p=0.53$	全症例の disease-free survival (5 year) 81% 84%, $p=0.65$
National Cancer Institute Yang[3] (1998) N=141(四肢)	high grade(N=91) doxorubicin, cyclophosphamide+ 　LSS 　LSS+外部照射63 Gy low grade(N=50) 　LSS 　LSS+外部照射63 Gy	 19%(9/47) 0%(0/44), $p=0.003$ 33%(8/24) 4%(1/26), $p=0.016$	overall survival (10 year) 74% 75%, $p=0.71$ 92% 92%
Canadian Sarcoma Group O'Sullivan[4,5] (2004) N=190(四肢)	術前照射50 Gy+LSS LSS+術後照射66 Gy	5年局所再発率 7% 8%, $p=NS$	overall survival (5 year) 73% 67%, $p=0.48$

LSS：limb-sparing surgery

で5年局所無再発率を69%より82%に向上させたことを報告している($p=0.04$)[2]．本報告では高悪性群で小線源治療は局所再発を30%より9%に低下させていたが，低悪性群では有意差を認めなかった．

● **放射線治療と生存率**：放射線治療の併用は，局所制御の向上において有用であることは**表7-1**のごとく示されてきたが，生存期間への貢献は明らかでなかった．Koshyらは Surveillance, Epidemiology, and End Results(SEER)データベースの1988〜2005年に登録された6,960症例の解析で，患肢温存術症例の予後に関する放射線治療の寄与について解析した[9]．20歳以下や転移症例を除いた患肢温存術症例に対し47%の3,692例で放射線治療が実施されており，低悪性群で41.3%の実施率であったのに対し高悪性群では71.2%の実施率であった($p<0.001$)．高悪性群では放射線治療症例の3年生存率が73%であったのに対し，非照射例では63%であり($p<0.001$)，腫瘍径が5 cmを超える症例で照射例の3年生存率が66%であったのに対し非照射例では53%と延長していた($p<0.001$)．多変量解析でも照射による予後の改善が示された(HR 0.67, 95% CI 0.57〜0.79)．低悪性群では有意差を認めなかった．本調査では13.5%が術前照射であったことが把握されており，1988〜2005年の推移が検討されているがこの期間の比率は変化していない．

Lesson 5. 肉腫化学療法の組織別治療戦略を理解する

表7-2　術前照射と術後照射の比較

術前照射	術後照射
照射体積の決定において肉眼的腫瘍体積が明らかである	治療計画において手術所見，病理所見など豊富な情報を参照可能である
総線量・照射体積も術後照射より小	総線量・照射体積も術前照射より大
照射後の線維化や浮腫は術後照射より少ないが，術創トラブルは増加	照射後の線維化や浮腫は術前照射より多い

- **術前照射と術後照射**：軟部肉腫に対する放射線治療の検討は術後照射に始まったが，術後照射の利点の一つに手術により得られた情報を利用できることがあった（表7-2）．すなわち病理診断や浸潤や血管・リンパ管浸潤に関する情報は照射体積の決定に重要な因子となっている．しかし患肢温存や機能温存を図りつつ治療成績の向上を目指す近年の治療開発においては，術前照射の最適化が検討課題となっている．2002年にO'Sullivanらにより報告されたNational Cancer Institute of Canada（NCIC）試験は[4, 5, 10]，50 Gyの術前照射と66 Gyの術後照射で検討され術創トラブルの有無をprimary endpointとしており，術前照射35 %に対し術後照射17 %（$p = 0.01$）であったことが報告され，下肢特に大腿を対象とする場合の問題点が指摘された．NCIC試験の長期経過観察の報告では[11]，Grade 2以上の線維化を認めた症例は術前照射31.5 %に対し術後照射48.2 %と高く（$p = 0.07$），リンパ浮腫は術前照射15.5 %に対し術後照射23.2 %，関節拘縮は術前照射17.8 %に対し術後照射23.2 %と報告されている．放射線治療因子としては照射野径の大きさが線維化（$p = 0.002$）や関節拘縮（$p = 0.006$）と関与していた．照射野径には腫瘍径が関与するが，骨軟部腫瘍の放射線治療では後に述べる治療計画時のマージン設定の影響がきわめて大きく，治療開発においてマージンの最適化が大きな課題となっている．

- **臨床試験における有害事象評価**：臨床試験で骨軟部腫瘍を検討する際に問題となるのが術創トラブルの評価と患肢機能評価である．報告により評価方法が異なり比較検討の障壁となってきたが，近年の臨床試験ではある程度の標準化が図られており，今後の検証が容易となることが期待されている．

- **放射線治療の副作用**：骨軟部腫瘍の放射線治療では，先に述べたNCIC試験でprimary endpointとして検討された術創トラブルや長期経過で問題となった線維化，リンパ浮腫，関節拘縮が代表的な副作用である．照射体積に骨が含まれる場合，大きな問題となるのが骨折のリスクである．Dickieらは691症例の下肢軟部肉腫症例の放射線治療後に31症例（4.5 %）で骨折を認めたと報告している[12]．骨折は平均3年で生じており骨の平均線量は45 Gyと非骨折例の37 Gyより高値であったとしている．同報告では40 Gy以上照射される体積を低減することでリスクが低下することを示した．骨折のリスクも骨の線量と照射体積が影響することを示している点が重要である．

2. 軟部肉腫に対する放射線治療の実際と最近の臨床試験

● これまで施設ごと，臨床試験ごとに異なっていた軟部肉腫における放射線治療の標的体積であるが，2012 年に Haas らにより推奨される標的体積が報告された[13]．Connective Tissue Oncology Society（CTOS），Radiation Therapy Oncology Group（RTOG），European Organization for Research and Treatment of Cancer（EORTC：Soft Tissue and Bone Sarcoma Group and/or Radiation Oncology Group），NCIC Clinical Trials Group のメンバーによって策定され，術前照射および術後照射それぞれにおける標的体積について具体的に述べられており，今後の臨床試験および日常臨床において標準となる内容となっている．

a）術前照射

● 術前照射は 1 日 1 回 1.8 〜 2 Gy の標準分割照射で総線量 50 〜 50.4 Gy で計画される．肉眼的腫瘍体積 GTV は MRI において造影される腫瘍を中心に設定される．臨床標的体積 CTV は GTV の輪郭より頭尾側は典型的には 4 cm，他は 1.5 cm 外側に設定する．T_2 強調画像上認められる腫瘍周囲の浮腫を認める場合は CTV に含むように輪郭を調整する．GTV として認識可能な腫瘍周囲の顕微鏡的浸潤範囲については従来より議論がなされており，MRI と術後病理所見との比較が行われてきた．White らの報告では[14]，腫瘍周囲に存在した腫瘍は 90 ％で T_2 強調画像上の信号変化の範囲に存在していたことより，CTV にこの範囲を含むことが推奨された．GTV より周辺に浸潤した腫瘍の 60 ％は 1 cm 以内に存在していたが，40 ％は 1 〜 4 cm に認められたことが頭尾側の 4 cm マージンを決定する理由とされた．軟部肉腫の治療経験の多い施設で同様の CTV 設定がなされており，切除可能であった症例における局所再発が 7 〜 10 ％であったことより[9]妥当と考えられているが，治療開発における検討ではマージンを縮小する臨床試験が実施されている．

● **RTOG0630 における放射線治療**：RTOG0630 は次項で述べる image-guided radiotherapy（IGRT）を応用しマージンを縮小した標的体積が設定され，リンパ浮腫や線維化，関節拘縮の低減を目的とした臨床試験である[15]．四肢の軟部肉腫を対象としており，当初は化学放射線療法を併用する cohort A と併用しない cohort B で開始されたが，cohort A が症例集積不良で中止され（2010/1/18），術前照射のみで遂行された．従来より術前照射の CTV 設定は GTV より頭尾側は 4 cm，他は 1.5 cm 外側に設定することが推奨されているが，RTOG0630 では CTV 設定の縮小が企図され，① intermediate 〜 high grade で 8 cm 以上の腫瘍では頭尾側は 3 cm，他は 1.5 cm 外側とし，② 他の腫瘍では頭尾側は 2 cm，他は 1 cm 外側に縮小されており，PTV（計画標的体積）マージンも通常 1 cm が推奨されているところを 0.5 cm に縮小し設定することとなっている．本臨床試験では副作用とともに再発パターンも検討されるため，結果が注目される．

Lesson 5. 肉腫化学療法の組織別治療戦略を理解する

b）術後照射

- 術後照射は 1 日 1 回 1.8 ～ 2 Gy の標準分割照射で，予防的範囲に対し総線量 45 ～ 50.4 Gy で照射した後，腫瘍床に対し 10 ～ 16 Gy を追加することが多く，総線量 60 ～ 66 Gy で計画される．Delaney らによると断端陽性 154 例の検討で局所制御に総線量が影響しており，総線量 64 Gy 以下では 5 年局所制御が 66 % であったのに対し 64 Gy 超では 85 % に改善していることが報告されている[16]．しかし総線量増加による副作用増加のリスクを考慮し慎重な総線量増加を勧める報告もあり，術中照射や後に述べる術中留置高線量率組織内照射などさまざまな放射線治療が検討中である．肉眼的腫瘍体積 GTV は本来切除されているため設定できないが，CTV を設定するために必要な術前の腫瘍占拠部位として術前の画像診断および手術記載を慎重に検討し，仮想の GTV を設定するとともに，その周囲に切除縁を設定する必要がある．CTV の設定についてはさらに議論があり，術前・術中の浸潤範囲に関する情報と病理報告を検討することとなる．CTV 設定における頭尾側 4 cm のマージンが術後照射で必要かどうか検討がなされているが，現時点では縮小することを妥当とする根拠に乏しいため臨床試験による検討が実施されている．

- **VORTEX 試験における放射線治療**：イギリスの VORTEX 試験（2007/2/16 ～ 2013/6/30）では四肢機能と局所再発を primary endpoint として，66 Gy の術後照射において標準治療と縮小照射野での検討を計画した．標準治療群は 5 cm マージンの照射体積で開始し，50 Gy 時点で照射野を縮小する．縮小照射野群では 2 cm マージンの照射体積が設定された．RTOG0630 や VORTEX 試験など臨床試験の結果は，軟部肉腫の放射線治療計画の標準化に大きく影響すると期待される．

c）小線源治療

- 高線量領域を放射線治療が必要な部位に限局する治療方法として最も優れた方法と考えられている組織内照射による小線源治療は，高い局所制御率[2]と外部照射に比較し治療期間が短く線量分布も 3 次元治療計画の導入などにより最適化が期待されているが，習熟を必要とするため実施できる施設が限られている．小線源治療は単独または外部照射と組み合わせた治療が可能である．Itami らは，術中留置高線量率組織内照射単独での治療成績を報告しているが[17]，36 Gy/6 回分割の組織内照射単独での 5 年局所制御率は断端陽性例では 43.8 % であったのに対し断端陰性例で 93 % であり，断端陽性例では外部照射の追加が必要としている．

- **軟部肉腫の小線源治療における推奨線量**：2013 年に American Brachytherapy Society（ABS）は肉腫に対する小線源治療についての合意を発表した[18]．手技や線量評価に関する標準化とともに，線量に関する推奨も行っており，小線源治療単独では低線量率組織内照射で 45 ～ 50 Gy，高線量率組織内照射で 30 ～ 54 Gy とされている．小線源治療＋外部照射の場合は，外部照射については 45 ～ 50 Gy，低線量率組織内照射 15 ～ 25

Gy，高線量率組織内照射 12 〜 20 Gy が推奨されている．副作用としての創治癒トラブルは 7 〜 59 ％と報告により異なることが指摘されており，手術より期間をとることや free flap による創圧の低減を対策として指摘している．

3. 軟部肉腫に対する放射線治療の進歩

- IMRT：外部照射による放射線治療は，X 線を用いる 3 次元原体照射が最も一般的な方法であるが，2000 年代に二つの大きな進歩があった．第 1 の進歩は照射野の形状のみでなく高線量領域を標的に一致させることができる強度変調放射線治療 intensity-modulated RT（IMRT）の臨床応用であり，局所制御の向上と正常組織の線量低減を目的として軟部肉腫の治療において応用され，Alektiar ら[19]の 5 年局所制御率 94 ％とする報告など優れた臨床成績が報告されている．IMRT は照射体積を縮小する術前照射の臨床第 II 相試験である RTOG0630 でも使用されており[15]，副作用低減への貢献が期待されている．

- IGRT：第 2 の進歩は image guided RT（IGRT）の普及である．軟部腫瘍は比較的大きく，特に四肢では照射野の固定や再現性の確保に難渋してきた．放射線治療装置の進歩により CT を含めた治療時の画像取得に選択肢が豊富となり，位置確認が容易となったことが軟部腫瘍の治療に大きな貢献をしている．IGRT の応用は照射体積の縮小をもたらし，治療計画の立案における自由度も向上させている．RTOG0630 ではこの IGRT を前提とした治療計画と照射体積の低減を行っており[15]，臨床試験登録を終了し結果の報告が待たれるところである．

- この二つの進歩は以前より臨床応用を重ね実績を積み上げつつある粒子線治療とともに，骨軟部腫瘍における放射線治療を大きく変えている．今後報告されてくる臨床試験結果に関しては，放射線治療の進歩が貢献しているであろうことが期待されている．

4. おわりに

- 術前術後照射や小線源治療に関する専門家の合意が発表されたことにより，軟部肉腫の放射線治療については標準化が進んでいくこととなる．今後の治療開発においては治療効果の向上とともに副作用の低減に関する研究が進むと考えられ，患肢温存や機能温存を図る集学的治療の中で放射線治療の最適化の検討が期待される．

［角　美奈子］

参考文献

1) Rosenberg SA, Tepper J, Glatstein E, et al.：The treatment of soft-tissue sarcomas of the extremities：prospective randomized evaluations of（1）limb-sparing surgery plus radiation therapy compared with amputation and（2）the role of adjuvant chemotherapy. Ann Surg, 196（3）：305-315, 1982.

Lesson 5. 肉腫化学療法の組織別治療戦略を理解する

2) Pisters PW, Harrison LB, Leung DH, et al.：Long-term results of a prospective randomized trial of adjuvant brachytherapy in soft tissue sarcoma. J Clin Oncol, 14（3）：859-868, 1996.
3) Yang JC, Chang AE, Baker AR, et al.：Randomized prospective study of the benefit of adjuvant radiation therapy in the treatment of soft tissue sarcomas of the extremity. J Clin Oncol, 16（1）：197-203, 1998.
4) O'Sullivan B, Davis A, Turcotte R, et al.：Five-year results of a randomized phase Ⅲ trial of pre-operative vs post-operative radiotherapy in extremity soft tissue sarcoma. 2004 ASCO Annual Meeting Proceedings. J Clin Oncol, 22（14S）：abst 9007, 2004.
5) Al Yami A, Griffin AM, Ferguson PC, et al.：Positive surgical margins in soft tissue sarcoma treated with pre-operative radiation：is a postoperative boost necessary?. Int J Radiat Oncol Biol Phys, 77（4）：1191-1197, 2010.
6) Pisters PW, Leung DH, Woodruff J, et al.：Analysis of prognostic factors in 1,041 patients with localized soft tissue sarcomas of the extremities. J Clin Oncol, 14（5）：1679-1689, 1996.
7) Coindre JM, Terrier P, Guillou L, et al.：Predictive value of grade for metastasis development in the main histologic types of adult soft tissue sarcomas：a study of 1240 patients from the French Federation of Cancer Centers Sarcoma Group. Cancer, 91（10）：1914-1926, 2001.
8) Suit HD, Mankin HJ, Wood WC, et al.：Treatment of the patient with stage M0 soft tissue sarcoma. J Clin Oncol, 6（5）：854-862, 1988.
9) Koshy M, Rich SE, Mohiuddin MM：Improved survival with radiation therapy in high-grade soft tissue sarcomas of the extremities：a SEER analysis. Int J Radiat Oncol Biol Phys, 77（1）：203-209, 2010.
10) O'Sullivan B, Davis AM, Turcotte R, et al.：Preoperative versus postoperative radiotherapy in soft-tissue sarcoma of the limbs：a randomised trial. Lancet, 359（9325）：2235-2241, 2002.
11) Davis AM, O'Sullivan B, Turcotte R, et al.：Late radiation morbidity following randomization to preoperative versus postoperative radiotherapy in extremity soft tissue sarcoma. Radiother Oncol, 75（1）：48-53, 2005.
12) Dickie CI, Parent AL, Griffin AM, et al.：Bone fractures following external beam radiotherapy and limb-preservation surgery for lower extremity soft tissue sarcoma：relationship to irradiated bone length, volume, tumor location and dose. Int J Radiat Oncol Biol Phys, 75（4）：1119-1124, 2009.
13) Haas RL, DeLaney TF, O'Sullivan B, et al.：Radiotherapy for management of extremity soft tissue sarcomas：why, when, and where?. Int J Radiat Oncol Biol Phys, 84（3）：572-580, 2012.
14) White LM, Wunder JS, Bell RS, et al.：Histologic assessment of peritumoral edema in soft tissue sarcoma. Int J Radiat Oncol Biol Phys, 61（5）：1439-1445, 2005.
15) Wang D, Zhang Q, Kirsch DG, et al.：RTOG phase Ⅱ trial of preoperative image guided radiotherapy（IG-RT）for primary soft tissue sarcoma of the extremity：Acute toxicity report. Int J Radiat Oncol Biol Phys, 81：S117, 2011.
16) Delaney TF, Kepka L, Goldberg SI, et al.：Radiation therapy for control of soft-tissue sarcomas resected with positive margins. Int J Radiat Oncol Biol Phys, 67（5）：1460-1469, 2007.
17) Itami J, Sumi M, Beppu Y, et al.：High-dose rate brachytherapy alone in postoperative soft tissue sarcomas with close or positive margins. Brachytherapy, 9（4）：349-353, 2010.
18) Holloway CL, DeLaney TF, Alektiar KM, et al.：American Brachytherapy Society（ABS）consensus statement for sarcoma brachytherapy. Brachytherapy, 12（3）：179-190, 2013.
19) Alektiar KM, Brennan MF, Healey JH, et al.：Impact of intensity-modulated radiation therapy on local control in primary soft-tissue sarcoma of the extremity. J Clin Oncol, 26（20）：3440-3444, 2008.

B. 粒子線治療

1. 粒子線治療とは

- 放射線治療に使われる放射線は波（X線やγ線）と荷電粒子（陽子線や炭素イオン線）に大別される．

- 荷電粒子はサイクロトロンやシンクロトロンという大きな円形加速器を用いて取り出される．

- 荷電粒子の物理学的特徴はブラッグピーク（bragg peak）をもつことである．ブラッグピークとは入射からターゲットまでは低線量しか照射されずターゲットに最大線量を付与し，その後急速に減衰する性質のことである．この性質のおかげで粒子線治療は周囲正常組織への線量を抑え腫瘍に高線量を集中することが可能である（図7-1）．

- X線，陽子線と炭素イオン線の違いを別表にまとめた（表7-3）．陽子線の生物学的効果比はX線とほぼ同等，炭素イオン線の場合は約2～3倍とされており，炭素イオン線のほうが放射線抵抗性の低酸素細胞や放射線抵抗期の細胞周期にいる細胞にも有効であるといわれている．粒子の直進性は陽子線より炭素イオン線のほうが優れているため，より線量分布は良い．臨床では，炭素イオン線治療を重粒子線治療と呼んでいる．

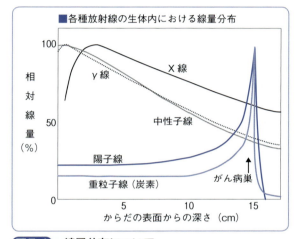

図7-1 線量分布について
（重粒子線がん治療装置HIMAC
放射線医学総合研究所ウェブページより
http：//www.nirs.go.jp/publication/pamphlets/pdf/himac-d.pdf）

表7-3 X線，陽子線，炭素イオン線の違い

	X線	陽子線	炭素イオン線
性質	波	荷電粒子	荷電粒子
線量分布	－	X線より良い	陽子線より良い
生物学的効果比	1	約1.1	約2～3
治療施設数	多数	少数	ごく少数
治療費用	保険適用	先進医療	先進医療

- 2013年末時点で稼働している粒子線治療施設は世界で46施設，陽子線治療のみ39施設，炭素イオン線治療のみ4施設，両治療可能3施設である．日本では炭素イオン線治療のみ3施設，陽子線治療のみ7施設，両治療可能1施設である．炭素イオン線治療は

イタリア（National Center for Oncological Hadrontherapy；CNAO），ドイツ（Heidelberg Ion Therapy Center；HIT），中国（復旦大学上海がんセンター Fudan University Shanghai Cancer Center）で稼働中であり，オーストリア（MedAustron）では間もなく開始される．アメリカにはない[1]．

2. 適応と治療

- 重粒子線治療の適応は大まかに言えば次のようになる．①切除非適応である，②画像で評価可能病変がある，③長期予後が期待できる，④治療部位に感染がない，⑤治療部位に金属がない，⑥技術的に照射可能なサイズである，⑦治療について理解され同意が得られている，⑧治療体位の保持ができる（図7-2）．

- 脊椎肉腫などで固定術後，金属が挿入されている場合には治療前に金属除去が必要である．金属が原因で治療計画用 CT 画像上にアーチファクトが生じてしまい正確な線量計算が不可能になるためである．金属を貫くような照射は避けるべきである[2]．

- 四肢原発肉腫は外科的治療法が確立していることと，骨が照射範囲に含まれた場合，骨折を生じ外科的処置が必要になることから，放射線医学総合研究所（National Institute of Radiological Sciences；NIRS）では原則として適応外としている．

- 初診時遠隔転移のない切除非適応骨軟部肉腫に対する重粒子線治療は NIRS では 70.4 GyE/16回/4週，週4日照射法が基本である．照射時間は数分で，痛くも熱くもなく終了する．照射中に全身状態が悪化するようなことはめったにない[3]．転移があるが生命予後への影響が僅々でない症例や，化学療法不応例などでは 12回/3週間，8回/2週間の短期照射を行うこともある．

- 陽子線治療単独の場合は 70.4 GyE/32回の報告がある[4]．また，陽子線治療に関しては，単独治療の他，手術や X 線照射と組み合わせて用いられている報告がある[5,6]．

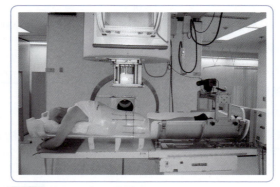

図7-2 うつぶせの治療体位
この他，照射部位により仰向け，治療台が20度傾いた仰向け，うつぶせの体位で治療される．

3. コンサルテーションのタイミングや留意点

- NIRSの場合，治療準備（固定具作製，治療計画CT撮影）に2～3日，治療計画や治療用器具（ボーラス，コリメーター）作製に約1週間ほど要す．治療準備初日から数えて治療開始は約10日後となる．

- 重粒子線治療装置の点検期間が設けられているため，稼働期間内で約4週間の照射を終了するためには最終稼働日から6週間程度，前倒しで準備を始める必要がある．スケジュール調整には，担当医間のコミュニケーションが大切であり，重粒子線治療が必要となるかもしれない症例に関しては早めに初診またはメールなどでの問い合わせが円滑な治療のために望ましい．

- 骨肉腫やEwing肉腫のような術前化学療法を行っている症例は，手術のタイミングと同じ時期に重粒子線治療を開始できるのが望ましい．重粒子線治療終了後は翌日転院，化学療法開始でも問題はない．

- 腫瘍と消化管が接している場合は外科的にスペーサー挿入を行うことがある．消化器外科初診から手術を受け退院し，重粒子線治療開始となるまで長い時間を要するため，重粒子線治療の適応か否かの判断が難しい場合がある．増殖の速い腫瘍や化学療法無効例はスペーサー挿入後，腫瘍が増大したり転移が生じたりすることがあるので，治療計画を十分に検討する必要がある．

- 小児の場合，照射による成長障害と二次発がんの問題があるため，切除の可能性が十分に検討された後に粒子線治療が選択されるべきである．

4. 治療成績

- NIRSで最も治療患者数が多い治療部位と組織型の組み合わせは仙骨脊索腫であり200症例以上を治療している（図7-3）．仙骨脊索腫は高齢者に多く，切除により高度な機能障害や重度の合併症が生じることがあるため重粒子線治療が選択されることも多い．175例

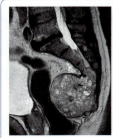
治療前

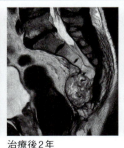
治療後1年

治療後2年

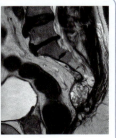
治療後4年

図7-3　69歳男性仙骨脊索腫

Lesson 5. 肉腫化学療法の組織別治療戦略を理解する

の解析では年齢中央値 69 歳，腫瘍容積中央値 385 mL，5 年の局所制御率（照射した部位が再発しない率）は 76 % であり，5 年生存率は 82 % であった[7,8]．穏やかな腫瘍といわれているが高率に転移を生じる．Massachusetts General Hospital（MGH）の 24 例の非切除脊椎脊索腫に対する陽子線治療（X 線照射との組み合わせ照射）の報告では，年齢中央値 69 歳，腫瘍容積中央値 198 mL，5 年局所制御率 80 %，5 年生存率 78 % であった[5]．

- 体幹部骨肉腫の重粒子線治療成績は 5 年生存率 30 % であった[9]．腫瘍サイズを 500 cm^2 で分けると 500 cm^2 以下の群のほうが局所制御率，生存率ともに有意に良好であった．

- 75 症例の体幹部軟骨肉腫の重粒子線治療成績は，5 年局所制御率 55 %，5 年生存率 57 % であった．Grade 2 以上の症例が 85 % であった[7]．

5. 有害事象

- 重粒子線治療後の末梢神経障害は多変量解析の結果，腫瘍サイズと性別が有意な予後因子であった．線量においては有意ではなかったが高線量を長い距離を照射されている群に疼痛やしびれの症状が重い傾向があった．陽子線治療において Grade 3 以上の馬尾神経障害は 73CGE（1 回線量 2 CG として）照射された群に生じていた．男性のほうが有意に女性より耐容線量が低かった[10]．

- 皮膚潰瘍のリスクファクターは，広範囲の高線量照射（20 cm^2＞60 GyE），殿部，少ない門数（2 方向以下）がある[11]．

- 照射された骨の変性により椎体の圧潰や股関節の破壊が生じる．椎体の圧迫骨折については，どのタイミングで固定術を行うのがよいか定まっていないが，早期に行うと金属の影響で画像の精度が低下し抗腫瘍効果の評価が難しくなる場合がある．

- 有害事象に対する治療法としては，漢方薬，ステロイド，高圧酸素療法，外科的療法がある．高圧酸素療法は消化管障害や皮膚潰瘍，出血性膀胱炎，脊髄炎などに有効なことがある[12]．

6. 臨床試験

- 仙骨脊索腫（非切除例または R2 切除後の遺残腫瘍）に対する陽子線 vs. 炭素イオン線の第Ⅱ相ランダム化比較試験が HIT で行われている（ISAC protocol）[13]．

- 切除非適応骨肉腫（四肢を含む）に対する第Ⅰ/Ⅱ相試験，陽子線と炭素イオン線の組み合わせ照射が HIT で行われている[14]．

- 頭蓋底脊索腫，頭蓋底軟骨肉腫に対する陽子線 vs. 炭素イオン線の第Ⅲ相ランダム化比較試験が HIT で行われている[15,16]．

［今井礼子］

参考文献

1) http://www.ptcog.ch/index.php/facilities-in-operation
2) Matsumoto K, Imai R, Kamada T, et al.：Impact of carbon ion radiotherapy for primary spinal sarcoma. Cancer, 119（19）：3496-3503, 2013.
3) Kamada T, Tsujii H, Tsuji H, et al.：Efficacy and safety of carbon ion radiotherapy in bone and soft tissue sarcomas. J Clin Oncol, 20（22）：4466-4471, 2002.
4) Mima M, Demizu Y, Jin D, et al.：Particle therapy using carbon ions or protons as a definitive therapy for patients with primary sacral chordoma. Br J Radiol, 87（1033）：20130512, 2014.
5) Chen YL, Liebsch N, Kobayashi W, et al.：Definitive high-dose photon/proton radiotherapy for unresected mobile spine and sacral chordomas. Spine, 38（15）：E930-936, 2013.
6) DeLaney TF, Liebsch NJ, Pedlow FX, et al.：Long-term results of Phase II study of high dose photon/proton radiotherapy in the management of spine chordomas, chondrosarcomas, and other sarcomas. J Surg Oncol, 110（2）：115-122, 2014.
7) Imai R：Carbon ion radiotherapy for bone and soft tissue sarcomas. NIRS-M-262：24-31, 2013.
8) Imai R, Kameda T, Sugahara S, et al.：Carbon ion radiotherapy for sacral chordoma. Br J Radiol, 84 Spec No 1：S48-54, 2011.
9) Matsunobu A, Imai R, Kameda T, et al.：Impact of carbon ion radiotherapy for unresectable osteosarcoma of the trunk. Cancer, 118（18）：4555-4563, 2012.
10) Pieters RS, Niemierko A, Fullerton BC, et al.：Cauda equina tolerance to high-dose fractionated irradiation. Int J Radiat Oncol Biol Phys, 64（1）：251-257, 2006.
11) Yanagi T, Kameda T, Tsuji H, et al.：Dose-volume histogram and dose-surface histogram analysis for skin reactions to carbon ion radiotherapy for bone and soft tissue sarcoma. Radiother Oncol, 95（1）：60-65, 2010.
12) 松下晴雄，根本健二，小川芳弘他：放射線治療の晩期有害事象に対する高気圧酸素療法についての検討．日本放射線腫瘍学会誌，19（3）：147-155, 2007.
13) Uhl M, Edler L, Jensen AD, et al.：Randomized phase II trial of hypofractionated proton versus carbon ion radiation therapy in patients with sacrococcygeal chordoma-the ISAC trial protocol. Radiat Oncol, 9：100, 2014.
14) Blattmann C, Oertel S, Schulz-Ertner D, et al.：Non-randomized therapy trial to determine the safety and efficacy of heavy ion radiotherapy in patients with non-resectable osteosarcoma. BMC Cancer, 10：96, 2010.
15) Nikoghosyan AV, Karapanagiotou-Schenkel I, Münter MW, et al.：Randomised trial of proton vs. carbon ion radiation therapy in patients with chordoma of the skull base, clinical phase III study HIT-1-Study. BMC Cancer, 10：607, 2010.
16) Nikoghosyan AV, Rauch G, Münter MW, et al.：Randomised trial of proton vs. carbon ion radiation therapy in patients with low and intermediate grade chondrosarcoma of the skull base, clinical phase III study. BMC Cancer, 10：606, 2010.

Lesson 6

肉腫化学療法の
副作用対策と
支持療法を理解する

Lesson 6. 肉腫化学療法の副作用対策と支持療法を理解する

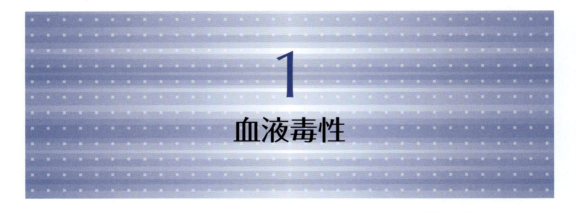

1 血液毒性

A. 症　状

1. 好中球減少

- 多くの一般的な化学療法は6〜8日の好中球減少を合併する[1]．

- 米国では1,000患者当たり7.8人が好中球減少に関連する入院を余儀なくされ，その死亡率は6.8％に至る[2]．抗がん剤や放射線治療による血液毒性だけでなく，腫瘍の骨髄浸潤や重症感染症によって引き起こされることもある．

- 発熱性好中球減少症（FN）に関しては次項の「感染症」（p.269）を参照されたい．

2. 貧　血

- 主な症状：倦怠感，労作時息切れ，労作時胸痛など．

- 平均赤血球容積値（mean corpuscular volume；MCV）に基づいて原因の鑑別を行う．
  - 小球性貧血（MCV＜80μm³）：鉄欠乏性貧血，慢性疾患に伴う二次性貧血，鉄芽球性貧血，サラセミアなど．
  - 大球性貧血（MCV＞100μm³）：巨赤芽球性貧血（ビタミンB_{12}欠乏，葉酸欠乏など），慢性肝疾患，甲状腺機能低下症，アルコール症，網状赤血球の増加，血液腫瘍など．
  - 正球性貧血（MCV 80〜100μm³）：溶血性貧血，出血による貧血，骨髄低形成（再生不良性貧血，赤芽球癆など），血液腫瘍など．

- 抗がん剤治療や放射線治療に伴う血液毒性や腎毒性が主な原因であるが，腫瘍からの出血や消化管出血，播種性血管内凝固（DIC）による出血傾向に伴う貧血にも注意が必要である．

- 腫瘍による骨髄浸潤や慢性炎症の他，腎不全や栄養障害など抗がん剤治療に直接関係しない原因が隠れている可能性も考えられ，鑑別をしっかりと行うことがその後のマネジメントの上で重要である．

- スニチニブ（sunitinib）は出血を引き起こしやすい可能性を指摘されており，貧血症状に注意する．また治療を重ねることによる骨髄への蓄積毒性に伴った貧血の出現頻度増加が指摘されている[3]．

3. 血小板減少

- 血小板数が5万/μLを下回ると皮下出血などの易出血性が出現する場合があり，さらに2万/μLを下回ると点状出血や消化管出血などの頻度が増える．

- 偽性血小板減少症の確認を行う．

- 産生の問題と，破壊の亢進とに分けて原因を検討する．
    - 産生の問題：抗がん剤治療や放射線治療に伴う骨髄での産生障害が主な問題となるが，腫瘍の骨髄浸潤の他，重症感染症やリネゾリド（linezolid；LZD）などの薬剤性，ビタミン欠乏症などが原因として鑑別にあがる．
    - 破壊の亢進：原病，感染，薬剤性などに起因するDIC出血の他に，ゲムシタビン（gemcitabine；GEM）や抗血小板薬などによる血栓性微小血管障害，ヘパリン誘発性血小板減少症や抗血小板抗体などによる免疫学的機序も，ときに鑑別として考慮する必要がある．

- 治療の適応を検討する上で，血液検査での血小板数は重要な目安であるが，出血傾向の有無も非常に重要な情報であり，日々の診察による確認は欠かせない．

B. 出現しやすいレジメン・頻度（表1-1）

好中球減少の頻度に関しては「感染症」（p.269）を参照のこと．

C. 治療・予防法

1. 好中球減少

a) 予防的投与

- 肉腫治療へのG-CSF使用による血液毒性の軽減は過去に示されている[4,5]．

- G-CSFの併用によって抗がん剤の規定治療量投与の完遂を可能とするものの，多くの研究で全生存率の改善は示されていない．また高額であることに加え骨痛や血栓症などの副作用も存在する．

- 多くのガイドラインでは発熱性好中球減少症のリスクが20％以上と見積もられる症例

Lesson 6. 肉腫化学療法の副作用対策と支持療法を理解する

表1-1 貧血，血小板減少に関する頻度

薬剤名	貧血，赤血球減少	血小板減少	出典
paclitaxel※	放射線療法あり　12.5 % 放射線療法なし　13.1 %	放射線療法あり　− 放射線療法なし　2.8 %	インタビューフォーム
AC療法	−	46〜55 %（5万未満）	JCO. 1995；13：1537 JCO. 2000；18：2676
AI療法	−	6〜8 %（5万未満）	Lancet. 1997；350：911 JCO. 1992；10：1579
GD療法	7 %（8 g未満）	40 %（5万未満）	JCO. 2007；25：2755
imatinib HD-imatinib	9 %（8 g未満） 14 %（8 g未満）	− −	JCO. 2008；26：626
sunitinib	4 %（8 g未満）	4 %（5万未満）	Lancet. 2006；368：1329

※2008年3月1日〜2009年9月30日の特定使用成績調査における頻度の記載をインタビューフォームより．
AI：doxorubicin＋ifosfamide, GD：gemcitabine＋docetaxel, AC：doxorubicin＋cisplatin, HD：高用量,
JCO：J Clin Oncol

に対する使用を推奨している[6〜8]．また，10〜20 %と見積もられる症例も重篤な合併症のリスク（65歳以上，過去にFNの既往，PS不良など）がある場合には使用の検討が推奨されている．

- 米国の国立がんセンターネットワーク（NCCN）ガイドライン[9]では以下のようなレジメンをFNリスクが20 %を超えると見積もっている．
  - MAID〔メスナ（mesna）＋ドキソルビシン（doxorubicin；ADR）＋イホスファミド（ifosfamide；IFO）＋ダカルバジン（dacarbazine；DTIC）〕
  - ADR
  - IFO/ADR

b）治療的投与

- 予防的投与と比較するとエビデンスに乏しい．好中球減少期間および入院期間の短縮を認めるものの予後には影響しないとの報告がある[10, 11]．

- 感染症関連の合併症リスクが高い症例（65歳以上，高度・長期間の好中球減少，肺炎，深在性真菌症，その他の感染症合併がある，FN既往など）では使用を検討する．

2. 貧血

- 原因を同定し，栄養障害や薬剤性など対応可能なものへの治療を検討する．

- NCCNガイドラインではHb 11 g/dL以下，もしくは突然の2 g/dL以上の低下での貧血精査を推奨している．

- 輸血の目的：酸素運搬能低下の予防もしくは治療．

- 輸血の適応：
  - Hb が 7 g/dL が一つの目安とされてはいるが，一律に決めるのは困難である．状況によってはそれ以上でも輸血の実施を検討する（ただし 10 g/dL 以上は輸血適応なし）．
  - 貧血に伴う症状や心不全，慢性呼吸器疾患などの合併症の有無，貧血の進行スピードも輸血の適応を検討する際に考慮すべきである．
  - 輸血に伴うウイルス感染症の伝播や同種抗体形成のリスクの他，頻回の赤血球輸血が必要な場合には鉄過剰にも留意すること．
  - 高度の貧血の場合には心負荷を考慮し 1～2 単位/日にとどめることも検討する（日本赤十字社「血液製剤の使用指針」）．

- 赤血球造血刺激因子製剤（erythropoiesis stimulating agents；ESAs）の適応：
  - 化学療法に伴う貧血に対するエリスロポエチンなどの ESAs は，米国臨床腫瘍学会（ASCO）のガイドラインでも推奨されている[12]．
  - メタ解析では輸血頻度を減少（RR 0.65, 95％CI 0.62～0.68）させることが示され，FACT スコアを用いた QOL 評価でも有意な改善（2.08 ポイント, 95％CI 1.43～2.72）が示された[13]．
  - 一方 active therapy 治療中の症例の死亡率を有意に上昇させる（HR 1.17, 95％CI 1.06～1.29）ことも示され，血栓症の増加（RR 1.52, 95％CI 1.34～1.74）や血圧上昇（RR 1.30, 95％CI 1.08～1.56）なども指摘されている．
  - 日本では抗がん剤治療後の貧血には未承認であり，その適応は慎重に検討すべきである．

3. 血小板減少

- まずは原因を同定し，薬剤性や重症感染症など対応が必要なものへの治療を検討する．

- 血小板輸血に関する ASCO ガイドラインの中では，固形腫瘍における血小板輸血の閾値を 1万/μL としている．
  わが国の指針においては，1万/μL 未満には必要，5万/μL 以上には不要で，1～5万/μLでは状況に応じて実施としている（日本赤十字社「血液製剤の使用指針」）．
  - 外科的処置を控えている場合や，現在すでに出血をきたしている症例，出血傾向のある症例などは血小板数のみにとらわれずに輸血の実施を検討する．
  - 過去に頻回の輸血歴があり，血小板数増加が認められない場合には抗血小板抗体による輸血不応の有無の確認も検討する．
  - がん患者への輸血に伴う血栓症のリスクが近年懸念されている．
    ※赤血球輸血，血小板輸血に伴う静脈血栓症の OR はそれぞれ 1.60（95％CI 1.53～1.67），1.20（95％CI 1.11～1.29），同様に動脈血栓症の OR はそれぞれ 1.53（95％CI 1.46～1.61），1.55（95％CI 1.40～1.71）との後方視的コホート研究報告[14]がある．limitation はあるものの，この報告では，病院内死亡率の増加も指摘しており（赤血球輸血の OR 1.34，血小板輸血の OR 2.40），やはり不必要な輸血は可能な限り避けるべきである．

［沖中敬二］

Lesson 6. 肉腫化学療法の副作用対策と支持療法を理解する

参考文献

1) Bennett CL, Djulbegovic B, Norris LB, et al.：Colony-stimulating factors for febrile neutropenia during cancer therapy. N Engl J Med, 368（12）：1131-1139, 2013.
2) Caggiano V, Weiss RV, Rickert TS, et al.：Incidence, cost, and mortality of neutropenia hospitalization associated with chemotherapy. Cancer, 103（9）：1916-1924, 2005.
3) Ludwig H, Van Belle S, Barrett-Lee P, et al.：The European Cancer Anaemia Survey（ECAS）：a large, multinational, prospective survey defining the prevalence, incidence, and treatment of anaemia in cancer patients. Eur J Cancer, 40（15）：2293-2306, 2004.
4) Bui BN, Chevallier B, Chevreau C, et al.：Efficacy of lenograstim on hematologic tolerance to MAID chemotherapy in patients with advanced soft tissue sarcoma and consequences on treatment dose-intensity. J Clin Oncol, 13（10）：2629-2636, 1995.
5) Serrone L, Zeuli M, Gamucci T, et al.：A phase II study of dose-intense ifosfamide plus epirubicin with hematopoietic growth factors for the treatment of patients with advanced soft tissue sarcomas：a novel sequential schedule. Cancer Chemother Pharmacol, 47（3）：206-210, 2001.
6) Smith TJ, Khatcheressian J, Lyman GH, et al.：2006 update of recommendations for the use of white blood cell growth factors：an evidence-based clinical practice guideline. J Clin Oncol, 24（19）：3187-3205, 2006.
7) Aapro MS, Bohlius J, Cameron DA, et al.：2010 update of EORTC guidelines for the use of granulocyte-colony stimulating factor to reduce the incidence of chemotherapy-induced febrile neutropenia in adult patients with lymphoproliferative disorders and solid tumours. Eur J Cancer, 47（1）：8-32, 2011.
8) Freifeld AG, Bow EJ, Sepkowitz KA, et al.：Clinical practice guideline for the use of antimicrobial agents in neutropenic patients with cancer：2010 update by the infectious diseases society of america. Clin Infect Dis, 52（4）：e56-93, 2011.
9) NCCN Guideline version3. 2014 Cancer- and Chemotherapy- Induced Anemia（http://www.nccn.org/professionals/physician_gls/pdf/anemia.pdf；2014年6月20日アクセス）
10) Clark OA, Lyman GH, Castro AA, et al.：Colony-stimulating factors for chemotherapy-induced febrile neutropenia：a meta-analysis of randomized controlled trials. J Clin Oncol, 23（18）：4198-4214, 2005.
11) Mhaskar R, Clark OA, Lyman G, et al．：Colony-stimulating factors for chemotherapy-induced febrile neutropenia. Cochrane Database Syst Rev, 10：CD003039, 2014.
12) Rizzo JD, Brouwers M, Hurley P, et al.：American Society of Clinical Oncology/American Society of Hematology clinical practice guideline update on the use of epoetin and darbepoetin in adult patients with cancer. J Clin Oncol, 28（33）：4996-5010, 2010.
13) Tonia T, Mettler A, Robert N, et al.：Erythropoietin or darbepoetin for patients with cancer. Cochrane Database Syst Rev, 12：CD003407, 2012.
14) Khorana AA, Francis CW, Blumberg N, et al.：Blood transfusions, thrombosis, and mortality in hospitalized patients with cancer. Arch Intern Med, 168（21）：2377-2381, 2008.

2 感染症

A. がん患者の感染症

- 患者背景に関する情報を集め，どのような免疫不全があるのかをしっかりと把握する必要がある．
  - がん患者が感染症を引き起こす特徴的な背景として，好中球減少がある．
  - 好中球減少以外にも，併存疾患（糖尿病，慢性閉塞性肺疾患など）の存在，抗がん剤治療に伴う粘膜障害（口腔内，消化管，皮膚など）やカテーテル・手術部位などの皮膚バリア破綻部位からの病原体侵入リスク，腫瘍の浸潤などによる粘膜・皮膚損傷や解剖学的問題（消化管の閉塞や胆道閉塞，尿路閉塞など），ステロイド使用による細胞性免疫不全などさまざまなリスク因子を有する．

- 感染臓器，微生物をつめるための検討を必ず行う．
  - これらが判明すれば，適切な抗菌薬選択，治療方針がおのずと決まる．
  - 免疫不全者であっても感染臓器において"common is common"であり，肺炎，尿路感染症の可能性は必ず検討する[1]．
  - がん患者において血流感染症の頻度は通常より高く，中心静脈，末梢に関係なく毎日カテーテル挿入部の視診，触診はかかさず行うこと．
    ※挿入されているカテーテル（血管内，膀胱内など）に関しては，毎日その必要性につき検討し，不要なら早期の抜去を検討する．
  - 下痢や原因不明の白血球増加がみられた場合には，*Clostridium difficile*（CD）腸炎の関与につき検討する．
  - 口腔内の違和感，痛みや味覚異常などが出現した際にはカンジダやヘルペスの口腔粘膜炎，食道炎も考慮する．
  - B型肝炎の再活性化にも注意が必要．

- 以下に発熱性好中球減少症（febrile neutropenia；FN）について解説する．

Lesson 6. 肉腫化学療法の副作用対策と支持療法を理解する

B. 症　状

- 出現する症状は合併する感染症によって多岐にわたるが，好中球減少患者には感染臓器由来の症状がみられないこともある．
  - ・発熱性好中球減少患者の過半数は原因不明．
  - ・炎症反応が起きにくいので，より慎重かつ丁寧な診察が必要．
  - ・逆に好中球回復期には適切な治療下でも炎症反応が増悪してみえることがあり注意が必要．

- 致死的感染症である好中球減少性腸炎の可能性[2]を検討するため，好中球減少期における右下腹部（回盲部）を中心とした腹痛の有無には細心の注意を払って診察する．

- FN 患者でも"common is common"であり，肺炎，尿路感染症の可能性は常に検討する．

- カテーテル挿入部の視診，触診は毎日必ず行うこと．
  - ・FN 患者の約 10～20 % は血流感染症であることが知られ[3]，特に好中球数が 100/mm^3 未満の場合には注意が必要である．

C. 出現しやすいレジメン・頻度（表2-1）

表2-1 好中球減少，発熱性好中球減少症（FN）の出現頻度

対象疾患	レジメン	Gr≧3 好中球減少	Gr 4 好中球減少	Gr≧3 FN発症率	出　典
血管肉腫	weekly PTX	13%	3%	7%	JCO. 2008；26：5269
その他の軟部肉腫	AI	—	32%（白血球減少）	6%	JCO. 1995；13：1537
	GD	16%	—	5%	JCO. 2007；25：2755
骨肉腫	AC	75%	—		Lancet. 1997；350：911
	AC＋HD-MTX	—	—	0.5 %[※1]	JCO. 2005；23：2004
横紋筋肉腫	VAC	—	—	1 %[※2]	JCO. 2001；19：3091
GIST	imatinib	7%	—	4%	JCO. 2008；26：626
	HD-imatinib	10%	—	5%	
GIST	sunitinib	8%	2%	—	Lancet. 2006；368：1329

Gr：Grade，Grade 3 好中球減少：＜1.0×10^9/L，Grade 4 好中球減少：＜0.5×10^9/L，Grade 3 発熱性好中球減少症：好中球 1.0×10^9/L かつ，1回でも 38.3℃を超える，または1時間を超えて持続する 38℃以上の発熱．
GIST：gastrointestinal stromal tumor
weekly PTX：paclitaxel，AI：doxorubicin＋ifosfamide，GD：gemcitabine＋docetaxel，AC：doxorubicin＋cisplatin，AC＋HD-MTX：doxorubicin＋cisplatin＋大量 methotrexate，VAC：vincristine＋actinomycin＋cyclophosphamide＋mesna，imatinib（400 mg），HD-imatinib：高用量 imatinib（800 mg）
JCO：J Clin Oncol
※1 血球減少期における感染症死の割合．※2 骨髄抑制後の敗血症および死亡の割合．

D. 治療・予防法

- FN 高リスクの症例にはレボフロキサシン（levofloxacin；LVFX）による予防が有効という報告[4,5]もあるが，予防に伴う耐性菌出現リスクも検討する必要がある．
  - キノロン系薬予防投与下での FN の場合，治療薬としてキノロン系薬が使用できないため，低リスク FN の外来治療の選択肢がなくなる点にも留意する．
  - National Comprehensive Cancer Network（NCCN）のガイドライン[6]では，「低リスクへのレボフロキサシンの有用性を支持するデータがあるものの，耐性菌の問題から低リスク症例への予防投与は推奨しない」との記載があり，多くのエキスパートは低リスク症例への予防投与を推奨していない．

- できるだけ早期に経験的治療を開始する必要があるが，可能な範囲で抗菌薬投与前に感染巣の同定に必要な微生物学的検体採取を試みること．

- 経験的治療における抗菌薬選択は，所属施設の各菌種における薬剤感受性率（antibiogram）や合併症，既往感染症，現在の症状など個々の症例によって検討が必要である．
  - まず，緑膿菌や薬剤耐性グラム陰性桿菌のカバーを考慮し，一般的に抗緑膿菌作用を有するセフェピム（cefepime；CFPM）やピペラシリン・タゾバクタム（piperacillin・tazobactam；PIPC・TAZ），カルバペネム系薬などが用いられる．
  - カテーテル感染などグラム陽性球菌の関与を疑う場合にはバンコマイシン（vancomycin；VCM）の併用も検討する．

- 抗菌薬は"対症療法薬（解熱剤）"ではないので，"解熱しない"などを理由にやみくもに変更するのではなく，"今までの経過から考えうる感染臓器，微生物"を念頭に臨床所見や微生物学的検査結果を基に変更すること．
  - 適切な経験的治療開始後解熱までには 2〜7 日必要である[7,8]．
  - 原因不明の発熱は続くものの，臨床的に安定した症例では抗菌薬の変更は不要であることが多い．
  - 臨床的に不安定で，かつ発熱が続く場合には，アミノグリコシド系薬の追加によるグラム陰性桿菌の二重カバーや VCM の追加など併用療法も検討する．

- 通常経験的治療は好中球数が $500/mm^3$ まで回復するまで続けられる．
  - ただし，好中球数が未回復でも臨床症状が改善し，最低 2 週間の治療が終了した場合には抗菌薬の中止も検討してもよい．
  - 感染巣が判明している場合にはその感染巣に合わせた治療期間が必要[6]．

- MASCC（The Multinational Association for Supportive Care in Cancer）スコア[9]（表 2-2）などで低リスクと判断された症例では外来での経口抗菌薬治療も可能とされるが，その

Lesson 6. 肉腫化学療法の副作用対策と支持療法を理解する

表2-2 MASCCスコア

	スコア
臨床症状（下記のうち，1項目を選択） ・無症状 ・軽度の症状 ・中等度の症状	5 5 3
血圧低下なし	5
慢性閉塞性肺疾患なし	4
固形がんである，または造血器腫瘍で真菌感染症の既往がない	4
脱水症状なし	3
外来管理中に発熱した患者	3
60歳未満（16歳未満には適応しない）	2

最大26点，21点以上を低リスク症例，20点以下を高リスク症例とする．
（文献9より）

適応は慎重に検討する必要がある．
・外来治療が可能な患者の条件の例として，米国臨床腫瘍学会のガイドライン[10]の記載を記す．
① 外来治療可否の判断には初期評価から最低でも4時間は経過観察をすること，② 居住地が病院から1時間もしくは48 km以内，③ かかりつけ医の同意，④ 頻回の外来受診が可能，⑤ 家族や介護者などが24時間在宅している，⑥ 電話や搬送が24時間可能であること，⑦ 過去に治療不遵守歴がないこと．

● インフルエンザワクチンの有効性を示す報告は限られるものの，毎年のインフルエンザワクチンは接種することが推奨される[11,12]．
・抗がん剤治療予定患者であれば，可能なら治療開始2週間以上前の接種が推奨されている[13]．

● 肺炎球菌ワクチンの接種も推奨される[12,14]．
・海外のガイドラインでは13価の結合型ワクチン接種8週以降に23価ポリサッカライドワクチン接種が推奨されているが，わが国における65歳未満の成人への結合型ワクチン接種は本稿執筆時点（2015年2月）において未承認であり，臨床試験もしくは十分な同意と説明のもとでの接種を検討する．

● 抗真菌薬治療に関しては，成書を参照のこと．

● G-CSFに関しては「血液毒性」の項（p.264）を参照のこと．

［冲中敬二］

参考文献

1) Yadegarynia D, Tarrand J, Raad I, et al.：Current spectrum of bacterial infections in patients with cancer. Clin Infect Dis, 37（8）：1144-1145, 2003.
2) Nesher L, Rolston KV：Neutropenic enterocolitis, a growing concern in the era of widespread use of aggressive chemotherapy. Clin Infect Dis, 56（5）：711-717, 2013.
3) Freifeld AG, Bow EJ, Sepkowitz KA, et al.：Clinical practice guideline for the use of antimicrobial agents in neutropenic patients with cancer：2010 update by the infectious diseases society of america. Clin Infect Dis, 52（4）：e56-93, 2011.
4) Cullen M, Steven N, Billingham L, et al.：Antibacterial prophylaxis after chemotherapy for solid tumors and lymphomas. N Engl J Med, 353（10）：988-998, 2005.
5) Gafter-Gvili A, Fraser A, Paul M, et al.：Antibiotic prophylaxis for bacterial infections in afebrile neutropenic patients following chemotherapy. Cochrane Database Syst Rev, 1：CD004386, 2012.
6) National Comprehensive Cancer Network Guideline Prevention and Treatment of Cancer-Related Infections（http://www.nccn.org/professionals/physician_gls/pdf/infections.pdf；2014年6月17日アクセス）
7) Elting LS, Rubenstein EB, Rolston K, et al.：Time to clinical response：an outcome of antibiotic therapy of febrile neutropenia with implications for quality and cost of care. J Clin Oncol, 18（21）：3699-3706, 2000.
8) Elting LS, Rubenstein EB, Rolston KV, et al.：Outcomes of bacteremia in patients with cancer and neutropenia：observations from two decades of epidemiological and clinical trials. Clin Infect Dis, 25（2）：247-259, 1997.
9) Klastersky J, Paesmans M, Rubenstein EB, et al.：The Multinational Association for Supportive Care in Cancer risk index：A multinational scoring system for identifying low-risk febrile neutropenic cancer patients. J Clin Oncol, 18（16）：3038-3051, 2000.
10) Flowers CR, Seidenfeld J, Bow EJ, et al.：Antimicrobial prophylaxis and outpatient management of fever and neutropenia in adults treated for malignancy：American Society of Clinical Oncology clinical practice guideline. J Clin Oncol, 31（6）：794-810, 2013.
11) Eliakim-Raz N, Vinograd I, Zalmanovici Trestioreanu A, et al.：Influenza vaccines in immunosuppressed adults with cancer. Cochrane Database Syst Rev, 10：CD008983, 2013.
12) Rubin LG, Levin MJ, Ljungman P, et al.：2013 IDSA clinical practice guideline for vaccination of the immunocompromised host. Clin Infect Dis, 58（3）：309-318, 2014.
13) Kunisaki KM, Janoff EN：Influenza in immunosuppressed populations：a review of infection frequency, morbidity, mortality, and vaccine responses. Lancet Infect Dis, 9（8）：493-504, 2009.
14) Muhammad RD, Oza-Frank R, Zell E, et al.：Epidemiology of invasive pneumococcal disease among high-risk adults since the introduction of pneumococcal conjugate vaccine for children. Clin Infect Dis, 56（5）：e59-67, 2013.

Lesson 6. 肉腫化学療法の副作用対策と支持療法を理解する

3 消化器毒性

化学療法に伴う消化器毒性には，大きく分けて① 悪心・嘔吐，② 便秘・下痢，③ 粘膜炎（口内炎など）がある．本項では肉腫で使用する薬剤・レジメンにおいて特に問題となる症状を中心に述べる．

A. 症　状

- 化学療法に伴う悪心・嘔吐（chemotherapy induced nausea and vomiting；CINV）は，患者が最も苦痛に感じる有害事象の一つである．悪心は発現時期によって，① 急性期悪心・嘔吐（薬剤投与後，数時間以内に出現し24時間以内に消失する），② 遅発性悪心・嘔吐（薬剤投与後，24時間以降に出現し，2～7日間持続する），③ 予測性悪心・嘔吐（化学療法の開始前から生じる），に大別される．

- がん患者は，CINV以外にもオピオイドの使用や中枢病変，電解質異常（低ナトリウム血症，高カルシウム血症），消化管閉塞など，悪心・嘔吐を引き起こす複数の要因をもっていることが多く，鑑別と原因に応じた対策が重要である．

- 下痢は，① 早発性下痢（コリン作動性下痢），② 遅発性下痢（腸管粘膜障害性下痢）に分類される．化学療法に伴う有害事象としては遅発性下痢が多い．重度の下痢は脱水や電解質異常を伴うだけでなく，腸管粘膜障害から感染を合併することがあり（bacterial translocation），入院管理を勧める．

- ビンクリスチン（vincristine；VCR）に代表されるビンカアルカロイド系薬剤では，自律神経障害によって腸管の蠕動運動が低下し，便秘をきたす．

- 口内炎は，薬剤による直接的な粘膜障害と，白血球減少に伴う二次的な口腔内感染によるものとに大別される．口腔内の疼痛，発赤，出血，腫脹などの症状出現に伴い，口腔内乾燥や飲食物がしみる，といった支障が生じ，一時的に経口摂取が困難となることがある．

B. 出現しやすいレジメン・頻度

- 肉腫で頻用する薬剤ごとの催吐性リスク分類を示す（**表 3-1**）．

3 消化器毒性

表3-1 肉腫で使用する薬剤の催吐性リスク分類

リスク分類	高リスク （＞90 %）	中等度リスク （30〜90 %）	低リスク （10〜30 %）	最小リスク （＜10 %）
薬剤	シスプラチン シクロホスファミド （＞1,500 mg/m²） ダカルバジン アクチノマイシンD	ドキソルビシン エピルビシン シクロホスファミド （≦1,500 mg/m²） イホスファミド カルボプラチン イリノテカン	エトポシド ゲムシタビン ドセタキセル パクリタキセル メトトレキサート トポテカン	ビンクリスチン

- 下痢については，メトトレキサート（methotrexate；MTX）（約25 %），ドキソルビシン（doxorubicin；ADR），エトポシド（etoposide；VP-16），アクチノマイシンD（actinomycin D；Act-D）などで多くみられる．

- 口内炎を起こしやすい薬剤には，MTX（約28 %），VP-16（約10 %），シスプラチン（cisplatin；CDDP）などがある．頭頸部への放射線照射を併用する場合，粘膜障害や唾液分泌の低下といった症状によって口内炎が増強されるため，留意が必要である．

C. 治療・予防法

- 悪心・嘔吐は予防が最も重要であり，催吐リスクに応じた適切な制吐薬の使用が望まれる（表3-2〜4）．

表3-2 催吐リスクごとの制吐薬予防投与

リスク分類	予防的投与
高リスク	【NK₁受容体拮抗薬使用時】 5-HT₃受容体拮抗薬　day 1 NK₁受容体拮抗薬 デキサメタゾン12 mg day 1，8 mg day 2〜4　経口または静注 【NK₁受容体拮抗薬未使用時】 5-HT₃受容体拮抗薬　day 1 デキサメタゾン20 mg day 1，16 mg day 2〜4　経口または静注
中等度リスク	パロノセトロン　0.75 mg　day 1　静注 （他の5-HT₃受容体拮抗薬でも可） あるいは デキサメタゾン　8 mg day 1〜3　経口または静注
低リスク	デキサメタゾン　8 mg day 1〜3　経口または静注
最小リスク	前投薬不要

表3-3 NK₁受容体拮抗薬

イメンド®（アプレピタント）
125 mg day 1，80 mg day 2〜3　経口
プロイメンド®（ホスアプレピタント）
150 mg day 1　静注

表3-4 5-HT₃受容体拮抗薬

カイトリル®（グラニセトロン）
2 mg経口　1 mgまたは10 μg/kg静注
ゾフラン®（オンダンセトロン）
24 mg経口　8 mgまたは15 μg/kg静注
アロキシ®（パロノセトロン）
0.25 mg静注

- アプレピタント（aprepitant，商品名イメンド®）はCYP3A4によるデキサメタゾン（dexamethasone）の代謝を阻害するため，デキサメタゾンは通常の半分に減量する必要がある．

- 5-HT$_3$受容体拮抗薬とデキサメタゾンの併用については，ランダム化第Ⅲ相比較試験の結果，パロノセトロン（palonosetron）がグラニセトロン（granisetron）に比べ有意に遅発性嘔吐を予防することが示された．

- 適切な予防投与にもかかわらず悪心・嘔吐が生じた場合は，作用機序の異なる制吐薬を複数使用する．ドパミン受容体拮抗作用のある薬剤〔メトクロプラミド（metoclopramide），プロクロルペラジン（prochlorperazine），ハロペリドール（haloperidol），オランザピン（olanzapine）〕を頻用・高用量投与した際は，錐体外路症状に注意する．

- 予測性悪心・嘔吐の予防には，ロラゼパム（lorazepam）やアルプラゾラム（alprazolam）が有効である．

- 遅発性下痢に対しては，Grade 1〜2であればロペラミド（loperamide）投与を行い，Grade 3以上の場合は入院管理として補液や電解質補正を行う．高度の脱水症例に対してはオクトレオチド（octreotide）の使用を考慮する．開始量は100〜150μgとし，皮下注1日3回もしくは静注25〜50μg/時を維持量とする．

- 便秘に対しては塩類下剤（酸化マグネシウム）や刺激性下剤を使用し，排便コントロールを試みる．

- 口腔内不衛生やう歯は口内炎のリスクファクターとなるため，化学療法開始前にチェックし口腔ケアを開始しておく．口内炎の治療としては，アズレン酸による含嗽や副腎皮質ホルモン軟膏の外用を行う．疼痛が強い場合は鎮痛薬（リドカイン lidocaine）を混入する．重症例は口腔内常在菌や真菌，HSVによる感染の合併がないか留意する．

- MTX投与の際，投与24〜48時間以内にMTXの血中濃度を測定し，5×10^{-8}M以下になるまでロイコボリン®を10 mg/m^{2}ずつ6時間ごとに投与する（ロイコボリンレスキュー）．

［前嶋愛子］

参考文献

1) Peterson DE, et al.：Management of oral and gastrointestinal mucositis：ESMO Clinical Practice Guidelines. Ann. Oncol, 22 suppl 6：vi 78-84, 2011.
2) Negrin R, et al.：Oral toxicity associated with chemotherapy. Up To Date, Version 11.0
3) Basch E, et al.：Antiemetics：American Society of Clinical Oncology clinical practice guideline update. J clin Oncol, 29（31）：4189-4198, 2011.
4) Benson A Ⅲ, et al.：Recommended guidelines for the treatment of cancer treatment-induced diarrhea. J Clin Oncol, 22（14）：2918-2926, 2004.
5) Krishnamurthi S, et al.：Enterotoxicity of chemotherapeutic agents. Up To Date, Version 23.0.

4 腎毒性

- 化学療法中に出現する腎障害の原因と機序はさまざまであり（**表4-1**），使用薬剤によっても異なる．
- 最も重要なことは予防であり，早期発見・早期対応のために腎機能の適切なモニタリングが必要となる．

表4-1　腎障害の原因と分類

原因	腎障害の分類
薬剤性	抗がん剤：腎前性，腎性，腎後性 併用薬：腎性
腫瘍に伴うもの	腫瘍崩壊症候群：腎性，腎後性 腫瘍随伴症候群：腎性 腫瘍による尿路閉塞：腎性，腎後性

A. 症状

- 自覚症状として食欲不振，悪心・嘔吐などがあり，身体所見・検査所見として浮腫，尿量減少，体重増加，電解質異常，胸腹水増加などを認める．
- 治療前から患者の腎機能を把握することが重要であり，24時間 CCr や eGFR が参考となる．エコーや CT といった画像検査を追加することもある（**表4-2**）．
- 特に腎排泄の薬剤については，患者の腎機能に合わせて投与量の調整が必要となる．

表4-2　腎機能を評価するための検査

検索部位	腎血流，腎形態	糸球体	近位尿細管	遠位尿細管
検査項目	腹部エコー CT 血管造影	血清クレアチニン 尿素窒素 CCr GFR NAG 血中β2MG 尿中タンパク	NAG 尿中β2MG	尿浸透圧 尿pH

B. 出現しやすいレジメン・頻度

- 肉腫に対する化学療法で頻用される薬剤の中では，ビンクリスチン（vincristine；VCR），シスプラチン（cisplatin；CDDP），シクロホスファミド（cyclophosphamide；CPA），イホスファミド（ifosfamide；IFO），メトトレキサート（methotrexate；MTX）などで腎・尿路系の障害が出現しやすい（表4-3, 4）．薬剤ごとの減量基準を示す（表4-5）．

表4-3 薬剤ごとの腎排泄率

種類	薬剤	腎排泄率
白金製剤	シスプラチン	16〜75％
	カルボプラチン	64〜68％
アルキル化薬	イホスファミド	40％
	ダカルバジン	24〜62％
代謝拮抗薬	メトトレキサート	51〜89％
ビンカアルカロイド	エトポシド	21〜40％

- CDDPでは7〜14％で腎障害が認められると報告されている．腎障害の予防のために大量補液によって十分な尿量確保を心がけ，必要に応じてマンニトール（D-mannitol）やフロセミド（furosemide）などの利尿薬を使用する．

- MTXでは約8％の頻度で腎障害が出現するといわれる．3時間ごとのロイコボリン®投与（ロイコボリンレスキュー）を行いながら，24時間ごとの血中濃度をモニタリングする．排泄遅延が認められる場合には，さらにロイコボリン®を追加投与する．

表4-4 腎・尿路系障害と予防法

薬剤	障害部位	病態	予防法
シスプラチン	近位尿細管 遠位尿細管	尿細管壊死	大量補液 利尿薬投与
ビンクリスチン	神経毒性	バソプレシン分泌過剰	予防法なし，投与中止
シクロホスファミド	近位尿細管 膀胱	尿細管壊死 アクロレインによる出血	大量補液
イホスファミド	近位尿細管 膀胱	尿細管壊死 アクロレインによる出血	大量補液 60％量のメスナ投与
メトトレキサート	尿細管 集合管	7-OH-MTX析出による閉塞	尿アルカリ化（pH>7.0） ロイコボリンレスキュー

表4-5 薬剤ごとの減量基準

薬剤 \ CCr	>50 mL/min	10〜50 mL/min	<10 mL/min
シスプラチン	100％	75％	50％
シクロホスファミド	100％	100％	75％
エトポシド	100％	75％	50％
イホスファミド	血清クレアチニン 2.1〜3.0 mg/dL：25〜50％減量 3 mg/dL以上：投与中止		
メトトレキサート	100％	50％	投与不可

C. 治療・予防法

- 化学療法に伴う腎毒性については，予防が最も重要である．また併用薬として，抗菌薬，NSAIDs，造影剤などに留意する．

- 外来化学療法の場合は，患者に十分な飲水を心がけ，急激な体重増加や尿量低下，浮腫の出現に留意するよう指導する．脱水など腎前性腎不全の場合には，心負荷や体液貯留に留意しながら補液を行う．

- 腎機能障害を認めた際には，まずエコー検査で腎後性腎不全の除外を行う．血清クレアチニン値を参考にするだけでなく，尿中・血清ナトリウムおよびクレアチニン比からFENa（fractional excretion of sodium）を算出し，急性腎不全としての鑑別（腎前性か腎性か）を行う．

- 腎性腎不全の場合には，早期に原因薬剤を同定し，中止を検討する．大量補液と利尿薬投与を行いながら，腎機能をモニタリングする．腎後性腎不全の場合は，物理的閉塞の解除を試みる．

［前嶋愛子］

参考文献

1) Cairo MS, et al.：Recommendations for the evaluation of risk and prophylaxis of tumor lysis syndrome（TLS）in adults and children with malignant diseases：an expert TLS panel consensus. Br J Haematol, 149（4）：578-586, 2010.
2) Kintzel PE, Dorr RT：Anticancer drug renal toxicity and elimination：dosing guidelines for altered renal function, Cancer Treat Rev, 21（1）：33-64, 1995.

5 神経毒性

多くの抗がん剤は神経毒性を有している．抗がん剤の神経毒性による臨床症状は多彩で，他疾患との鑑別が困難なことも多い．ここでは神経毒性を示す代表的な抗がん剤とその症状の特徴や治療法・予防について述べる．

A. 症　状

- 運動神経が障害されると，「手や足に力が入らない」「物をよく落とす」「歩行がうまくできない」「つまづくことが多い」「椅子から立ち上がれない」などの症状が起こる．

- 感覚神経が障害されると「手や足がピリピリしびれる」「手や足がジンジンと痛む」「手や足の感覚がなくなる」などの感覚障害が起こる．

- 自律神経が障害されると「手や足が冷たい」「汗をかかない」などの自律神経障害が起こる．

B. 出現しやすいレジメン・頻度

末梢神経症状が起こりやすいとされる抗がん剤には次のようなものがある（**表5-1**）．

1. プラチナ製剤

- **シスプラチン（cisplatin；CDDP）**
  - つま先のしびれなど知覚性の末梢神経症状が多い．運動神経障害は少ないが，聴神経障害による難聴にも注意する．
  - 蓄積性を有し投与量が250〜500 mg/m^{2}を超えると発現リスクが高まると報告されている．投与中止後も長期間（数ヵ月〜数年），症状が続く．
  - 副作用が発現した場合には神経毒性の比較的少ないカルボプラチン（carboplatin；CBDCA）への変更を考慮する．

表5-1 神経毒性をきたす頻度の高い抗がん剤

薬剤名	副作用	まれな副作用
シスプラチン	末梢神経障害，Lhermitte徴候*，自律神経障害，聴神経障害	脳症，視神経炎，皮質盲
カルボプラチン	末梢神経障害	視神経炎
オキサリプラチン	末梢神経障害	視神経炎，視野欠損
イホスファミド	脳症，痙攣，昏睡	末梢神経障害，錐体外路徴候
メトトレキサート	無菌性髄膜炎（髄注），脳症（髄注），脊髄障害（髄注），脳卒中様症候群，白質脳症，痙攣，痴呆	
シタラビン	クモ膜炎（髄注），小脳障害，角膜障害，痙攣，脳症	末梢神経障害
フルオロウラシル	急性小脳症候群	
ビンクリスチン	末梢神経障害，自律神経障害，視力障害・複視，運動失調，下顎痛，頭痛	視神経萎縮，皮質盲，痙攣
ビンブラスチン		末梢神経障害，運動失調，複視
パクリタキセル	末梢神経障害，関節痛・筋肉痛，視野障害	
ドセタキセル	末梢神経障害	

＊ Lhermitte徴候：頸部前屈により背部から下肢にかけて電撃痛を生じる現象

（文献1より）

- **オキサリプラチン（oxaliplatin）**
  - 急性の末梢神経症状と蓄積性の末梢神経症状が多く，重症化することもある．
  - 咽頭・喉頭感覚異常をきたした場合，呼吸機能自体は正常でも呼吸困難や嚥下困難が一過性に起こることがある．
  - 急性の末梢神経症状は投与開始数時間後から発現し，85〜95％の患者に認められ，寒冷刺激で誘発される．
  - 蓄積性の末梢神経症状は700〜800 mg/m^{2}を超えると発現リスクが高まる．

2. ビンカアルカロイド系製剤

- **ビンクリスチン（vincristine；VCR）**
  - 神経症状としては手指の感覚が鈍くなる感覚鈍麻，異常知覚，下肢の脱力が多い．その症状は糖尿病性神経症と類似しており，初期症状としては腱反射の減弱や四肢遠位部の知覚障害が認められる．
  - 自律神経障害として，便秘，イレウス，起立性低血圧，尿閉，嗄声，複視，顔面神経麻痺なども引き起こすことがある．
  - 症状の発現は1回投与量と総投与量（20〜25 mg）に相関し，治療開始から数週間以内にほぼ必発する．投与中止後も長期間（数年間）症状が続くことが多い．

- **ビンブラスチン（vinblastine；VLB），ビノレルビン（vinorelbine；VNR）**
  - ビンクリスチンに類似した障害が発現するが，便秘やイレウスを起こす頻度が比較的高いことが知られている．

Lesson 6. 肉腫化学療法の副作用対策と支持療法を理解する

3. タキサン系製剤

- **パクリタキセル（paclitaxel；PTX）**
  - 手足や口周囲の異常知覚が主体となるが，神経性疼痛，運動神経障害，不整脈が発現することもある．
  - 症状の発現は1回投与量と総投与量に相関し，末梢神経症状を起こす頻度は60％と高い．
  - 神経毒性は1回投与量と蓄積投与量と相関しており，投与間隔が3週間の場合は1回投与量が$175\ mg/m^2$以上，毎週投与の場合は$100\ mg/m^2$以上で毒性が強くなると報告されている．
  - 蓄積投与量で神経毒性も発現しやすくなるが，明確な閾値は存在せず，投与時間が短いほうが神経症状は出現しやすくなる．

- **ドセタキセル（docetaxel；DOC）**
  - 蓄積性の末梢神経症状（感覚・運動神経障害）が約15％の患者に発現し，蓄積投与量が$400\ mg/m^2$を超えると神経毒性が重症化しやすくなる．
  - パクリタキセルに比べて末梢神経症状の発現リスクは少ないとされている．

4. その他

- **シタラビン（cytarabine；Ara-C）**
  - 高用量の投与にて，約25％の患者に急性の中枢神経障害を生じる．
  - 小脳症状を主体とする神経症状は，投与開始後数日以内に出現する．
  - 投与中止以外の治療法は確立していないが，症状が完全に消失する患者は約30％である．

- **メトトレキサート（methotrexate；MTX）**
  - 髄腔内投与後数時間以内に髄膜刺激症状を約10％の患者に生じる．通常72時間以内に自然軽快し，ステロイドを併用することで予防効果が期待でき，髄腔内への再投与が可能であることが多い．
  - 脊髄放射線照射や頻回に髄腔内投与を受けている患者に横断性脊椎障害を認めることがまれにある．ステロイド投与は無効で，髄腔内への再投与は禁忌となる．
  - 経静脈的に高用量を投与により脳症を生じることがあるが，症状は自然に改善することが多く，反復投与も可能であることが多い．

- **フルオロウラシル（fluorouracil；5-FU）**
  - 神経毒性で最も頻度が高いのは小脳症状であり，約5％の患者に認められる．
  - 急性に発症することが多く，蓄積投与量との関連性はない．投与中止にて通常は症状の改善を認める．

- イホスファミド（ifosfamide；IFO）
  - 高用量で投与されると約10％の患者に脳症を認める．
  - 投与開始後24時間以内に症状が発現することが多く，投与中止にて数日以内に症状の改善を認めることが多い．
  - 蓄積毒性はないと考えられているものの，再投与により症状が再現することがあるため注意が必要である．

C. 治療・予防法

- 現在のところ末梢神経症状に対する治療法は確立されていないため，対症療法が基本となる．

- しびれ症状の緩和にビタミンB製剤（B_6，B_{12}など），疼痛に非ステロイド性抗炎症剤や副腎皮質ホルモン剤を考慮する．マッサージ，鍼治療が効果のあることがある．強い疼痛に対してはオピオイド（麻薬性鎮痛剤）が必要になる．抗うつ薬や抗てんかん薬が試されることもある．

- アセチル-L-カルニチン，αリポ酸，メラトニンの有効性が示唆されており，漢方薬では，牛車腎気丸や芍薬甘草湯の有効性が報告されている．

- 一方で，神経障害についてはその徴候や症状を早期に発見し，対応することが何よりも重要になってくる．しかし，末梢神経症状に対する患者の訴えは多様な徴候や症状を呈する．時として患者は症状をうまく伝えられないことも見受けられるため，医療従事者は患者から末梢神経症状の徴候や症状を聞き出す工夫をすることが大切である．

［庄司正昭］

参考文献

1) Sul JK, et al.：Neurologic Complications of cancer chemotherapy. Semin Oncol, 33：324-332, 2006.

6 高血圧・循環器症状

- 現在，肉腫の化学療法に用いられる薬剤の中で心毒性を示すものは一部ではあるが，併用薬として用いる可能性も考慮し幅広い薬剤について述べる．

- 心筋障害は発症頻度こそ高くないものの，不可逆で進行性であり重篤化し生命予後に関わる有害事象である．高血圧症，静脈血栓症（VTE）は起きうることを予想し，早期発見することが重要である．

A. 症　状

- 循環器障害の症状としては下腿浮腫，労作時呼吸困難，息切れ，胸痛，頻脈，頚静脈怒張などが認められる．

- 高血圧に特異的な症状は一般的にはないため，定期的な血圧測定で監視する．重篤な肺血栓塞栓症（PE）はときに急激な呼吸苦など胸部症状で発症する．

B. 出現しやすいレジメン・頻度

- 高血圧はベバシズマブ（bevacizumab）などの血管内皮成長因子（VEGF）阻害薬投与でみられることが多いが，血管内皮細胞の血管拡張作用を有する NO 産生を阻害することが関与していると想定されている[1]．

- 高血圧がインターフェロンアルファ（interferon alfa；IFNα）群の 1 ％の発生率に対してスニチニブ（sunitinib）投与群では 24 ％ときわめて高く，比較的重度の高血圧では IFNα 群の 1 ％に対して 8 ％に認められ，有意に高かった[2]．

- 高血圧がプラセボ群が 2 ％であったのに対して，ソラフェニブ（sorafenib）投与群は 17 ％と高かった．比較的重度の高血圧に関してもプラセボ群では 1 ％未満でほとんど認めなかったのに対して，ソラフェニブ群では 4 ％と有意に高い発生率であった[2]．

6 高血圧・循環器症状

- 心筋障害を引き起こす代表的薬剤にはその累積総投与量が発症に関係している薬剤が複数存在する．表6-1は心筋障害が5％の発症頻度となる累積総投与量の一例である．

表6-1 心筋障害が5％の発症頻度となる累積総投与量

一般名	累積総投与量
ドキソルビシン	450 mg/m²
エピルビシン	935 mg/m²
ダウノルビシン	900 mg/m²
ミトキサントロン	200 mg/m²
イダルビシン	225 mg/m²

- 心筋障害を引き起こす代表的薬剤：
  - アントラサイクリン系抗腫瘍性抗菌薬：ドキソルビシン（doxorubicin；ADR），エピルビシン（epirubicin；EPI），ダウノルビシン（daunorubicin；DNR），ミトキサントロン（mitoxantrone；MIT），イダルビシン（idarubicin；IDR）
  - 代謝拮抗薬：カペシタビン（capecitabine），フルオロウラシル（fluorouracil；5-FU），シタラビン（cytarabine；Ara-C）
  - 植物アルカロイド：パクリタキセル（paclitaxel；PTX），ドセタキセル（docetaxel；DOC），エトポシド（etoposide；VP-16），イリノテカン（irinotecan；CPT-11），ビンデシン（vindesine；VDS），ビノレルビン（vinorelbine；VNR）
  - 分子標的治療薬：ベバシズマブ，トラスツズマブ（trastuzumab），イマチニブ（imatinib），ソラフェニブ，スニチニブ

- がん患者は凝固線溶系の異常があることが多く，通常より血栓ができやすい状況となっている．がん患者に深部静脈血栓症（DVT）が発現する頻度は4〜20％と報告されており，非がん患者と比較して7倍の発症頻度である[3]．

- VTEの問題は存在そのものによる症状よりも，肺血栓塞栓症（PE）を引き起こす可能性があることである．最近ではベバシズマブ，スニチニブなどの血管新生阻害作用の強い薬剤による血栓症が報告され，注目されている．

- VTEのリスクを高めることが報告されている代表的薬剤として分子標的治療薬のベバシズマブ，スニチニブ，ソラフェニブがあげられる．

- 抗がん剤の投与によって，種々の不整脈がしばしば惹起されることはよく知られているが頻度は不明なことが多い．その種類は，洞徐脈，心房性・心室性期外収縮，心房細動など多岐にわたる．心疾患の既往例や抗がん剤投与前から不整脈を有する患者においてその頻度は高い．

- 重篤な不整脈を引き起こすQT延長が報告されている代表的薬剤として亜ヒ酸，スニチニブがあげられる．

Lesson 6. 肉腫化学療法の副作用対策と支持療法を理解する

C. 治療・予防法

1. 治療

- 心不全症状が出現した場合は，安静，塩分・水分制限，酸素投与，利尿薬，強心薬投与，など一般的な心不全に対する治療で対応することが基本である．

- 高血圧に対しては，治療が必要な程度の高値を示すようであれば降圧薬の投与を考慮する．その際は特異的な薬剤ではなく，ACE 阻害薬，ARB，β遮断薬，Ca 拮抗薬，利尿薬などの標準的な治療薬を用いる．慢性心不全に準じた治療の介入を行う．

- 降圧治療の目標は，血圧は安静時で 140/90 mmHg 未満を目安とし，重症高血圧（収縮期血圧 200 mmHg 以上あるいは拡張期血圧 110 mmHg 以上）の場合は降圧ができるまで一時的に原因薬剤を中止とする．

- 静脈血栓症への初期治療はヘパリン（heparin）または低分子ヘパリン投与をする．

- PE は致死的病態となりうるため，速やかに循環器内科，血管外科との連携が必要である．

- 不整脈に関しては各不整脈に合わせた治療が必要であるが，不整脈そのもので血行動態が破綻するものに関して電気的除細動をためらってはならない．

2. 予防法

- トラスツズマブの心筋障害は一般的に可逆性であることが多いが，アントラサイクリン系抗がん剤での心筋障害は不可逆であり，予防が重要である．アントラサイクリン系抗腫瘍性抗菌薬の累積総投与量の制限を守る（表 6-1）[4]．

- 心毒性の低い薬剤に変更する〔ADR から心毒性が軽微なピラルビシン（pirarubicin；THP）へ変更〕，また，投与方法を変更する（投与時間を長くする，分割投与とするなど）．

- 補液量を調整する〔シスプラチン（cisplatin；CDDP）では腎毒性を軽減するため大量補液を行うことがあるが，カルボプラチン（carboplatin；CBDCA）への変更で大量補液を避けることも検討するなど〕．

- フリーラジカルスカベンジャーである dexrazoxane が欧米で心毒性の軽減に用いられている．ADR 総投与量 300 mg/m^2 以上の場合に投与が推奨されている．

- 定期的な心機能評価（心エコー，心電図や身体所見）を行い，左室駆出率 50 % 以下で薬剤投与中止を検討する．高血圧症は血圧測定を定期的に行い，早期の治療介入が重要である．

- VTE 患者に対し血管新生作用の強い抗がん剤の投与を計画する際には，血栓の増大の有無などを定期的にモニタリングするなど注意深い観察と抗凝固療法などの治療を強化する必要性が出てくると考えられる．

- がん患者であること自体が静脈血栓の高リスクであることを知り（静脈内留置カテーテルの存在などはさらにリスクを増大させる），長期臥床を避け，弾性ストッキングを着用するなど間欠的圧迫法の使用を考慮する．

- 出血リスクが少ない場合は，ヘパリンやワルファリン（warfarin）を用いながら抗がん剤の治療を考慮する．

- 下肢の腫脹，疼痛，色調変化などの VTE に特徴的な症状の有無を診察する．定期的な下肢静脈エコーを実施し，血栓の性状やサイズをフォローする．

- 呼吸苦などの出現の際には，PE 発症を念頭に置き，心電図，心エコー，造影 CT 検査で迅速な診断と治療が開始できるような体制を整える．

- 抗がん剤が引き起こす不整脈の中で，ときに致死的となるものとして torsade de pointes が知られている[5]．この不整脈の発症に大きく関与している心電図異常が QT 延長である．

- 投与前 QTc＞500 msec の症例には投与しない．投与後は心電図を定期的に記録し，QTc を注意深く観察する．QTc＞500 msec となったり，ベースラインより 60 msec 以上の延長を認めたりした場合は，減量や中止を考慮する．特に，スニチニブは用量依存性に QT を延長させることがある（1％未満）ため継続的なモニタリングが必要である[6,7]．

- 心機能低下例や徐脈のある患者も QT が延長しやすいので注意する．低 Ca 血症，低 Mg 血症，低 K 血症などの電解質異常も QT 延長をきたすため，適宜補正する．その他の QT 延長をもたらす薬剤（抗不整脈薬など）との併用には注意する．著明な QT 延長（＞550 msec 程度）をきたした場合，入院加療も考慮して torsade de pointes の出現に備え電気的除細動などを速やかに用いられる環境とする．

［庄司正昭］

参考文献

1) Randall LM, Monk BJ：Bevacizumab toxicities and their management in ovarian cancer. Gynecol Oncol, 117（3）：497-504, 2010.
2) Motzer RJ, Hutson TE, Tomczak P, et al.：Sunitinib versus interferon alfa in metastatic renal-cell carcinoma. N Engl J Med, 356（2）：115-124, 2007.
3) Blom JW, Doggen CJ, Osanto S, et al.：Malignancies, prothrombotic mutations, and the risk of venous thrombosis. JAMA, 293（6）：715-722, 2005.

Lesson 6. 肉腫化学療法の副作用対策と支持療法を理解する

4) Albini A, Pennesi G, Donatelli F, et al.：Cardiotoxicity of anticancer drugs：the need for cardio-oncology and cardio-oncological prevention. J Natl Cancer Inst, 102（1）：14-25, 2010.
5) Krikler DM, Curry PV：Torsade De Pointes, an atypical ventricular tachycardia. Br Heart J, 38（2）：117-120, 1976.
6) Bhojani N, Jeldres C, Patard JJ, et al.：Toxicities associated with the administration of sorafenib, sunitinib, and temsirolimus and their management in patients with metastatic renal cell carcinoma. Eur Urol, 53（5）：917-930, 2008.
7) Hutson TE, Figlin RA, Kuhn JG, et al.：Targeted therapies for metastatic renal cell carcinoma：an overview of toxicity and dosing strategies. Oncologist, 13（10）：1084-1096, 2008.

7 薬物アレルギー・薬疹

A. 薬疹とは[1]

- 薬疹は体内に摂取された薬剤やその代謝産物により誘発される皮膚・粘膜の発疹である．

- 原因薬としては抗菌薬，消炎鎮痛薬，高血圧治療薬，中枢神経作用薬などの頻度が高いが，抗がん薬ももちろん誘因となり得る．

- 薬剤ごとに好発病型があることが知られているが，薬剤や個体側の反応性によりあらゆる皮疹型を取りうる．このため，発疹を診断する際には常に薬疹の可能性を考え，薬剤歴を詳しく聴取する必要がある．

- ウイルス性発疹症や GVHD との鑑別が重要であるが，困難なことも少なくない．

B. 分類

- 発症機序によりアレルギー性と非アレルギー性に大別される．ただし明確に分類できない場合もある．

- アレルギー性のものは用量非依存性，非アレルギー性のものは用量依存性，中毒性である．

- 皮疹の形状によって分類されることも多い．

C. アレルギー機序による薬疹

1. 発症機序

- 薬剤，あるいは血清蛋白などと結合した複合体が抗原性を獲得し，免疫学的な機序を介

して発症する．すなわち，特定の抗原に反応する抗体やリンパ球が生成された個体にのみ生じる．免疫学的な機序としては Coombs & Gell による I 型～IV 型アレルギーのほかに，T 細胞を介した機序が存在すると考えられているが，詳細は不明である．

- **I 型アレルギー**：IgE を介して，抗原曝露後 2 時間以内に蕁麻疹やアナフィラキシーショックをきたす．ペニシリンや NSAIDs の一部などでみられる．

- **II 型アレルギー**：組織に抗原薬剤が結合することで補体の活性化を生じ，溶血性貧血や血小板減少をきたす．紫斑型の一部でみられる．

- **III 型アレルギー**：免疫複合体が組織に沈着して障害を起こすものである．血管炎型がこの機序によるとされている．

- **IV 型アレルギー**：薬剤抗原に感作された T 細胞に引き起こされた反応である．湿疹型など多くの型の薬疹が，IV 型アレルギーまたはそれに類似した T 細胞系の機序によって生じるとされている．

D. アレルギー機序以外の薬疹

- 感作の有無に関わらずだれにでも起こる．副反応，過剰投与，蓄積作用，相互作用，生体側の不耐性，特異体質などが原因となる．

E. 発疹型による分類[2]

- 薬疹のパターンは 10 種類以上あり，ほぼ皮膚科で遭遇するすべての皮疹形態を取りうる（表 7-1）（図 7-1～4）．

- 最も頻度が高いのは紅斑丘疹型（図 7-5）であり，四肢や体幹に浮腫性紅斑が多発する．

［山﨑直也］

表 7-1 発疹の分類

発疹学における原発疹に基づく病型
播種状紅斑丘疹型，水疱，膿疱，紫斑，色素沈着型
皮膚腫瘍科疾患への発疹学的類似性に基づく病型
湿疹，蕁麻疹，紅皮症型，多形紅斑型，光線過敏型，乾癬型，扁平苔癬型，エリテマトーデス型，結節性紅斑型
発疹形態，分布，経過の特徴に基づく病型
固定薬疹，Stevens Johnson 症候群，中毒性表皮壊死症（TEN），薬剤性過敏症症候群（DIHS），Scratch dermatitis 型，手足症候群，間擦疹型

7 薬物アレルギー・薬疹

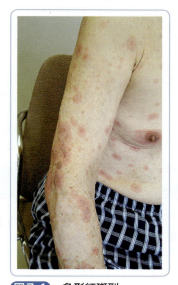

図7-1　多形紅斑型

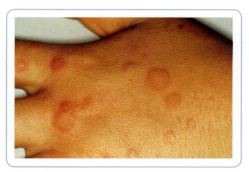

図7-2　蕁麻疹型

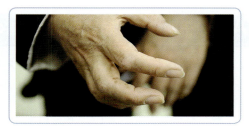

図7-3　色素沈着型

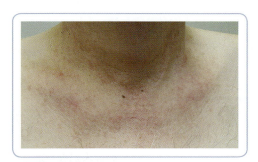

図7-4　光線過敏型

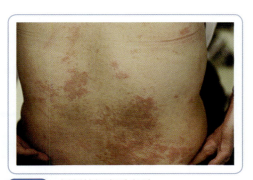

図7-5　播種状紅斑丘疹型

参考文献

1) 清水　宏：あたらしい皮膚科学　第1版．p.126-134，中山書店，2006．
2) 末木博彦：薬疹はどのように分類されるか．皮膚科臨床アセット2　薬疹治療のフロントライン，総編集　古江増隆・専門編集　相原道子，p.2-6，中山書店，2011．

Lesson 6. 肉腫化学療法の副作用対策と支持療法を理解する

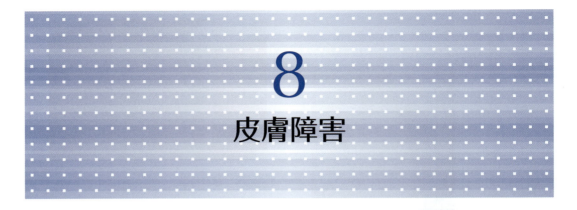

8 皮膚障害

A. 分子標的薬で起こる皮膚障害の特徴

- EGFR（上皮成長因子受容体）チロシンキナーゼ阻害剤および抗EGFRモノクローナル抗体ではほぼ同じ時期に同じ順で，かつ似たような頻度で各種の皮膚障害が出現する．

- それは，まず投与1〜3週で出現するざ瘡様皮膚炎，3〜5週から目立ち始める皮膚乾燥，6〜8週頃出現し重症化しやすい爪囲炎である（図8-1）[2,3]．

- マルチキナーゼ阻害剤で起こる手足症候群はフッ化ピリミジン系抗がん剤で起こるものとは異なり，加重部，被刺激部が角化するという臨床的な特徴を持っている（図8-2）．

- 手足症候群は投与4週以内に過半数が発生するが，その頻度には人種差がありアジア人に多いことが特徴である．

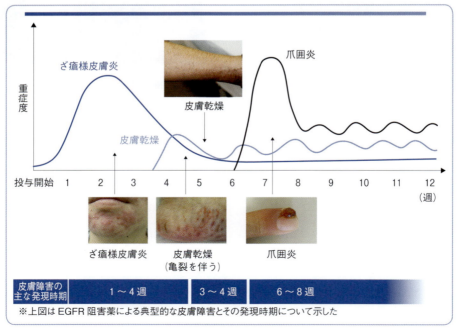

図8-1 投与開始後の治療経過に伴う主な皮膚障害の発現時期

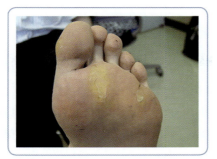

図8-2 ソラフェニブによる手足症候群

B. 肉腫治療と分子標的薬

- 近年，分子標的薬が数多く開発されているが，軟部肉腫に対して投与されるパゾパニブにおける発疹の発生頻度は5〜30％である[4]．

- 隆起性皮膚線維肉腫に対するイマチニブは米国NCCNガイドライン[5]において推奨度の高い治療薬であるが，日本国内での保険適応は認められていない．この薬剤の投与によって播種状紅斑丘疹や多形紅斑をはじめ，多彩な皮疹が出現することが知られている．

C. 皮膚障害対策のあり方

1. スキンケアの励行[6]

スキンケアの基本は**表8-1**の通りである．

2. 皮膚障害の治療

- EGFR系阻害薬関連の皮膚障害の診断・治療方針決定の見本としてエルロチニブで起こ

表8-1 スキンケアの基本

・皮膚を清潔に保つ（保清）	・柔らかい靴の中敷きを利用して足を保護する
・皮膚にうるおいを与える（保湿）	・長時間の歩行は避ける
・皮膚をまもる（保護）	・手足の爪を良く手入れしておく．爪は長めに保ちスクエアカットを心がける
・毎日入浴する	
・入浴時には刺激の少ない石鹸をよく泡だてて，丁寧に洗う	・やすりを使って爪の手入れをする
・温度の高いシャワーや風呂は避け37〜38度程度のぬるめのものとする	・足底の角質が厚い場合や胼胝がある場合などはフットケアを行っておく
・入浴後5〜15分以内に保湿剤を塗布する	・紫外線に注意し直射日光を避ける
・締め付けの強い肌着や靴下の着用は避ける	・日焼け止めを塗布する習慣をつける
・サイズの合った柔らかい材質の靴を履く	・帽子や日傘、長袖の衣服を利用することを心がける

る皮膚障害に関するアルゴリズムを参考にしていただくと良い[7]．保湿剤外用，ステロイド剤外用，ミノサイクリン塩酸塩の内服が基本である．

- **ざ瘡様皮膚炎**：ざ瘡様皮膚炎は最も出現頻度の高い皮膚症状である．典型例においては投与1〜3週間頃が頻発する時期である．

　ざ瘡様皮膚炎は毛包に一致した紅色丘疹や中心部に黄白色調の膿疱を形成する皮疹としてみられ，顔面のほか，頭皮，後頚部，前胸部，上背部，下腹部などに好発する．ざ瘡様皮膚炎は原則無菌性でありステロイド外用剤の投与が有効である．併用する内服薬は皮膚の炎症に対する抗炎症作用が効果的なミノサイクリンが第一選択と考えられる．

- **皮膚乾燥**：投与3〜5週目頃より始まり，四肢の伸側，腰部をはじめ全身が乾燥するが，手足の末端では角質層が乾燥した結果，外力に対して弱くなり容易に亀裂を生じることもある．外用療法の第一選択は保湿剤である．炎症を起こしていない部位にはヘパリン類似物質，ワセリン，尿素軟膏など各種の保湿剤を外用する．かゆみなど炎症症状がみられるときにはvery strongクラス以上のステロイド軟膏も同時に塗布する．掻痒感が強い場合抗アレルギー剤，抗ヒスタミン剤の内服を併用する．

- **爪囲炎**：投与開始6〜8週目前後から起こり始める．同時に多発する場合や，部位を移動しながら，次々に軽快，増悪を繰り返す場合など臨床経過はさまざまである．治療抵抗性であることが多く，他の皮膚障害に比べ重症化しやすい．爪囲炎に対する保存的治療は保湿剤外用とステロイド外用である．内服薬としてはミノサイクリン塩酸塩が第一選択である．スパイラルテープ法（テーピング）によって爪から肉芽への加圧を除去する．特殊な局所処置としてクライオサージェリー，Mohsペースト，ガーター法などがある．劇的に症状を改善させる方法として爪の部分切除をできる病院がある．

- **分子標的薬剤によって起こる手足症候群**：マルチキナーゼ阻害剤ソラフェニブ，スニチニブ，レゴラフェニブでは手足症候群の発生頻度が高く，特にレゴラフェニブ国内第Ⅱ相試験時の手足症候群の発生頻度は80％であった．

　キナーゼ阻害剤で起こるものは手掌，足底に限局性の斑状の発赤ではじまり，加重部や外的な刺激を反復して受ける部位に疼痛をともなった発赤と非常に強い角化を起こすことを特徴とする．これはときに水疱や膿疱様皮疹の形成へと進展する．

　分子標的薬剤で起こる手足症候群は休薬によって速やかに症状，特に疼痛が軽快するという特徴を持っている．

　薬剤としてはまず保湿を目的とした尿素軟膏，白色ワセリン，ヘパリン類似物質などの外用剤の塗布を行う．発赤など炎症所見がみられたらstrongクラス以上のステロイド軟膏を外用する．効果不十分で症状が進行する場合，ステロイドはstrongestクラスまで強いものを塗布するが，それよりも早めの休薬と適切な投与量に減量して再開することが重要であり，有効である．

D. 皮膚障害の予防に関する臨床試験

- 抗 EGFR 抗体によって起る皮膚障害を予防するための臨床試験として STEPP 試験[8]と J-STEPP 試験[9] が行われた.

- J-STEPP 試験は米国での STEPP 試験を日本人を対象に行ったものである.

- これらは FOLFILI＋パニツムマブで治療をうける大腸癌患者で,「保湿剤外用, 日焼け止め外用, ステロイド外用, およびドキシサイクリン内服」によって皮疹を予防した群と, 皮疹が出現したら対症療法を開始する群に分けて前向き臨床試験を行ったもので予防療法群のほうが, 対症療法群に比べて Grade 2 以上の皮膚障害の発現率が有意に低く, また Grade 2 以上の皮膚障害の初回発現までの期間の有意な延長が認められた. 予防の重要性を示唆する結果が得られている.

- 分子標的薬剤によって起こる手足症候群の予防として, リモイスパッドを足底の加重部に貼付することで良好な結果が得られている.

［山﨑直也］

参考文献

1) 山﨑直也：がん治療を目的とした分子標的治療薬に起因する皮膚障害 その1〜分子標的治療薬の台頭とこれに伴って出現する皮膚障害の現状〜. Dermatology Today, 10：12-17, 2012.
2) 山﨑直也：分子標的薬の皮膚障害 分子標的薬剤によっておこる皮膚症有情と対策. Visual Dermatology, 11（7）：756-761, 2012.
3) 山﨑直也：分子標的薬剤によっておこる皮膚症有情と対策. 血液・腫瘍科, 5：564-569, 2010.
4) van der Graaf WT, Blay JY, Chawla SP, et al.：Pazopanib for metastatic soft-tissue sarcoma（PALETTE）：a randomised, double-blind, placebo-controlled phase 3 trial. Lancet 379（9829）：1879-86, 2012.
5) NCCN melanoma guideline. Version 2, 2015.
6) 山﨑直也：がん治療を目的とした分子標的治療薬に起因する皮膚障害 その2〜分子標的治療薬によって起こる皮膚障害と対策〜. Dermatology Today, 11：12-19, 2013.
7) Kiyohara Y, Yamazaki N, Kishi A：Erlotinib-related skin toxicities：Treatment strategies in patients with metastatic non-small cell lung cancer. J Am Acad Dermatol, 69（3）：463-472, 2013.
8) Lacouture ME, Mitchell E, Piperdi B, et al.：Skin toxicity evaluation protocol with panitumumab（STEPP）, a phase II, open-label, randomized trial evaluating the impact of a pre-Emptive Skin treatment regimen on skin toxicities and quality of life in patients with metastatic colorectal cancer. J Clin Oncol, 28（8）：1351-1357, 2010.
9) Kobayashi Y, Komatsu Y, Yuki S, et al.：Randomized controlled trial on the skin toxicity of panitumumab in Japanese patients with metastatic colorectal cancer：HGCSG1001 study；J-STEPP. Future Oncol, 11（4）：617-627, 2015.

Lesson 6. 肉腫化学療法の副作用対策と支持療法を理解する

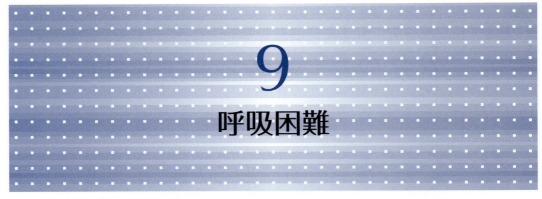

9 呼吸困難

- がん患者に生ずる呼吸困難は，放置すると致死的になる可能性のある重大な病態が隠されていることが多い．また疾患と治療により，基礎体力の低下や免疫力の低下により病態の進行も早く重篤化しやすい．

- 呼吸困難の原因は心肺に重篤な異常がある緊急事態の場合から，不安などから誘発される非器質的なものまでさまざまである．ここでは正しく診断と治療がされないと重篤な結果につながる緊急事態を中心に述べる．

A. 呼吸困難患者を診たとき，ただちにチェックする事項

- 患者を診察するときに，必ずパルスオキシメータで脈拍数と酸素飽和度を調べる．
  - 低酸素血症があるか？
  - 呼吸数や脈拍数などのバイタルサインは？
  - 気道閉塞など急に窒息などをきたすような状態か？
  - アナフィラキシーショックなどの症状の一つか？

B. 各状態における鑑別点と注意点

1. 低酸素血症

　SaO_2 90％以下の低酸素血症はただちに原因を究明し，酸素投与を開始しないと致死的になる可能性がある．主な鑑別疾患は下記である．

- **心不全**：体重増加，浮腫，頸静脈怒張，肺クラックル，胸部X線で心拡大，肺うっ血．

- **肺塞栓**：正常の胸部X線写真，D-dimerの上昇，四肢の浮腫（深部静脈血栓症によるもので，特に非対称性のときには疑いが強い）．Wells criteria（**表9-1**)[1)] などの臨床的可能性を注意深く検討する．
  - 小さな塞栓の場合，発症時に胸部違和感がある以外低酸素血症やその他の所見がない

場合もある．

- 確定診断には肺塞栓症の診断に適したタイミングでの造影 CT が必要である．腎不全で造影剤の投与ができない場合，換気血流シンチグラフィ（VQ スキャン）があるが通常緊急では施行できない．Wells criteria などの臨床所見の詳細な検討が必要である．

表9-1　Wells criteria

臨床的条件	点数
深部静脈血栓症の症状	3
肺塞栓症以外の診断の可能性が低い	3
脈拍数＞100/min	1.5
3 日以上の臥床，または 4 週間以内の手術	1.5
肺塞栓症または深部静脈血栓症の既往歴	1.5
血痰	1
悪性腫瘍	1

肺塞栓症の可能性	上記の合計点
高い	＞6
中等度	2～6
低い	＜2

- 高感度 D-dimer は基準値以内である場合，血栓症の除外が可能であるが，進行がん患者では血栓症がなくても D-dimer が高値である場合が多い．また術後や侵襲的処置後でも D-dimer は高値となるため診断に役立たないことが多い．
- VQ スキャン検査などの診断的検査ができるまで臨床診断で抗凝固療法を開始しなくてはならない場面もあると思う．抗凝固療法は出血のリスクがある治療であり，診断が不確実である場合，併存する病態や今後起こりうるさまざまな病態に配慮した高度の診療技術が必要である．

● 気胸：患側の呼吸音減弱，胸部 X 線で肺の虚脱．

● 心タンポナーデ：胸部 X 線で心拡大，奇脈（吸気時に血圧が低下すること），心エコーや CT で心嚢液貯留．

● 喘息：喘鳴，胸部 X 線で肺の過膨張，気管支喘息の既往．

● 気道閉塞：聴診でストライダー，CT で気道の狭窄病変．

● 肺炎：発熱，胸部 X 線や CT で肺浸潤影．

● 急性肺障害，ARDS：びまん性の肺浸潤影や間質影．

● 胸水貯留：患側の呼吸音減弱，打診で濁音，胸部 X 線や CT で胸水．

● 敗血症などの重症感染症：発熱，正常の胸部 X 線（併存する肺疾患がなければ），血圧低下，尿量低下，指先の冷汗/チアノーゼ（末梢循環不全），低酸素血症，動脈血ガスで $AaDO_2$ の開大．

● 慢性呼吸不全による低酸素血症患者に生じた肺炎などによる増悪：COPD（慢性閉塞性肺疾患）などの基礎疾患の存在，いつもの呼吸困難よりも悪化，発熱．

2. 呼吸数

一般的に 1 分間に 40 以上の頻呼吸はただちに原因を究明すると同時に，治療開始しないと呼吸不全に陥る危険がある．正しい治療法は原因により異なる．

- 器質的疾患の場合，通常は低酸素血症の代償反応であることが多い．

- 肺炎や ARDS に伴う呼吸不全で酸素投与によっても改善しない場合，陽圧換気や呼吸補助のための人工呼吸管理（気管内挿管または BiPAP での人工呼吸）を考慮する．

3. 脈拍数

最も簡便に評価でき，病態把握に役立つ重要なバイタルサインであり，一見安定している患者の診察で，はじめに着目すべきポイントである．

- 頻脈がある場合，感染症，心不全，肺塞栓，種々の原因による低酸素血症がある場合が多い．

- 徐脈は呼吸困難に伴って生じた場合，洞不全症候群，房室ブロックなど重篤な徐脈性不整脈の場合がある．

4. 気道閉塞

咽喉頭や気管内の腫瘍の増大にて気道が狭窄や閉塞した状態．そこに粘性の高い分泌物（痰など）や異物が詰まると窒息し，突然死するリスクが高い．

- 気道閉塞は，相当狭窄が進むまで症状が出ないことが多いので注意する．そして症状が出現したときには窒息死する危険がある．

- 胸部や縦隔や頭頸部に腫瘍があり，呼吸困難や喀痰増加などが急に生じた場合，気道閉塞や狭窄を疑って呼吸状態を評価しながら緊急で頸胸部 CT を撮影する．単純 CT で十分気道狭窄はわかる．

- 気道狭窄を発見した場合，狭窄部位へのステント挿入や気管切開などにて気道を確保する必要がある．

5. アナフィラキシーおよび過敏反応

化学療法投与最中に生ずる緊急症で頻度が高いものは，これらのアレルギー反応である．皮膚の発赤，血圧低下と並び，初期の症状の一つとして呼吸困難は多い．

6. 重度の貧血

重度の貧血（Hb 8 g/dL 以下）では呼吸困難を生ずることもある．特に急性の低下では体が貧血に慣れていないため生じやすい．また心肺に基礎疾患がある場合は Hb 9〜10 g/dL 程度の貧血でも呼吸困難や倦怠感が生ずることもある．

C. 各病態への対処法

病態精査と同時に，低酸素血症がある患者にはまず酸素を投与し，SaO_2 を92％以上に上昇させる．同時に全身状態の評価をし，原因に対し特異的に治療をする．

- **心不全**：利尿薬，血管拡張薬など．

- **肺塞栓**（深部静脈血栓症の治療も同じ）：
  - 抗凝固療法は通常未分画ヘパリンの持続静注にて治療を開始する．未分画ヘパリンにて aPTT が治療域になった後にワルファリン（warfarin）の併用を開始し，最低5日間併用する．PT/INR も測定し，INR が2日間連続して治療域に入ったらヘパリンを中止してよい．ワルファリンは薬効開始まで1週間を要し，その間プロテインＣの減少による過凝固状態となるため，ワルファリン単独で治療を開始するのは間違いであり，危険である．
  - ヘパリン惹起性血小板減少症の急性期の場合は直接抗トロンビン薬であるアルガトロバン（argatroban）の持続静注を開始する．
  - 治療域の INR でも悪性腫瘍患者では血栓症が再発する場合が少なくない（ワルファリン耐性）．その場合未分画ヘパリンの長期間の治療が必要となるが，皮下注射に切り替えて外来治療に移行した場合は，至適治療域をモニタして継続するのは医師/患者ともに煩雑で困難な場合が多い．また出血の合併症も少なくない．特に化学療法中で血小板数減少をきたしている場合は，なおさら煩雑である．静脈血栓症に対する長期間の低分子ヘパリンやフォンダパリヌクス（fondaparinux）の外来での保険適用拡大が望まれる．
  - 下大静脈フィルタは急性期にもう1回下肢から血栓が飛ぶと致死的になる場合と，抗凝固の禁忌の場合などが良い適応であるが，フィルタ自体には抗凝固作用はなく，また長期的には肺塞栓予防効果も乏しい．当然ながら上肢の血栓症に下大静脈フィルタは無効．抗凝固の禁忌がなくなるまで一時的フィルタ挿入でしのぐこともある．
  - 抗凝固療法は日本循環器学会のガイドラインを参照[2]．至適 INR は日本人では1.5〜2.5 とあるが，ランダム化試験に基づいておらず，かつ過凝固状態の悪性腫瘍患者へは欧米と同じ INR 2〜3で治療することも検討する．ただし，ワルファリン耐性の場合はそれでも血栓症の発症があり，長期のヘパリン治療が必要なケースも少なくない．

- **気胸**：胸腔ドレーン挿入．

  ＜パゾパニブ（pazopanib）と肺合併症について＞
  - パゾパニブ使用中は，おそらく胸膜直下の転移巣腫瘍壊死による胸膜の破綻に伴う気胸の発生がしばしばみられる．また胸膜直下に腫瘍が存在しない場合でも気胸を生ずることもあり，この薬剤と気胸発生との関連が示唆される．

Lesson 6. 肉腫化学療法の副作用対策と支持療法を理解する

- パゾパニブは薬効上，創傷治癒を阻害し，気胸の修復過程に悪影響を及ぼすと考えられる．そのため気胸が発生したらパゾパニブを中止する必要がある．
- 気胸の程度により，軽い場合は胸腔ドレーンを挿入せず保存的にみることができる場合があるが，軽症以上であったり，症状がある場合は胸腔ドレーンを挿入する必要があり，ドレーンの創部の治癒も阻害されるため，パゾパニブはしばらく投与できない．そのため気胸は厄介な問題である．
- パゾパニブ以外のVEGF阻害薬では気胸は通常頻発する合併症ではないため，ある程度パゾパニブに特徴的ともいえる．
- パゾパニブは気管と気管支に顔を出している腫瘍の表面からの出血を助長する可能性もあり，血痰や喀血が毒性の一つとして数えられている．こちらも重度のものはパゾパニブ中止が必要である．oozing程度の粘膜の出血にはトランサミン®が有効である場合があるが，トランサミン®はDICに禁忌で，また血栓症を助長するので使用するときには注意する．腫瘍からの出血を繰り返す場合，局所の放射線治療が有効な場合がある．

● 心タンポナーデ：心嚢ドレナージ，その後適応を考慮し，全身療法や心膜癒着術も考慮．

● 喘息：気管支拡張薬，ステロイドホルモン全身投与．

● 気道閉塞：閉塞部位により気管切開，気管ステント挿入，緊急性がなければ原疾患に対する治療（放射線や化学療法など）．肉腫の肺転移でしばしば経験するのが中枢に近い気管支が腫瘍で閉塞することによる呼吸不全である．同時に肺の他部位にも転移があり，そこだけに放射線治療をすることに効果があるかどうかの判断が難しい．しかし，気管支に留置できるステントはなく，機械的に拡張させる方法は放射線治療以外にはあまりない．化学療法感受性であれば化学療法にて改善する場合もある．

● 肺炎
- 細菌性：低酸素血症をきたすくらいの肺炎は重症であり，起炎菌の推定と同定を慎重にする．施設内で生じた重症肺炎には通常緑膿菌を含む広域カバーの抗菌薬の使用が推奨される〔セフェピム（cefepime；CFPM）など〕．誤嚥のリスクがある場合は嫌気性菌もカバーする〔ピペラシリン（piperacillin；PIPC）・タゾバクタム（tazobactam；TAZ）など〕．septic emboliが疑われる場合（肺に多発結節が急に出現）はMRSAもカバーする〔バンコマイシン（vancomycin；VCM）など〕．
- 真菌性：担がん患者は免疫不全であり，真菌性肺炎となった場合，通常，起炎菌はCandidaまたはAspergillusが多い．その場合それぞれミカファンギン（micafungin；MCFG），ボリコナゾール（voriconazole；VRCZ）が推奨される．起炎菌の同定には気管支鏡検査が必要な場合が多い．びまん性の陰影ではニューモシスチス肺炎を忘れない．
- 薬剤性：被疑薬中止とサポーティブケアとステロイドが治療である．

- ゲフィチニブ（gefitinib），エルロチニブ（erlotinib），クリゾチニブ（crizotinib），エベロリムス（everolimus），セツキシマブ（cetuximab），アムルビシン（amrubicin），ドセタキセル（docetaxel；DOC），ブレオマイシン（bleomycin；BLM）は間質性肺炎を生じやすく，またしっかり治療されないと致死的な場合もある．特にゲフィチニブ，エルロチニブはどの試験やデータでも約5％の間質性肺炎発症率とそれによる約2％の死亡率があり危険である[3]．発生した場合にはただちに対応し，ステロイド療法を施行する．
- その他メトトレキサート（methotrexate；MTX），シクロホスファミド（cyclophosphamide；CPA），ビンブラスチン（vinblastine；VLB），パクリタキセル（paclitaxel；PTX），イリノテカン（irinotecan；CTP-11）など肉腫で使用される多くの化学療法で間質性肺炎の発症はよく知られている．どの薬剤でも生ずる可能性があることを肝に命じて診療する．

● **急性肺障害，ARDS**：サポーティブケア，ときにステロイド．

● **胸水貯留**：治療が必要な胸水は，低酸素や呼吸困難などの有症状の場合，あるいは肺がつぶれて再拡張しなくなり将来呼吸不全の一因になることを防止する場合である．また，胸水の原因診断のために穿刺する場合もある．胸水を排液し再び貯留しなくする治療は穿刺排液と胸腔ドレーン挿入と胸膜癒着術である．
- がん性：腫瘍に対する全身療法が無効や適応でない場合，穿刺排液を施行するが，数回繰り返すうちに貯留しなくなる場合がある．しかし，その後も貯留し続けたり，胸水が大量である場合は早めに胸腔ドレーンを挿入し排液→胸膜癒着を考慮する．
  一般的にドレーン排液量が1日150 mL以下になったら癒着剤を入れる．癒着剤にはミノサイクリン（minocycline；MINO），ピシバニール®，タルク（talc）があるが，一長一短がある．著者はMINOまたはピシバニール®を使用することが多い．癒着剤注入後は胸膜炎症反応による発熱と疼痛と胸水増加が一時的に生ずる．その後胸水が減ったらドレーンを抜去する．
- 薬剤性：DOCやイマチニブ（imatinib）によるものが多いと思われる．薬剤中止にて改善することが多いが，DOCによるものはステロイドが有効である．利尿薬も胸水減少に有効．イマチニブは心不全を併発している場合が多い．心不全の治療と利尿薬をうまく使用する．
- 心不全や肺炎などによる二次的なもの：それぞれの治療をする．

● **敗血症などの重症感染症**：治療し損ねると致死的になるため起炎菌の推定を慎重にして初期には可能性のあるすべての菌をカバーするように広域スペクトラムの抗菌薬を使用する．各施設での起炎菌と薬剤耐性スペクトラムを参考に選択するが，普通緑膿菌とMRSAを含む広域の抗菌カバーをすることが可能なPIPC/TAZ（ゾシン®）とVCMの組み合わせが使用されることが多いと思われる．真菌血症の疑いや深在性真菌症の可能性

がある場合，MCFGやVRCZを加える．抗菌薬開始前に血液培養，尿培養，喀痰培養など各種培養を提出する．輸液/全身管理などのサポーティブケアと迅速な抗菌薬開始が重要である．

- **慢性呼吸不全による低酸素血症患者に生じた肺炎などによる増悪**：血液ガスで二酸化炭素貯留がないか確認しながら慎重に酸素投与（CO_2ナルコーシスにならないように），抗菌薬，気管支拡張薬，呼吸管理．

- **アナフィラキシー**：薬剤中止，ルートを根本からつなぎ直す，細胞外液輸液，ボスミン®，ステロイド，抗ヒスタミン薬，サポーティブケア．

- **貧血**：呼吸困難をきたしている貧血では輸血が必要である．輸血する場合Hbは8 g/dL，心肺に基礎疾患がある場合は9 g/dL以上を目標にする．

［大山　優］

参考文献

1) Wells PS, Anderson DR, Rodger M, et al.：Derivation of a simple clinical model to categorize patients probability of pulmonary embolism：increasing the models utility with the SimpliRED D-dimer. Thromb Haemost, 83（3）：416-420, 2000.
2) http://www.j-circ.or.jp/guideline/pdf/JCS2009_andoh_h.pdf
3) Nakagawa K, Kudoh S, Ohe Y, et al.：Postmarketing surveillance study of erlotinib in Japanese patients with non-small-cell lung cancer（NSCLC）：an interim analysis of 3488 patients（POLARSTAR）. J Thorac Oncol, 7（8）：1296-1303, 2012.

10 浮　腫

A. 浮腫をみた場合のアプローチ方法

　浮腫は皮下の水分が増加し，その部位が盛り上がっている状態を表す．肉腫を含む悪性腫瘍や，その他診療全般で頻繁に遭遇する症状の一つである．浮腫をもつ患者を診療した場合，下記の点に注意し，その病体の把握と治療をしてゆく．

- 浮腫の生じている部位
    - 限局性か，全身性か？：全身を診察し，浮腫のある部位をすべて同定する．見逃しやすい場所は背部，仙骨部，外陰部である．症状を訴えない患者は口腔内も観察する．
    - 限局性の場合どこにあるか？
    - 程度はどれくらいか？

- いつから出現したか？　悪化しつつあるか？

- 浮腫以外の身体所見は？
    - 水分のintake（経口摂取と点滴）とoutput（尿量，ドレーン排液量，不感蒸泄）の量は？
    - バイタルサインは？：特に頻脈の存在は脱水，呼吸不全，心不全，発熱，感染症の初期徴候の一つである可能性があり見逃さない．
    - 局所の発赤は感染（蜂窩織炎など）の可能性があり，蕁麻疹の存在はアレルギーを強く疑う．

- 悪性腫瘍はどこにあるのか？　どこに転移しているのか？

- 静脈閉塞をきたす血栓症や腫瘍塞栓はないか？

- 浮腫をきたす基礎疾患は？
    - 心不全，低アルブミン血症（タンパク尿，低栄養），肝硬変．

- 薬剤アレルギーなどアレルギー疾患や血管浮腫の可能性は？

Lesson 6. 肉腫化学療法の副作用対策と支持療法を理解する

B. 浮腫のある部位による検討事項

- ●浮腫が片方の上肢や下肢に限局している場合
  - ・原因で多いのは悪性腫瘍によるリンパ流の障害や静脈の圧迫による血流のうっ滞である．身体所見や画像で原因が明らかになる場合が多い．
  - ・乳癌などで腋窩リンパ節郭清が施行された後や，その他の疾患により鼠径部リンパ節郭清が施行された後でも，それより末梢のリンパ流の領域が浮腫になる．
  - ・深部静脈血栓症も血栓の生じている部位以下に一致して浮腫がみられる（しかし深部静脈血栓症は浮腫や自覚症状がまったくない場合も多い）．
  - ・脳血管障害や中枢神経の障害で麻痺が生じている四肢にも慢性の浮腫が出ることがある．

- ●両下肢全体の浮腫
  - ・下大静脈の閉塞が多いが，心不全や，低アルブミン血症で上半身を挙上している人にも多い．
  - ・心不全の中でも特に右心不全がある場合，浮腫が著しい（腹水が同時にある場合も多い）．
  - ・がん性腹膜炎による腹水貯留がある場合も同時に両下肢浮腫を伴う場合が多い．

- ●顔面を含む両上肢の浮腫：上大静脈の狭窄や閉塞にて上大静脈症候群をきたしているときに出現する．原因は腫瘍（肺癌や悪性リンパ腫で多い）や血栓が多い．

- ●仙骨部や背部の浮腫：臥床している患者で低アルブミン血症や体内水分過多，慢性心不全が多い．

C. 全身的な原因

- ●低アルブミン血症
  - ・腎臓からの喪失：ネフローゼ
  - ・肝臓でのアルブミン合成障害：肝硬変
  - ・低栄養，悪液質

- ●水分過多
  - ・輸液過多
  - ・水分やナトリウム摂取過多
  - ・腎不全による水分排泄障害

- 心不全
    - 左心不全：胸水や肺うっ血を伴うことも多い．
    - 右心不全：腹水，胸水も貯留する．
    - 収縮性心膜炎，心タンポナーデ：奇脈や心エコー所見が診断に役立つ．
- 甲状腺機能低下：教科書的に non-pitting edema といい，指で圧迫しても圧痕が残らない．甲状腺機能検査（Free T 4 と TSH）でスクリーニングする．
- 薬剤性
    - ドセタキセル（docetaxel；DOC）
    - イマチニブ（imatinib）
    - パクリタキセル（paclitaxel；PTX）
    - 抗がん剤ではないがカルシウムチャネル阻害薬は薬剤性の浮腫をきたしやすい．
    - チアゾリジン系の経口血糖降下薬〔ピオグリタゾン（pioglitazone），商品名アクトス®〕：心不全もきたすことがあり，もともと心不全がある症例には推奨されない[1]．

D. 治療アプローチ

- 原因を究明し治療するが，明らかな心不全や低アルブミン血症はきちんと診察と血液検査をすれば見逃すことは少ない．
- 心不全や低アルブミン血症などは，それらを改善しないと浮腫を改善させることは難しい．また安易な利尿薬使用は，ときに血管内水分ボリュームの減少を招き，腎血流減少→腎前性急性腎不全を誘発することがあるので注意する．
- 心不全や低アルブミン血症以外が原因の浮腫で，肉腫診療で遭遇する機会の多いのは下記である．それぞれの治療方法を解説する．
    - 全身状態の悪化と臓器障害に伴う水分バランスの崩れにより水分過多になっている状態
    - 腫瘍による静脈やリンパ管閉塞
    - 深部静脈血栓症
- 全身状態の悪化と臓器障害に伴う水分バランスの崩れにより水分過多になっている状態
    - 患者のこれまでの水分と電解質の出納，現在の診察所見，心肺機能，腎機能などから体内水分量を推定する．水分過剰であれば，輸液量を少なくするか，輸液を止める．またはループ利尿薬にて利尿を図る．利尿薬にて血管内脱水にし過ぎて腎機能の悪化をさせないように注意する．
    - ループ利尿薬はカリウム喪失を招き低K血症をきたすことが多い．利尿薬使用中は電解質を適宜モニタし，必要に応じて経口や静注で電解質を補正しバランスが崩れな

- いように注意深くマネジメントをする．
- 電解質異常は気づかずに放置してしまうと患者の急変を招くことが少なくない．電解質はNa，K，Clだけでなく，Ca，P，Mgも適宜測定し，異常の原因を究明し，補正する．化学療法中はこれらすべての電解質異常をきたすことが多いので注意する．
- セツキシマブ（cetuximab）やパニツムマブ（panitumumab）などの抗EGFR抗体薬は低Mg血症をきたしやすい．
- デノスマブ（denosumab）はときに致死的な低Ca血症と低P血症をきたすことがあり，カルシウムとビタミンDの摂取（ただし活性型ビタミンDを用いた場合，Ca製剤と同時併用すると高Ca血症をきたすこともあるので注意）とモニタが必要である．低Ca血症と低P血症は，ときにビスホスホネート製剤でも生ずる．
- 低栄養患者は低P血症をきたしやすい．血清Pは最低でも1 mg/dL以上を保たないと危険であるため，経口や静注で補正する．
- シスプラチン（cisplatin；CDDP）は腎障害をきたすので投与前から大量輸液をするのは周知だが，低K血症と低Mg血症もきたしやすいので注意する．
- 一般生化学検査に加え，血清と尿の浸透圧，尿中排泄Na量を測定すると，水・電解質バランス異常の診断に役立つ．
- 悪性腫瘍患者における低Na血症では，SIADH（syndrome of inappropriate secretion of anti-diuretic hormone）が併存していることもある．悪性腫瘍患者におけるSIADHの治療は，単純な水分制限では血管内脱水を招くこともあるので注意する．
- 水・電解質異常のマネジメントは全身管理の基本であり，詳細な内科的知識が欠かせない．輸液と電解質マネジメントの詳細は本書の範疇を超えるので電解質と輸液の本を参照．
- 低アルブミン血症の改善のためだけのアルブミンの点滴の使用は予後の改善につながらないことが多く，医療資源の観点からも安易な使用は慎む．

● 腫瘍による静脈やリンパ管閉塞
- 転移進行した肉腫ではよくある．その場合，局所を切除するdebulking surgeryはあまり予後を改善しないことが多い．
- その代わり腫瘍縮小を目的に緩和的放射線照射はしばしば用いられる．浮腫をかなり改善させることは放射線感受性の良好な一部の腫瘍に限られるが，放射線感受性が良好でない腫瘍でも浮腫が多少改善するなど一定の症状改善の効果がみられることが多い．
- 全身療法が適応になる場合はそれにて腫瘍縮小を得て浮腫が改善されることもある．
- 切除，放射線治療，全身療法が適応にならない場合ステロイドホルモンが多少症状緩和に有効なことがあるが，理論的には浮腫改善効果はほとんどないはずである．しかし，上大静脈症候群ではステロイドは浮腫と症状改善に役立つことが多い．

10 浮　腫

● 深部静脈血栓症
- 悪性腫瘍は過凝固状態にあり，化学療法の施行によりその程度が上昇する．進行悪性腫瘍患者は PS（performance status）低下，静脈の閉塞などからさらにリスクが上昇しているため，深部静脈血栓症の発症頻度は高い．診断には最終的に画像が欠かせない．スクリーニングに高感度 D-dimer の測定が有用で，基準値以下であれば血栓症の存在を否定できる．しかし，進行悪性腫瘍患者は血栓症がなくても D-dimer が上昇していることが多く，血栓の存在を診断するには超音波ドプラ検査や CT や MRI などの画像が必要である．この疾患は抗凝固療法で治療可能であり，適切な治療により症状を改善したり，肺塞栓症などの重篤な合併症を防止できる．
- 抗凝固療法は呼吸困難の項（p.299）の肺塞栓の治療の項目を参照．

● 薬剤性
- ドセタキセル（DOC）：薬剤中止にて改善することが多いが，DOC によるものはステロイドが有効である[2]．浮腫の他に胸水，腹水，間質性肺炎を併発することがある．利尿薬も浮腫や体液貯留減少に有効．
- イマチニブ：イマチニブによる浮腫は心不全を併発している場合もあるので注意する[3]．その場合心不全の治療と利尿薬をうまく使用する．単なる浮腫の場合はフロセミド（furosemide）などのループ利尿薬を併用する．
- パクリタキセル：同じタキサン系である DOC よりも頻度や程度が軽いことが多い．治療アプローチも DOC と同じ．
- カルシウムチャネル拮抗薬で浮腫が出現した場合，他剤に変更する．

● 上記治療可能な状態でない場合，施行可能な処置として下記がある．

● 患肢に弾性ストッキング
- 平易な理論からすると，圧力をかけることにより血栓より末梢の血管内圧が上昇し，血栓が遊離し肺塞栓症を発症する危険もあると思われるが，その危険性を直接証明した文献は著者の知る範囲ではない．そのため急性の血栓症がある場合は，抗凝固療法にて症状が改善してから装着するほうがよいだろう[4]．著者は血栓症の急性期に弾性ストッキングは使用しないようにしている．
- 急性の血栓症以外が原因のリンパ浮腫には弾性ストッキングは一定の浮腫改善効果がある．

● 患肢にリンパマッサージ
- 上記の弾性ストッキングと同じ理屈で急性の血栓症がある場合は施行しないほうがよいと思われるが，著者の知る限り文献的根拠はない．
- それ以外の浮腫には症状改善のために施行される．

Lesson 6. 肉腫化学療法の副作用対策と支持療法を理解する

- 患肢の挙上（特に就寝時に枕を入れて挙上する）：禁忌はなく，可能な範囲で推奨される．

- 閉塞した静脈を機械的に再開させるために血管内ステントを留置することは侵襲性が高く通常施行されないが，上大静脈症候群の改善のためにはしばしば考慮される．

［大山　優］

参考文献

1) Piccart MJ, Klijn J, Paridaens R, et al.：Corticosteroids significantly delay the onset of docetaxel-induced fluid retention：final results of a randomized study of the European Organization for Research and Treatment of Cancer Investigational Drug Branch for Breast Cancer. J Clin Oncol, 15（9）：3149-3155, 1997.

2) Nesto RW, Bell D, Bonow RO, et al.：Thiazolidinedione use, fluid retention, and congestive heart failure：a consensus statement from the American Heart Association and American Diabetes Association. October 7, 2003. Circulation, 108（23）：2941-2948, 2003.

3) Kerkelä R, Grazette L, Yacobi R, et al.：Cardiotoxicity of the cancer therapeutic agent imatinib mesylate. Nat Med, 12（8）：908-916, 2006.

4) Treatment of lower extremity deep vein thrombosis. Ambulation and compression stockings. UpToDate® (June 30, 2014)

Lesson 7

がん骨転移の薬物療法・
支持療法を理解する

Lesson 7. がん骨転移の薬物療法・支持療法を理解する

1 骨転移の薬物療法

A. 骨転移の癌腫別頻度

- 骨転移に関する情報は十分に集積されていない．日本整形外科学会の調査によると5,141件中，肺癌24.8％，乳癌14.2％，腎癌10.5％，前立腺癌7.3％，肝癌6.5％である（図1-1）．

- 骨転移の罹患者数は米国のコホート研究では2008年12月の定点で約28万人と見積もられた[1]．わが国では10万人以上の罹患者が見込まれる．

- 骨転移を生じやすい癌腫は肺癌（30〜40％），乳癌（65〜75％），前立腺癌（65〜75％），腎癌（20〜35％），甲状腺癌（40〜60％）である．一方，消化器癌（5％）では少ない[2]．

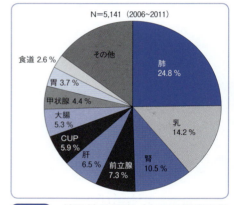

図1-1 続発性骨腫瘍（全国骨腫瘍登録一覧表2011）
〔日本整形外科学会・国立がん研究センター（91施設）調べ〕

B. 骨転移の病態

- 骨転移の病態には放射線治療や整形外科的治療を必要とするがん性疼痛，病的骨折，脊髄圧迫症，高カルシウム（Ca）血症などがある．これらは骨関連事象（skeletal related event；SRE）と呼ばれる．

- 病的骨折，脊髄圧迫症，高Ca血症，骨髄癌症，播種性血管内凝固症候群（DIC）にはエマージェントな対応が必要となる．骨転移は生命予後，QOL，経済的負担などへ負のインパクトが大きい．

C. 骨転移の診断

- 骨転移はX線，CT，MRI，骨シンチグラフィ，^{18}F-FDG PET-CT などで診断される．

- European Expert Panel では肺癌に対し，初診時からのアセスメントを推奨し，特に PET-CT を勧めている．

D. 薬物療法の適応

1. エマージェンシー

- エマージェンシーな状況では，まずそれらに対応する必要がある．

a）脊髄圧迫／骨折

- 脊髄圧迫の頻度は10％未満，骨折の頻度は20〜40％である[2]．脊髄圧迫の症状は背部痛，特に治療抵抗性の痛み，就寝時や安静時の痛み，下肢の脱力感などである．

- 手術療法，装具，外照射，薬物療法，インターベンショナル・ラジオロジーなどの適応を考慮する．

b）骨髄癌症／DIC（頻度不明）

- 骨転移は血行性転移，circulating tumor cell（CTC）の存在を示唆する．

- CTC がトリガーとなって DIC を発症すると思われる．広範な骨転移症例では血小板数減少が著明な例も少なくない．DIC 治療薬である遺伝子組換えトロンボモジュリンが有効性を示すことが少なくない．

- 骨髄癌症による骨髄低形成時も抗悪性腫瘍薬の使用を考慮するが，特に殺細胞性抗がん剤は浸潤しているがん細胞に感受性がなければ重篤な有害事象を惹起するため，適応を慎重に考慮する．

- 「初回治療」か「抗がん剤治療歴があり感受性は期待できない」か，加えてインフォームドコンセントも重要な治療決定因子となる．

c）高Ca血症

- 頻度は20〜40％[2]であり，低アルブミン（Alb）血症がある場合，Payne の式で補正する．〔補正 Ca 濃度（mg/dL）＝血清 Ca 濃度（mg/dL）－血清 Alb 濃度（g/dL）＋4〕[2]．

- 15 mg/dL 以上，重症の神経症状を伴う高 Ca 血症は生理食塩水の補液，ゾレドロン酸（zoledronic acid）の投与を行う．

Lesson 7. がん骨転移の薬物療法・支持療法を理解する

表 1-1 骨転移を呈しやすい原発癌腫に使用される主な抗悪性腫瘍薬

	殺細胞性抗がん剤	内分泌療法薬	分子標的治療薬
肺癌	パクリタキセル，ドセタキセル，カルボプラチン，ゲムシタビン，ペメトレキセドほか		ゲフィチニブ，エルロチニブ，ベバシズマブ，クリゾチニブほか
乳癌	パクリタキセル，ドセタキセル，ドキソルビシン，シクロホスファミド，ビノレルビンほか	タモキシフェン，アロマターゼ阻害薬，リュープロレリン，ゴセレリンほか	トラスツズマブ，ラパチニブ，ペルツズマブ，トラスツズマブエムタンシンほか
前立腺癌	ドセタキセル，ステロイドホルモンほか	リュープロレリン，ゴセレリン，デガレリクス，ビカルタミド，フルタミドほか	（カボザンチニブ）
腎癌	インターフェロン-α，インターロイキン-2ほか		ソラフェニブ，スニチニブ，エベロリムス，テムシロリムス，アキシチニブほか
甲状腺癌			（ソラフェニブ）

2. 抗悪性腫瘍薬

a）適 応

- 骨転移は進行がんの中では部分病変であり，骨転移のみに焦点を当てた報告は少ない．

- 骨転移を起こしやすい肺癌，乳癌，前立腺癌，腎癌，甲状腺癌のうち，甲状腺癌を除いて標準的な薬物療法が確立している（表1-1）．これらの詳細については成書を参照されたい．

- 進行甲状腺癌もソラフェニブ（sorafenib）の有効性が認められた．またMETとvascular endothelial growth factor receptor（VEGFR）2のデュアル阻害薬カボザンチニブは去勢治療抵抗性前立腺癌の骨転移に12％のcomplete responseと報告された（ただし第Ⅱ相試験）．

b）骨修飾薬（bone modifying agent；BMA）

- BMAはがん細胞を直接標的とせず，主に破骨細胞を標的とする．BMAは，ヒドロキシアパタイトとの結合力が最も強いヘテロサイクリック窒素含有ビスホスホネート製剤であるゾレドロン酸と抗RANKL（receptor activator of nuclear factor-κB ligand）抗体のデノスマブ（denosumab）に代表される．

- ゾレドロン酸は点滴静注製剤（4 mg，15分の点滴，3〜4週ごと）であり，ビスホスホネート製剤中，最も簡便性が高い．

- デノスマブ（120 mg）は皮下注製剤（4週ごと）である．ゾレドロン酸とデノスマブの併用は行わない．

- 臨床試験でBMAが使用された原発病巣は肺，乳腺，前立腺，腎，骨髄腫などである．消化器癌などの骨転移のエビデンスは少ないが，骨転移形成のメカニズムは共通であり，これらにも応用可能である．

- 肺癌などの骨転移に対するゾレドロン酸の奏効率（8％）が示すようにBMAはSREの抑止という緩和的な側面が強く[3]，BMAは骨転移そのものを予防するものではない[4]．
- ゾレドロン酸とデノスマブの効果の差が報告されている．しかし，コスト，有害事象の違い，患者の好みなども考えれば両者に著しい差はない．

c) 抗がん剤とBMAの併用
- 作用機序の点から抗悪性腫瘍薬とBMAの併用は可能である．
- 多発性骨髄腫への使用やサリドマイド（thalidomide）との併用はゾレドロン酸の腎毒性のリスクファクターになるという報告がある．

3. その他の薬物療法（鎮痛薬，内照射薬）
- がん性疼痛に対する鎮痛薬として，この他にオピオイド・非オピオイド鎮痛薬，ストロンチウムなどがある．

E. 化学予防
- 骨転移の予防：去勢治療抵抗性の前立腺癌などでBMAによって骨転移を予防できるという報告もあるが[5]，標準治療として行うレベルではない[4]．
- SREの予防：BMAによるSREの予防効果は明らかである．

F. 有害事象

1. 抗悪性腫瘍薬の有害事象
- 多岐にわたるため成書を参考にされたい．

2. BMAの有害事象

a) 顎骨壊死（osteonecrosis of the jaw ; ONJ）
- ONJはBMAによる治療歴があり，顎骨への放射線治療歴がない，口腔・顎・顔面領域の骨露出や骨壊死が8週間以上持続する状態である．
- 病理学的には粗血性の壊死で，破骨細胞の障害による骨の再吸収阻害によって生ずる．
- 発生頻度はデノスマブで1.8％，ゾレドロン酸で1.3％など[6]である．発生部位は下顎骨に最も多く（65％），次いで上顎骨（26％）である[6]．癌腫別では多発性骨髄腫（3.3％），前立腺癌（1.8％），乳癌（1.7％）の順に多い[6]．

- リスクファクターは長期使用，抜歯，口腔内感染，ステロイドや血管新生阻害薬の併用などである．投与前の歯科受診が推奨される．適切な口腔ケアが予防につながる（相対リスク 0.34）[7]．

- 治療法として切除やレーザー焼灼などのデブリードメント，抗菌薬投与，リンス，高圧酸素療法などが報告されている．

- ONJ が出現した場合，各種ガイドラインで休薬が推奨されているが，期間などの明確な言及はなく，患者とも相談する必要がある．

b）低Ca血症，低リン（P）血症

- BMA 使用時には低 Ca 血症，低 P 血症の発生に注意する．低 Ca 血症の発生頻度はデノスマブで 9.6 %，ゾレドロン酸で 5.0 % であり，低 P 血症の発生頻度はデノスマブで 2.1 %，ゾレドロン酸で 1.1 % であった[8]．

- 腎障害時（Ccr ≦ 30 mL/min）でもデノスマブは減量が必要ないが，7.5 mg/dL 以下の低 Ca 血症の発生頻度は 25 %（正常では 0 %）と増加した．

- BMA の使用時には血清 Ca 値と血清 P 値の定期的なモニタリングが望ましい．また BMA（特にデノスマブ）による治療中は活性型ビタミン D 製剤（400〜1,200 IU/日）と Ca 製剤（500〜1,000 mg/日）の補給が望ましい．

c）腎障害

- ゾレドロン酸は腎毒性に注意する[9]．ゾレドロン酸は Ccr が 30〜60 mL/min の場合は 3.0〜3.5 mg に減量する．また，投与時間が 15 分より短いと腎障害が発生しやすい．

d）その他

- ゾレドロン酸は急性反応として 15〜30 % にインフルエンザ様発熱を認める．

- デノスマブは T 細胞，B 細胞，樹状細胞の RANKL を阻害し，ゾレドロン酸よりも皮膚感染の頻度が高いとの報告がある（0.4 % vs. 0.1 %）[10]．

G. 治療効果／治療成績／費用対効果 （表1-2）

1. ゾレドロン酸

- ゾレドロン酸は肺癌などにおいて SRE の初発を有意に延長した（中央値 230 日 vs. プラセボ 163 日，$p = 0.023$）[11]．

表1-2 BMAの治療成績／有害事象／費用対効果の比較

	ゾレドロン酸	デノスマブ
SREの発生予防[13]（中央値）	16.3ヵ月	20.6ヵ月
生存期間延長効果の報告[13]	（多発性骨髄腫）	非小細胞肺癌（特に扁平上皮癌）
ONJの発生頻度[6]	1.3%	1.8%
低Ca血症[8]	5.0%	9.6%
低P血症[8]	1.1%	2.1%
腎障害[9]	8.5%	4.9%
SRE関連治療費の削減効果	あり[14]	（費用対効果で高額）

- 骨病変を有する4,546人の調査でも，ゾレドロン酸投与により最初に骨合併症が発生するまでの期間の中央値は185日（非投与：98日，$p<0.0001$）と有意に延長した[12]．

2. デノスマブ

- 肺癌などにおいて，ゾレドロン酸との比較でSREの初発までの期間を有意に延長した（中央値20.6ヵ月 vs. ゾレドロン酸16.3ヵ月，$p=0.007$）[13]．

- 肺癌において，ゾレドロン酸との比較でデノスマブに生存期間の延長効果が認められた（ハザード比0.79）．一方，多発性骨髄腫では認められなかった（ハザード比2.26，検証中）[13]．

3. BMAの費用対効果

- 仏を除く独，英，ポルトガル，オランダの4ヵ国で，ゾレドロン酸の使用によりSREの治療にかかる医療費を削減できたと報告された[14]．

- 非小細胞肺癌で，デノスマブはゾレドロン酸に対してSREを0.39減少させ，0.06 QALY（quality adjusted life years）を得たが，これに4,076ドル多く費やされた[15]．

4. その他の抗悪性腫瘍薬

- アビラテロン（テストステロン合成阻害薬），エンザルタミド（アンドロゲン受容体拮抗薬），アルファラディン（^{223}ラジウム，αエミッター）などが臨床試験においてSRE発症までの期間や生存期間の延長効果を示した．

Lesson 7. がん骨転移の薬物療法・支持療法を理解する

H. 効果判定／評価方法

- モニタリングや効果判定方法で確立されたものはない．

1. 生化学マーカー

- type Ⅰ collagen cross-linked N-telopeptide（NTx），type Ⅰ collagen cross-linked C-telopeptide（CTX），bone specific alkaline phosphatase（BAP）などが検討されている．

2. 画像評価

- CT では RECIST（response evaluation criteria in solid tumors）基準にあるように硬化性骨病変の効果判定はできない．MRI，PET，各種のシンチグラフィによる評価法は，ある面では有力ではある．

3. patient reported outcome (PRO)

- PRO は治療現場での評価基準になるが，スコアリング，臨床的意義との相関性，医師評価と患者評価との乖離など解決すべき課題も多い．

［柴田浩行］

参考文献

1) Li S, Peng Y, Weinhandl ED, et al.：Estimated number of prevalent cases of metastatic bone disease in the US adult population. Clin Epidemiol, 4：87-93, 2012.
2) Coleman RE：Bisphosphonates：clinical experience. Oncologist, 9 Suppl 4：14-27, 2004.
3) Rosen LS, Gordon D, Tchekmedyian NS, et al.：Long-term efficacy and safety of zoledronic acid in the treatment of skeletal metastases in patients with nonsmall cell lung carcinoma and other solid tumors：a randomized, Phase Ⅲ, double-blind, placebo-controlled trial. Cancer, 100（12）：2613-2621, 2004.
4) Van Poznak CH, Temin S, Yee GC, et al.：American Society of Clinical Oncology executive summary of the clinical practice guideline update on the role of bone-modifying agents in metastatic breast cancer. J Clin Oncol, 29（9）：1221-1227, 2011.
5) Smith MR, Saad F, Coleman R, et al.：Denosumab and bone-metastasis-free survival in men with castration-resistant prostate cancer：results of a phase 3, randomised, placebo-controlled trial. Lancet, 379（9810）：39-46, 2012.
6) Saad F, Brown JE, Van Poznak C, et al.：Incidence, risk factors, and outcomes of osteonecrosis of the jaw：integrated analysis from three blinded active-controlled phase Ⅲ trials in cancer patients with bone metastases. Ann Oncol, 23（5）：1341-1347, 2012.
7) Dimopoulos MA, Kastritis E, Bamia C, et al.：Reduction of osteonecrosis of the jaw（ONJ）after implementation of preventive measures in patients with multiple myeloma treated with zoledronic acid. Ann Oncol, 20（1）：117-120, 2009.

8) Lipton A, Fizazi K, Stopeck AT, et al.：Superiority of denosumab to zoledronic acid for prevention of skeletal-related events：a combined analysis of 3 pivotal, randomised, phase 3 trials. Eur J Cancer, 48（16）：3082-3092, 2012.

9) Stopeck AT, Lipton A, Body JJ, et al.：Denosumab compared with zoledronic acid for the treatment of bone metastases in patients with advanced breast cancer：a randomized, double-blind study. J Clin Oncol, 28（35）：5132-5139, 2010.

10) Cummings SR, San Martin J, McClung MR, et al.：Denosumab for prevention of fractures in postmenopausal women with osteoporosis. N Engl J Med, 361（8）：756-765, 2009.

11) Rosen LS, Gordon D, Tchekmedyian S, et al.：Zoledronic acid versus placebo in the treatment of skeletal metastases in patients with lung cancer and other solid tumors：a phase Ⅲ, double-blind, randomized trial--the Zoledronic Acid Lung Cancer and Other Solid Tumors Study Group. J Clin Oncol, 21（16）：3150-3157, 2003.

12) Hatoum HT, Lin SJ, Smith MR, et al.：Zoledronic acid and skeletal complications in patients with solid tumors and bone metastases：analysis of a national medical claims database. Cancer, 113（6）：1438-1445, 2008.

13) Henry DH, Costa L, Goldwasser F, et al.：Randomized, double-blind study of denosumab versus zoledronic acid in the treatment of bone metastases in patients with advanced cancer（excluding breast and prostate cancer）or multiple myeloma. J Clin Oncol, 29（9）：1125-1132, 2011.

14) Carter JA, Joshi AD, Kaura S, et al.：Pharmacoeconomics of bisphosphonates for skeletal-related event prevention in metastatic non-breast solid tumours. Pharmacoeconomics, 30（5）：373-386, 2012.

15) Stopeck A, Rader M, Henry D, et al.：Cost-effectiveness of denosumab vs zoledronic acid for prevention of skeletal-related events in patients with solid tumors and bone metastases in the United States. J Med Econ, 15（4）：712-723, 2012.

2 転移性骨腫瘍と放射線治療

A. 総論

- 転移性骨腫瘍（以下，骨転移）は前立腺癌および乳癌患者の70％，肺癌，腎細胞癌，甲状腺癌患者の40％に認められる非常に頻度の高い疾患であり，疼痛や病的骨折，脊髄圧迫などの病態を引き起こす．近年化学療法が発達し，遠隔転移を有する患者の期待予後が延長しつつあるため，骨転移に対する治療はより重要なものになりつつある[1]．

- 正常な骨組織では骨細胞の再生が絶えず行われており，破骨細胞が骨細胞を破壊し，骨芽細胞が新しい骨細胞を作製する．骨転移が生じるとそのバランスが崩れ，破骨細胞が優位になると溶骨性の病変となり，骨芽細胞がより優位になった場合は造骨性の病変となる．溶骨性の病変では骨の剛性が失われることにより疼痛を引き起こし（mechanical pain），病的骨折の危険因子となるとされており，さらにカルシウムが血中に放出され，高カルシウム血症を引き起こす[2,3]．

- 骨転移は合併症を有さない有痛性の骨転移（uncomplicated painful bone metastases），および合併症を有する骨転移（complicated bone metastases）に分類される．それぞれの分野でさまざまな放射線治療法を比較する臨床研究が行われてきた．わが国でも 8 Gy/1 fr. 〜 50 Gy/25 fr. までのさまざまな治療法が用いられている[4]．

B. 疼痛緩和効果の評価方法

- 外照射による鎮痛効果の評価方法が一定しないことが問題視されてきたが，主に臨床試験では Numeric Rating Scale（以下，NRS）などの患者の自己申告およびオピオイドの使用量によって評価が行われている[5]．疼痛消失割合は疼痛が消失することで定義されてきたが，疼痛軽減割合はそれぞれの臨床試験にて定義が異なる[1]．E. Chow らが 2002 年に作成し，2012 年に改訂した臨床試験において疼痛緩和効果判定を標準化するためのガイドラインを表 2-1 に示す[6]．

表2-1　International Consensus On Palliative Radiotherapy Endpoints For Future Clinical Trials In Bone Metastases

分類	定義
complete response (CR)	オピオイドの使用が25％以上増加せずにNRSが0点まで改善した場合
partial response (PR)	オピオイドの使用量が25％以上増加せずにNRSが2点以上改善した場合 またはNRSが2点以上増悪せずにオピオイド使用量が25％以上減量した場合
pain progression (PP)	オピオイドの使用量が25％以上増加せずにNRSが2点以上増悪した場合 またはNRSの2点以上の変化なしにオピオイド使用量が25％以上増量した場合
indeterminate response	上記のいずれにも該当しない場合

- Chowらは臨床試験においてこの定義を参考に鎮痛効果を評価することを推奨している．しかし鎮痛効果のゴールドスタンダードとなる評価方法は存在せず，独自の評価項目を用いている臨床試験も存在する．本項目で解説する臨床試験はガイドラインが作成される以前のものが多く含まれており，ガイドラインと異なる評価方法が用いられている場合は，実際に報告で用いられた表記を和訳して使用する．

1. 合併症を有さない有痛性の骨転移

a）適応・方法

- 骨転移はがん疼痛の最も頻度の高い原因であり，薬物療法，外科手術，骨セメント術，放射性同位元素（^{89}Srなど），放射線外照射（以下，外照射）など多くの治療法が存在し，その中でも疼痛緩和を目的とした外照射は最も高頻度に使用される治療法の一つである[1,7]．疼痛を有するすべての骨転移が外照射の適応となりうる．

b）治療成績および臨床試験のエビデンス

- 1986年のPriceらの報告以降さまざまな無作為化試験（以下，RCT）が報告され，疼痛緩和割合が50～90％，疼痛消失割合が10～50％であると報告されてきた[8]．これらのRCTではさまざまな照射方法が比較されている．

- 単回照射を比較するRCTがHoskinらとJeremicらにより報告されている．HoskinらのRCTでは4 Gy/1 fr.と8 Gy/1 fr.が比較され，JeremicらのRCTでは4 Gy/1 fr.と6 Gy/1 frおよび8 Gy/1 fr.の3群が比較された[9,10]．表2-2にこれらのRCTの結果を示すが，単回照射では6 Gy/1 fr.または8 Gy/1 fr.が，4 Gy/1 fr.と比較し鎮痛効果で有意に優れていた．これらの研究を根拠に6 Gy/1 fr.，または可能であれば8 Gy/1 fr.が単回照射の標準治療として認識されている．

- 単回照射と複数回照射の効果の比較に関して現在までWuらによりメタアナリシスが1件報告され，SzeらおよびChowらによりシステマチックレビューが施行されその中で行われたメタアナリシスが3件報告されている[8,11〜13]．Chowらが2012年に行った5,617人の患者の報告が最大かつ最新の報告である[8]．単回照射と複数回照射が疼痛軽

表2-2 単回照射同士の比較試験

	発表年	患者数(人)	線量	疼痛軽減割合(%)	疼痛消失割合(%)	再照射割合(%)	病的骨折割合(%)
Hoskin	1922	270	4 Gy/1 fr. 8 Gy/1 fr.	44 69 ($p<0.001$)	36 39 ($p>0.05$)	20 9 ($p<0.05$)	記載なし
Jeremic	1988	327	①4 Gy/1 fr. ②6 Gy/1 fr. ③8 Gy/1 fr.	59 73 78 ($p<0.05$)	21 27 32 ①vs.② ①vs.③ ($p<0.05$) ②vs.③ ($p>0.05$)	42 44 38 ($p>0.05$)	6 7 7 ($p>0.05$)

表2-3 単回照射と複数回照射の比較試験

	単回照射群	複数回照射群	95％信頼区間
疼痛軽減割合	60％（1,696人/2,818人）	61％（1,711人/2,799人）	0.95〜1.02
疼痛消失割合	23％（620人/2,641人）	24％（643人/2,622人）	0.89〜1.06
再照射割合	20％（473人/2,323人）	8％（178人/2,309人）	1.92〜3.47
病的骨折割合	3.3％（71人/2,120人）	3.0％（65人/2,159人）	0.65〜1.86
脊髄圧迫割合	2.8％（41人/1,443人）	1.9％（28人/1,443人）	0.90〜2.30

（文献8より）

減割合，疼痛消失割合，再照射割合，治療後の病的骨折の発生割合（以下，病的骨折割合）および脊髄圧迫の発生割合（以下，脊髄圧迫割合）に関して比較されており，再照射割合のみで有意差を認めた（表2-3）．単回照射群の再照射割合が有意に高いことが，単回照射群の鎮痛持続期間が複数回照射群と比較して短いことを示唆しているのか，または単回照射の線量が複数回照射と比較して低いため，再照射がより安全に施行しやすいことに起因しているのかはまだ明らかにされていない．

- 複数回照射を比較する RCT が 5 件報告されている[14〜17]．表2-4 に結果を示すが，それぞれの照射法で疼痛緩和効果に有意差を認めなかった．

- 疼痛緩和目的の外照射は 6 Gy/1 fr. 以上の高線量を用いれば，単回照射と複数回照射における再照射率の差以外には，治療効果にほぼ有意差を認めないといえる．しかし神経因性疼痛に対してのみであるが，単回照射が複数回照射と同等の効果を得られなかったとの報告がある[18]．Roos らが報告した神経因性疼痛を有する272症例のRCTでは，20 Gy/5 fr. の複数回照射に対して 8 Gy/1 fr. の単回照射が優越性を示せなかった．これを根拠とし，神経因性疼痛を有する患者には複数回照射が推奨されている．しかし有意差をもって単回照射の鎮痛効果が劣っていたわけではなく，PS不良例などには単回照射も選択となりうる[19]．

表2-4 複数回照射同士の比較試験

	発表年	患者数（人）	線量	疼痛軽減割合（%）	疼痛消失割合（%）	再照射割合（%）	病的骨折割合（%）
Tong	1982	146	20 Gy/5 fr. 40.5 Gy/15 fr.	82 85 (p=0.82)	53 61 (p=0.42)	記載なし	4 18 (p=0.02)
Tong	1982	613	15 Gy/3 fr. 20 Gy/5 fr. 25 Gy/5 fr. 30 Gy/10 fr.	85 83 78 87 (p>0.005)	49 56 49 57 (p>0.05)	記載なし	5 7 9 8 (p>0.05)
Okawa	1988	80	22.5 Gy/5 fr. 20 Gy/10 fr. 30 Gy/15 fr.	75 78 76 (p>0.05)	40 37 41 (p>0.05)	記載なし	記載なし
Rasmusson	1995	217	15 Gy/3 fr. 30 Gy/10 fr.	69 66 (p>0.05)	記載なし	記載なし	記載なし
Niewald	1996	100	20 Gy/5 fr. 30 Gy/15 fr.	77 86 (p>0.05)	33 31 (p>0.05)	2 2 (p>0.05)	8 12 (p>0.05)

- 外照射の毒性については最も高頻度に認められるのが皮膚炎および吐気や嘔吐などの消化器毒性である[1]．これらの毒性は軽度であることが多いためRCTで検討されることは少ないが，ForoらおよびGazeらは外照射による毒性が単回照射/複数回照射で2%/5%，22%/26%と有意差はないが複数回照射で毒性が強い傾向にあると報告しており，Hartsellは10%/17%，p=0.002と複数回照射で有意に毒性が強いと報告している[20〜22]．

c）コンサルテーションのタイミングや留意点

- 疼痛緩和効果および毒性の観点から単回照射は非常に有効かつ安全な照射方法であることが示されてきた．わが国での日常臨床において再照射率が高いためか単回照射が用いられることが少ないと報告されているが，少なくとも状態が不良である患者に関しては単回照射による治療が強く推奨される[4, 23]．

- 複数回照射を施行する場合でも疼痛緩和が目的であれば，短期間で照射が完了する治療方法でも2週間以上の期間を要する治療方法と同様の疼痛緩和効果が得られる．状態が良好で期待予後が長いと判断される患者に対しても8 Gy/1 fr.の単回照射を施行し，疼痛の再燃が生じれば同様の再照射を行うことは可能である．再照射においても複数回照射に対して単回照射の非劣性がRCTで示されており，単回照射は疼痛緩和において非常に有効かつ患者への負担が少ない治療であるといえる[24]．

2. 合併症を有する骨転移

a) 適応・方法

- これまでの研究から短期間で完了できる治療でも鎮痛効果が得られることが証明されており，患者負担も軽いため疼痛のコントロールに難渋する場合はいつでもコンサルトすべきである．

- 骨転移に生じる合併症は主に病的骨折と脊髄圧迫である．病的骨折は外科的な治療法が優先されるため，放射線治療の観点から脊髄圧迫について解説する[1,25]．

  脊髄圧迫は1925年にSpillerらが報告した疾患であり，脊柱管に浸潤した骨転移が硬膜管を置換または圧迫し，馬尾または脊髄が障害された状態と定義されている[26]．脊髄圧迫はがん患者全体の5〜10％に生じ，40〜50歳のがん患者では4.4％に発生し，70〜80歳のがん患者では0.5％のみに発生するとされ，患者の年齢によって罹患頻度が異なると報告されている[27,28]．

- 脊髄圧迫患者の原因疾患は肺癌および乳癌がそれぞれ約20％と最も多く，ついで骨髄腫が約10％である．また発生部位に関しては胸椎が60〜80％と最も高頻度であり，腰椎が15〜30％，頚椎が10％未満であると報告されている[29〜32]．脊髄圧迫の治療は外照射に，患者と施設の状況が問題なければ手術を組み合わせて行われる[25]．

b) 治療成績，臨床試験のエビデンス

- **手術＋外照射**：Patchellらは脊髄圧迫の治療における手術の有用性を評価した唯一のRCTを報告している[33]．外照射単独（30 Gy/10 fr.）群と手術＋外照射（30 Gy/10 fr.）群が比較されており，primary endpointは治療後の歩行能力であった．各群に100例ずつの症例集積予定であった．外照射単独群に51例，手術＋外照射群に50例が登録された時点で行われた中間解析にて，外照射単独群の歩行可能割合が57％（29/51）に対して手術＋外照射群の歩行可能割合が84％（42/50）と有意に良好であった（95％ CI 2.0〜19.8，$p=0.001$）．このため効果安全委員会が試験の有効中止を決定した．本RCTの結果より脊髄圧迫の標準治療は手術＋外照射と認識されている．

- **外照射単独**：手術を外照射に加えることによって患者の歩行機能の予後が改善されるが，患者の全身状況または施設の状況によっては緊急手術が施行できない場合もあり，外照射単独での治療が脊髄圧迫に対して最も高頻度に施行される治療であると報告されている[34]．脊髄圧迫に対してもさまざまな照射方法を比較する臨床試験が施行されてきた[35〜38]（表 2-5）．

  これらの臨床試験の結果により，脊髄圧迫への照射単独は照射法にかかわらず同等の運動機能改善が得られる．以上より治療後の期待予後が6ヵ月未満である患者にはより短期間で完遂できる照射法が推奨される．しかし，期待予後が6ヵ月以上ある患者に対しては運動機能の改善のみではなく，病変の再発を予防する意味で局所制御も治療の目

表2-5 脊髄圧迫に対する放射線治療単独同士の比較試験

		照射法		症例数	治療後運動機能
Rades	2004	30 Gy/10 fr. vs. 40 Gy/20 fr.	Non-RCT	214例	有意差なし
Marazano	2005	16 Gy/2 fr. (day 1, 8) vs. 15 Gy/3 fr. + 15 Gy/5 fr. (途中休止あり)	RCT	276例	有意差なし
Marazano	2009	8 Gy/1 fr. vs. 16 Gy/2 fr. (day 1, 8)	RCT	303例	有意差なし
Rades	2009	8 Gy/1 fr. or 20 Gy/5 fr. vs. 30 Gy/10 fr. or 37.5 Gy/15 fr.	Non-RCT	265例	有意差なし

Non-RCT：non randomised control trial（非無作為化比較試験）

的となるため，より高線量を照射する治療法が選択されることもある[25]．Radesらが報告した非無作為化比較試験での探索的研究では，30 Gy以上の高線量で治療された群で，低線量の治療を施行された群と比較してより高い治療後1年後の局所制御率が観察されており（81 % vs. 61 %，$p=0.005$），日常臨床ではより期待予後の長い症例には30 Gy/10 fr. 以上の高線量の外照射が用いられる[38]．

c) コンサルテーションのタイミングや留意点

● 治療開始時の下肢運動機能が治療後の下肢運動機能の予後予測因子となることが報告されている[37,38]．このため脊髄圧迫を画像上発見した場合は，下肢機能が減弱するのを待たずに速やかに放射線治療医および整形外科医にコンサルトし，早期に治療を施行するべきである．

［田中　寛］

参考文献

1) Rades D, et al.：Treatment of painful bone metastases. Nature Review Clinical Oncology, 7：220-229, 2010.
2) Mercadente S, et al.：Malignant bone pain：pathophysiology and treatment. Pain, 69：1-18, 1997.
3) Fourney DR, et al.：Spinal Instability Neoplastic Score：An Analysis of Reliability and VALIDITY FROM THE Spine Oncology Study Group. Journal of Clinical Oncology, 29：3072-3077, 2011.
4) Nakamura N, et al.：Patterns of practice in palliative radiotherapy for painful bone metastases：A survey in Japan. Int J Radiat Oncol Biol Phys, 81：e117-e120, 2012.
5) Chow E, et al.：International consensus on palliative radiotherapy endpoints for future clinical trials in bone metastases. Radiother Oncol, 64：275-280, 2002.
6) Chow E, et al.：Update Of the International Consensus on Palliative Radiotherapy Endpoints For Future Clinical Trials In Bone Metastases. Int J Radiat Oncol Biol Phys, 82：1730-1737, 2012.
7) Mundy GR, et al.：Mechanisms of bone metastasis. Cancer, 80：1546-1556, 1997.
8) Chow E, et al.：Update on Systematic Review of Palliative Radiotherapy Trials for Bone Metastases. Clinical Oncology, 24：112-124, 2012.

9) Hoskin PJ, et al.：A prospective randomized trial of 4 Gy or 8 Gy single doses in the treatment of metastatic bone pain. Radiother Oncol, 23：74-78, 1992.
10) Jeremic B, et al.：A randomized trial of three single-dose radiation therapy regimens in the treatment of metastatic bone pain. Int J Radiat Oncol Biol Phys, 42：161-167, 1998.
11) Wu JS, et al.：Meta-analysis of does-fractionation radiotherapy trials for the palliation of painful bone metastases. Int. J Radiat Oncol Biol Phys 55：594-605, 2003.
12) Sze WM, et al.：Palliation of metastatic bone pain：single fraction versus multifraction radiotherapy - a systematic review of randomized trials. Clin Oncol, 15：345-352, 2003.
13) Chow E, et al.：Palliative Radiotherapy Trials for Bone Metastases：a systematic review. J Clin Oncol, 25：1423-1436, 2007.
14) Tong D, et al.：The palliation of symptomatic osseous metastases. Final results of the study by the Radiation Therapy Oncology Group. Cancer, 50：893-899, 1982.
15) Okawa T, et al.：Randomized prospective clinical study of small, large and twice-a-day fraction radiotherapy for painful bone metastases. Radiother Oncol, 13：99-104, 1988.
16) Rasmusson B, et al.：Irradiation of bone metastases in breast cancer patients：a randomized study with 1 year follow-up. Radiother Oncol, 34：179-184, 1995.
17) Niewald M, et al.：Rapid course radiation therapy vs. more standard treatment：a randomized trial for bone metastases. Int J Radiat Oncol Biol Phys, 36：1085-1089, 1996.
18) Roos D, et al.：Randomized trial of 8 Gy in 1 versus 20 Gy in 5 fractions of radiotherapy for neuropathic pain due to bone metastases（Trans-Tasman Radiation Oncology Group, TROG 96. 05）. Radiother Oncol, 75：54-63, 2005.
19) Chow E, et al.：Update on radiation treatmenr for cancer pain. Current Opinion in Supportive and Palliative Care, 1：11-15, 2007.
20) Foro P, et al.：Arnalot Randomized clinical trial with two palliative radiotherapy regimens in painful bone metastases：30 Gy in 10 fractions compared with 8 Gy in single fraction. Radiother Oncol, 89：150-155, 2008.
21) Gaze MN, et al.：Pain relief and quality if life following radiotherapy for bone metastases：a randomized trial of two fraction schedules. Radiother Oncol, 45：109-116, 1997.
22) Hartsell WF, et al.：Randomised trial of short-versus long-course radiotherapy for palliation of painful bone metastases. J Natl Cancer Inst, 97：798-804, 2005.
23) Chow E, et al.：Global Reluctance to Practice Evidence-based Medicine Continues in the Treatment of Uncomplicated Painful Bone Metastass Despite Level 1 Evidence and Practice Guidelines. Int J Radiat Oncol Biol Phys, 83：1-2, 2012.
24) Chow E, et al.：Single versus multiple fractions of repeat radiation for painful bone metastases：a randomised, controlled, non-inferiority trial. Lancet Oncol, 15：164-171, 2014.
25) Rades D, et al.：The role of radiotherapy for metastatic epidural spinal coerd compression. Nature Review Clinical Oncology, 7：590-598, 2010.
26) Spiller W, et al.：Rapidly deveroping paraplegia associated with carcinoma. AMA Arch. Neurol Psychiatry, 13：471-478, 1925.
27) Loblaw DA, et al.：A population-based study of malignant spinal cord compression in Ontario. Clin Oncol, 15：211-217, 2003.
28) Bach F, et al.：Metastatic spinal cord compression. Occurrence, symptoms, clinical presentations, and prognosis in 398 patients with spinal cord compression. Acta Neurochir, 107：37-43, 1990.

29) Pigott KH, et al.：Pattern of disease in spinal cord compression on MRI scan and implications for treatment. Clin Oncol, 6：7-10, 1994.
30) Heldmann U, et al.：Frequency of unexpected multifocal metastasis in patients with acute spinal cord compression. Evaluation of low-field MR imaging in cancer patients. Acta Radiol, 38：372-375, 1997.
31) Cook AM, et al.：Magnetic resonance imaging of the whole spine in suspected malignant spinal cord compression：impact on management. Clin Oncol, 10：39-43, 1998.
32) Schiff D, et al.：Neuroimaging and treatment implications of patients with multiple epidural spinal metastases. Cancer, 83：1593-1601, 1998.
33) Patchell R, et al.：Direct decompressive surgical resection in the treatment of spinal cord compression caused by metastatic cancer：a randomised trial. Lancet, 366：643-648, 2005.
34) Prasad D, et al.：Malignant spinal-cord compression. Lancet Oncol, 6：15-24, 2005.
35) Maranzano E, et al.：Short-course versus split-course radiotherapy in metastatic spinal cord compression：results of a phase Ⅲ, randomized, multicenter trial. J Clin Oncol, 23：3358-3365, 2005.
36) Rades D, et al.：A prospective evaluation of two radiotherapy schedules with 10 versus 20 fractions for the treatment of metastatic spinal cord compression：final results of a multicenter study. Cancer, 101：2687-2692, 2004.
37) Maranzano E, et al.：8 Gy single-dose radiotherapy is effective in metastatic spinal cord compression：results of a phase Ⅲ randomized multicentre Italian trial. Radiother Oncol, 93：174-179, 2009.
38) Rades D, et al.：Fina Results of a Prospective Study Comparing The Local Control of Short-Course and Long-course Radiotherapy for Metastatic Spinal Cord Compression. Int J Radiat Oncol Biol Phys, 79：524-530, 2011.

Lesson 7. がん骨転移の薬物療法・支持療法を理解する

3 骨転移の保存的治療

A. 骨転移の治療戦略

1. がんと骨転移診療の現状

- がんの年間罹患者数は2010年には80万5千人であったが，年々増加し，2014年には88万2千人になると予測されている[1]．すでに国民の2人に1人ががんに罹患する時代が到来したといえる．

- 以前は骨転移の診断後は予後が短いことが多く，末期として治療対象とならないことが多かった．しかし，近年は，診断・治療技術の進歩によって，転移をもつ担がん患者の生命予後が大きく改善し，患者数が激増している．がん診療は，常に根治を目標とするのではなく，がんを慢性疾患ととらえ，がんとうまく付き合っていくことを目標とするパラダイムシフトが生じている．

- 担がん患者が長期に生存するようになると，残された人生のADLやQOLが重視されるようになり，これまで軽視されていた骨転移診療の重要性が見直されている．

- 骨転移は，がんの転移部位として，肺，肝臓に次いで3番目に多く，診断数は年間20万人程度に及ぶと予測されている．

- 骨転移の診療は，現時点では標準化されているとはいえず，いまだに，運動器診療の経験のない原発担当医が個人の裁量で行っているケースが多い．そのため，必要以上に安静を指示されている患者や，切迫骨折の状態であるのに安静度の制限がなく，骨折を生じてから整形外科に紹介される患者が後を絶たない．しかし，実際には骨転移が見つかったら，早期に整形外科医が骨病変の評価を行い，治療方針を決定する必要がある．整形外科医は，運動器とりわけ骨の専門家として，骨転移の診療に積極的に関与する必要がある．

2. 骨転移診療の目的

- 骨転移診療の目的は，ADL を維持・改善することにより，患者の最大限の QOL を引き出すことである．具体的には，疼痛コントロール，病的骨折や麻痺の予防と治療，積極的なリハビリテーションを行う．多くの場合根治を目的としない．

- 骨関連事象（skeletal related event；SRE）とは，病的骨折，骨病変に対する放射線治療，骨病変に対する外科的手術，脊髄圧迫による麻痺，高カルシウム血症，の 5 項目を指す．骨転移診療の目的は，SRE 発症を予防し治療することともいえる．病的骨折や麻痺を生じると生命予後が悪化し[2, 3]，QOL が著しく低下する．また，SRE を生じると治療費が著しく増大することが知られており[4]，医療経済の面からも SRE 発生を防ぐことは重要である．

3. 診 断

- 臨床症状は，頻度の高い順に疼痛，骨折，脊髄圧迫，高カルシウム血症である．

- 画像検査の目的は，① 全身のスクリーニング，② 疼痛の原因の特定，③ 骨折リスクの評価，④ 麻痺のリスクの評価および原因部位の特定，により治療方針を決定することである．

- 全身のスクリーニングのために，CT，骨シンチグラフィ，FDG-PET を行う．局所の評価のためには，単純 X 線や CT，MRI を行う．

- 運動器診療科である整形外科医は，上記の②〜④の診断を的確に行わなければならない．さらに，画像検査から実施可能な運動強度を評価して，適切な安静度を決定し，誰もが理解可能な明確な指示を出す必要がある．安静度を決めるためには CT が最も有用である．適切な安静度の決定は，各患者の ADL や QOL を最大限に引き出すために非常に重要な要素になるが，リスクを伴うことがあるため，患者や医療スタッフ全員の良好な理解が必須である．

- 初診時に，骨折や麻痺のリスク，治療方法（薬物療法，手術，放射線治療など）について患者に説明する．さらに，麻痺や骨折が出現したときに早急な対応が必要なことを伝える．骨折や麻痺のリスクがなく，症状がない病変は経過観察でよい．

- 過去の検査と比較して各病変の増大速度を確認することが，骨折や麻痺のリスクを予測する上で重要である．前立腺癌の PSA，乳癌の CEA などの腫瘍マーカーは病勢を診断する助けになる．

- 疼痛の原因はがんの転移とは限らない．変形性関節症や変形性腰椎症，肩関節周囲炎など，がん以外の運動器疾患との鑑別が必要である．高齢者の場合は，廃用による疼痛を生じやすいため，安易に安静にせずに，適応を検討しつつ積極的にリハビリテーションを実

Lesson 7. がん骨転移の薬物療法・支持療法を理解する

施する．評価を伴わない不用意な放射線治療や麻薬の投与は厳に慎まなくてはいけない．

4. 治療

- 骨転移が原因で，疼痛がある場合，病的骨折や麻痺を生じた場合，または切迫骨折や切迫麻痺の場合には治療が必要になる．

- 治療の選択肢としては，薬物療法（原発巣に対するホルモン療法や化学療法，骨修飾薬，鎮痛薬，鎮痛補助薬など），手術，放射線療法，リハビリテーションがあり，これらを組み合わせた集学的治療を行う．そのため，診療科横断的な診療体制が必要である．

- 一般的には骨転移が生じた時点で，すべての患者に骨修飾薬の適応がある（薬物療法，p.310 参照）．病的骨折・切迫骨折，脊髄圧迫による麻痺に対しては手術が第一選択になるが，骨折や麻痺の原因となっている病変を制御するためには，放射線治療を併用することが多い（放射線治療，p.318 参照）．

- 骨転移の治療方針決定のためには，予後予測が必須である．主治医（原発巣担当医）とのコミュニケーションをとることが重要であり，治療方針や予後，治療効果の予測などについて情報を共有する．また，主治医から患者への説明内容を理解した上で，患者の診察を行うべきである．腫瘍学的な知識がなくても，主治医とのコミュニケーションにより，全身状態や病勢を把握することは可能である．

- 予後予測方法として，分子標的治療薬の有効性なども考慮して改訂された片桐スコアが有用である[5]（表3-1，図3-1）．

- 一般的には，予測予後が短い症例では保存治療を行い，3ヵ月以上の症例で手術治療も検討する．ただし，予測予後は不確実であり，予測予後のみで適応を判断してはいけない．余命が短い場合でも，ADLとQOLが大きく改善される見込みがあり，合併症などのリスクよりもメリットのほうが大きいと判断すれば，手術を行うべきである．長期の予後が見込める単発転移症例では根治を目指した手術治療を行うこともある．

- 原発巣に対するホルモン療法や化学療法の有効性により，骨転移に対する治療方法も大きく変わる．未治療の前立腺癌や乳癌，血液腫瘍など，ホルモン療法や化学療法の治療効果が期待できる場合は，外科手術を回避できることが多い[6]．

- 体幹の腫瘍に対しては，ラジオ波や凍結療法などの選択肢もある．

5. リハビリテーション

- 薬物療法，手術や放射線治療だけで治療が終了するわけではない．これらの治療と並行して，装具療法を含めたリハビリテーションは全員に検討されるべき治療である．

3 骨転移の保存的治療

表3-1 片桐の予後予測スケール

予後因子		スコア
原発巣の種類	slow growth ホルモン治療感受性乳がん，ホルモン治療感受性前立腺がん，甲状腺がん，悪性リンパ腫，多発性骨髄腫	0
	moderate growth 分子標的治療薬使用肺がん，ホルモン治療抵抗性乳がん，ホルモン治療抵抗性前立腺がん，腎がん，子宮体がん，卵巣がん，肉腫，二重がん	2
	rapid growth 分子標的治療薬非使用肺がん，大腸直腸がん，胃がん，膵がん，頭頸部がん，食道がん，胆嚢がん，肝がん，その他泌尿器がん，悪性黒色腫，原発不明がん，その他	3
内臓または脳転移	なし	0
	結節性転移	1
	播種性転移	2
血液検査異常	normal	0
	abnormal（下記のいずれか） LDH＞250 IU/L，CRP＞0.3 mg/dL，Alb≦3.6 g/dL	1
	critical（下記のいずれか） 補正後血清Ca≧10.3 mg/dL，T.bil≧1.4 mg/dL	2

（文献5より作成）

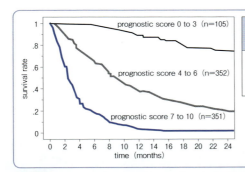

予後スコア合計	生存率（％）		
	6ヵ月	12ヵ月	24ヵ月
0〜3	98	91	77
4〜6	74	50	28
7〜10	27	6	2

図3-1 予後スコアを3群に分類した場合の生存率　　（文献5より作成）

- 適切な装具や自助具を処方し，病変に負荷がかからない安全な動作の方法，残存機能を最大限に引き出す代償テクニックを指導する．

- リハビリテーションの目的は，ADLの改善である．ADLを拡大する訓練を行う際に病的骨折や麻痺出現のリスクを伴う場合，リスクを減らすためには，ベッド上安静を指示することになる．しかし，残された人生をベッド上で過ごすことは精神的に苦痛であり，廃用から生じる多くの合併症リスクもあることに留意が必要である．

- 適切に実施可能な運動強度を判断し，積極的にADLを改善するリハビリテーションを行うべきであるが，そのためには，患者と密にコミュニケーションをとって，骨折や麻痺が出現するリスクについてよく理解してもらい，可能であれば書面での同意を得るべきである．安静度の順守法の習得は，逆説的であるがADLの拡大につながる．

Lesson 7. がん骨転移の薬物療法・支持療法を理解する

- 骨転移に対する治療の目標設定は予後や治療ステージにより異なる．余命半年と宣告を受けたがん患者の7割は自宅での療養を希望している．まずは自宅で生活することを目標としてゴールを設定するが，治療が継続されている場合は，外来に通院する手段も含めてリハビリテーションの内容を考える．化学療法などの積極的な治療が終了した段階では，いかに自宅で自立した生活を送るかを考える．

- ゴール設定のためには，リハビリテーション科と協力し，自宅の環境を調査する．具体的には家屋の種類（アパート/マンション/一戸建て/その他），階段/エレベータの有無，段差や手すりの有無，生活スペースの広さ（車いすや歩行器を使用できるか）などの情報から，必要な補装具，自宅の整備の必要性について検討する．トイレ動作や入浴方法も具体的に考える．さらに，患者を取り巻く環境（一人暮らしか否か，同居家族の協力体制，ヘルパー介入の有無，介護保険への加入の有無など）を考慮する．必要があれば，地域医療連携室，訪問診療，訪問介護も積極的に利用する．

- 骨転移の患者に限らず，化学療法あるいは放射線治療中もしくは治療後の患者に監視下でのエルゴメータやトレッドミルなどを用いた有酸素運動やストレッチング，筋力トレーニングを実施すると，① 運動耐用能や筋力などの身体機能の改善（推奨グレードA），② QOLの改善（推奨グレードA），③ 倦怠感の改善（推奨グレードA），④ 精神機能，心理面の改善（推奨グレードA），⑤ 有害事象の軽減，免疫機能の改善（推奨グレードA），がみられるため，がんのリハビリテーションガイドラインでは，運動療法を積極的に行うことが推奨されている[7]．

B. 四肢骨転移の保存的治療

1. 適応・方法

- 長管骨骨転移の場合，病的骨折を生じた症例，切迫骨折症例，および薬物療法や放射線治療後に疼痛が改善しない症例に手術を行う．放射線治療による骨折予防効果は証明されていないため，切迫骨折症例に対しては手術が第一選択である．① 腫瘍そのものの制御を行わないと骨癒合は期待できないこと，② 手術により腫瘍の播種が起こること，から放射線治療を併用することが多い．手術適応に関しては，Mirels' scoreで8点以上[8]（表3-2）の場合や，大腿骨骨皮質の長軸方向の破壊が3cm以上の場合に手術を考慮する[9]．しかし，実際には原発巣の種類や，局所の増大速度，予測される治療効果も考慮して手術適応を決めるべきである．

- 切迫骨折の状態で予防手術を行ったほうが，病的骨折後に骨接合手術を行うよりも機能予後が良いため[10]，原則として骨折する前に手術を行うべきである．ただし，切迫骨折

表3-2 Mirels' score

Score	Site	Nature	Size（直径の比）	Pain
1	上肢	造骨性	<1/3	mild
2	下肢	混合性	1/3〜2/3	moderate
3	転子部近傍	溶骨性	>2/3	functional

6ヵ月以内の骨折リスク

スコア合計	骨折リスク	推奨される治療
9以上	高い	予防的固定
8	境界	固定を考慮
7以下	低い	保存的治療

（文献8より作成）

に対する予防手術のほうが合併症が多い[11]との報告があることに留意する．

- 全身状態が悪く，骨折または切迫骨折に対する手術治療が困難な場合，装具を用いた固定により骨折を予防し，可能な限り身体機能やADLの維持を図る．

2. 実践時のコツと留意点

- 病変に負担がかからない起居動作，歩行動作，日常生活動作の方法を指導する．下肢長管骨の骨転移の場合，病巣部への荷重，捻転や回旋力が加わる場合に骨折を生じやすい．また，上肢では上記に加え，重いものを持つと骨折を生じやすいので，これらの動作を避けるように指導する．

- 下肢の転移があり免荷や手術が必要なときは，両上下肢の評価を行い，反対側下肢や上肢での荷重が可能かどうかを確認する．

- 術後であるか保存治療であるかにかかわらず，免荷が必要な場合，どの程度の荷重を行ってよいかを具体的な数字（1/2荷重など）を示して指導する．歩行器やつえなどを用いて免荷を行う場合は，具体的な荷重制限の中で，自宅の環境，運動能力，他の骨転移の有無や全身状態を考慮して，理学療法士と使用可能な補装具を選択する．装具は経験上有効であるが，有効性に関するエビデンスは存在しない．

- 著者らの施設では上腕骨転移に対して保存治療を行う場合は三角巾やバストバンド，functional braceを，下腿以遠の荷重制限が必要な骨転移に対してはPTB装具を用いることが多い．

- 大腿骨に対しては可能な限り手術を行っている．整形外科病棟ではない場合，ベッドと車椅子や歩行器の間の移動は全荷重が行われていることもしばしばであるため，患者だけでなく病棟看護師にも指導を徹底する．

C. 脊椎転移の保存的治療

1. 適応・方法

- 脊椎転移に対する治療は，① 腫瘍自体による疼痛，② 骨の脆弱化や圧潰によって生じた不安定性に起因する疼痛，③ 脊髄や神経根の圧迫による疼痛と麻痺，に対する予防と改善を目的とする．

- 脊椎転移症例においても予後評価は重要である．脊椎転移症例の予後予測評価法として徳橋スコアが頻用されているが，著者らの施設では，四肢も脊椎も片桐スコアを用いている（表3-1, 図3-1）．

- 麻痺の評価には Frankel 分類が用いられてきたが，近年は ASIA 分類が用いられる[12]（表3-3）．

- 脊椎転移の不安定性を評価するためには，米国，欧州，日本の脊椎腫瘍医 33 人が，文献やエビデンスに基づいて作成した spinal instability neoplastic score (SINS) を用いる[13]（表3-4）．転移部位，疼痛，腫瘍の性状，椎体アライメントの評価，椎体破壊，脊椎の後外側への浸潤の程度により脊椎の安定性を 18 点満点で評価する．必要に応じて単純 CT で再構成を行い，axial 像と sagittal 像で脊椎の不安定性を評価する．

- 脊髄症状による麻痺が出現した場合は，手術治療と放射線治療の併用が第一選択である．手術治療と放射線治療の併用は放射線治療単独よりも機能予後が良い[14]．

- 手術や放射線治療を行う前の機能が良いほど，治療後の機能が良いことが示されており，麻痺が出現した場合は可及的早期，遅くても麻痺出現後 48 時間以内の治療開始が推奨される[3]．

- 未治療の前立腺癌，乳癌，血液腫瘍の場合，麻痺が生じていても，ホルモン療法や化学療法，放射線治療で改善することが多く，手術適応は慎重に決定する必要がある[6]．

- 不安定性がない場合は，安静度の制限は行わない．SINS で不安定性が中等度以上の脊椎転移に対しては，転移の部位により，頚椎装具や胸腰椎装具，腰椎装具を用いる．脊椎転移がある場合は，過度の屈曲，回旋を抑制することが重要である．装具装着の目的は，① 疼痛を軽減すること，② 危険動作を制限すること，③ 固定により動作を補助することである．

表3-3 ASIA impairment scale

A：完全損傷
S4～S5 仙髄領域において感覚，運動機能が完全に喪失した場合

B：不完全損傷
神経損傷レベル以下の領域において，運動機能は完全喪失しているが，S4～S5 仙髄領域を含めた感覚機能が残存している場合

C：不完全損傷
神経損傷レベル以下の領域で，運動機能が残存しているもので，損傷レベル以下の key muscle の半数以上が，MMT 3 未満である場合

D：不完全損傷
神経損傷レベル以下の領域で，運動機能が残存しているもので，損傷レベル以下の key muscle の少なくとも半数以上が，MMT 3 かそれ以上である場合

E：正　常
感覚，運動機能が正常である場合

（日本脊髄障害医学会試訳による）

表3-4 spinal instability neoplastic score (SINS)

臨床所見や画像所見	点数
転移部位	
移行部（後頭骨-C2, C7-T2, T11-L1, L5-S1）	3
脊椎可動部（C3-C6, L2-L4）	2
ある程度強固な部位（T3-T10）	1
強固な部位（S2-S5）	0
動作時や脊椎への負荷時の疼痛	
あり	3
時に疼痛がある	1
疼痛はない	0
腫瘍の性状	
溶骨性変化	2
混合性変化	1
造骨性変化	0
画像所見による椎体アライメントの評価	
脱臼や亜脱臼の存在	4
後弯や側弯変形の存在	2
アライメント正常	0
椎体破壊	
50％以上の椎体破壊	3
50％以下の椎体破壊	2
椎体の50％以上が腫瘍浸潤されているが，椎体破壊はない	1
いずれもない	0
脊椎の後外側への浸潤（椎間関節，椎弓根，肋椎関節の骨折や腫瘍浸潤）	
両側性	3
片側性	1
なし	0

(Fisher CG, et al.：A Novel Classification System for Spinal Instability in Neoplastic Disease：An Evidence-Based Approach and Expert Consensus From the Spine Oncology Study Group. Spine, 35：E1221-1229, 2010)

2. 実践時のコツと留意点

- 頸椎装具にはフィラデルフィアカラー，ソフトカラーがある．フィラデルフィアカラーは，椎体の圧潰の危険性が高い場合，麻痺や切迫麻痺の場合，環軸椎の病変で回旋制御が必要な場合に処方する．前後屈だけでなく回旋運動も抑える働きがあるが，圧迫感が強いため，術後早期や重症患者以外のコンプライアンスが悪い．ソフトカラーは簡便に装着でき，コンプライアンスが良いために頻用されるが，前後屈に対する制動力はある反面，側屈や回旋に対しての制動効果は弱いことに注意が必要である．

- 胸腰椎装具にはダーメンコルセット，硬性コルセット，ジュエット型体幹装具がある．ダーメンコルセットはメッシュ状の素材からなり，骨盤と肋骨，軟部組織全体で腹圧を高めることで椎体や椎間板にかかる重力を軽減できるが，制動効果は十分ではない．硬性コルセットはプラスチックで作製され，腹圧を高めるだけではなく，前後屈，回旋，側屈を制限可能で，固定力は最も優れている．しかし，快適性に劣るため，コンプライ

アンスが悪い．ジュエット型体幹装具は恥骨上部パッドと胸骨パッド，胸腰椎パッドの3点支持により，胸腰椎移行部の屈曲制限，伸展保持を行う．回旋制限は弱いが，快適性に優れるため，コンプライアンスは硬性コルセットよりは良好である．著者らの施設ではダーメンコルセットとジュエット型体幹装具を用いることが多い．

- 第3胸椎から第10胸椎は胸郭の支持によって可動性が制限されるため，SINSではsemi-rigidな部位に分類されているが，著者らの施設では第8胸椎以下を胸腰椎装具の適応としている．

- コルセット装着の有効性や装着期間に関するエビデンスはない．

- 理学療法士の介入により，起き上がり動作の際に脊椎にかかる負担を減らし，麻痺や骨折出現のリスクや疼痛を軽減することが可能になるため，介入は必須である．

- 著者らの施設では，麻痺や椎体骨折が出現し放射線治療を行った場合には，放射線治療終了後に，コルセット装着下に疼痛や麻痺の悪化がないことを確認しながら，少しずつ安静度を上げている．患者には，骨折や麻痺の悪化についてのリスクがあるが，安静による合併症や廃用などによるADLの低下があることも理解してもらうことが重要である．

D. おわりに

- 骨転移診療においては整形外科医の介入が非常に有用であり，また不可欠である．運動器の疼痛の原因を明らかにし，骨折や麻痺の危険性を判断し手術適応を決めることができるのは，運動器診療科である整形外科医だけである．

- 骨転移の診療を行うためには，整形外科を含んだ診療科横断的な集学的治療体制が望ましい．原発巣担当科，脊椎外科医，放射線診断部・治療部，緩和ケアチーム，リハビリテーション科，地域医療連携部，薬剤部など多部署，多職種との連携が必須であり，日頃から良好なコミュニケーションがとれる環境をつくっておくことが大切である．

- 運動器診療科としての整形外科が骨転移診療に関与することの重要性が認識されるようになったため，骨転移の診断・治療の標準化を目的とした，診療科横断的・集学的診療体制（骨転移キャンサーボード）が，がん診療拠点病院を中心に導入されるようになった．

- 今後，骨転移の患者はますます増加することが予想される．整形外科の研修体制を整備して，腰痛や変形性関節症の患者を診るのが当然であるのと同様に，骨転移の患者を診ることが当然という環境をつくることが大切である．そのためには，整形外科の教育・研修システムを改善する必要がある．

● まずは，この本を手にしている骨軟部腫瘍外科医が骨転移の診療を積極的に行い，その必要性を骨転移診療に関わる医療スタッフすべて，さらには整形外科医に伝えていくべきである．

[篠田裕介，河野博隆]

参考文献

1) 国立がん研究センターがん対策情報センター：がん情報サービス
2) Mavrogenis AF, Pala E, Romagnoli C, et al.：Survival analysis of patients with femoral metastases. J Surg Oncol, 105（2）：135-141, 2012.
3) Loblaw DA, Perry J, Chambers A, et al.：Systematic review of the diagnosis and management of malignant extradural spinal cord compression：the Cancer Care Ontario Practice Guidelines Initiative's Neuro-Oncology Disease Site Group. J Clin Oncol, 23（9）：2028-2037, 2005.
4) Decroisette C, Monnet I, Berard H, et al.：Epidemiology and treatment costs of bone metastases from lung cancer：a French prospective, observational, multicenter study（GFPC 0601）. J Thorac Oncol, 6（3）：576-582, 2011.
5) Katagiri H, Okada R, Takagi T, et al.：New prognostic factors and scoring system for patients with skeletal metastasis. Cancer Med, [Epub ahead of print] 2014.
6) Kato S, Hozumi T, Yamakawa K, et al.：Hormonal therapy with external radiation therapy for metastatic spinal cord compression from newly diagnosed prostate cancer. J Orthop Sci, 18（5）：819-825, 2013.
7) 日本リハビリテーション医学会/がんのリハビリテーションガイドライン策定委員会編：がんのリハビリテーションガイドライン．第1版．120-133, 金原出版, 2013.
8) Mirels H：Metastatic disease in long bones. A proposed scoring system for diagnosing impending pathologic fractures. Clin Orthop Relat Res,（249）：256-264, 1989.
9) Van der Linden YM, Dijkstra PD, Kroon HM, et al.：Comparative analysis of risk factors for pathological fracture with femoral metastases. J Bone Joint Surg Br, 86（4）：566-573, 2004.
10) Ward WG, Holsenbeck S, Dorey FJ, et al.：Metastatic disease of the femur：surgical treatment. Clin Orthop Relat Res,（415 Suppl）：S 230-244, 2003.
11) Ratasvuori M, Wedin R, Keller J, et al.：Insight opinion to surgically treated metastatic bone disease：Scandinavian Sarcoma Group Skeletal Metastasis Registry report of 1195 operated skeletal metastasis. Surg Oncol, 22（2）：132-138, 2013.
12) Maynard FM Jr, Bracken MB, Creasey G, et al.：International Standards for Neurological and Functional Classification of Spinal Cord Injury. American Spinal Injury Association. Spinal Cord, 35（5）：266-274, 1997.
13) Fisher CG, DiPaola CP, Ryken TC, et al.：A novel classification system for spinal instability in neoplastic disease：an evidence-based approach and expert consensus from the Spine Oncology Study Group. Spine（Phila Pa 1976）, 35（22）：E1221-1229, 2010.
14) Patchell RA, Tibbs PA, Regine WF, et al.：Direct decompressive surgical resection in the treatment of spinal cord compression caused by metastatic cancer：a randomised trial. Lancet, 366（9486）：643-648, 2005.

Lesson 8

症例から肉腫の転移例を理解する

Lesson 8. 症例から肉腫の転移例を理解する

1 骨肉腫
初発時切除可能肺転移病変を有する進行例

❶骨肉腫の全身病変検索にはCT，PET-CT，骨シンチグラフィなどが有用である．骨髄転移やリンパ節転移は少ない．

❷CDDP 使用例では腎機能障害や聴力障害の出現に注意が必要である．治療開始前に腎機能検査，聴力検査（高音域障害）を実施しておく．

❸ADR は蓄積毒性として心毒性が知られる．400〜500 mg/m² が上限とされるが，上限未満の使用量においても心毒性が出現する症例があり，注意が必要である．定期的にモニタリングを行う．

❹高度の MTX 排泄遅延に対する支持療法として大量輸液やロイコボリンレスキューでは不十分な場合も多い．唯一の治療薬であるグルカルピダーゼは国内未承認薬であり，医師主導臨床試験を実施中である（2015 年 2 月現在）．

❺術前化学療法として AP 療法と比較して MTX を上乗せした MAP 療法の有効性を検証した試験はないものの，標準的には MAP が用いられる．

❻術前化学療法に対する効果が高い（viable cell<5〜10%）場合では，低い（viable cell>5〜10%）場合に比較して disease free survival（DFS）が良好であることが知られている．

❼肺孤発性転移であっても切除可能かどうかは外科医と十分に相談が必要である．

症例提示

【症例】 17歳，男性

【主訴】 左大腿骨遠位部の疼痛

【治療経過】 左大腿骨遠位部に疼痛を自覚し，近医でX線画像を撮影したところ，骨腫瘍が疑われた．精査目的に紹介となり，切開生検にて骨肉腫と病理診断❶された．CT 画像上，右肺下葉末梢に3ヵ所の多発転移巣を認めた．シスプラチン（CDDP）❷とドキソルビシン（ADR）❸の併用療法（AP）とメトトレキサート（MTX）大量療法（HD-MTX）❹の連続2回投与を組み合わせた多剤併用化学療法（MAP）❺を開始し，MAP 1コース終了後（治療開始後5週），画像検査を実施した．新規病変の出現なく，原発巣は stable disease（SD）であり，肺転移巣は縮小傾向であったことから MAP 療法の効果は期待できると判断し同治療を継続した．MAP 1コース追加後に局所処置として左大腿骨骨肉腫広範切除術を施行した．病理学的には viable cell は 10 % の残存❻にとどまり，化学療法に対する反応性は良好（good responder）であった．術前化学療法と同様の3剤を用いて CDDP，ADR，HD-MTX を組み合わせ，合計8コース（約4ヵ月）の術後化学療法を実施した．発症時に認めた肺結節に対して術後化学療法終了後に右肺下葉楔状切除術を施行し，初発時治療を終了した．切除した肺転移巣は病理学的に悪性細胞を認めなかった．治療終了から1年3ヵ月後，右肺中葉に結節性病変が出現❼した．右肺中葉部分切除術を施行し，病理学的に骨肉腫の再発を確認した．術後化学療法として大量イホスファミド（ifosfamide；IFO）の投与を2コース実施した．以降，さらに3ヵ月後に右下葉，9ヵ月後に左下葉に再発病変を認め，それぞれ切除術を施行し，現在外来経過観察中である．

1 骨肉腫 初発時切除可能肺転移病変を有する進行例

● 治療法の選択とその根拠

- 骨肉腫の初発時転移例（全体の20～25％を占める）に対する標準治療は確立していない．疼痛対策を含め緩和治療として化学療法が行われることもある．転移例の9割は肺病変を伴う．孤発性もしくは病変が2～3ヵ所にとどまる切除可能な肺転移例の予後は良好であることが知られ，この場合，非転移例の標準治療と同様に進められることが世界的に一般となっている[1]．本例のように「新規病変の出現なく」「転移巣縮小傾向」が確認された場合は，限局病期と同様に局所療法＋術後化学療法を進めることで治癒を目標とした治療が可能となる．なお，術後化学療法の選択については術前化学療法に対してgood responderであったことを根拠としたものの，poor responderであったとしても，非転移例でも薬剤変更が予後改善につながる可能性は担保されておらず，特に転移例ではその後の再発リスクが高いことから，<u>有効な薬剤を早期に消費することは慎重に検討</u>❽すべきである．

- 骨肉腫の再発例に対する治療戦略として，可能な限り外科的切除を行う[2～4]．完全切除できた場合にのみ，治癒が期待できる．

- 初回再発においては再発病変の完全切除が得られるかどうかが最も重要な予後因子であり，完全切除できた場合の5年生存率は20～45％と言われる．再発症例における術後化学療法の意義は十分に確立していない．

- <u>IFOの単独投与</u>❾またはエトポシド（VP-16）との併用療法（IE療法）は一部の再発症例に有効であることが知られている[5,6]．本症例においては，初回再発時治療として，再発巣の完全切除後に大量IFOの投与を行った．

● 治療効果とその評価

- 本症例において，初回肺転移に対する術後の化学療法（大量IFO投与）の有効性は示されなかった．

- 肺転移を反復しているが，多発病変や他部位への遠隔転移を伴わず，孤発性のため完全切除が可能であり，<u>外科的治療のみでコントロール</u>❿できている．

❽ セカンドライン，サードライン治療においては患者のQOLを重視し生活のスタイルに合わせてレジメンを検討すべきである．
病変の増大があっても無症状の場合には無治療経過観察の選択肢も検討しうる．

❾ 大量IFO投与においては，出血性膀胱炎，脳症，尿細管障害などに注意が必要である．また，晩期合併症として不妊のリスクがある．治療開始前に妊孕性温存が可能であれば検討する．

❿ 再発を反復する症例では，先行する化学療法（CDDPやIFOなど）により腎尿細管障害を伴うことも少なくない．有効な化学療法の選択肢は少なく治療に難渋する．手術のみでコントロールできない場合の全身治療として，今後は分子標的治療薬の開発なども期待される．

Lesson 8. 症例から肉腫の転移例を理解する

● 経過と予後

- 前述の通り，肺再発は反復切除することにより，長期の疾患制御が得られ，約30％の患者では治癒の可能性もある．切除不能の転移性病変を伴う場合の生存率は5％未満である．

- 再発後の予後良好因子としては，肺結節数が少ないこと，一側性肺転移であること，初回原発巣の切除術から転移出現までの期間が長いこと，および転移病変の発生部位が肺の末梢であることなどがあげられる[2,7,8]．

- 本症例において，初発治療終了から2年以内に初回の肺転移再発をきたしており，その後も肺転移の出現を繰り返しているが，主に外科的切除のみで肺以外の再発病変を認めず，発症から5年間の生存が得られている．

［安井直子］

参考文献

1) Bacci G, et al.：High grade osteosarcoma of the extremities with lung metastases at presentation：treatment with neoadjuvant chemotherapy and simultaneous resection of primary and metastatic lesions. J Surg Oncol, 98（6）：415-420, 2008.
2) Harting MT, Blakely ML：Management of osteosarcoma pulmonary metastases. Semin Pediatr Surg, 15（1）：25-29, 2006.
3) Chou AJ, Merola PR, Wexler LH, et al.：Treatment of osteosarcoma at first recurrence after contemporary therapy：the Memorial Sloan-Kettering Cancer Center experience. Cancer, 104（10）：2214-2221, 2005.
4) Kempf-Bielack B, Bielack SS, Jürgens H, et al.：Osteosarcoma relapse after combined modality therapy：an analysis of unselected patients int he Cooperative Osteosarcoma Study Group（COSS）. J Clin Oncol, 23（3）：559-568, 2005.
5) Berrak SG, Pearson M, Berberoğlu S, et al.：High-dose ifosfamide in relapsed pediatric osteosarcoma：therapeutic effects and renal toxicity. Pediatr Blood Cancer, 44（3）：215-219, 2005.
6) Kung FH, Pratt CB, Vega RA, et al.：Ifosfamide/etoposide combination in the treatment of recurrent malignant solid tumors of childhood. A Pediatric Oncology Group Phase Ⅱ study. Cancer, 71（5）：1898-1903, 1993.
7) Su WT, Chewning J, Abramson S, et al.：Surgical management and outcome of osteosarcoma patients with unilateral pulmonary metastases. J Pediatr Surg, 39（3）：418-423；discussion 418-423, 2004.
8) Letourneau PA, Xiao L, Harting MT, et al.：Location of pulmonary metastasis in pediatric osteosarcoma is predictive of outcome. J Pediatr Surg, 46（7）：1333-1337, 2011.

2

Ewing肉腫
標準治療後に肺転移を生じた進行例

症例提示

【症例】 17歳，男性

【家族歴，既往歴】 特記事項なし．

【初発時の経過】 左大腿部に親指大の腫瘤が出現したが経過観察していた．経過観察中，腫瘤は急速に増大，その後自壊し，出血を伴ったため近医に受診した．近医で施行したMRIでは大腿軟部に腫瘍を認めた．自壊した腫瘍より出血が持続し止血困難であり，止血目的に切除術を行った．切除された腫瘍の病理診断がEwing肉腫であったため当院に紹介受診された．当院に初診時，大腿CT，MRIにて肉眼的に明らかな残存腫瘍はなく，PET-CTにてもFDGの取り込みはなかった．肺のCTでは5mm大の肺転移を数個認めた（図2-1a）．その他の部位には遠隔転移を認めなかった．VDC/IE〔ビンクリスチン（VCR），ドキソルビシン（ADR），シクロホスファミド（CPA）/イホスファミド（IFO），エトポシド（VP-16）〕交代療法を5コース施行後，肺の転移は化学療法のみで消失し，左大腿部腫瘍の拡大切除を行った❶．切除した検体の病理検査にて残存腫瘍を認めなかった．術後化学療法としてVDC/IE交代療法を12コース施行し治療終了した．

【再発時の経過】 初発時の治療終了後，月に1回の定期フォローを行っていた．治療終了8ヵ月後の胸部CTにて左下葉に結節が出現し（図2-1b），その後のフォローで増大したため再発の可能性を強く疑い再発腫瘍に対する治療を開始した．

治療法の選択とその根拠

再発時の全身検索にて肺結節以外の転移再発は認めなかった．血液検査でも異常所見はなかった．増大していた肺結節は単発であること，他部位の転移を認めなかったことより，診断，治療の

❶前医で悪性腫瘍とわからず切除を行った場合は不十分な切除であることが多く，不十分だった場合は再度拡大切除を計画する．

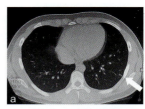
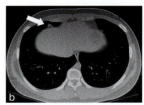

図2-1　胸部CT
a. 初発時
b. 再発時

Lesson 8. 症例から肉腫の転移例を理解する

❷再発腫瘍に対しての補助化学療法のエビデンスはないが，化学療法の追加が予後を改善するという文献も散見されている．

❸ Ewing 肉腫における予後不良因子，他に腫瘍の容積が大きいこと，年齢が 15 歳以上，腫瘍の部位が体の中心部位または骨盤などがある．

❹ Ewing 肉腫に対しての大量化学療法の有効性についてはさまざまな報告があり，その効果についてはっきりしたエビデンスはない．しかし移植前に CR または PR の状態であれば，効果が期待できるとの報告が多い．

意味で，肺結節切除術を先行した．切除した肺結節の病理検査にて Ewing 肉腫再発と診断した．<u>術後は補助化学療法として TC（トポテカン/CPA）療法を 6 コース予定した</u>❷．<u>初発時遠隔転移例であったこと，治療終了後 1 年以内の早期再発</u>❸であったことより自家末梢血幹細胞移植併用大量化学療法を計画し，TC 療法 2 コース後に自家末梢血幹細胞採取を行った．採取 CD34 陽性細胞は 6.3×10^6/kg と 1 回の採取で十分量の CD34 陽性細胞を採取することができた．その後 TC 療法 4 コース行い，<u>寛解の状態でブスルファン，メルファラン（BU-MEL）にて前処置施行後，自家末梢血幹細胞移植（PBSCT）を施行した</u>❹．移植後合併症として Grade 3 の発熱性好中球減少，Grade 2 の粘膜炎，Grade 4 の血小板減少，好中球減少などの骨髄抑制を認めたもののその後は経過順調で移植後 20 日で退院となり再発後の治療を終了とした．

● 治療効果とその評価

本症例は初発時転移例であり，5 年無病生存率が約 20％と非常に予後不良で再発リスクが高かった．しかし再発したものの再発巣が単発であったため迅速な手術，術後補助化学療法，大量化学療法によりコントロールが可能であったと考える．再発巣が多発であったり，切除不能の場合は化学療法を先行し，化学療法により切除可能となった時点で手術を行う．また，化学療法を行っても切除不能の場合は可能な限り残存している腫瘍に放射線治療を行う．再発 Ewing 肉腫に確立された標準治療はなく，再発部位が切除可能か否か，また単発か多発か，および初発時にどのような薬剤を使用してきたかなど，個々の患者の色々な状況によって治療法を決定する．

● 経過と予後

治療終了後，外来にて画像検査，血液検査によって定期的に経過観察を行った．現在大量化学療法後 3 年経過したが，無病生存中である．現在のところ二次がんや内分泌異常など明らかな晩期合併症の出現は認めないが，大量化学療法を含む強力な治療を受けてきたため，再発の早期発見とともに晩期合併症についても今後注意深いフォローが必要である．

［細野亜古］

3

軟部肉腫 ①
原発巣手術治療後に遠隔転移を生じた進行例

症例提示

【化学療法施行前診断】 右胸壁未分化多型肉腫
術後，右下腿軟部転移＋両肺多発転移

【症例】 63歳，男性

【初診時主訴】 右胸壁腫瘤

【現病歴】 3ヵ月前より右胸壁腫瘤が出現し，その後増大したため近医形成外科を受診した．理学所見，造影 MRI の画像から軟部肉腫を疑われ，当院に紹介受診となった．初診時造影MRIにて右胸壁皮下に最大径 6 cm の軟部腫瘤が存在し，明らかな筋膜浸潤を伴わなかった．FDG-PET-CT で明らかな遠隔転移を認めず❶，当院で施行された針生検にて多形細胞肉腫（高悪性度）の診断であった．術前 TMN 分類 T2aN0M0，高悪性度軟部腫瘍 Stage ⅡB と診断．比較的増殖が速い腫瘍であったが，皮下腫瘍で広範切除可能であったため，術前化学療法を行わず，広範切除および有茎広背筋皮弁での皮膚再建を行った．術後病理診断に変更はなく，高悪性度未分化多型肉腫の診断で，切除断端は陰性であった．

術後約 2ヵ月にて歩行時の右下腿痛が出現し，胸腹部および下肢の造影 CT 検査を行ったところ，右下腿軟部に約 4 cm 大の腫瘤および両肺に約 5 mm 程度の小結節を多数認めた．引き続き行った FDG-PET-CT にて右下腿部に腫瘤および両肺に多発病変が確認❷されたが，その他明らかな遠隔転移は認めなかった❷．右下腿造影 MRI ではヒラメ筋内に最大径約 5 cm の軟部腫瘤が存在し，軟部肉腫の右下腿転移，両側多発肺転移と診断した．歩行時の右下腿痛が増悪傾向であったため，多発転移の状態ではあったが，右下腿転移性軟部腫瘍に対する広範切除を先行して行った．

❶他のモダリティーで検出しがたい転移が疑われる状況で，病期診断目的に PET-CT が行われることが多い．

❷初診時に撮像された PET-CT は大腿までの撮像であった．PET-CT では撮影時間や器材の制限から，大腿までの撮像となることも多いが，骨軟部肉腫が四肢末梢に発生，転移することもあり，骨軟部肉腫の正確な病期診断のためには，下肢の遠位を含んだ全身のPET-CT 撮像が望ましい．

Lesson 8. 症例から肉腫の転移例を理解する

【家族歴】 特記事項なし．
【既往歴】 高血圧（50 歳から），内服治療中．
　51 歳時，脳動脈瘤破裂によるクモ膜下出血，チタン製クリップによる治療を行った．その後，年 1 回程度症候性てんかん発作が出現するため抗けいれん薬内服治療を継続中．
　右胸壁腫瘍術後 11 日目，および左下腿転移性軟部腫瘍術後 8 日目に一過性の痙攣発作あり．
【内服薬】 ゾニサミド 300 mg 1 日 3 回
　　　　　カンデサルタン 8 mg 1 日 1 回
　　　　　バルサルタン 80 mg 1 日 1 回
【生活歴】 喫煙歴：なし．飲酒歴：機会飲酒．
【化学療法前身体所見】 身長 168 cm，体重 65 kg，PS 1，意識清明，右下腿に軽度の術後腫脹を認めるものの左下腿浮腫なし，表在リンパ節触知しない，神経学的異常なし．
【化学療法前検査所見】〔血算〕WBC 5,200/μL（Neutrophil 3,250/μL），RBC 454万/μL，Hb 14.3 g/dL，Hct 43.7 %，PLT 18.5万/μL
〔生化学〕TP 7.6 g/dL，Alb 4.5 g/dL，LDH 202 IU/L，AST 16 IU/L，ALT 13 IU/L，γ-GTP 43 IU/L，ALP 426 IU/L，T-Bil 0.6 mg/dL，Ca 9.6 mg/dL，BUN 26 mg/dL，Cre 1.13 mg/dL，eGFR 52 mL/min/1.73 m^2，Na 141 mEq/L，K 4.4 mEq/L，Cl 109 mEq/L，尿酸 6.6 mg/dL，CRP 0.15 mg/mL，Glu 104 mg/dL
〔凝固〕PT-INR 1.03，APTT 24.9 秒，Fbg 313 mg/dL，FDP 15.3 μg/mL，D-ダイマー 7.40 μg/mL
〔心電図〕HR 59 bpm，洞調律，ST-T 変化なし．
〔心エコー〕EF 50～88 %，trivial TR，normal function[3]
〔胸部 X 線〕CTR 48.0 %，CP angle sharp，両側肺野に多発の Coin lesion を認める．明らかな浸潤影，胸水の貯留なし．
〔頭部，胸腹部下肢造影 CT〕両肺に最大径 14 mm の多発結節状陰影あり．明らかなリンパ節の腫大なし．左前頭葉に低吸収域を認め，陳旧性梗塞と考えられるが，脳内転移は明らかでない．その他の軟部転移，骨転移は明らかでない．
〔右胸壁切除病理〕組織学的には高悪性度未分化多型肉腫を認める．高度異形核を有する紡錘形から類円形の多形細胞が血管周皮腫用の血管パターンを伴って密に増殖している．周囲組織に浸潤性に進展しており，浅層は真皮を侵している．免疫染色では SMA⊕（focal），desmin⊕（rare），S100⊖，myogenin⊖，MDM2⊖，CDF⊖を呈する．

[3] ドキソルビシン（ADR）による心毒性はよく知られており，治療前，治療中に心エコーを施行し，心機能を評価しておくことが肝要である．

治療法の選択とその根拠

高悪性度軟部肉腫の両側多発肺転移の状態であり，外科的切除の適応はない．

【進行軟部肉腫に対する初回治療】

> ドキソルビシン（ADR）単剤療法（30 mg/m^2×2 day）

- その根拠として，切除不能進行軟部肉腫に対する一次化学療法は，現状 ADR 単剤投与が標準治療であり，イホスファミド（IFO）の追加による生命予後の上乗せ効果は否定されていること，クモ膜下出血後の症候性てんかんの既往があり，このような場合，IFO による痙攣，脳症がより誘発されるといった報告はないが，IFO 投与についてはより慎重にならざるを得ないことなどがあげられる．

【治療効果とその評価】
- 両側多発肺転移巣を治療のターゲットとして設定．
- 奏効性については化学療法 2 コースごとに CT 評価．
- ADR による有害事象の評価．

【経過】

ADR 初回投与後，Grade 2 の嘔吐，便秘は出現したものの，その他の毒性は軽微であり，ADR 再投与可能と判断．2 コース後も順調に経過したが，2 コース後の CT 評価にて，肺転移巣の明らかな増大および肺転移数の増加を認め，PD 中止の判断となった．一次治療終了後，全身状態良好であり，本人，家族とも化学療法の継続を希望された．高血圧はバルサルタン内服にてコントロールされており，肝機能障害なし，軽度腎機能障害は認めるが，抗がん剤の投与を回避するような障害ではないと判断した．二次治療としては IFO 単剤（またはそれを含む併用療法）あるいはパゾパニブの内服が選択肢となるが，前述したクモ膜下出血後の症候性てんかんの既往を理由として，以下の薬剤を選択した．

【二次治療の選択】

> パゾパニブ 800 mg/day の経口投与

【二次治療の効果とその評価】
- 両側多発肺転移巣を治療のターゲットとして設定．
- 奏効性については 4 週ごとに CT 評価．
- パゾパニブによる有害事象の評価．

【経過】

パゾパニブ投与開始後の有害事象として Grade2 の下痢，収縮期血圧 150 mmHg を時折超える高血圧が出現したが，いずれも追加の薬剤投与でコントロールされた[4]．パゾパニブ投与後 4 週の CT 評価では SD 範囲内であったため，投与を継続したが，投与開始後 12 週の時点で画像上 PD となり，パゾパニブ投与を中止した．二次治療終了後 PS は良好であるが，病状は非常に進行性であるため，三次治療として IFO およびエトポシド（VP-16）の併用療法を行うか，BSC としてこれ以上の抗がん剤投与を行わないかを検討した．患者，家族は三次治療を希望され以下の薬剤を選択した．

【三次治療の選択】

> IFO（1.8 mg/m^2）および VP-16（100 mg/m^2）
> 5 日間連続投与

【三次治療の効果とその評価】

- 両側多発肺転移巣を治療のターゲットとして設定．
- 奏効性については化学療法 2 コースごとに CT 評価．
- IFO，VP-16 による有害事象の評価．

● 経過と予後

　IFO（1.8 mg/m^2）および VP-16（100 mg/m^2）5 日間連続投与は中等度催吐性レジメン[5]であるが，ADR 単剤にて Grade2 の嘔吐を認めたため，嘔気対策としてアプレピタント，デキサメタゾンおよびグラニセトロンの投与を行った．主な有害事象は血液毒性であり，初回投与後 12 日目に好中球 50/μL と Grade 4 の好中球減少が認められ G-CSF の投与を行ったが，発熱性好中球減少症はきたさなかった．治療効果については，IFO，VP-16 併用療法 2 コース後の CT にて SD 範囲内であり，有害事象も許容範囲であったため，治療継続したものの，4 コース後の CT にて PD となり治療終了，BSC となった．その後まもなくして胸水貯留，呼吸不全状態となり，一次治療開始から 9 ヵ月後永眠された．

［中谷文彦］

---

[4] 当院では，パゾパニブによる高血圧の治療として，まずカルシウムブロッカーの投与を行っている．本症例では ARB での治療が先行しており，パゾパニブ投与後の血圧上昇についてはカルシウムブロッカーの追加で良好にコントロールされた．

[5] NCCN ガイドライン 2013 ではレジメン総投与量が 10 g を超える高用量 IFO は高度催吐性リスク，低用量 IFO は中等度催吐性リスクに分類されているが，ASCO ガイドライン 2011 および日本癌治療学会の制吐療法診療ガイドラインでは投与量にかかわらず中等度催吐性リスクに分類されている．NK$_1$ 受容体拮抗薬であるアプレピタントはフェニトイン，カルバマゼピンなど一部の抗けいれん薬と相互作用し，アプレピタントの血中濃度が低下するとされている．

4 軟部肉腫 ②
補助化学療法，原発巣手術後に遠隔転移を生じた進行例

● 症例提示

【初診時診断】　右後腹膜脱分化型脂肪肉腫

【症例】　56歳，男性
【主訴】　右上腹部重圧感
【現病歴】　約2ヵ月前から右上腹部の重圧感自覚，その後増悪したため，近医外科受診．造影CTにて右後腹膜腫瘍❶が疑われ当院紹介受診．
【家族歴，既往歴】　特記事項なし．
【生活歴】　喫煙歴：20本/日，34年間．飲酒歴：機会飲酒．
【初診時身体所見】　身長180 cm，体重65.2 kg，PS 1，腹部臍左側～右後腹膜部にかけて弾性硬で可動性に乏しい腫瘤を触知，圧痛なし，反跳痛なし，蠕動音正常，両側下腿浮腫なし，表在リンパ節触知しない．
【初診時検査所見】　〔血算〕WBC 8,300/μL（Seg 74 %，Eosino 1 %，Baso 0 %，Mono 9 %，Lym 15 %），RBC 433万/μL，Hb 11.4 g/dL，Hct 36.7 %，PLT 39.8万/μL

〔生化学〕TP 6.6 g/dL，Alb 3.1 g/dL，LDH 139 IU/L，AST 10 IU/L，ALT 14 IU/L，γ-GTP 48 IU/L，ALP 300 IU/L，T-Bil 0.4 mg/dL，Ca 9.5 mg/dL，BUN 15 mg/dL，Cre 0.73 mg/dL，eGFR 86 mL/min/1.73 m^2，Na 140 mEq/L，K 4.3 mEq/L，Cl 103 mEq/L，尿酸 5.3 mg/dL，CRP 5.75 mg/mL，Glu 97 mg/dL

〔凝固〕PT-INR 1.09，APTT 29.2 秒，Fbg 741 mg/dL，FDP 7.9 μg/mL，D-ダイマー 0.3 μg/mL

〔心電図〕HR 70 bpm，洞調律，ST-T 変化なし．

〔胸部X線〕CTR 45 %，CP angle sharp，腫瘤影や浸潤影なし．

〔腹部X線〕右腹部に Water density の腫瘤あり，腸内ガス像は左側に偏位．

❶後腹膜原発の軟部肉腫は症状も少なく，本症例のように巨大になってから発見されることも多い．

Lesson 8. 症例から肉腫の転移例を理解する

〔胸腹部骨盤造影CT〕左側腹部に最大径22.5 cmの腫瘤が存在する．内部は不均一で右腎を挟み込むように存在し，傍腎腔由来と思われる．明らかな傍大動脈領域リンパ腫なし．画像上明らかな遠隔転移なし．

〔造影MRI〕右腎を挟むように右下腹部に23 cm×11 cm大の腫瘤を認めている．右腎は腫瘤によって圧排偏位しており，腫瘤と腎の間の脂肪の信号は消失しているが，積極的な腎実質への浸潤は疑わない．腫瘤辺縁には比較的不正な脂肪の信号を示す領域が存在する．以上の所見から後腹膜に発生した脱分化型脂肪肉腫を最も疑う．

〔初診時針生検病理組織〕組織学的には，多形のある紡錘形ないし多角形細胞が束状・花筵状に増殖する．免疫組織学的に腫瘍はMDM2⊕，CDK4⊕，S100⊖，SMA⊖，desmin⊖，myogenin⊖，AE1/3⊖である．MRI上，針生検標本が採取された腫瘤周囲に脂肪成分を認めるとのことであり，組織像と合わせると<u>脱分化型脂肪肉腫</u>❷が考えやすい．

🔵 初回治療法の選択とその根拠

- 体の正中をこえる巨大な後腹膜腫瘍（脱分化型脂肪肉腫疑い）であり，初診時の画像所見からは根治的な切除が困難であると判断した（図4-1a）．

- しかしながらPSは良好で合併症もなく，化学療法の効果があれば切除を比較的安全に行える可能性があると判断した．

- わが国では，四肢における限局性高悪性度<u>非円形軟部腫瘍</u>❸に対する術前化学療法として，ドキソルビシン（ADR）30 mg/m^2（day 1～2），イホスファミド（IFO）2 g/m^2（day 1～5）の併用療法が標準治療であり，後腹膜発生の軟部肉腫に対する術前化学療法レジメンのエビデンスに乏しい現在，ADR/IFO併用療法が見なし標準治療と考えられる．

🔵 治療効果とその評価

- 腫瘍縮小による切除術施行可能性．
- 微小肺転移巣の撲滅．
- 腫瘍縮小については，化学療法2コースごとにCTで評価．
- ADR，IFO投与による有害事象の評価．

❷ 脱分化型脂肪肉腫は後腹膜に発生する軟部肉腫の中で頻度が高い．

❸ 円形細胞肉腫の代表的なものは横紋筋肉腫や骨外性Ewing肉腫などがあり，化学療法に高感受性である．非円形細胞肉腫は円形細胞肉腫以外の軟部肉腫であり，まれな腫瘍ではあるが円形細胞肉腫と比べると頻度が高い．

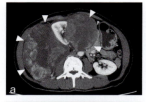
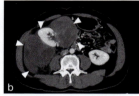

図4-1 術前化学療法の効果
a. 初診時治療前
b. ADR/IFO 4コース後

経過と予後

中心静脈ポート留置後，ADR 30 mg/m² (day1～2)，IFO 2 g/m² (day 1～5) の併用療法を開始．高度催吐性レジメンであり，嘔気対策としてアプレピタント，デキサメタゾンおよびグラニセトロンの投与を行った[4]．Grade 2 の嘔気，食欲不振を認めたものの，内服制吐薬の追加にて対応可能であった．その他の有害事象としてGrade3の好中球減少を認めたが，G-CSFの投与は行わず，発熱性好中球減少はきたさなかった．2 コース目が終了後CT評価で腫瘍の縮小効果を認め，さらに2コースの追加を行った．

計4コース終了後の腫瘍の縮小効果はPR (図4-1b) であり，切除可能と判断．泌尿器科と合同で後腹膜腫瘍切除および右腎合併切除術を行った (手術時間3時間30分，術中出血285 mL)．術後経過良好で術後11日目に退院となった．切除検体の術後病理診断は脱分化型脂肪肉腫であり，脱分化成分のほとんどが壊死や硝子化に陥っており，その生存細胞は10%未満であった．切除縁評価では高分化成分が残存している可能性はあるが，脱分化成分は完全に切除されており，術後補助放射線治療および補助化学療法は施行しなかった．

その後外来でフォロー継続していたが，術後半年で撮像した胸腹部骨盤CTにて両肺下葉に多発性の小結節が出現，その時点で明らかな局所再発およびその他の部位の遠隔転移は存在しなかった．術前補助化学療法および原発巣切除後に多発肺転移が発症したと診断し，以下のような治療選択を行った．

二次治療法の選択とその根拠

- 両肺の多発転移巣が術前化学療法後約7ヵ月で出現しており，外科的切除の適応とならない．

- 術前化学療法として行った ADR, IFO 併用療法 が画像上 PR であったにもかかわらず，最終投与から約7ヵ月で肺転移が顕在化してきており，比較的速い増殖能をもつ腫瘍である．

- ADRのこれまでの累積投与量は 360 mg/m² であり，心毒性を考慮したADRの極量が 500 mg/m² であること．また，術前化学療法施行後から約7ヵ月での再燃であり，再発腫瘍はADR抵抗性であると考えられるため，ADRを含んだレジメンは検討しがたい．

[4] アプレピタントと IFO はともに Cytochrome P450 3A4 subtype の基質 (生化学) であり，お互いにその代謝に関与する可能性が指摘されている．また，イホスファミド脳症の発症をアプレピタントが助長するとの報告もある．

Lesson 8. 症例から肉腫の転移例を理解する

- 二次治療前の血清クレアチニン値が 1.29 mg/dL, eGFR が 46 mL/min/1.73 m^2 であった. この軽度腎機能障害は, 術前化学療法中に含まれていた IFO による影響に加え, 腫瘍切除術により片腎となった影響と考えられた. 二次治療開始前時点での IFO の累積投与量は 36 g/m^2 であり, 一般的に 60 g/m^2 を超えると腎毒性がさらに顕在化しやすいといわれている. また, IFO を含んだ術前化学療法施行後から約 7 ヵ月での再燃であり, 再発腫瘍は IFO 抵抗性であると考えられるため IFO を含んだレジメンはメリットに比べデメリットが多いと考えた.

- パゾパニブの内服も検討したが二次治療前の PS は比較的良好であり, 今後必要となるかもしれない三次治療の候補とした.

- 後腹膜腫瘍を含む進行軟部腫瘍の二次治療として, 近年 <u>ゲムシタビン (GEM) とドセタキセル (DOC) の併用療法が行われている</u>[5]. 比較的腎毒性は少なく, 現状の腎機能では減量の必要ないため, 本症例の二次治療としては GEM 800 mg/m^2 (day 1, 8), DOC 60 g/m^2 (day 8) の併用療法を選択した.

[5] GEM/DOC 併用療法は, 当初子宮原発の平滑筋肉腫での開発が行われた. その後, 高悪性度軟部肉腫の 2 次治療として開発されるようになった.

● 治療効果とその評価

- 肺転移巣をターゲットとした腫瘍縮小効果.
- 腫瘍縮小については, 化学療法 2 コースごとに CT で評価.
- GEM, DOC 投与による有害事象の評価.

● 経過と予後

GEM/DOC 併用療法の 1 コース目投与後, Grade 2 の疲労を訴えたのみで, その他 Grade 3 以上の血液学的および非血液学的有害事象なく経過した. 治療中, 通常勤務の 50 % 程度の <u>就業も可能であった</u>[6]. 2 コース目終了した時点で CT 評価を行い, すべての病変が縮小傾向であったため, さらに 2 コース追加. 画像上肺病変が検出できなくなり, CR と判断してこれ以上の化学療法を行わず, 現在経過観察中である. 二次治療中, 胸部単純 X 線, 臨床症状を頻回にチェックし, GEM/DOC 併用療法にて比較的頻度の高い有害事象として知られている間質性肺炎の発生に留意した.

[6] GEM/DOC は外来にて投与可能な薬剤であり, 就業を継続したままでの治療も可能なことがある.

[中谷文彦]

5
軟部肉腫 ③
初診時手術不能の転移進行例

症例提示

【診断】 左鼻腔原発未分化多形肉腫：cT2bN0M0, stage Ⅲ
硬膜浸潤，左眼窩内浸潤

【症例】 29歳，男性
【主訴】 鼻閉感
【現病歴】 3ヵ月前より鼻閉感❶が出現し，近医耳鼻科を受診した．副鼻腔炎と診断され通院治療を開始したが，2ヵ月経過しても症状が改善しないため，前医大学病院の耳鼻科を紹介受診した．CTで頭蓋内や左眼窩内に浸潤する左鼻腔腫瘍を認めたため，同院で全身麻酔下で腫瘍生検を施行した．病理では当初は横紋筋肉腫を疑われ精査加療目的で当院紹介受診，同日そのまま緊急入院となった．
【家族歴】 祖母：乳癌，子宮癌（詳細不明）．
【既往歴】 特記事項なし．
【生活歴】 喫煙歴：なし．飲酒歴：機会飲酒．
【身体所見】 身長175 cm，体重60 kg，体温37.3℃，脈拍112/分整，血圧122/78 mmHg，SpO_2 98%（room air），PS 1，意識清明，左眼球突出あり，眼瞼結膜に貧血なし，眼球結膜に黄疸なし，両側肺野呼吸音清明，明らかなラ音なし，心雑音なし，腹部平坦軟，蠕動音正常，脊椎叩打痛なし，両側下腿浮腫なし，表在リンパ節触知しない，神経学的所見❷：眼球運動正常，複視なし，視野欠損なし．
【検査所見】 〔血算〕WBC 7,900/μL（Seg 63.4 %，Eosino 0.9 %，Baso 0.6 %，Mono 4.4 %，LYM 30.7 %），RBC 484万/μL，Hb 14.8 g/dL，Hct 44 %，PLT 37.0万/μL
〔生化学〕TP 7.1 g/dL，Alb 4.6 g/dL，LD 153 IU/L，AST 62 IU/L，ALT 103 IU/L，γ-GTP 312 IU/L，ALP 597 IU/L，T-Bil 0.5 mg/dL，

❶鼻腔原発の悪性腫瘍の場合，鼻閉感・鼻出血が初発症状となることがある．症状が遷延する際には，同領域原発の上皮性腫瘍あるいは肉腫を念頭に生検を行うことが勧められる．

❷特に頭頚部領域原発腫瘍では，腫瘍の進展に伴い脳神経症状が認められることがあり，必ず神経学的診察を行う．

Lesson 8. 症例から肉腫の転移例を理解する

Ca 9.8 mg/dL, BUN 13 mg/dL, Cre 0.66 mg/dL, Na 139 mEq/L, K 4.6 mEq/L, Cl 103 mEq/L, 尿酸 4.8 mg/dL, CRP 0.05 mg/mL, Glu 87 mg/dL

〔凝固〕PT-INR 0.92, APTT 25.0 秒, Fbg 292 mg/dL, FDP 3.1 μg/mL, D-ダイマー 0.30 μg/mL

〔心電図〕HR 83 bpm, 洞調律, ST-T 変化なし.

〔胸部 X 線〕CTR 41.8%, CPA sharp, 腫瘤影や浸潤影なし.

〔CT〕左鼻腔に不均一だが強い増強効果を呈する，40×58×71 mm 大の腫瘤が広がっている．左篩骨洞，左蝶形骨洞は腫瘤で充満しており，左前頭洞，上顎洞内にも進展している．骨破壊性変化を伴い，眼窩内および頭蓋底から頭蓋内への浸潤が疑われる．眼窩内で内転筋と接しており，浸潤が疑われる．<u>左視神経は腫瘍により圧排されている</u>❸．頸部に有意な腫大リンパ節なし．遠隔転移を疑う所見なし．

❸眼科診察では明らかな視野障害は認めなかった．

〔MRI〕左鼻腔内を占める腫瘍が左眼窩内側壁を越え，眼窩脂肪組織内へ浸潤している．頭側では頭蓋内へ凸上に張り出し，周囲硬膜の肥厚を伴い硬膜浸潤を疑う．脳実質への直接浸潤は指摘できない．尾側では上咽頭を介して中咽頭まで乳頭状に進展している．小さな両側上深内頸リンパ節を指摘可能だが，転移とは断定できない．

〔腫瘍生検〕組織学的には未分化多形肉腫を認める．多形腫瘍細胞が浮腫性間質にびまん性に増殖する．免疫組織化学的には AE1/AE3（equivocal），CK5/6（equivocal），p40⊖，SMA⊕（diffuse），desmin⊖, myogenin⊖, S100⊖. サイトケラチンが一部染色されている可能性があるが，小型の細胞主体であり腫瘍性上皮成分は明らかでなく，また年齢を考慮して肉腫と解釈する．

❹腰椎穿刺を施行し，がん性髄膜炎の除外を行う．

〔<u>髄液検査</u>❹〕Class 1, 悪性所見なし.

❺単剤での奏効率は，ドキソルビシン（ADR），イホスファミド（IFO）いずれも 20〜30% とされる．切除不能肉腫の一次化学療法は現状では ADR 単剤が標準治療であり，併用化学療法の生存における優越性は認められていない．

治療法の選択とその根拠

- 切除不能・局所浸潤肉腫の初回標準治療として，<u>AI 療法</u>❺（<u>最大 6 コース</u>❻）を選択．

❻治療回数は ADR の最大積算量（500 mg/m²）によって規定される．ADR は 500 mg/m² を超えると心毒性が増加するため，心機能は定期的にモニタリングする必要がある．

BSA 1.731 m²
ADR : 30 mg/m² → 52 mg/body   day1〜2
IFO : 2 g/m² → 3.4 g/body   day1〜5
<u>mesna</u>❼ : IFO の 60% 量，1 日 3 分割投与 → 680 mg/回

❼IFO の有害事象である出血性膀胱炎の予防のため投与を行う．

- 局所治療として放射線治療（重粒子線治療）も検討したが，視機能温存が困難かつ放射性脳炎や脳壊死のリスクが高いため，選択しなかった[8]．
- 手術治療については，局所での浸潤が強く安全な手術断端が得られないため，根治切除は困難と判断し全身治療を優先する方針とした．

[8] 切除困難・治癒不能の病態と判断される場合は，治療に伴うADLやQOLへの影響も十分考慮して治療内容を選択していく．

治療効果とその評価

- 左鼻腔内腫瘤の縮小による鼻閉感の改善，鼻出血・後鼻漏による気道閉塞や肺炎のリスク低下．
- 視機能の温存，頭蓋内浸潤の予防．
- 眼球突出の改善に伴う整容性改善．
- 腫瘍縮小については，化学療法2コースごとにCTで評価．

経過と予後

　自覚症状と画像所見，病理レビューから左鼻腔原発の未分化多形肉腫と診断したが，当院初診時にすでに副鼻腔から眼窩内，中咽頭まで腫瘍が広がっており，視神経や硬膜への浸潤も疑われた．腫瘍の局在を考慮すると，放射線治療や手術治療といった局所療法で根治を目指すことは難しく，むしろ脳炎や感染などの有害事象が懸念されたため，全身治療として化学療法を導入する方針とした．がん性髄膜炎については，腰椎穿刺にて採取した髄液検査で悪性所見はなく，否定的だった．

　入院12日目より初回化学療法としてAI療法を開始した．経過中の主な有害事象としては，消化器症状があげられる．化学療法2日目よりGrade 2の便秘が出現したが，緩下剤増量しコントロールした．Grade 2の遅発性悪心，食指不振については，メトクロプラミド頓用に加えオランザピンの内服を併用したところ軽快した．

　また，化学療法9日目よりGrade 3の肝酵素上昇を認めたが，腹部超音波では肝胆道系に異常は指摘できず，血清学的にも肝炎ウイルスの抗原・抗体は陰性だった．化学療法による薬剤性肝障害が最も疑われたが，14日目以降は肝酵素の数値も緩徐に低下傾向となったため，経過観察とした．

　骨髄機能としては，化学療法10日目よりG-CSFの一次予防投与[9]を開始したが，12日目に好中球310/μLとGrade 4の好中

[9] ASCOガイドラインに則り，20％以上の頻度で発熱性好中球減少症（febrile neutropenia：FN）をきたすと予想される化学療法を行う場合には，G-CSFを初回から投与することが推奨される．

Lesson 8. 症例から肉腫の転移例を理解する

❿MASCC index に基づき，FN は低リスクおよび高リスクに分類される．高リスク患者には抗菌薬の経験的治療として緑膿菌までカバーする薬剤を選択することが多い．

球減少が認められ，13 日目には発熱性好中球減少症をきたした．鼻腔・咽頭を感染巣と考え<u>抗菌薬投与</u>❿（セフェピム 2 g，1 日 3 回 8 時間ごと）を開始したところ，速やかに解熱した．2 コース目以降は G-CSF の予防投与は 8 日目から 5 日間もしくは 6 日間，抗菌薬の予防内服も同期間に行い，発熱なく経過していた．

　治療効果については，化学療法 1 コース目の序盤から鼻閉感や眼球突出といった臨床症状は速やかに改善傾向を認め，良好な反応が期待された．治療は 21 日サイクルで行い，2 コース終了時の評価 CT では SD 範疇だが腫瘍は縮小傾向であり，新規病変も認めなかったため，3 コース目以降も ADR 最大積算量まで継続する方針とした．その後は大きな有害事象はなく順調に予定通り 6 コースまで治療を継続でき，治療完遂時の CT，MRI では腫瘍は 31×23 mm 大に縮小していた．現在も定期的に CT を施行しているが，約 1 年間縮小を維持し自覚症状の再燃もなく経過している．今後局所あるいは遠隔転移再発を認めた場合には，2 次治療として IFO＋エトポシド（VP-16）（IE 療法）が候補となる．

［前嶋愛子］

6

軟部肉腫 ④
組織特異的な治療効果を示した転移進行例

症例提示

【診断】　骨盤内原発類上皮様炎症性筋線維芽細胞性腫瘍：腹腔内再発，腹膜播種

【症例】　22歳，男性

【主訴】　腹痛，便秘

【現病歴】　2ヵ月前に突然の発熱と下腹部痛が出現し，近医内科受診し抗菌薬を投与されたが改善しなかった．腹痛が増悪したため前医医療センター救急外来を受診したところ，CTで骨盤内腫瘤を指摘され急性腹症として緊急開腹術を施行された．術中所見では右骨盤腔に膀胱と癒着するような大網腫瘤があり，周囲に播種を疑うような小腫瘤を認めた．術後経過は順調で症状もいったん改善したが，徐々に腹痛は再燃し便秘傾向となった❶．術後1ヵ月で施行したCTで左傍結腸溝や骨盤底に播種を指摘された．病理診断に難渋し，病理学会コンサルテーションを経て炎症性筋線維芽細胞性腫瘍（inflammatory myofibroblastic tumor；IMT）❷と診断された．当院での治療を希望され紹介受診，化学療法施行目的で入院された．

【家族歴】　祖父：直腸癌．

【既往歴】　特記事項なし．

【生活歴】　喫煙歴：3本/日，3年間．飲酒歴：機会飲酒．

【身体所見】　身長170 cm，体重53.4 kg，体温37.3℃，脈拍84/分整，血圧136/79 mmHg，SpO₂ 98 %（room air），PS 2，意識清明，眼瞼結膜に貧血なし，眼球結膜に黄疸なし，両側肺野呼吸音清明，明らかなラ音なし，心雑音なし，腹部臍下三横指右寄りに15 cm大で弾性硬・可動性のない腫瘤を触知，圧痛あり，反跳痛なし，蠕動音低下，脊椎叩打痛なし，両側下腿浮腫なし，表在リンパ節触知しない．

❶腫瘍の増大に伴う腸閉塞症状と考えられる．

❷IMTは小児や若年成人に好発し，男女比はほぼ同等とされる．好発部位は肺や腸間膜，大網，後腹膜などである．

Lesson 8. 症例から肉腫の転移例を理解する

❸白血球やCRPの上昇，貧血や低アルブミン血症といった所見が，炎症の強さを反映している．

❹骨盤内腫瘍の場合は腸管だけでなく尿路系への影響も不可避であり，化学療法導入前にストマや腎ろう造設が必要となることも少なくない．外科・泌尿器科と十分に事前に検討する．

【検査所見】〔血算〕WBC 16,400/μL（Seg 59%，Eosino 25%，Baso 0%，Mono 4%，LYM 12%），RBC 448万/μL，Hb 12.2 g/dL，Hct 36.9%，PLT 45.7万/μL

〔生化学〕TP 6.7 g/dL，Alb 2.3 g/dL，LD 153 IU/L，AST 15 IU/L，ALT 13 IU/L，γ-GTP 118 IU/L，ALP 588 IU/L，T-Bil 0.7 mg/dL，Ca 9.0 mg/dL，BUN 15 mg/dL，Cre 0.9 mg/dL，Na 139 mEq/L，K 4.8 mEq/L，Cl 102 mEq/L，尿酸 2.7 mg/dL，CRP 24.04 mg/mL❸，Glu 71 mg/dL

〔凝固〕PT-INR 1.25，APTT 30.0秒，Fbg 580 mg/dL，FDP 12.7 μg/mL，D-ダイマー 6.1 μg/mL

〔心電図〕HR 83 bpm，洞調律，ST-T変化なし．

〔胸部X線〕CTR 40%，CPA sharp，腫瘤影や浸潤影なし．

〔腹部X線〕明らかな異常ガス像なし．

〔CT〕下行結腸や上行結腸周囲，膀胱直腸窩や骨盤内に腹膜に沿うように不均一で比較的強い増強効果を呈する複数の腫瘤を認める．腫瘍は最大で15×7 cm大であり，その他は4 cm大から1〜2 cm大の腫瘤を認める．腸管穿孔や異常ガス像は認めない．腹膜肥厚・腹水貯留あり．両側の尿管は拡張しているが水腎症は認めない❹．肺転移や肝転移は指摘できない．

〔病理〕組織学的には類上皮様炎症性筋線維芽細胞性腫瘍を認める．腫瘍細胞は類上皮様で，好酸性で明瞭な核小体をもつ類円形の核と両染性泡沫状あるいは淡明な細胞質を有する．背景は粘液性で，好酸球を主体とする炎症細胞浸潤が目立つ．腫瘍は脂肪織内に浸潤している．免疫組織化学的にはCam 5.2⊖，高分子ケラチン⊖，vimentin⊕，S100⊖，α-SMA⊖，CD3⊖，CD5⊖，CD20⊖，CD30⊖，CD68⊖，CD34⊖，ALK⊕（核膜），FISH法にてほとんどの腫瘍細胞がALK遺伝子の再編成を有する．

治療法の選択とその根拠

- 切除不能・再発肉腫の初回標準治療として，AI療法（21日ごと，最大6コース）を選択．

```
BSA 1.631 m²
ADR：30 mg/m²   →   50 mg/body       day 1〜2
IFO：2 g/m²     →   3.3 g/body       day 1〜5
mesna：IFOの60%量，1日3分割投与  →  660 mg/回
```

- 免疫染色の結果，ALK陽性であることが判明した．NCCNガイドラインでは，*ALK*遺伝子再構成のあるIMTに対して，クリゾチニブcrizotinib❺がcategory 2Aの推奨とされており，実際に第Ⅰ相試験ではCR例も報告されている．本症例でも，初回治療無効あるいは治療後に再発した際には，クリゾチニブ投与が選択肢と考えられた．

❺クリゾチニブはc-METとALK双方を阻害するチロシンキナーゼ阻害薬（TKI）で，*ALK*遺伝子転座陽性の進行性非小細胞肺癌の2次治療として有効性が確認されている（PROFILE 1007試験）．

治療効果とその評価

- 腫瘍縮小に伴う腹痛など症状の改善．
- 腸閉塞や腸管穿孔，尿路閉塞のリスク軽減．
- 腫瘍縮小については，化学療法2コースごとにCTで評価．

経過と予後

- 若年男性の急性腹症で発症，外科的に切除が行われたが1ヵ月という短期間で腹腔内再発をきたした骨盤内腫瘤の症例である．病理学的診断に難渋したが，類上皮様炎症性筋線維芽細胞性腫瘍（epithelioid inflammatory myofibroblastic tumor）と診断された．IMTの亜型であり，類上皮様細胞形態，腹腔発生，核膜ALK染色を特徴とし，通常のIMTと比較して予後が悪いとされている．標準治療は確立されていないが，肉腫の標準的化学療法は一定の効果を示すと考えられている．

- 本症例は初診時より腹痛や発熱のため全身状態が不良で，まずはオピオイドや解熱剤を導入し症状緩和を行ったのち❻，入院11日目より初回化学療法としてAI療法を開始した．治療開始後は触診上で腫瘤は徐々に縮小を認め，採血では炎症反応も低下傾向となった．化学療法への反応は良好だったが，腫瘍崩壊症候群は認めなかった．化学療法10日目に38度台の発熱あり，好中球減少 Grade 3（620μ/mL）も認めたことから，発熱性好中球減少症としてG-CSFと抗菌薬（セフェピム 2g　1日3回8時間ごと）投与を開始した．12日目には好中球340とGrade 4まで減少したが，13日目には解熱傾向となったためG-CSFは中止し抗菌薬は経口薬（シプロフロキサシン 400 mg　1日3回8時間ごと）に変更した．化学療法15日目には骨髄抑制からの回復がみられ，全身状態も改善傾向となったため16日目に自宅退院された．

❻感染の除外ができれば，腫瘍熱として解熱鎮痛薬を導入し熱苦を緩和することも支持療法の一つとして重要である．

Lesson 8. 症例から肉腫の転移例を理解する

- さらに1週間後，AI療法2コース目を施行する目的で再度入院されたが，入院時の採血でHb 5.6 mg/dLと著明に低下していた．便秘，下血もあったため緊急でCFおよび3D-CTを施行したところ，腸管の狭窄が認められS状結腸への腫瘍の直接浸潤が疑われた．腸管は完全閉塞ではなく，絶食と中心静脈栄養にて保存的に1週間経過観察し，症状軽快したため化学療法を再開することができた．1コース目の経過を参考に，化学療法6日目よりG-CSFの予防投与を行い，発熱なく経過した．貧血についてはGrade 3まで出現し，倦怠感や息切れといった症状も認めたため適宜輸血を行った．経口摂取も緩やかに再開し，低残渣食まで食上げすることができた．

- AI療法2コース終了後に行った画像評価では，骨盤内の最大腫瘤は9×5 cm大まで縮小しており，治療への反応は良好と考えられた．以後6コース目まで化学療法を継続し，治療完了時のCTでは腫瘤はさらに7×3 cm大まで縮小を認め，PR相当と判断した．

- その後は経過観察としていたが，AI療法完遂後約3ヵ月で発熱，腹痛，下痢といった症状が出現し，画像検査では左傍結腸溝をはじめ骨盤内腫瘤が増大傾向にあることが示され，PDと判定した．切除不能肉腫の一般的な二次治療としては，IE療法やダカルバジン（DTIC）などが候補と考えられたが，ALK陽性IMTであることからクリゾチニブの効果が期待でき，同薬の第I相試験に参加することとなった．治験は合計で16サイクル（約11ヵ月間）施行し，最良効果はPRだった．

- 骨盤内腫瘤が再度増大傾向となりPDと判断した後は，病勢の進行による貧血や腹痛，発熱などの症状が急速に増悪し，緩和ケアに専念する方針となり初発から約2年で原病死に至った．IMTは稀少かつ難治性腫瘍の一つであり，亜型によってはクリゾチニブに延命および症状緩和効果があることが示唆された点で，貴重な症例と考えられる．

［前嶋愛子］

索 引

ページ数の太字は主要解説箇所を示す.

日 本 語

あ行

悪性線維性組織球腫　35
アクチノマイシン D　15, 23
　　──,（VAC 療法）　142
　　──,（VAIA 療法）　134
アセタゾラミド　66
アドリアマイシン　37, **46**
　　──,（AP 療法）　123
アプレピタント　60, 129, 276
アミノビスホスホネート　82
アルキル化薬　53
アルプラゾラム　276
イダルビシン　285
イホスファミド　37, **53**, 283
　　──,（AI 療法）　106
　　──,（IE 療法）　147
　　──,（MAID 療法）　112
　　──,（VDC/IE 療法）　128
イマチニブ　**99**, 234, 247
イリノテカン　28
インターカレーター　88
インドメタシン　246
インフュージョンリアクション　94
エトポシド　88
　　──,（IE 療法）　147
　　──,（VDC/IE 療法）　128
エピルビシン　109, 285
エベロリムス　102
エリブリン　42, **162**
円形細胞肉腫　35
炎症性筋線維芽細胞性腫瘍　224, 233
横紋筋肉腫　**21**, 142
　　──の診断　24
　　──の治療成績　28
　　──の分類　21
　　──の補助化学療法　202
オキサリプラチン　281

オクトレオチド　276
悪心・嘔吐　274
オランザピン　60, 276

か行

化学療法
　　──,（ADIC 療法）　112
　　──,（AI 療法）　106
　　──,（AP 療法）　123
　　──,（CDDP＋ADR 併用療法）　61
　　──,（CYADIC 療法）　37, 112
　　──,（CYVADIC 療法）　112
　　──,（EVAIA 療法）　135, 191
　　──,（GEM＋DOC 療法）　40, 117, 186
　　──,（GEM＋DTIC 療法）　41
　　──,（HELP 療法）　187
　　──,（ICE 療法）　186
　　──,（IE 療法）　128, **147**, 186
　　──,（MAID 療法）　37, **112**
　　──,（MAP 療法）　66
　　──,（MTX・LV 救援療法）　66
　　──,（TC 療法）　198
　　──,（VA 療法）　26, 203
　　──,（VAC 療法）　23, **142**, 209
　　──,（VAC/VTC 療法）　23
　　──,（VACA 療法）　135, 191
　　──,（VADIC 療法）　112
　　──,（VAI 療法）　27, 144
　　──,（VAIA 療法）　**134**, 191
　　──,（VDC 療法）　27, 128
　　──,（VDC/IE 療法）　**128**, 191
　　──,（VIDE 療法）　128, 191
　　──,（VIE 療法）　27, 144
　　──, 高リスク横紋筋肉腫に対する　211
　　──, 中リスク横紋筋肉腫に対する　204
　　──, 低リスク横紋筋肉腫に対する　203

索　引

化学療法
　　——，切除不能，再発 Ewing 肉腫に対する
　　　　198
　　——，切除不能，再発横紋筋肉腫に対する
　　　　208
　　——，切除不能，再発骨肉腫に対する　184
　　——，切除不能，再発軟部肉腫に対する　222
顎骨壊死　76, 313
滑膜肉腫　56
がん患者の感染症　269
　　——治療・予防法　271
患肢温存手術　184
患肢切断術　5
がん性疼痛　313
肝中心静脈閉塞症　143
起壊死性抗がん剤　108
気胸　297
気道閉塞　297
急性心毒性　48
急性白血病　66
強化 VAC 療法　23
胸水貯留　297
グラニセトロン　60, 124, 276
クリゾチニブ　233
グルカルピダーゼ　338
血液毒性　264
血管拡張型骨肉腫　3
血管内皮細胞増殖因子受容体　69
血管肉腫　96, 223, 232
血小板減少　265
血小板由来増殖因子受容体　69
ゲムシタビン　40
　　——，（GEM/DOC 併用療法）　117
下痢　274
腱滑膜巨細胞腫瘍　234
原始神経外胚葉腫瘍　13
抗 RANKL 抗体　240
高カルシウム血症　311, 327
抗がん剤の第 I 相試験　156
高血圧症　284
抗腫瘍性抗菌薬　46
甲状腺機能低下　305
構造・作用機序
　　——，TH-302 の　173

　　——，イホスファミドの　53
　　——，イマチニブの　99
　　——，エトポシドの　88
　　——，エリブリンの　162
　　——，シスプラチンの　58
　　——，ゾレドロン酸の　82
　　——，タキサン製剤の　93
　　——，デノスマブの　74
　　——，ドキソルビシンの　46
　　——，トラベクテジンの　167
　　——，パゾパニブの　69
　　——，メトトレキサートの　65
好中球減少　264
口内炎　124, 274
高用量メトトレキサート療法　5, 46
呼吸困難　296
骨悪性線維性組織球腫　123
骨外性 Ewing 肉腫　13
骨関連事象　327
骨巨細胞腫　75, **239**
骨修飾薬　312
骨髄癌症　311
骨髄抑制　124
骨折，骨転移による　311
骨転移
　　——の癌腫別頻度　310
　　——の機序　84
　　——の放射線治療　318
　　——の保存的治療　326
　　——の薬物療法　310
骨転移キャンサーボード　334
骨転移診療　326
骨内高分化骨肉腫　3
骨内骨肉腫　2
骨肉腫　2
　　——の診断　4
　　——の治療成績　6
　　——の転移症例　338
　　——の分類　2
　　——の補助化学療法　178
骨膜性骨肉腫　3
孤立性線維性腫瘍　224, 231
根治的放射線治療　250

さ行

サイアザイド系利尿薬　66
最大耐量　158
催吐性リスク分類　275
ざ瘡様皮膚炎　292
サリドマイド　313
色素性絨毛結節滑膜炎　234
子宮原発平滑筋肉腫　117, 224
子宮体癌　123
シクロホスファミド　15, 37
　——，（VAC療法）　142
　——，（VAIA療法）　134
　——，（VDC/IE療法）　128
シスプラチン　6, **58**, 280
　——，（AP療法）　123
　——の腎障害　59
シタラビン　282
ジヒドロ葉酸　65
重粒子線治療　258
出血性膀胱炎　54, 108
術後照射　254
術後補助化学療法，骨肉腫の　6
術後補助化学療法，軟部肉腫の　213
術前照射　253
術前補助化学療法，骨肉腫の　6
術前補助化学療法，軟部肉腫の　215
消化器毒性　274
小球性貧血　264
小細胞型骨肉腫　3
小線源治療　254
静脈血栓症　284
腎癌　310
新規抗がん剤　154
心筋障害　285
神経上皮腫　13
神経毒性　280
腎障害　277
心タンポナーデ　297
心毒性　48
腎排泄率　278
深部静脈血栓症　285
心不全　296
膵癌　172
推奨用量　158
スキンケア　293
スニチニブ　223, 265, 284
スリンダク　246
正球性貧血　264
制吐薬　275
脊索腫　229
脊髄圧迫　311
　——の放射線治療　322
脊椎転移　332
切迫骨折　328
セディラニブ　223
セフェピム　271
喘息　297
前立腺癌　310
爪囲炎　292
続発性骨腫瘍　310
ソラフェニブ　248, 312
ゾレドロン酸　**82**, 240, 315

た行

大球性貧血　264
大量MTX療法　66
ダウノルビシン　285
ダカルバジン　112
タキサン　93
タキソイド　93
脱毛　124
多発性骨髄腫　75
タモキシフェン　246
単回照射，疼痛緩和の　320
担体配位子　58
聴覚障害　60, 124
通常型骨肉腫　2
手足症候群　292
低アルブミン血症　304
低カルシウム血症　76, 314
低酸素血症　296
低リン血症　314
適応・用法
　——，（AI療法）　106
　——，（AP療法）　124
　——，（GEM/DOC併用療法）　117
　——，（IE療法）　148
　——，（MAID療法）　113

索　引

適応・用法
　　——，（VAC 療法）　142
　　——，（VAIA 療法）　134
　　——，イホスファミドの　53
　　——，エトポシドの　89
　　——，エリブリンの　165
　　——，デノスマブの　76
　　——，ドキソルビシンの　47
　　——，トラベクテジンの　168
　　——，パゾパニブの　69
　　——，メトトレキサートの　66
デキサメタゾン　124, 276
デクスラゾキサン　48
デスモイド　245
テトラヒドロ葉酸　66
デノスマブ　**74**, 240, 315
デフィブロタイド　143
テムシロリムス　29, 102
テモゾロミド　199
転移性骨腫瘍　318
ドキソルビシン　6, 37, **46**
　　——，（AI 療法）　106
　　——，（AP 療法）　123
　　——，（MAID 療法）　112
　　——，（VAIA 療法）　134
　　——，（VDC/IE 療法）　128
ドセタキセル　**94**, 282
　　——，（GEM/DOC 併用療法）　117
トポイソメラーゼⅡ　46, 88
トラベクテジン　42, **167**
　　——の臨床試験　169
トレミフェン　246

な行

軟部肉腫　**35**, 56
　　——の疫学　36
　　——の化学療法　36
　　——の治療成績　39
　　——の転移症例　343, 347, 351, 355
　　——の放射線治療　250
　　——の補助化学療法　38, **213**
日本横紋筋肉腫研究グループ　23
乳癌　310
ニロチニブ　234

は行

肺炎　297
肺癌　310
敗血症　297
肺血栓塞栓症　284
肺転移　5, 339
パクリタキセル　93, 223, 282
パゾパニブ　41, **69**
発熱性好中球減少症　269
パミドロネート　85
パロノセトロン　60, 124, 276
ハロペリドール　276
非インターカレーター　88
非円形細胞肉腫　35
ビスホスホネート　82
ビノレルビン　29
皮膚障害　292
表在骨肉腫　3
表在性低分化骨肉腫　4
病的骨折　318
病理組織像，骨巨細胞腫の　239
ビンクリスチン　281
　　——，（VAC 療法）　142
　　——，（VADIC 療法）　112
　　——，（VAIA 療法）　134
　　——，（VDC/IE 療法）　128
貧血　264
副作用
　　——，イホスファミドの　54
　　——，エトポシドの　89
　　——，エリブリンの　165
　　——，シスプラチンの　59
　　——，ゾレドロン酸の　86
　　——，デノスマブの　76
　　——，ドキソルビシンの　48
　　——，パゾパニブの　71
　　——，メトトレキサートの　66
複数回照射，疼痛緩和の　320
浮腫　303
不整脈　285
ブラッグピーク　257
フルオロウラシル　282
プロクロルペラジン　276
フロセミド　66

日本語

分子標的治療薬　41
平滑筋肉腫　117
平均赤血球容積値　264
ベバシズマブ　29, 230, 284
便秘　274
傍骨性骨肉腫　3
放射線治療　250
　——, 骨転移の　318
　——, 脊髄圧迫の　322
　——, 軟部肉腫に対する　250
紡錘形細胞　239
胞巣状軟部肉腫　230
補助化学療法
　——, Ewing 肉腫の　190
　——, 横紋筋肉腫の　202
　——, 骨肉腫の　178
　——, 軟部肉腫の　213
保存的治療
　——, 四肢骨転移の　330
　——, 脊椎転移の　332
発疹の分類　290
ホリナートカルシウム　66

ま行

麻痺, 骨転移による　332
慢性骨髄性白血病　99
慢性心毒性　48
ミトキサントロン　285
ミファムルチド　11
未分化円形細胞腫瘍　14
メスナ　54, 108
メトクロプラミド　276
メトトレキサート　**65**, 282

や行

薬剤性浮腫　305
薬疹　289
薬物アレルギー　289

薬物治療, デスモイドの　246
ユーイング肉腫　13
　——の疫学　14
　——の治療成績　15
　——の転移症例　341
　——の補助化学療法　190
ユーイング肉腫ファミリー腫瘍　128
陽子線治療　258
用量制限毒性　157

ら行

ラパマイシン　102
卵巣状軟部肉腫　223
リダフォロリムス　41, **102**
リハビリテーション, 骨転移の　328
隆起性皮膚線維肉腫　228, 293
粒子線治療　257
臨床試験
　——, Ewing 肉腫の　15
　——, 横紋筋肉腫の　28
　——, 骨巨細胞腫の　241
　——, 切除可能例（骨肉腫）の　6
　——, 転移再発例（骨肉腫）の　11
　——, 軟部肉腫の　39
　——, イマチニブの　99
　——, エトポシドの　90
　——, エリブリンの　164
　——, ゾレドロン酸の　85
　——, デノスマブの　241
　——, ドセタキセルの　95
　——, トラベクテジンの　169
　——, パゾパニブの　72
　——, メトトレキサートの　67
　——, リダフォロリムスの　102
　——, 放射線治療の　251
レボフロキサシン　271
ロペラミド　276
ロラゼパム　276

索　引

外　国　語

acetazolamide（AZA）　66
actinomycin-D（Act-D）　134, 142
ADIC（ADR+DTIC）療法　112
AEWS0031　191
AI（ADR+IFO）療法　106
adjuvant chemotherapy　213
adriamycin　46
alprazolam　276
aminobisphosphonate（amino-BP）　82
AP（ADR+CDDP）療法　123
aprepitant　60, 129, 276
ARST0231　29
ARST0331　28
ARST0431　29
ARST0531　29
ASIA impairment scale　332
Askin 腫瘍　13
AYA（adolescent and young adult）世代　134
bevacizumab　29, 230, 284
bisphosphonate（BP）　82
bone modifying agent（BMA）　312
bone morphogenetic protein（BMP）　240
calcium folinate（LV）　66
carrier ligand　58
CD99　13
CDDP+ADR 併用療法　61
cediranib　223
CESS81　16
CESS86　16
chemotherapy induced nausea and vomiting
　　（CINV）　274
Children's Oncology Group（COG）　24
chordoma　229
circulating tumor cell（CTC）　311
cisplatin（CDDP）　6, **58**, 123
Codman 三角　4
complicated bone metastases　318
Connective Tissue Oncology Society（CTOS）　9
conventional osteosarcoma　2

Cooperative Ewing's Sarcoma Study（CESS）
　　16, 134
Cooperative Osteosarcoma Study Group（COSS）-82
　　7
COSS86　61
crizotinib　233
CYADIC（CPA+ADR+DTIC）療法　37, 112
cyclophosphamide（CPA）　128
CYVADIC（CPA+VCR+ADR+DTIC）療法
　　112
dacarbazine（DTIC）　112
daunorubicin　285
defibrotide　143
denosumab　74
dermatofibrosarcoma protuberans（DFSP）　228
dexamethasone　124, 276
dexrazoxane　48
dihydrofolatereductase（DHFR）　65
docetaxel（DOC）　94, 117
dose limiting toxicity（DLT）　157
doxorubicin（DOX, ADR）　6, 37, **46**, 106
Eastern Cooperative Oncology Group（ECOG）
　　37
EICESS91　18
EICESS92　16
EORTC62012　223
EORTC62931　39
epirubicin（EPI）　109, 285
eribulin　42, **162**
etoposide（VP-16）　**88**, 128
EURAMOS-1　8, 180
European Ewing Tumor Working Initiative of National Groups（Euro-E.W.I.N.G）　17
European Organization for Research and Treatment of Cancer（EORTC）　37
European Osteosarcoma Intergroup（EOI）　62
EVAIA（VCR+ADR+CPA+Act-D+VP-16）
　　療法　135, 191
everolimus　102
Ewing sarcoma family of tumors（ESFT）　128

Ewing 肉腫（Ewing sarcoma）　13
　　──の疫学　14
　　──の治療成績　15
　　──の転移症例　341
　　──の補助化学療法　190
EWSR1 遺伝子　13
febrile neutropenia（FN）　269
French Federation of Cancer Centers Sarcoma Group（FNCLCC）　215
furosemide　66
GEM/DOC 療法　**117**, 186
GEM + DTIC 療法　41
gemcitabine（GEM）　117
giant cell tumor of bone　239
granisetron　60, 124, 276
haloperidol　276
HELP（IFO + VDS + CDDP）療法　187
high-dose ifosfamide（HD-IFO）　185
ICE（IFO + CBDCA + VP-16）療法　186
idarubicin　285
IE（IFO + VP-16）療法　128, **147**, 186
ifosfamide　37, **53**, 106
imatinib　**99**, 247
indometacin　246
inflammatory myofibroblastic tumor（IMT）　233
INT-0091　15, 191
INT-0133　7, 179
INT-0154　16
Intergroup Ewing Sarcoma Study（IESS）　15, 134
Intergroup Rhabdomyosarcoma Study Group（IRSG）　22, 208
irinotecan　28
IRS-Ⅰ　26
IRS-Ⅱ　26
IRS-Ⅲ　27
IRS-Ⅳ　27
IRS-Ⅴ　22, 28
Japan Ewing Sarcoma Study（JESS）　16, 134
Japan Rhabdomyosarocma Study Group（JRSG）　23
JCOG0304　40
JCOG0905　9
JCOG1306　42, 120
JESS-04　17
JRS-Ⅰ　22

levofloxacin　271
ligand for receptor activator of nuclear factor kappa-B（RANKL）　240
loperamide　276
lorazepam　276
low-grade central osteosarcoma　3
MAID（ADR + IFO + DTIC）療法　37, **112**
malignant fibrous histiocytoma（MFH）　35
MAP 療法　66
maximum tolerated dose（MTD）　158
mean corpuscular volume（MCV）　264
mesna　109
methotrexate（MTX）　65
metoclopramide　276
mifamurtide　11
mitoxantrone　285
mTOR 阻害薬　102
MTX・LV 救援療法　66
Multi-Institutional Osteosarcoma Study（MIOS）　7, 68
NECO-95J　8, 180
neoadjuvant chemotherapy　6, 215
neuroephitelioma　13
nilotinib　234
octreotide　276
olanzapine　60, 276
onion peel appearance　4
osteonecrosis of the jaw（ONJ）　76
osteosarcoma　2
paclitaxel（PTX）　93, 223
palonosetron　60, 276
pamidronate　85
parosteal osteosarcoma　3
PAX3-NCOA1（FKHR）融合遺伝子　25
pazopanib　69
Pediatric Oncology Group（POG）-8651　7
periosteal osteosarcoma　3
pigmented villonodular synovitis（PVNS）　234
poor responder　8
primitive neuroectodermal tumor（PNET）　13
prochlorperazine　276
RANKL　74
rapamycin　102
recommended dose（RD）　158

索引

rhabdomyosarcoma　21
ridaforolimus　102
Sarcoma Meta-analysis Collaboration（SMAC）
　　　　38, 214
skeletal related event（SRE）　327
small cell osteosarcoma　3
soft tissue sarcomas　35
Soft Tissue Sarcoma Study（STS）committee　23
solitary fibrous tumor（SFT）　231
sorafenib　247
spinal instability neoplastic score（SINS）　333
sulindac　246
sunitinib　223, 247, 284
T-10 プロトコール　6
T-12 プロトコール　8
tamoxifen（TAM）　246
taxane　93
TC（topotecan＋CPA）療法　198
telangiectatic osteosarcoma　3
temozolomide　199
temsirolimus　29, 102
tenosynovial giant cell tumor　234
TH-302　172

TH-CR-401　173
TH-CR-403　174
toremifene　246
trabectedin　42, **167**
uncomplicated painful bone metastases　318
undifferentiated pleomorphic sarcoma（UPS）　35
VA（VCR＋Act-D）療法　26, 203
VAC（VCR＋Act-D＋CPA）療法　23, **142**, 209
VACA（VCR＋Act-D＋CPA＋ADR）療法
　　　　135, 191
VADIC（VCR＋ADR＋DTIC）療法　112
VAI（VCR＋Act-D＋IFO）療法　27, 144
VAIA（VCR＋ADR＋CPA＋Act-D）療法
　　　　134, 191
VDC（VCR＋ADR＋CPA）療法　128
VDC/IE 療法　**128**, 191
veno-occlusive disease of the liver（VOD）　143
VIDE（VCR＋IFO＋ADR＋VP-16）療法
　　　　128, 191
VIE（VCR＋IFO＋VP-16）療法　27, 144
vincristine（VCR）　112, 128
vinorelbine（VNR）　29
zoledronic acid　82

肉腫化学療法マスタークラス　Ⓒ 2015
定価（本体 7,000 円＋税）

2015 年 6 月 1 日　1 版 1 刷

編　者　川(かわ)井(い)　章(あきら)

発行者　株式会社　南　山　堂

代表者　鈴　木　肇

〒113-0034　東京都文京区湯島 4 丁目 1-11
TEL 編集(03)5689-7850・営業(03)5689-7855
振替口座　00110-5-6338

ISBN 978-4-525-42111-3　　　　　　　　　　Printed in Japan

本書を無断で複写複製することは，著作者および出版社の権利の侵害となります．
JCOPY ＜(社)出版者著作権管理機構　委託出版物＞
本書の無断複写は著作権法上での例外を除き禁じられています．複写される場合は，そのつど事前に，(社)出版者著作権管理機構(電話 03-3513-6969, FAX 03-3513-6979, e-mail: info@jcopy.or.jp)の許諾を得てください．

スキャン，デジタルデータ化などの複製行為を無断で行うことは，著作権法上での限られた例外（私的使用のための複製など）を除き禁じられています．業務目的での複製行為は使用範囲が内部的であっても違法となり，また私的使用のためであっても代行業者等の第三者に依頼して複製行為を行うことは違法となります．

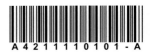